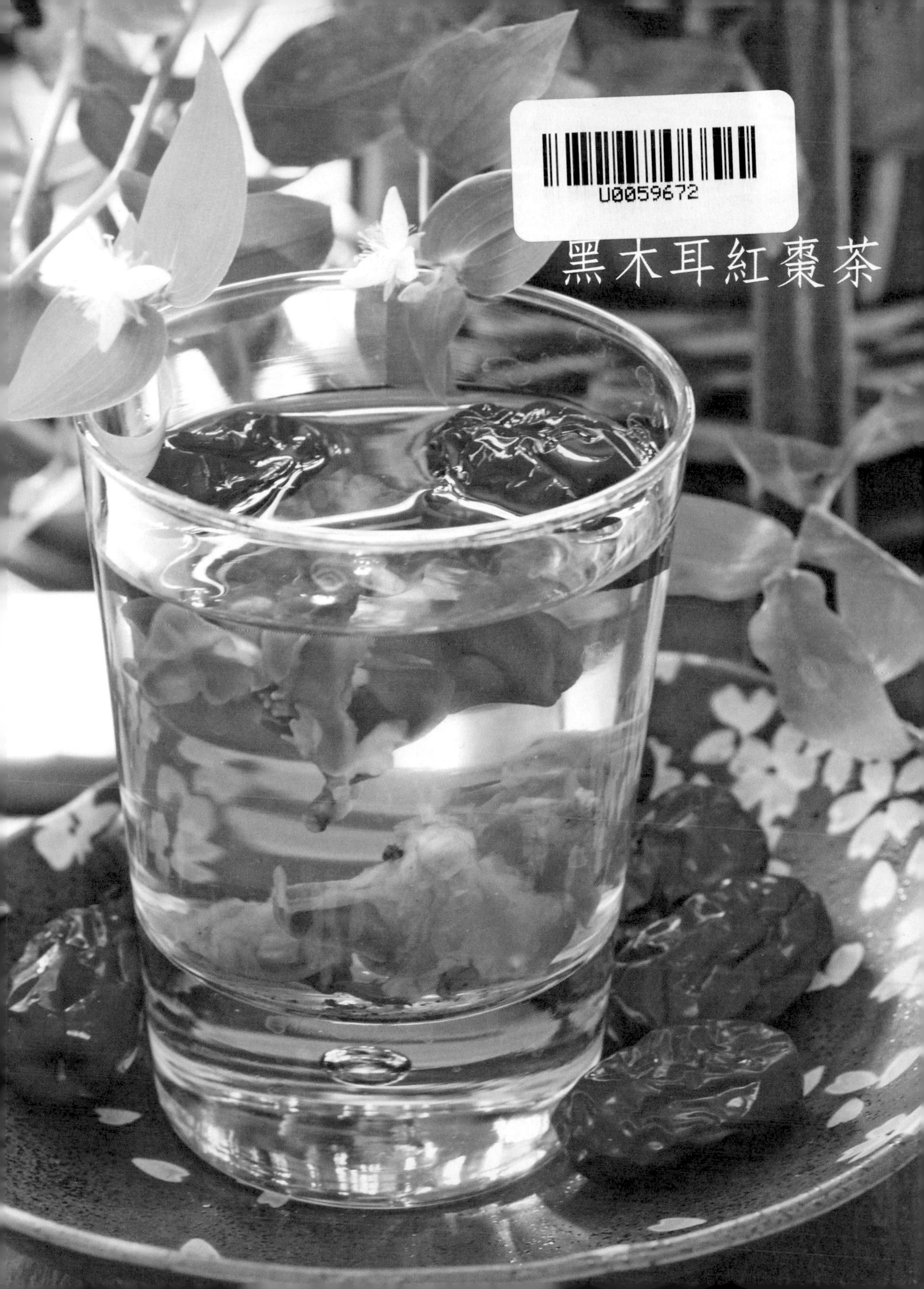
黑木耳紅棗茶

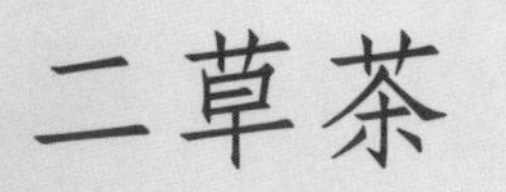
二草茶

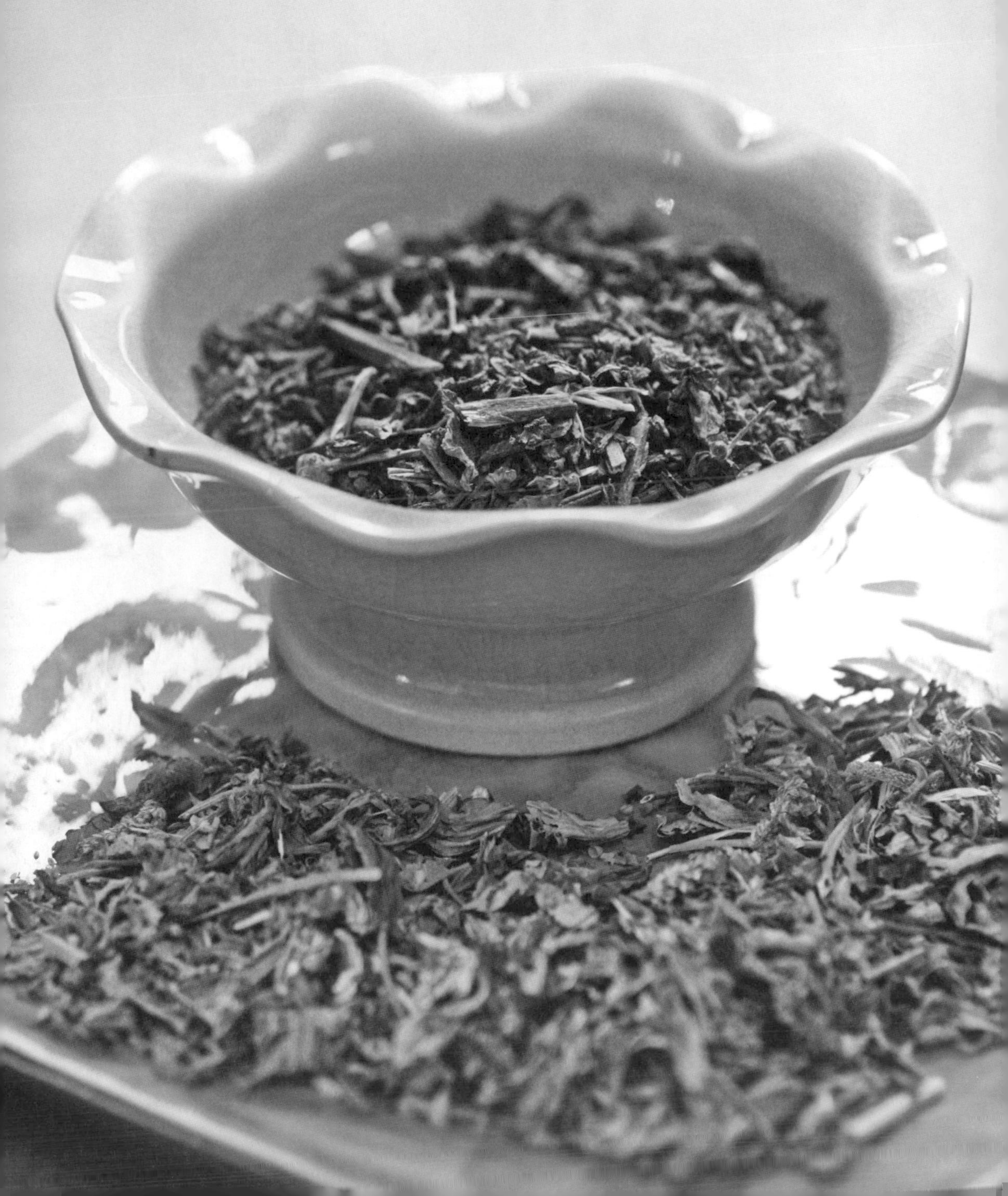

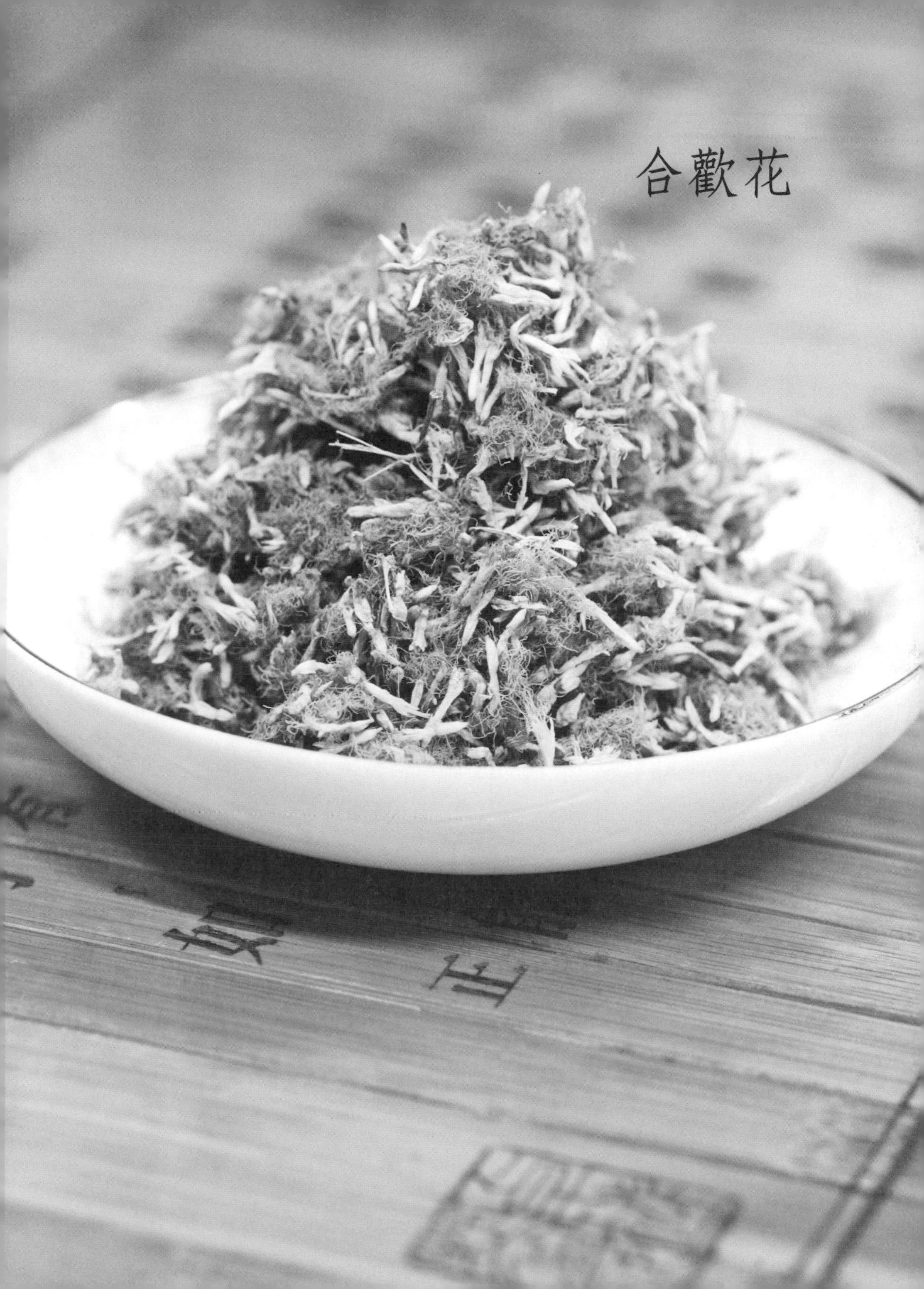
合歡花

人蔘花茶

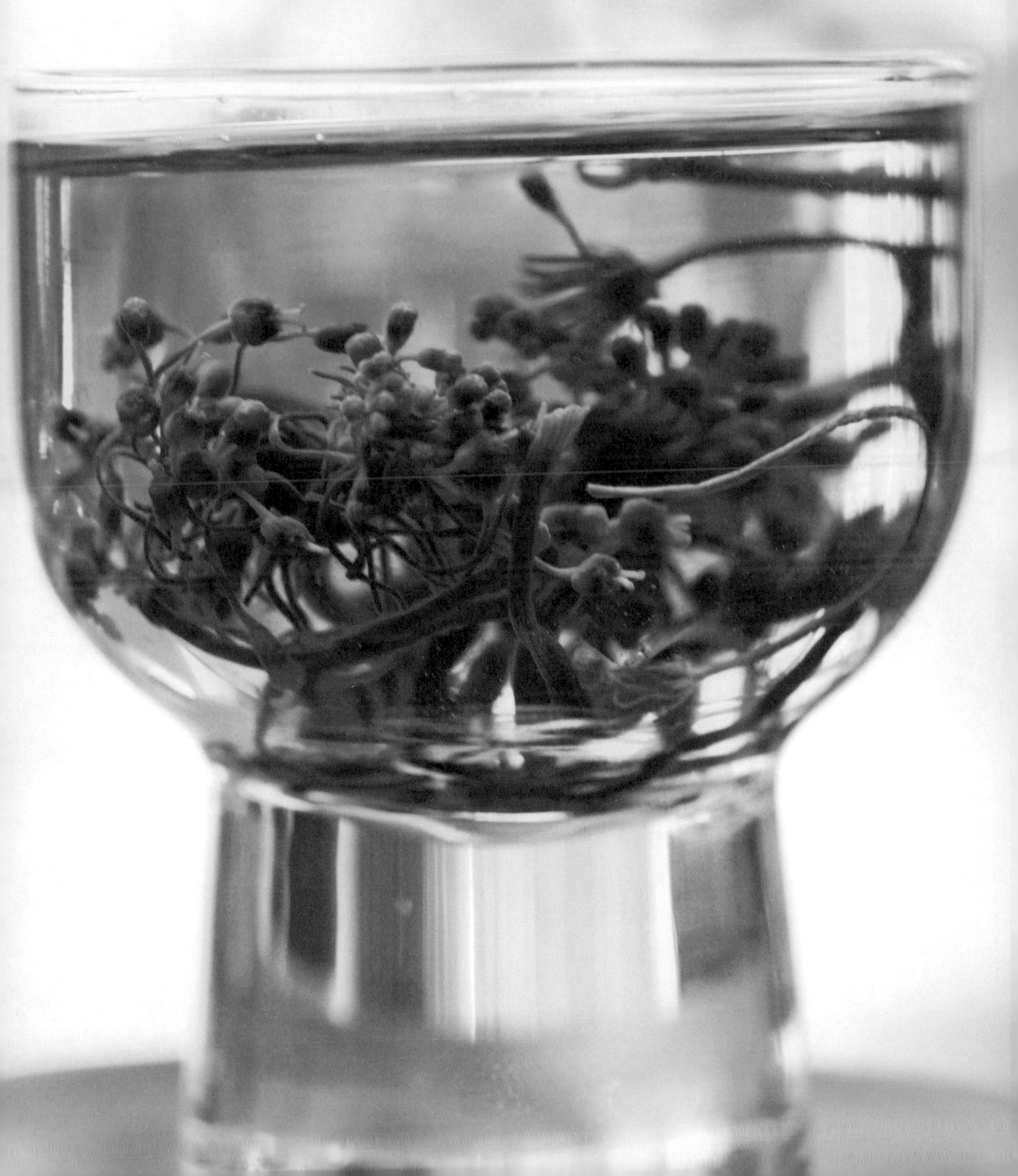

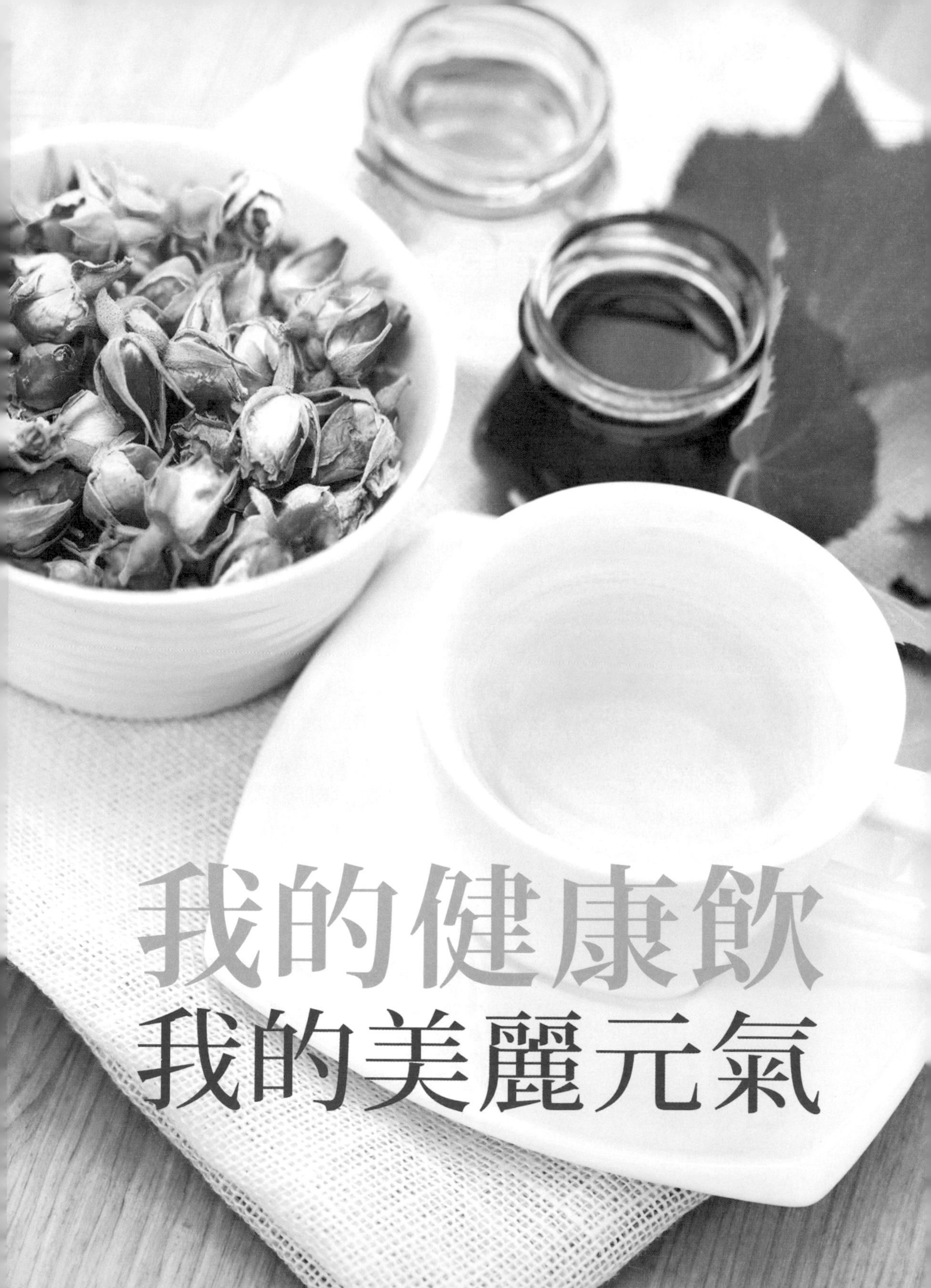
我的健康飲
我的美麗元氣

前言

養生其實很簡單

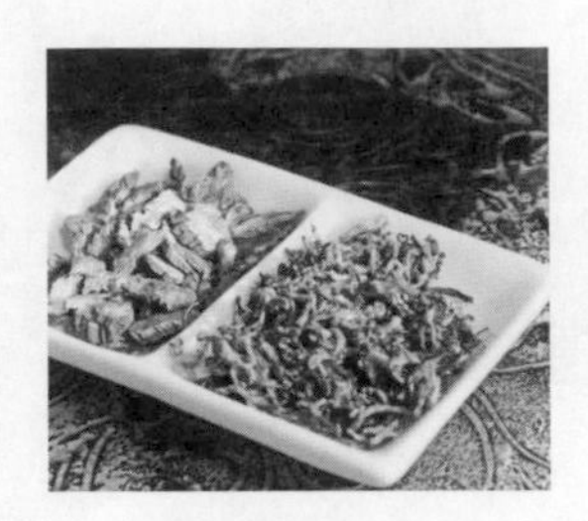

當聽到人們用「水汪汪」之類的辭藻來形容一個女孩子的時候，首先令人聯想的是外表的姣好美麗，殊不知其深層次蘊含的卻是健康的問題。水之於人體健康的重要性不言而喻。人類賴以生存的地球約70%的面積是水，而人的體重約60%是液體。一般來說，人不吃飯可以活1個月，但不喝水最多僅能維持1周。所以，從這個意義上看賈寶玉說得很對：「（女）人是水做的」。

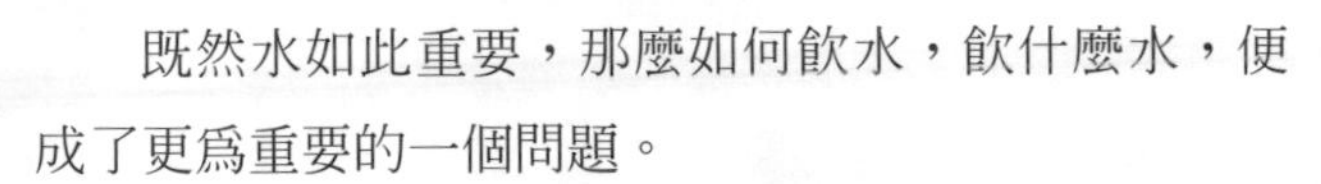

既然水如此重要，那麼如何飲水，飲什麼水，便成了更爲重要的一個問題。

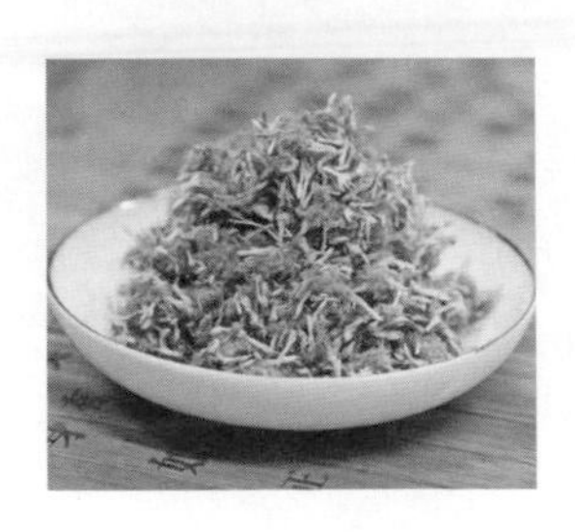

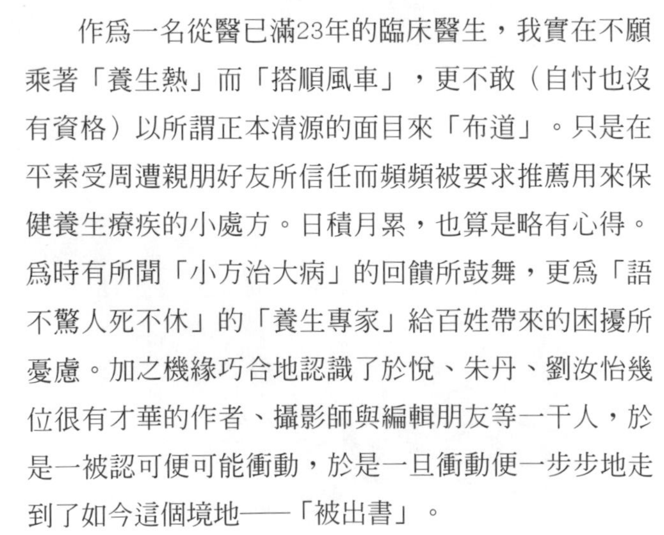

作爲一名從醫已滿23年的臨床醫生，我實在不願乘著「養生熱」而「搭順風車」，更不敢（自忖也沒有資格）以所謂正本清源的面目來「布道」。只是在平素受周遭親朋好友所信任而頻頻被要求推薦用來保健養生療疾的小處方。日積月累，也算是略有心得。爲時有所聞「小方治大病」的回饋所鼓舞，更爲「語不驚人死不休」的「養生專家」給百姓帶來的困擾所憂慮。加之機緣巧合地認識了於悅、朱丹、劉汝怡幾位很有才華的作者、攝影師與編輯朋友等一干人，於是一被認可便可能衝動，於是一旦衝動便一步步地走到了如今這個境地——「被出書」。

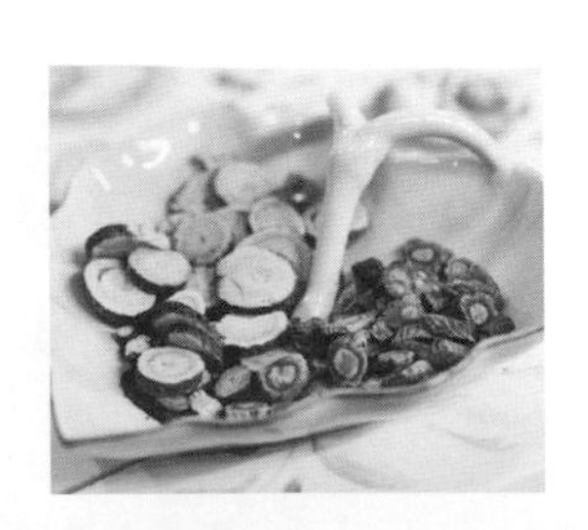

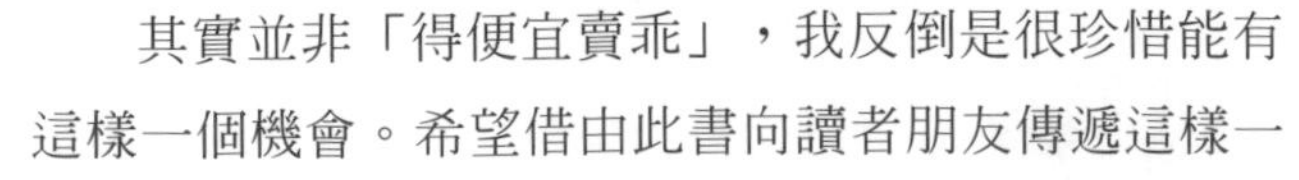

其實並非「得便宜賣乖」，我反倒是很珍惜能有這樣一個機會。希望借由此書向讀者朋友傳遞這樣一

個資訊：養生不複雜其實很簡單，養生不「彆扭」其實很自然，養生不玄妙其實很科學。

養生貫穿於人的一生生活中方方面面的點點滴滴，飲水（藥茶）只是養生萬花叢中的一朵奇葩。知其然，更要知其所以然，這是一個醫生的思維定式。所以我就要不勝其煩、不揣淺陋地利用《前言》之地絮叨一番。我還要切切地叮囑讀者，不讀《前言》別買、別用此書！

在中國，說到飲水不能不提及飲茶。茶之爲飲，肇自遠古；茶之爲道，興於中唐——以陸羽《茶經》的出現爲標誌，從而將飲茶升至形而上的精神層面，使飲茶之事也成爲精神、物質兩大文明的共同結晶。逐漸地，飲茶在當時社會成爲時尚，以至於儒、釋、道三教九流都來湊趣。湊趣的結果，便有了概念，衍生出飲茶與生活、健康乃至怡情的關聯。

其中自然而重要的內容便是飲茶所涉及的養生問題，從而引申出藥茶的概念。藥茶就是除茶葉外，依據個人口味、體質等情況，按照傳統的中醫理論，再加入一些藥用食材，將飲茶由解渴、怡情而發揮到修身養性、延年益壽的極致。

眾所周知，傳統中醫治病最主要的手段是中藥和針灸。中藥多屬天然藥物，包括植物、動物和礦物，而可供人類飲食的食物，同樣來源於自然界的動物、植物及部分礦物質。因此，中藥和食物的來源是相同的，即所謂「藥食同源」——有些東西只能用來治病，就稱爲藥物；有些東西只能作飲食之用，就稱爲飲食物。但其中既有治病的作用，同樣也能當作飲食之用的就是藥食兩用。由於它們都有治病功能，所以藥物和食物的界限不是十分清楚的。比如橘子、粳米、赤小豆、龍眼肉、山楂、烏梅、核桃、杏仁、飴糖、花椒、小茴香、桂皮、南瓜子、蜂蜜等，它們既屬於中藥，有良好的治病療效，又是大家經常吃的富有營養的可口食品。知道了中藥和飲食物的來源和作用以及二者之間的密切關係，我們就不難理解藥食同源的說法了。

屈原在《離騷》中有「朝飲木蘭之墜露兮，夕餐秋菊之落英」，在《遠遊》中有「食六氣而飲沆瀣兮，漱正陽而含朝露。保神明之清澄兮，精氣入而粗穢除」的記載。實際上，這也反映了當時人們服食藥茶的情況。也有人據此

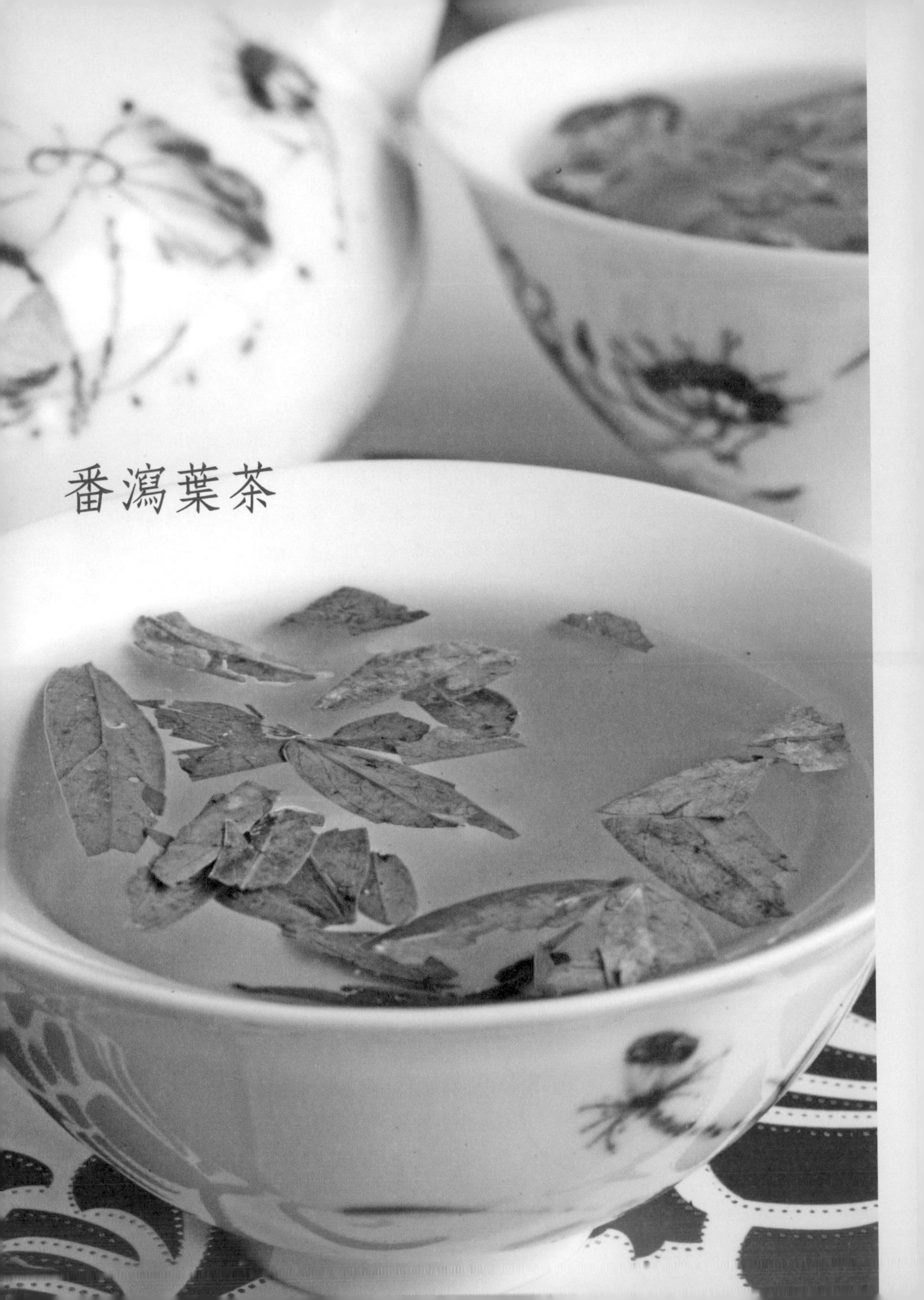
番瀉葉茶

說屈原曾修煉「辟穀術」，或許有一定的道理。因爲這在當時也是一種保健的時尚，就像現在不少人練「瑜伽」一樣。中國自古就有「辟穀」之說。道士們模仿《莊子・逍遙遊》所描寫的「不食五穀，吸風飲露」的仙人行徑，希望能達到不死的目的。始自先秦的辟穀術在歷史上留下了許多堪稱傳奇的例子。《南史・隱逸傳》載，南嶽道士鄧郁「斷穀30餘載，唯以澗水服雲母屑，日夜誦大洞經」。陶弘景「善辟穀導引之法，自隱處40許年，年逾八十而有壯容」。《北史・隱逸傳》稱陳道士徐則「絕粒養性，所資唯松術而已，雖隆冬冱寒，不服棉絮」。《舊唐書・隱逸傳》載，唐道士潘師正居嵩山20餘年，「但服松葉飲水而已」。《宋史・隱逸傳》載，宋初道士陳摶居武當山九室岩，「服氣辟穀歷二十餘年，但日飲酒數杯」。《宋史・方技傳》載，趙自然辟穀「不食，神氣清爽，每聞火食氣即嘔，唯生果，清泉而已」。史籍、道書所載，不勝枚舉。可知從漢至宋，辟穀術在道教內一直十分流行並一度引領社會潮流，人們大有趨之若鶩之勢。

諸書所載歸納起來，不外「服氣辟穀」與「服藥辟穀」兩大類。由此可見，辟穀絕非水米不進。從某種角度而言，其所飲用的也是一種特殊的「養生藥茶」。

我們的日常飲食，除供應必需的營養物質外，還會因食物的性能作用或多或少地對身體平衡和生理功能產生有利或不利的影響。日積月累，從量變到質變，這種影響作用就會變得非常明顯。從這個意義上講，它們並不亞於藥物的作用。實際上，飲食的出現比醫藥要早得多。經過長期的生活實踐，人們逐漸了解了哪些食物有益，可以進食；哪些有害，不宜進食。通過講究飲食，使某些疾病得到醫治，而逐漸形成了藥膳食療學。藥膳是中國傳統醫學知識與烹調經驗相結合的產物，是以藥物和食物爲原料，經過烹飪加工製成的一種具有食療作用的膳食。它「寓醫於食」，既將藥物作爲食物，又將食物賦以藥用；既具有營養價值，又可防病治病、強身健體、延年益壽。因此，藥膳是一種兼有藥物功效和食品美味的特殊膳食。它可以使食用者得到美食享受，又在享受中，使其身體得到滋補，疾病得到治療。

深厚的歷史與文化底蘊，使我們有充分的理由對傳統的藥茶產生信賴！但這種信賴卻不應是盲從。中國醫學發展過程中首重預防，即所謂「上工不治已病治未病」。而預防之道在於遵循自然治療之原則，因此食療須求其所宜，其所忌，且中醫治病相當重視對症下藥，所以在選擇適當的中藥進行調養前應先了解體質，才不致選擇偏差太多，反而失去其意義甚或弄巧成拙。

如何認識體質屬於專業範疇的問題。簡而言之，作爲普通人你可以如此來對自己做個基本判斷。以寒、熱分體質：熱症體質常會有緊張、興奮、亢進、炎症、充血等情況，平時易有口渴，喜歡冷飲，尿量少且呈黃赤顏色，便秘等表現，且精神容易呈現興奮狀態；而寒症體質則是弛緩、萎縮、衰退、無力、貧血等症狀，平時不渴且喜歡熱飲，尿量多呈顏色清淡，女性生理週期較慢等表現，精神上較沒力的狀態。以實、虛分體質：實症體質的人中氣十足，講話有力，體力充沛，無汗且容易便秘；而虛症體質的人講話較無力，體力虛弱，自汗，腸胃容易有下痢症狀且臉色較蒼白。以燥、濕分體質：燥性體質的人體內水分較不足，容易口渴，乾咳，便秘，女性則月經較少；濕性體質的人則是體內水分過多，容易有血壓高、浮腫、腹鳴、痰多或下痢等症狀表現。

以上是典型情況而言，而生活中更多的是「非典型」體質，也就是說你很難對號入座。往往是幾種情況交叉互見，這時要想「搞懂」自己恐怕就應諮詢專業人士了。

了解體質後還須知道藥（食）物的性質，才能對症下藥（食）物。因應體質上之寒熱、虛實、燥濕，分別選用適宜的藥（食）材，才能起到有益的作用。比如，反傳統的陳獨秀本是不屑於中醫的，因爲他曾自開中藥無效。後來針對他的高血壓，請中醫根據體質情況只開了一味蠶豆花泡水，便使病情得以控制，於是觀念又轉變了。

這說明了一個簡單的道理——只有對症才能有效。然而，就是這樣簡單的道理，爲什麼卻難以被人自覺執行呢？生活中經常見到這種情況，「XXX用了XX藥（療法）效果特別好，你也試試吧」；「我用XX治好了病，你既然也是這毛病，我送你一些吧」……每當遇到這種情況，我總是在想「善有善報」眞的不盡然呀。無疑，這些推薦者是熱心、善良的，但卻是無知的。一定要記住，給親人朋友推薦、奉送什麼都行，唯獨藥品（包括療法）例外！切不可因爲一時熱心推薦導致發生悲劇而追悔莫及，我曾看到過這種情形！其中道理十分簡單——你不了解他的體質。國外有句諺語：「此人之肉爲他人之毒」，說的就是這個意思。中醫對此更是有生動的總結：「用之對症，砒霜就是補藥；用不對症，人參也是毒藥。」

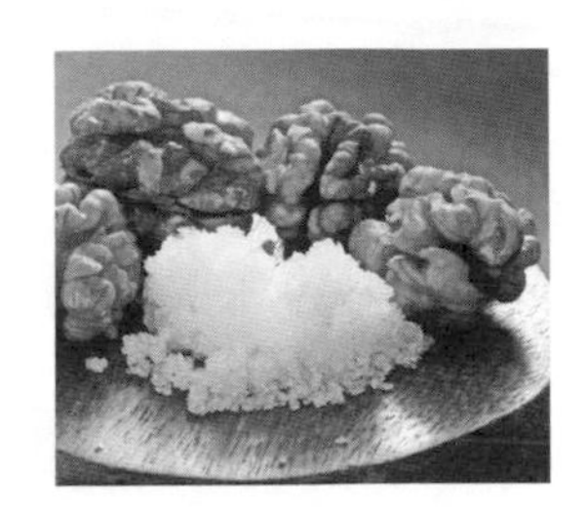

還經常有人問應如何進補的問題。其實在前面已經部分作了回答，原則之一就是對症。一般而言，補性的藥（食）物可以增強人的抵抗力，增加元氣，適合虛弱體質者食用。而實症體質者服用則反易造成便秘，汗排不出，病毒積存於體內，引起高血壓、發炎、中毒、出血等不良反應；瀉性藥（食）物則可協助將病毒由體內排出之作用，可改善實症體質者之便秘、充血、發炎等症狀。而體質虛弱者則可能會因食用過多而造成下痢，身體更虛弱，降低身體的抵抗力。

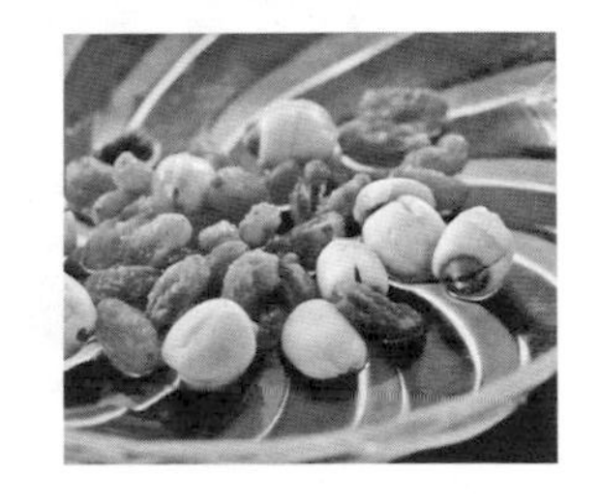

除對症外，再一個注意點就是進補不可急於求成，它是個「潤物細無聲」的過程。安全、有效是治療疾病的原則，同樣也是保健養生的原則。

本書中涉及的各種茶藥配方是參考了許多歷代先賢的著述，根據中醫理論結合本人的臨床體會而得。我一直信奉「予人玫瑰，手有餘香」，因此，本書內容不屬於個人，而應是人類共同擁有的財富。在編寫過程中，除前述幾位才女的辛勤付出外，我的學生賈明月在忙碌的學習、實習之餘也協助做了大量工作。在此並致謝忱！

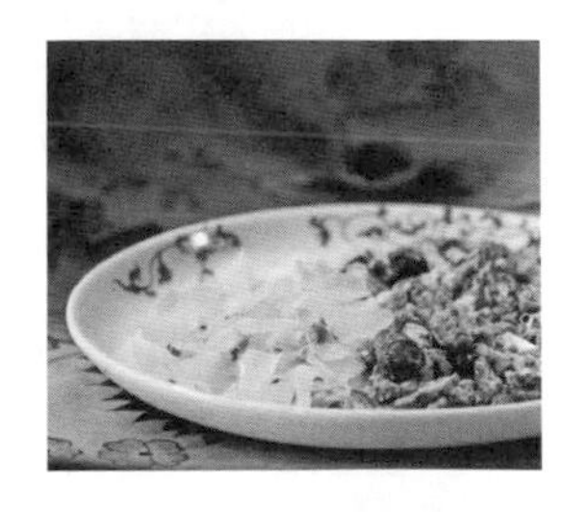

藥茶養生治病，源遠流長，歷久彌新。願與讀者一道跨越時空，借唐代陸希聲的《茗坡》詩，去共同體驗、玩味他飲茶療疾的境界與情形：

二月山家穀雨天，半坡芳茗露華鮮。
春醒病酒兼消渴，惜取新芽旋摘煎。

中日友好醫院中醫教授　張紓難

CONTENTS

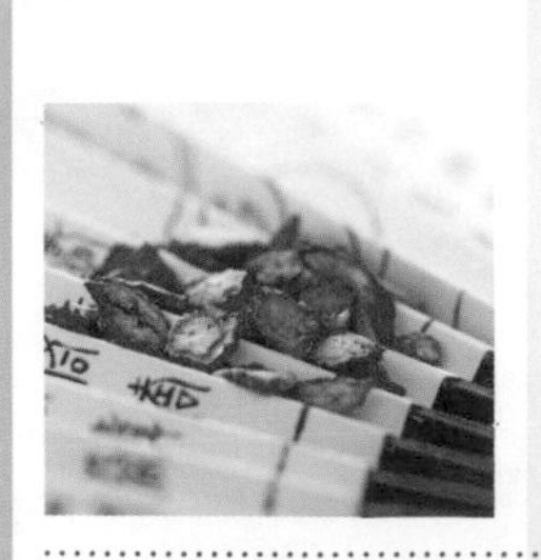

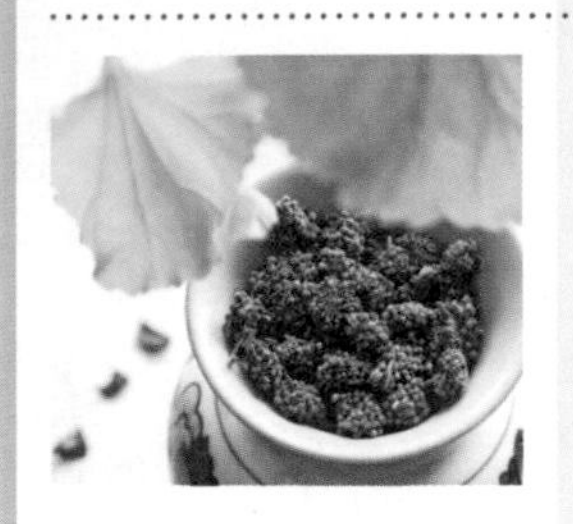

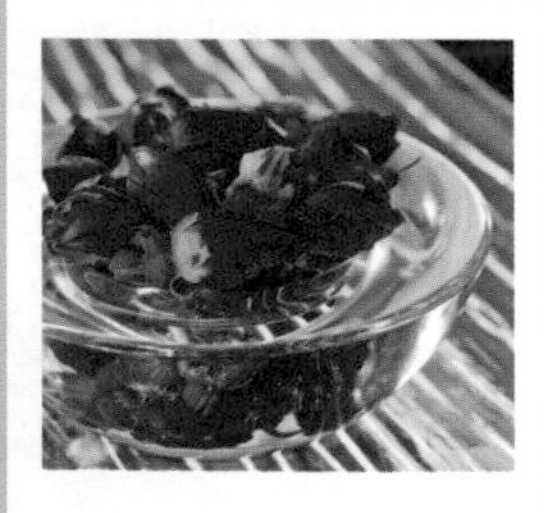

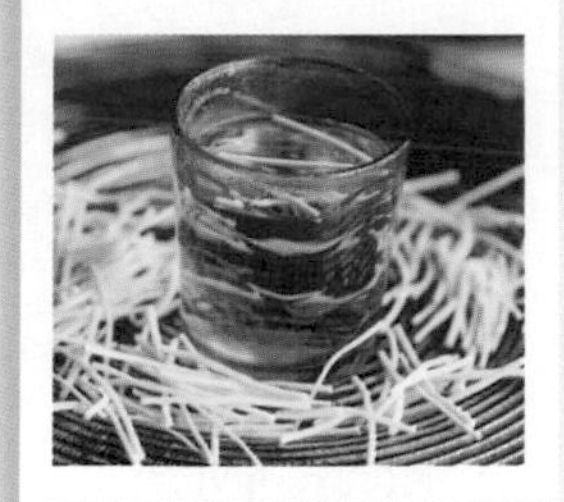

第三部分｜病症篇

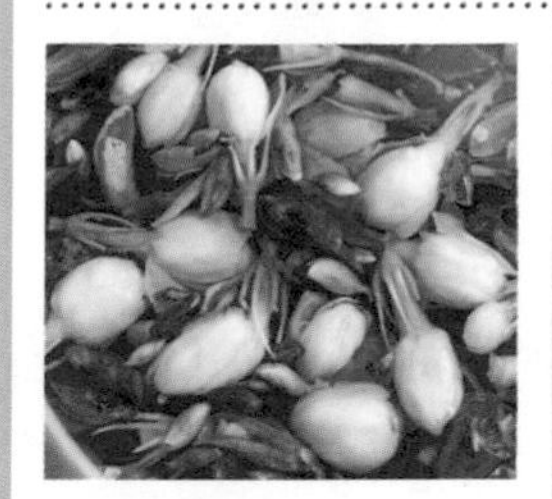

全身症狀

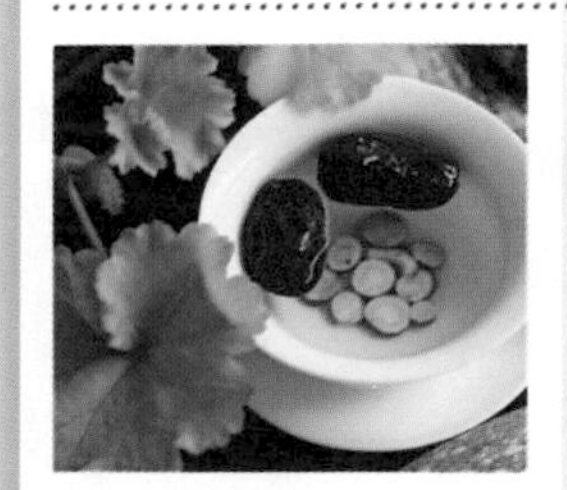

頭部症狀

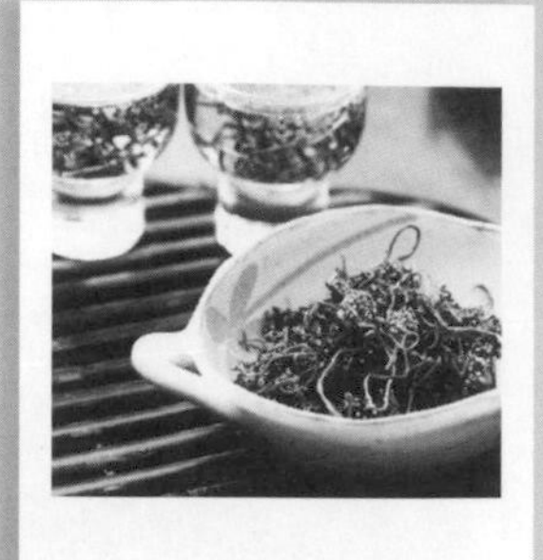

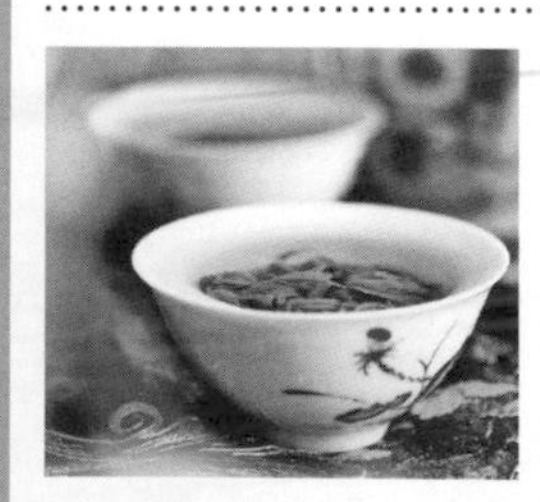

胸腹症狀

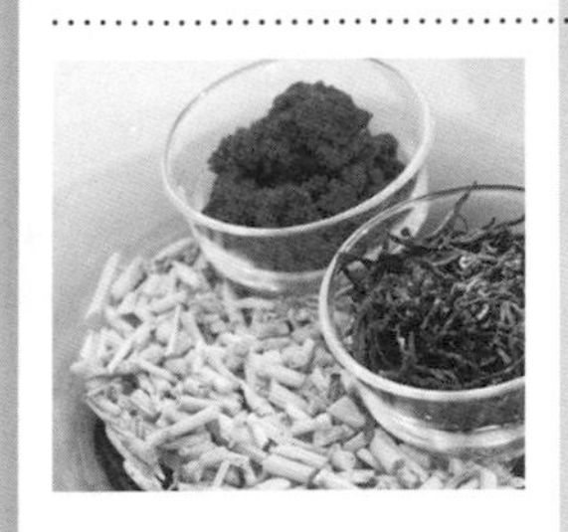

二陰症狀

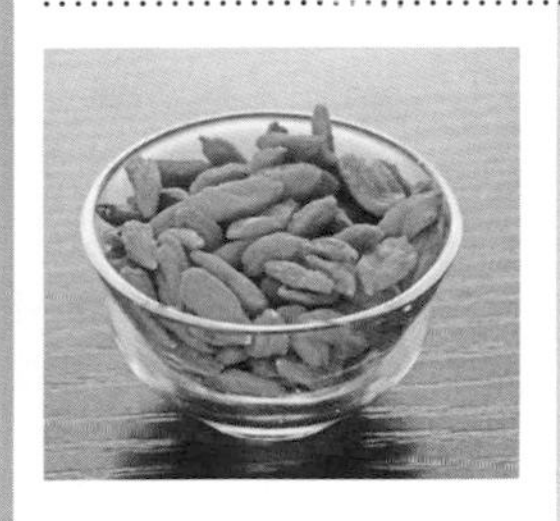

四肢症狀

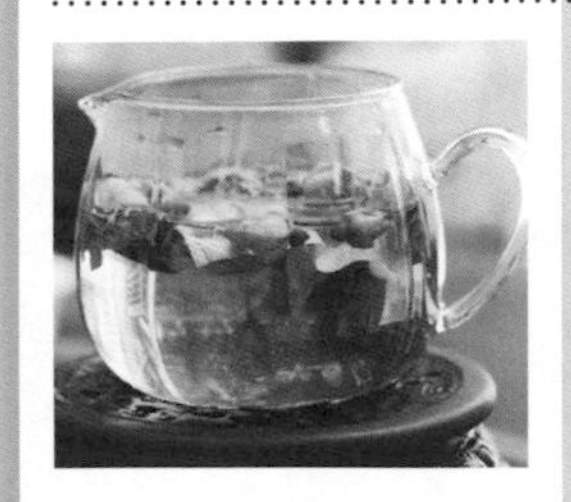

第四部分 | 附錄篇

1 準備篇

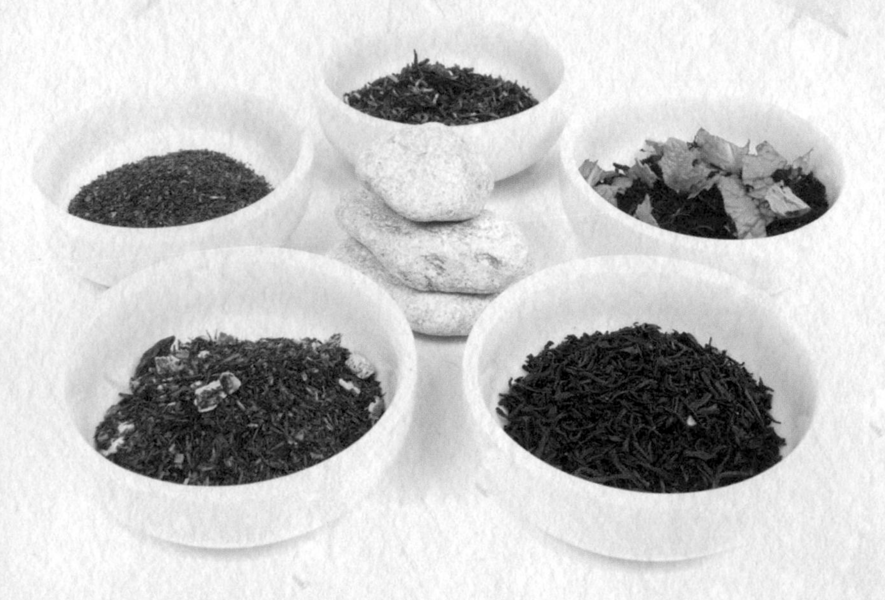

- 了解自身的體質
- 了解病情和需求
- 了解中藥飲片
- 準備飲片
- 準備杯子
- 準備水

玫瑰花、佛手

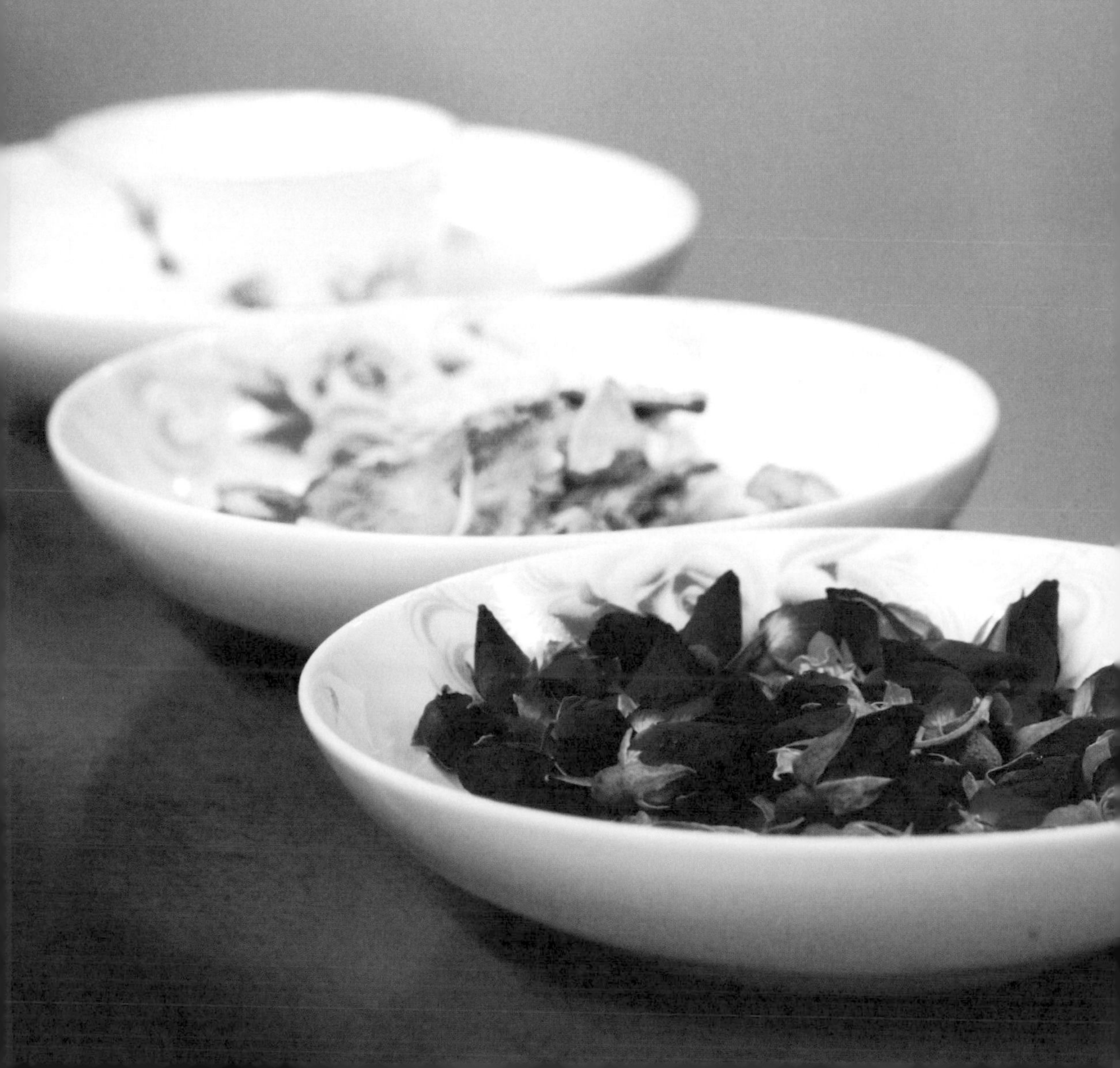

一、了解自身的體質

中醫養生自古就已形成，至今已有幾千年歷史。在中國這個文明古國，中醫藥文化源遠流長，是世界其他國家無法比擬、無法超越的。早期的中醫名家如華佗、扁鵲等，都是養生大家，他們把養生求證得來的陰陽學說、經絡學說、五行學說等哲學理論，應用於中醫而發展了中醫學說。而李時珍的《本草綱目》及中國古人奉爲經典的《黃帝內經》，至今依然處於世界巔峰，屬於後人無法超越的中藥和中醫著作。

從中國傳統文化中汲取養生精華，以最簡便、最有效的方式祛病、養生、保健、益壽，這是所有人最樸素也是最美好的願望。

如果身體患有某種疾病，我們希望您在堅持醫囑服藥治療的情況下，可以找到適合自己的養生飲品來；如果是身體健康，我們希望您喝到屬於自己的養生飲品，可以美容，可以延年，可以調理，可以享受生命的樂趣和生活的品質。女人主血，男人主氣，氣爲血帥，血爲氣母。根據性別差異，您也找到適合自己的一杯養生飲品，讓女人更美麗，讓男人更強壯，讓世界更和諧，讓生命更通暢。

在前言中我們介紹了關於體質的分類，但是人的體質情況複雜，不是專業醫護人士，很難明確區分自己的體質，所以不要輕易給自己診斷，而是應該由醫生來告訴你的體質情況。

二、了解病情和需求

越來越多的人開始關注健康，關注養生，關注日常飲食的合理性和科學性，但是同時也有很多人，生病了不肯去醫院，小病小痛喜歡拖著，覺得忍一忍就過去了，或者自己給自己當醫生，自己給自己開藥方，認爲應付應付就能好，何必跑到醫院去，又排隊又花錢又受罪。

這些想法是不科學的，這種做法是對自己的身體和生命不負責任。普通人不是醫生，不具備基本的醫學常識，也不具備給自己開藥方的能力。古話說「久病成醫」，那也是根據自身經驗，認爲自己懂得一些醫學知識，就能夠解決身體問題，其實不然，隨著年齡變化，隨著機體能力的變化，隨著病情的變化，隨著環境氣候飲食原料的變化，一切都是在變的。

定期去醫院進行身體全面檢查，是很必要的。很多嚴重的病症，比如癌症等，就是因爲病人自己拖拉，導致錯過了最佳發現、治療的時期。在日常生活中，我們還要注意飲水的對症下藥，了解自己的病情，了解自己的需求，然後從這三百多個方子中找到自己需要的、適合的、易操作的來實踐，給身體排排毒，打打氣，補充補充能量。

三、了解中藥飲片

中藥即中醫用藥，爲中國傳統中醫特有藥物。中藥按加工工藝分爲中成藥、中藥飲片。

我們這本書裡選用的都是中藥原材料。

中藥主要起源於中國，少數中藥源於外國，如：西洋參、高麗參等。

中藥除了植物藥以外，還有動物藥，如：蛇膽、熊膽、五步蛇、鹿茸、鹿角等；還有介殼類，如：珍珠、海蛤殼；還有礦物類，如：龍骨、磁石等。

爲了便於使用，本書選用的大多是植物類藥材。

中藥有四氣、五味、五補、君臣佐使、七情等各種講究。

在《神農本草經》中說：「藥有寒、熱、溫、涼四氣。」「療寒以熱藥，療熱以寒藥。」藥之「四氣」由此而來。

「藥有酸、鹹、甘、苦、辛五味」。藥之「五味」由此而來。在《素問·宣明五氣篇》中講得明白：「五味所入：酸入肝、苦入心、甘入脾、辛入肺、鹹入腎。」可見藥味不同，功效各異。酸味能收能澀，苦味能瀉能燥，甘味能補能緩，辛味能散能行，鹹味能軟堅潤下。根據五味的藥用功能與進入相應臟腑的情況，也可以發揮其或補養、或調理的作用。

金代醫家張以正論補提出了自己的「五補」見解：「辛補肝，鹹補心，甘補腎，酸補脾，苦補肺」。以「辛」爲例，辛味原本入肺，屬金；肝屬木，金能克木，所以用「辛補肝」。以下類推，不再贅述。

早在西漢初年成書的《素問．至眞要大論》中，岐伯回答黃帝關於「方制君臣」時說：「主病之謂君，佐君之謂臣，應臣之謂使」。《神農本草經》說：「藥有君、臣、佐、使，以相宣樞」。明代何伯齋進一步闡釋：「大抵藥之治病，各有所主，主治者，君也；輔治者，臣也；與君藥相反而相助者，佐也；引經使治病之藥至病所者，使也」。〔其意指：君藥是針對主病或主證，起主要作用的藥物，按需要可用一味或幾味；臣藥是輔助君藥加強治療主病或主證作用的藥物，或者是對兼病或兼證起主要治療作用的藥物；佐藥是輔助君臣藥起治療作用，或治療次要症狀，或消除（減輕）君、臣藥的毒性，或用於反佐藥；使藥是起引經或調和作用的藥物。〕十分清楚地講明瞭君、臣、佐、使之藥的功能。

「七情」是指藥品的七種配伍情況：單行、相須、相使、相畏、相殺、相惡、相反。

中國古代醫學家的成就，爲我們留下如此寶貴的財富。先人用自己的生命、智慧以及對後代的責任，爲我們鋪墊了堅實的基石，使我們可以輕易地使用這些隨處可見又療效甚佳、而且便宜的草藥，來驅除病痛，頤養天年。

四、準備飲片

在了解了自己的體質、需求、中藥飲片後，我們開始準備所需的藥材。

備藥有幾個原則：

1.要到正規藥店、正規茶葉店選購藥材和花草，不要貪圖便宜，到不正規的小店購買飲片和花草。有些藥販子沒有基本商業道德，用次品冒充好藥材，還有黑心藥販子用長得比較相像的植物冒充藥材，在電視新聞中我們看到，一些黑心藥販子將冬蟲夏

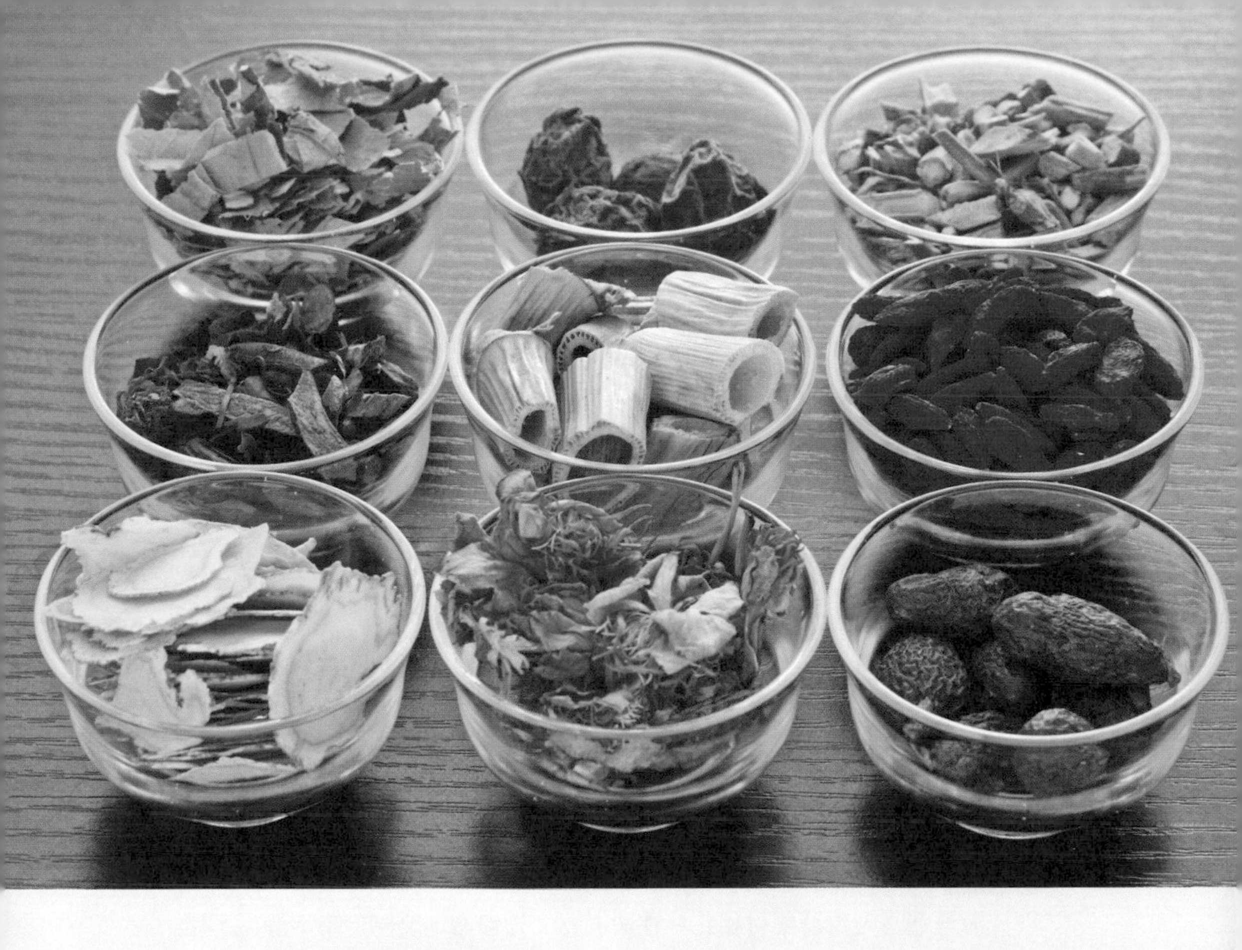

草裡面灌上不知名的黑色金屬，使其重量翻倍，牟取暴利，但是患者一旦買到這樣的藥材，不僅不治病，反而會致命。一定要到知名的、正規的藥店和茶葉店。他們銷售的飲片來源是有品質保障的，取材、加工、檢測、包裝、銷售等環節都很嚴格。

2.不要一次性購買太多藥材。有些藥材容易吸收空氣中的水分，會變質甚至發霉。變色和發霉的藥材不能再用。購買藥材一次少買一點，備上一兩個星期的量，喝完再去買。有些飲片不能長期連續飲用，要喝一段時間停一段時間，這樣就更不需要買太多。家裡的儲存條件和藥店畢竟不同，藥店有專門的藥櫃，保持乾燥通風。而且藥材流動量大，可以保持藥材的新鮮。

3.不要輕易在路邊和田間採集藥材。一些有生活經驗的老人尤其喜歡在路邊和田間採集野菜，採集藥材，他們會區分這些植物，這是生活經驗的積累。但是路邊和田間經常會噴灑殺蟲劑，我們不知道什麼時候撒過農藥，有時清洗不乾淨，反而會引起不良反應。還有就是有些植物新鮮的時候是不能食用或當作藥材使用的，必須完全乾燥後才可入藥，像橘子皮，要放置一年以後才能有藥效。有些花卉如果盛開了就不能入藥，如金銀花、黃花菜，都得是花蕾的時候採下曬乾，才能作爲藥材使用。

五、準備杯子

爲了讓身體更健康，爲了讓飲水更有情趣，我們也要選對杯子，選對材質。可以用來沖泡飲片和花草茶的杯具，最好是：玻璃杯、水晶杯、紫砂杯、瓷質杯、石頭杯、竹木杯等。

玻璃杯: 喝水首選玻璃杯。在所有材質的杯子裡，玻璃杯是最健康的。玻璃杯渾身通透，看著藥材和花草在玻璃器皿裡慢慢地盛開，上下漂浮，是一種視覺享受。玻璃杯不含化學物質，不必擔心有害物質會被喝進肚裡去。玻璃表面光滑，容易清洗，細菌和汙垢不易孳生。用玻璃杯喝水是最健康、最安全的。

瓷質杯: 陶瓷杯子易於清潔，對人體無害。陶瓷是陶器和瓷器的總稱。中國是陶器和瓷器的故鄉。中國瓷器的精美是無與倫比的。青花、鬥彩、釉裡紅、粉彩（也叫古彩）、新彩、唐三彩，不一而足，美不勝收。

陶瓷材料的成分主要是氧化矽、氧化鋁、氧化鉀、氧化鈉、氧化鈣、氧化鎂、氧化鐵、氧化鈦等。瓷器杯子在生活中非常常見，有些瓷杯就是黏土本身的白色，沒有花紋，沒有圖案，乾乾淨淨，返璞歸眞；有些瓷杯體現了幾千年文化和藝術的底蘊，一杯在手，仿佛看到盛唐的繁華，宋朝的婉約。

紫砂杯或壺：紫砂是陶的一種，是「化腐朽爲神奇」的代表。紫砂泥原料主要分爲紫泥、綠泥和紅泥三種，俗稱「富貴土」。「何如陽羨（宜興之古稱）一丸土」、「土與黃金爭價，世日趨華」，可見紫砂泥的價值。

紫砂產自江蘇宜興，又稱宜興紫砂。用紫砂杯或紫砂壺泡茶，茶香濃郁持久。書中有些藥方中有上好的龍井、碧螺春、普洱茶等，用紫砂壺來沖泡，口感和營養是最好的。紫砂茶壺裡外不施釉，保持微小的氣孔，透氣性能好，又不透水，具有較強吸附力，是其他材質的器皿所不能比擬的。紫砂茶壺適應冷熱急變，即使經上百度的高溫蒸煮，迅速投到零下的冰雪中也不會爆裂。因此無論酷暑還是寒冬，不必擔心紫砂器皿裂開，就是置於文火上燒燉，也不用擔心炸裂。

紫砂富含鐵，含有多種人體所需微量元素，能分解食物中的脂肪，降低膽固醇，防止人體攝入過多鋁離子，有效防止早衰、老年癡呆症，對兒童助長益智，對女性纖體美容，對大眾保健防病。紫砂器皿在加熱過程中能發出遠紅外線，遠紅外線能夠活化水分子，與紫砂析出的微量元素一起將水礦化成爲礦泉水。遠紅外線對純淨水有輔助礦化作用，純淨水經過紫砂炊具煲煮後，將礦化成pH值呈7.1左右的弱鹼性水，有利於人體弱鹼性體質的形成。遠紅外線還具有活化脂肪酶的作用，紫砂所含的部分微量元素也能夠分解脂肪。

水晶杯：水晶是一種無色透明的大型石英結晶體礦物，主要化學成分是二氧化矽。水晶杯比較貴重，生活中比較少用，多作爲送禮佳品。市場上眞正的天然水晶杯並不多見，大多是用工藝水晶（又叫仿水晶）製成，是以加鉛玻璃或稀土玻璃爲主要材料的，看上去和水晶很接近，無雜質、透明度較好。

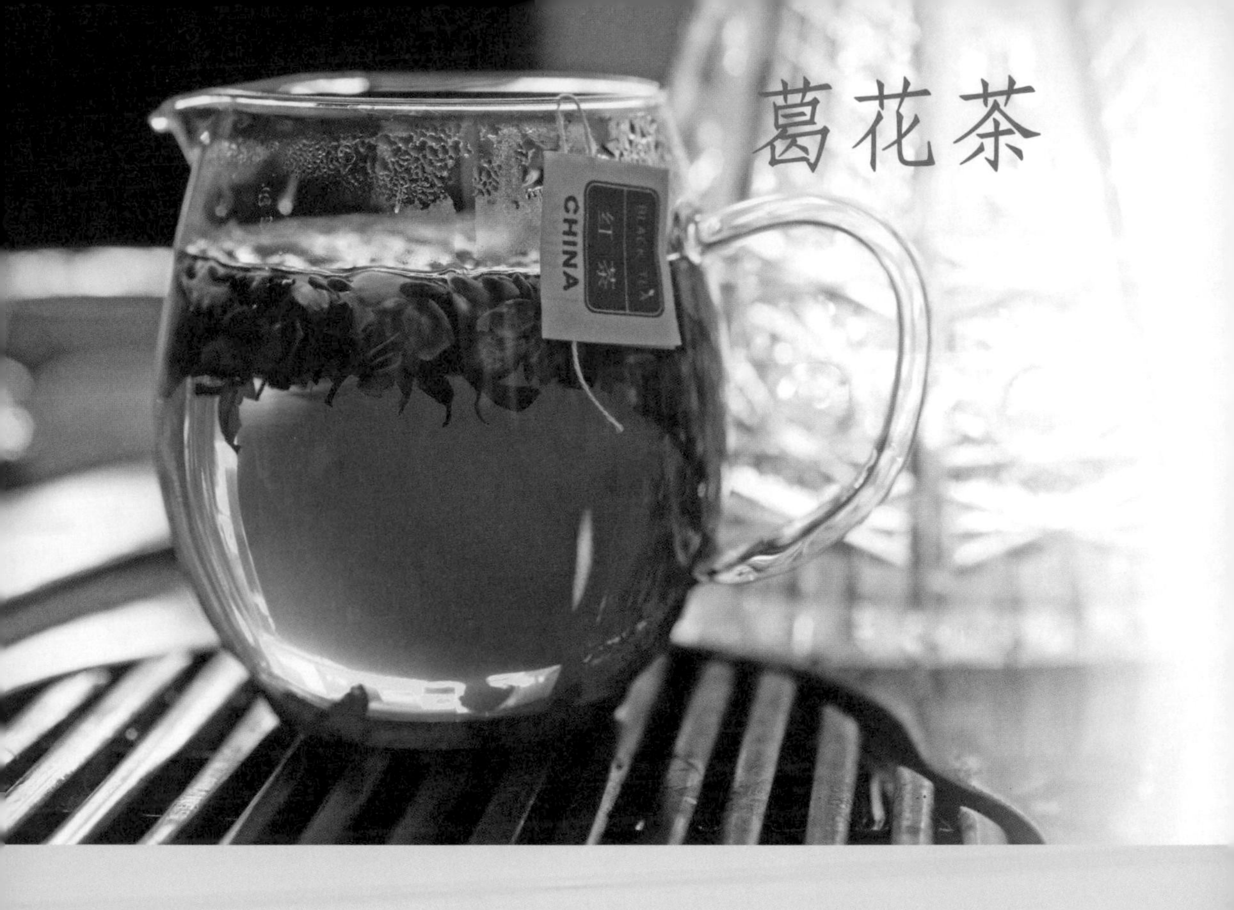

葛花茶

天然水晶的溫度比人造水晶要低得多。水晶具有強大的能量磁場，對於人體的內裡結構可以起到舒緩作用。早在古代，水晶就被用作病理治療。水晶性冰涼的特性能夠很好地針對緊繃疼痛的神經機理起到鎮定作用，通過按摩起到活血化瘀、注入外部能量的效果。

石頭杯：很多石材都可以用來製作杯子，用原材料雕刻，或用石材粉劑經過機器壓制，工藝不同。用整塊石頭雕刻成一隻杯子，是全世界獨一無二的。

木魚石杯子泡水有一股獨特的味道，石頭本身含有多種微量元素，而且石材有放射性物質，對身體有益處。玉石杯子也是石頭杯子的一種。玉養人，人養玉，玉本身就是

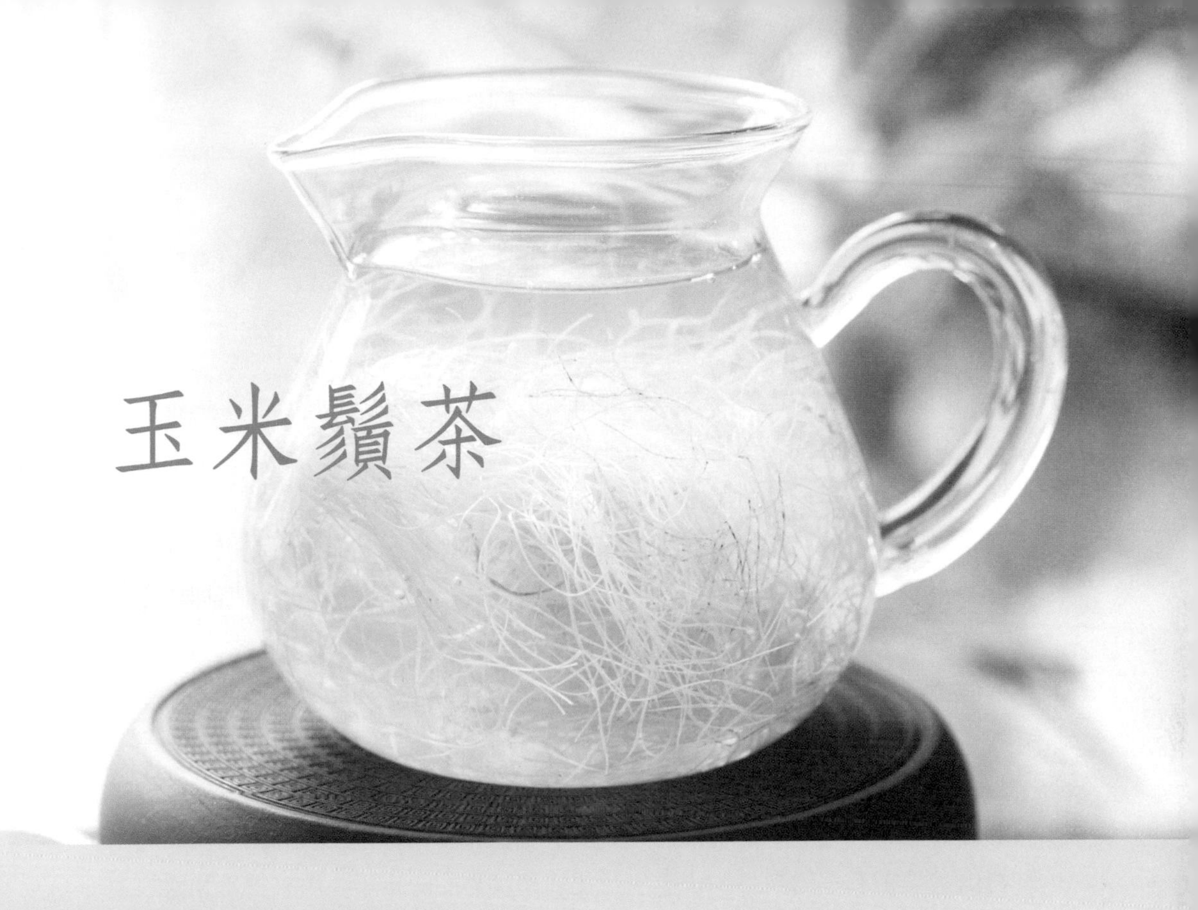

養人的珍品。不過用好玉做成杯子的不多見，而且杯體較小，多用於觀賞。

竹木杯：是竹杯子和木杯子的統稱。
竹是中空的，每一個竹節都可以被摳製成一個杯子或筆筒，有些竹製品還被雕刻上精美的圖案。竹本身有一股清香，而且可入藥。乾燥後的竹沒有了青翠的綠色，而是變成黃色或褐色。

木材種類就更爲豐富。當木材用於建築材料和傢俱材料後，常會有一些大小不一的邊角料。這些邊角料常用來製作茶具，大一些的可以做茶盤，小一些的可以做茶罐、茶荷、茶匙、茶托、木夾等。木材還經常被用於木雕工藝，而手工雕刻的杯子就是工藝木雕中的生活用品一類。和竹子一樣，木製品在乾燥氣候下容易乾裂，所以這些材質不是生活用品的主流產品，觀賞性大於實用性。

建議大家不要使用一次性紙杯、塑膠杯子、鐵質杯子以及保溫杯。

目前市場上銷售的一次性紙杯主要分爲三種：一種是用白卡紙爲材料，主要用來裝乾東西，不能盛水和油；第二種是塗蠟紙杯，用蠟浸泡過，較爲防水、厚實，但只要所裝水的溫度超過40℃，蠟就會融化，而蠟含有致癌物質多環芳烴。第三種是現在人們普遍使用的紙塑杯，外面是一層紙，裡面是一層淋膜紙，如果製作時所選用的材質不好或加工工藝不過關，同樣會產生有害物質。

塑膠杯子很常見，但塑膠中的「雙酚A」的危害，是全世界認同的。雙酚A對人體的危害就像吸菸一樣，是長期積累產生的。

塑膠杯不能裝沸水。雙酚A在攝氏100度以上高溫中會釋放出來。塑膠袋或塑膠碗、盒都不要用來裝熱食品、油性食品。有些品牌的塑膠製品，一打開包裝就有一股刺鼻的味道，這樣的塑膠製品一定不要用來喝水和盛放食物。

熬中藥不能用鐵鍋，泡製中藥飲片也不能用鐵質杯子。鐵和中藥會產生化學反應，產生對人體不利的化學物質。

很多人喜歡用保溫杯，尤其是天冷外出的時候，保溫杯確實是很實用。脾胃虛寒的人，喝不了涼水，喜歡喝有溫度的水，保溫杯是好夥伴。現在的保溫杯內膽基本是安全放心的，但是中藥飲片和花草一旦被長時間高溫悶泡，其口感和藥效會大打折扣。

六、準備水

飲用水一是甘而潔，二是活而鮮，三是貯水得法。古人泡茶煮藥用水，一般都用天然水，天然水按來源可分爲泉水（山水）、溪水、江水、河水、湖水、井水、雨水、雪水等。

水的指標很多，分類比較複雜，在這裡我們不推薦大家可以飲用什麼水、不飲用什麼水，因爲地域的不同，水質的區別非常大。

國際最新飲用水七大標準：

1.不含有害人體健康的物理性、化學性和生物性汙染；

2.含有適量的有益於人體健康，並呈離子狀態的礦物質（鉀、鎂、鈣等含量在100mg/L）

3.水的分子團小，溶解力和滲透力強；

4.應呈現弱鹼性（pH值為8—9）；

5.水中含有溶解氧（6mg/L左右），含有碳酸根離子；

6.可以迅速、有效地清除體內的酸性代謝產物和各種有害物質；

7.水的硬度適度，介於50—200mg/L（以碳酸鈣計）。

到目前為止，只有弱鹼性高能量活化水能夠完全符合以上標準。因此它不僅適合一般人長期飲用，而且也由於它具有明顯的調節腸胃功能、調節血脂、抗氧化、抗疲勞和美容作用，也適合胃腸病、糖尿病、高血壓、冠心病、腎臟病、肥胖、便秘和過敏性疾病等體質酸化患者輔助治療。

老話說「磨刀不誤砍柴工」。現在萬事俱備，讓我們進入「正題」吧。

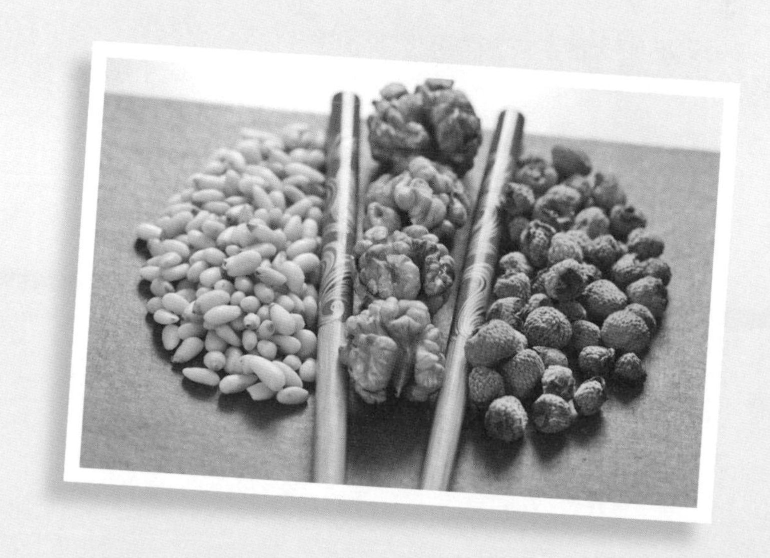

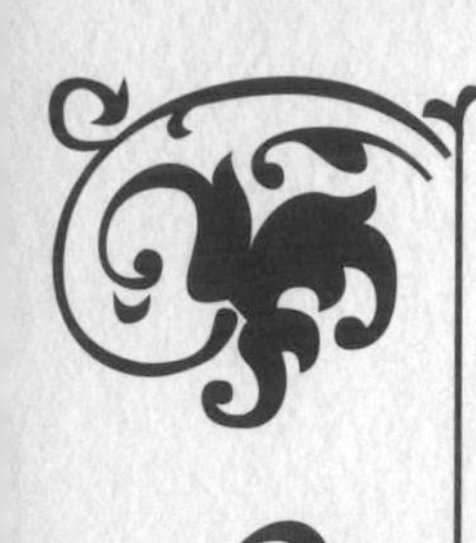

2 養生駐顏篇

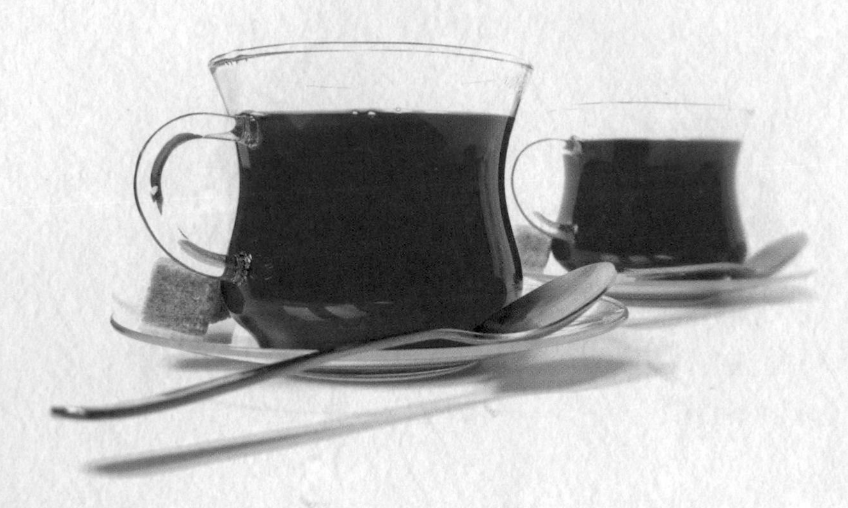

- 養生茶
- 氣色不佳
- 烏髮美髮
- 減肥
- 增肥
- 明目
- 豐胸
- 解酒方

桑菊茶

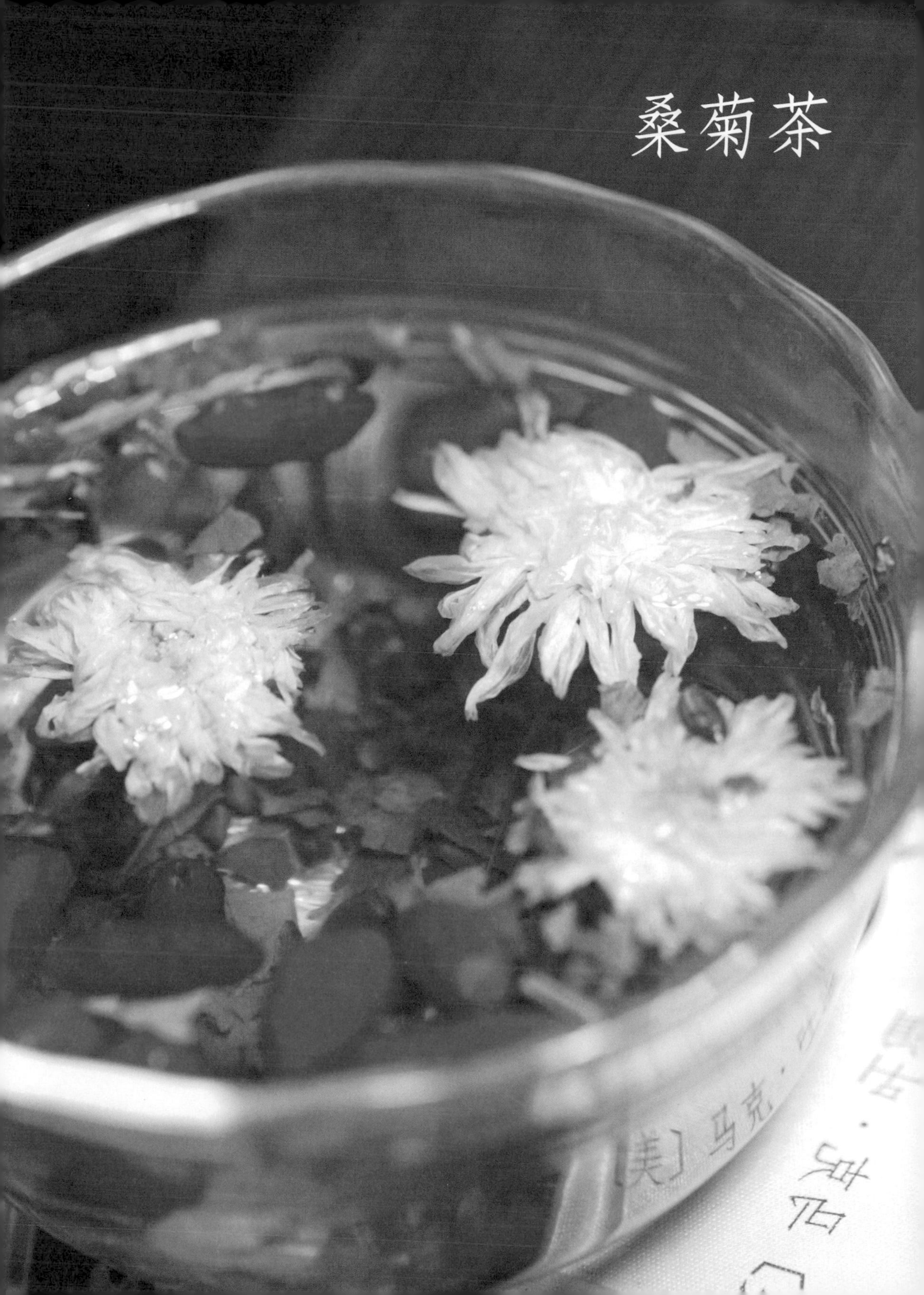

養|生|茶

在生活品質越來越高的當今社會，注重養生的人越來越多。電視臺的養生節目收視率一路攀升，圖書市場上的養生類書籍持續熱銷，人們關注養生，熱衷養生，並開始學習自我養生。

養生，是指通過各種方法頤養生命、增強體質、預防疾病，從而達到延年益壽的一種醫事活動。「養」是保養、調養、補養之意；「生」是生命、生存、生長之意。養生就是保養生命的意思，是人類提高自組織、自康復能力的學問，或者說提高人的生命力，從而消除疾病的學問——因此中醫養生有別於現代西方治療疾病的「醫學」。

目前養生手法以傳統中醫理論爲指導，運用調神、導引、四時調攝、食養、藥養等方法，遵循陰陽五行生化收藏之變化規律，對人體進行科學調養，從而保持生命健康活力。精神養生是指通過怡養心神、調攝情志、調劑生活等方法，達到保養身體、減少疾病、增進健康、延年益壽的目的。所以養生既是科學的、專業的、嚴謹的，又是生活化的，有意思的，有品味的。

中國醫學有著悠久的養生起源，有著廣博的養生智慧，有著豐富的養生手段，而養生茶，因爲方便易行，可以隨時隨地飲用，而成爲最便捷、最實用的養生方式之一。

藥方及注解

健腦茶

桑葉、何首烏、白蒺藜各10克，綠茶3克。

用法：沸水沖泡，代茶頻飲，每日1劑。

功效：補腎健腦。用於記憶力減退。

枸杞龍井茶

枸杞15克，山楂30克，龍井茶3克。

用法：沸水沖泡，代茶頻飲，每日1劑。

功效：補腎健腦。用於腎虛血瘀引起的健忘症。

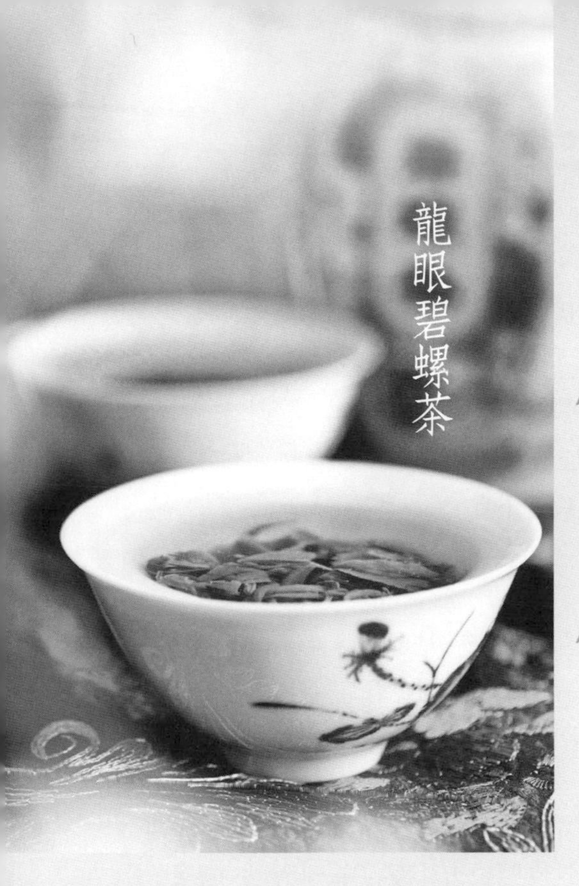

蒲公英花茶

蒲公英花蕾（曬乾）6克，綠茶3克。

用法：沸水沖泡，代茶頻飲，每日1劑。

功效：清利頭目。用於頭暈目眩健忘。

五加仙鶴茶

刺五加根莖6克，仙鶴草、枸杞各15克，紅茶3克。

用法：沸水沖泡，代茶頻飲，每日1劑。

功效：益腎強記，用於記憶力減退症。

強記茶

熟地、麥冬各15克，生杏仁、遠志各10克。

用法：沸水沖泡，代茶頻飲，每日1劑。

功效：增強記憶力。

龍眼碧螺茶

龍眼肉30克，碧螺春3克。

用法：沸水沖泡，代茶頻飲，每日1劑。

功效：養心健脾。用於心血不足引起的健忘、失眠。

五加茯苓茶

刺五加根莖6克，茯苓、桃仁各15克，茉莉花茶3克。

用法：沸水沖泡，代茶頻飲，每日1劑。

功效：增強記憶力。

部分藥材簡介

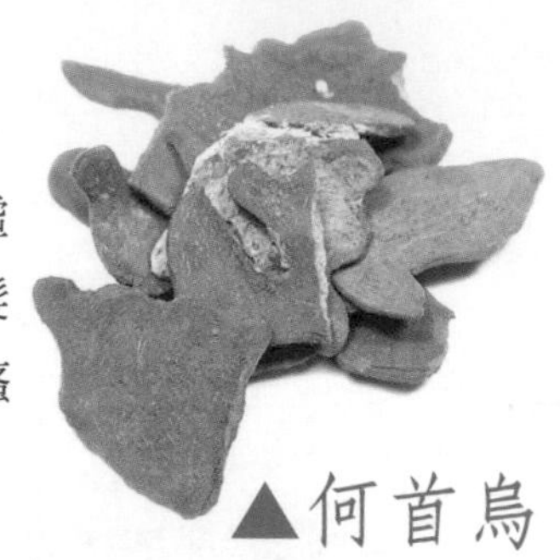
▲何首烏

何首烏：味苦甘澀性微溫。無毒。歸肝、脾、腎經。養血滋陰、潤腸通便、截瘧、祛風、解毒。主治血虛頭昏目眩、心悸、失眠、肝腎陰虛之腰膝酸軟、鬚髮早白、耳鳴、遺精、腸燥便秘、久瘧體虛、風疹瘙癢、瘡癰、瘰鬁、痔瘡。大便清泄及有濕痰者不宜。忌豬肉、血、無鱗魚、蔥、蒜。惡蘿蔔。忌鐵器。

白蒺藜：味苦辛性平。有小毒。歸肝經。平肝解鬱、祛風明目、清疏上下、開賁通幽，用於肝陽眩暈頭痛、肝鬱脅痛、風熱頭痛、目赤腫痛、皮膚瘙癢等。用於治療晚期胃癌。相火旺盛、陽強易舉者禁忌。

蒲公英花蕾：味甘微苦性寒。清熱解毒，消腫散結。利尿、緩瀉、退黃疸、利膽。主治上呼吸道感染、眼結膜炎、流行性腮腺炎、乳癰腫痛、胃炎、痢疾、肝炎、膽囊炎、急性闌尾炎、泌尿系感染、盆腔炎、癰癤疔瘡、咽炎、急性乳腺炎、淋巴腺炎、瘰癘、疔毒瘡腫、急性結膜炎、感冒發熱。

刺五加根莖：味辛微苦性溫。歸脾、腎、心經。補氣、生血、安神、強身，還可擴張血管，改善大腦血量，對血壓具有雙向調節作用。抗疲勞、抗輻射、補虛弱、增強骨髓造血功能，並具有活血作用。用於脾腎陽虛、體虛乏力、食欲不振、腰膝酸痛、失眠多夢。陰虛火旺者慎服。

仙鶴草：味苦澀性平。歸胃、肝、脾、肺、大腸經。收斂止血、截瘧、止痢、敗毒、抗癌。用於咳血、吐血、瘧疾、脫力勞傷、癰腫。止血作用突出，無論哪個部位出血，無論病情是寒是熱，是虛是實，均可應用。可內服，可外用；可單味，可配方。

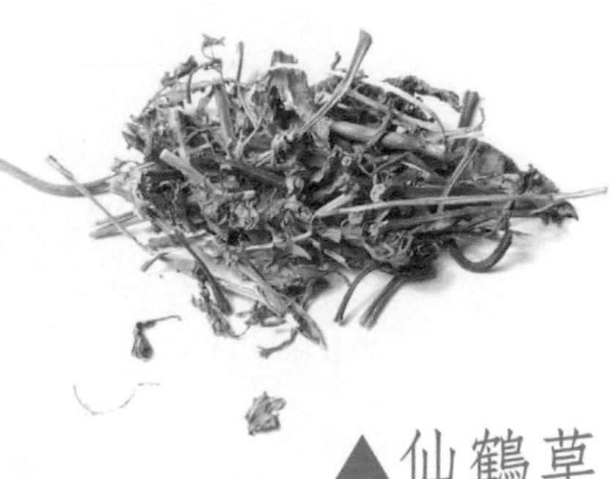
▲仙鶴草

熟地：味甘性微溫。歸肝、腎經。滋補腎陰，質潤補血，塡精益髓。用於血虛諸症、肝腎陰虛諸症。重用久服宜與陳皮、炒仁等同用，防止黏膩礙胃。

生杏仁：味苦性溫。有毒。歸肺、脾、大腸經。宣肺、鎮咳、祛痰、平喘、抗炎、鎮痛、潤腸、通便、下氣開痹、抗腫瘤、降血糖、降血脂、美容、殺菌。僅適宜於風邪、腸燥等實症。凡陰虧、鬱火如肺結核、支氣管炎、慢性腸炎、乾咳無痰等症禁忌單味藥久服。產婦、嬰幼兒、實熱體質、瀉痢便溏的人和糖尿病人，不宜吃杏仁及其製品。不可與小米、栗子同食，會胃痛；不可與黃芪、黃芩、葛根等藥同用。杏仁、菱與豬肺同食則不利於蛋白質的吸收。

遠志：味苦辛性微溫。歸心、腎、肺經。安神益智，祛痰，消腫。用於心腎不交引起的失眠多夢、健忘驚悸、神志恍惚、咳痰不爽、瘡瘍腫毒、乳房腫痛。有胃炎及胃潰瘍者愼用。

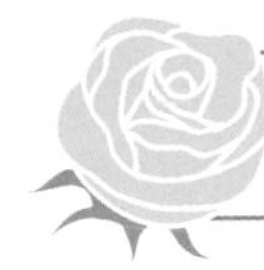

養生保健小教室

養生知識

我們日常所說的養生是狹義的養生學，養生不僅僅是食療、藥膳，不僅僅是氣功按摩針灸，也不僅僅是彈彈琴練練拳，養生要有東方文化的整體觀。

孟子說「吾善養吾浩然之氣」，佛道兩家的恬淡虛無也是高境界的養生大法。修煉和清靜無爲，是最好的養身和養神、養心、養性。養生方法很多，琴棋書畫是養生，外出旅遊是養生，結交好友是養生，品茗賞花是養生，音樂瑜伽是養生。把思路拓寬，把心胸打開，都是養生。

養生就在日常生活中，選對適合自己的養生方法，生命才會更有意義，生活才會更有價值。

四季養生有講究

「變通莫大乎四時」，世間萬物如何變化都離不開四時陰陽的規律，陰陽的平衡決定了萬物的生死存亡，人的生活規律應順其自然，順則昌盛、逆則衰敗。一年的四個季節，有相生相剋的關係，如春（木）勝長夏（土），長夏勝冬（水），冬勝夏（火），夏勝秋（金），秋勝春，某個季節出現了克制它的季節氣候，這就是所謂四時相勝（與五行生剋關係一樣）。

一、春天養生

春是陽長陰消的開始，春應養陽。春天主生發，萬物生發，肝氣內應，養生以養肝爲主，原則是：生而勿殺，以使志生。養神志以欣欣向榮。逆之則傷肝，夏爲寒變，奉長者少。意思是傷了肝氣，就會降低適應夏天的能力。《黃帝內經》提出：春三月要夜臥早起，披髮緩行，廣步於庭（到庭院中散步），以使志生（使志氣生發）。

二、夏天養生

夏是陽長陰消的極期，夏天主長，萬物茂盛，心氣內應，養生應以養心爲主。要使氣得泄（當汗出就汗出），因爲夏天屬陽，陽主外，所以汗多。逆之則傷心，秋天就會得痎症（呼吸方面的病），那麼就會降低了適應秋天的能力，所謂奉收者少。《黃帝內經》說：夏三月要夜臥早起，無厭於日（不要怕陽光），使志無怒（心情要愉快），使氣得泄（不要閉汗），若所愛在外（多到戶外活動）。

《千金要方》中提出：「夏七十二日，省苦增辛，以養肺氣」。少食苦味，多進辛味。中醫五行學認爲，夏時心火當令，而苦味食物儘管有清熱瀉火、定喘瀉下等功用，卻會助心氣而制肺氣，因此不建議夏季多吃，以免心火過旺。由於心火能夠克肺金，而辛味歸肺經，所以在夏季，儘管天氣熱，人們可以適當多吃些辛味的東西，如辣一些的蘿蔔以及蔥白、薑、蒜等，其有發散、行氣、活血、通竅、化濕等功用，可補益肺氣，尤其是肺氣虛的人更應如此。

三、秋天養生

秋天是陰長陽消的時候，以養陰爲主。秋天主收，萬物收斂，肺氣內應，養生應以養肺爲主。收斂神氣，逆之則傷肺，冬爲飧泄（完穀不化的腹瀉），奉藏者少（降低了適應冬天的能力）。《黃帝內經》說：秋三月，要早臥早起，與雞俱興（與雞一起作息），使志安寧，收斂神氣。

四、冬天養生

冬天大地收藏，萬物皆伏，腎氣內應而主藏，養生應以養腎爲主，逆之則傷腎，春天會生痿病。奉生者少（降低了適應春天的能力）。《黃帝內經》說：冬三月，萬物閉藏，水冰地凍，無擾乎陽（不要耗散陽氣），要讓神氣內守，要避寒就溫，少出汗。必待日光（多曬太陽）。

冬季飲食應遵循「秋冬養陰」「養腎防寒」「元憂平陽」的原則，飲食以滋陰潛陽、增加熱量爲主。此時的飲食，要注意熱量的補充，多吃些動物性食品和豆類，補充維生素和無機鹽。羊肉、鵝肉、鴨肉、大豆、核桃、栗子、木耳、芝麻、紅薯、蘿蔔等均是冬季適宜食物。而黏硬、生冷的食物多屬陰，冬季吃這類食物易損傷脾胃。而食物過熱易損傷食道，進入腸胃後，又容易引起體內積熱而致病；食物過寒，容易刺激脾胃血管，使血流不暢，而血量減少將嚴重地影響其他臟腑的血液循環，有損人體健康，因此，冬季飲食宜溫熱鬆軟。

冬天腎的功能偏旺，如果再多吃一些鹹味食品，腎氣會更旺，從而極大地傷害心臟，使心臟力量減弱，影響人體健康。因此冬天要少食用鹹味食品，以防腎水過旺；多吃些苦味食物，以補益心臟，增強腎臟功能，常用食物如檳榔、橘子、豬肝、羊肝、大頭菜、萵苣、醋、茶等。

氣|色|不|佳

古人認為，美容養顏與「身體排毒」分不開。內臟功能的減弱、體內毒素的堆積、氣血不夠充盈、皮膚養分的流失，都是引起外部問題的主要原因。「外疾內治」這種說法同樣適用於美容。皮膚外表的問題實際都是身體內部訊號的體現，光靠化妝品、護膚品是不能解決根本問題的。只有外在保養與內在調理兼修並蓄，才能眞正改變氣色不佳，眞正達到肌膚雪亮、臉色紅潤、朝氣蓬勃。

藥方及注解

殘茶駐顏方

殘茶水適量。

用法：反復洗臉。

功效：消除顏面斑點。

珍珠茶

珍珠粉、茶葉各適量。

用法：每次取3克，沸水沖泡茶葉，每月3次。

功效：潤肌澤膚。用於面部皮膚衰老皺紋。

養顏茶

生地、積雪草、生山楂各15克，蔗糖酌量。

用法：煎湯代茶，每日1劑。

功效：涼血養顏。用於皮膚粗糙衰老、瘙癢等症。

蜜醋健身茶

食醋15克，蜂蜜10克，薑汁2克。

用法：沸水沖泡，代茶頻飲，每日1劑。

功效：滋潤皮膚，消除疲勞。用於皮膚乾燥、衰老等症。

淨面茶

當歸、山楂各10克，白鮮皮、白蒺藜各5克。

用法：沸水沖泡，代茶頻飲，每日1劑。

功效：養血祛瘀。用於面部黃褐斑。

美顏茶

青果、龍眼肉各5克，枸杞子15克，冰糖酌量。

用法：沸水沖泡，代茶頻飲，每日1劑。

功效：滋陰養血。用於皮膚乾枯無光澤。

胡桃牛乳茶

胡桃仁30克，黑芝麻20克，牛乳、豆漿各100毫升。

用法：前兩味研末，以牛乳、豆漿兑入攪勻，每日早、晚各1次。

功效：養血潤膚。用於黃褐斑、脫髮。

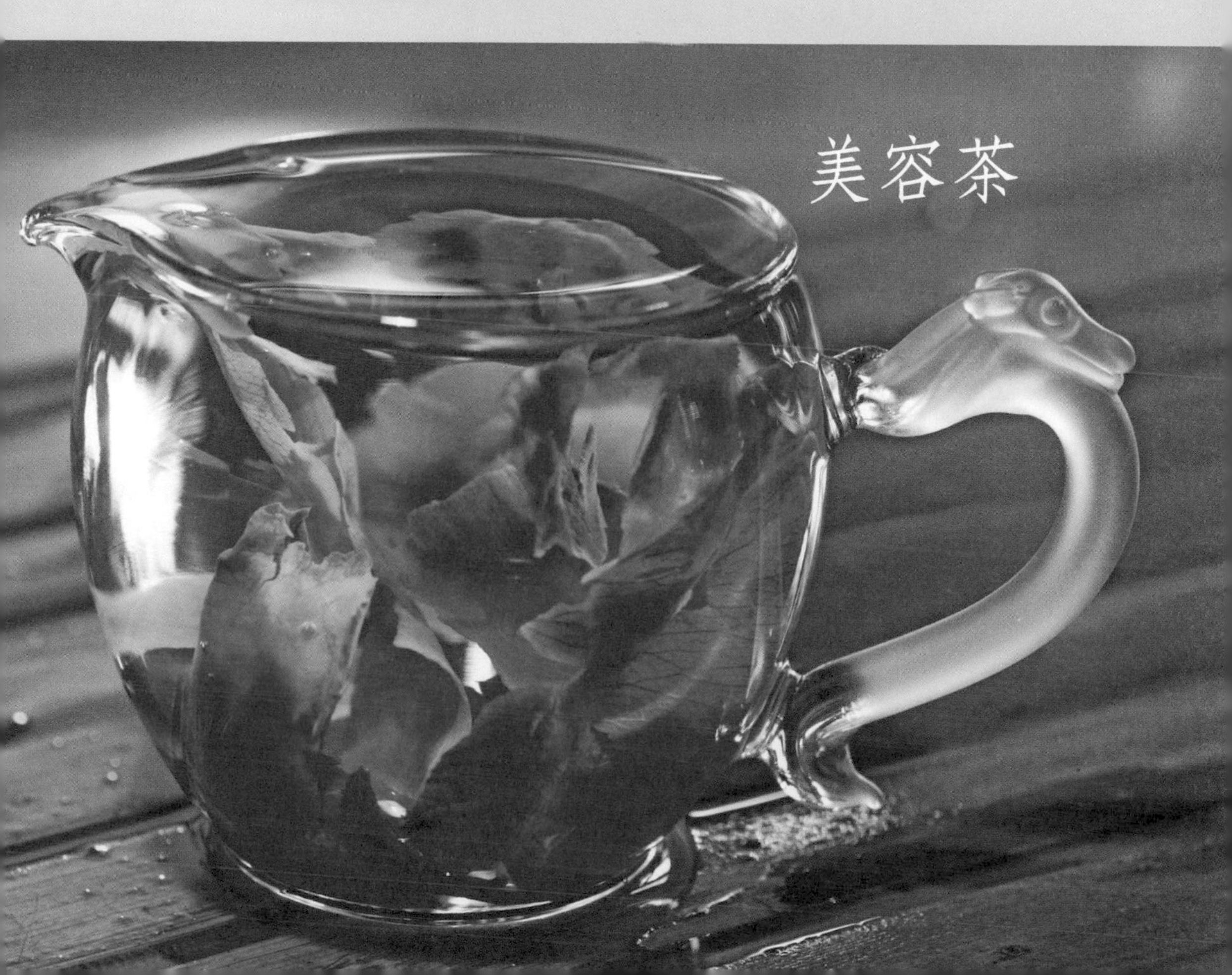

桃花養顏茶

桃花10克。

用法：沸水沖泡，不限次代茶飲。

功效：排毒養顏，瘦身減肥，去斑美容。

美容花茶

月季花瓣5至8片、玫瑰花5至8朵。

用法：沸水沖泡，不限次代茶飲。

功效：活血調經，疏肝解鬱，消腫解毒，祛斑美顏。

去痘晶瑩茶

丹參7克、大黃5克、生地15克、甘草5克、冰糖適量。

用法：沸水沖泡，代茶飲。

功效：臉上和後背長痘痘，有膿包，小便黃，舌苔白，口燥，便秘，都可飲用。

禁忌：身體虛弱，貧血，不宜飲用。

清腸美容茶

決明子10克、肉蓯蓉12克、蜂蜜適量。

用法：藥材沸水沖泡，蜂蜜飲用前添加。

功效：便秘、臉色蒼白、手腳冰涼、腹部冷痛。氣色不佳的罪魁禍首是宿便，毒素在腸道中積累，導致容顏黯然失色。排毒後肌膚自然亮麗。手腳冰涼是因為氣血不通，活血補氣也是養顏根本。

禁忌：腹瀉不宜飲用。

銀菊戰痘茶

銀花、野菊花各12克、生甘草5克、冰糖適量。

用法：沸水沖泡，代茶飲。

功效：因內火引起臉上、胸部、背部長痘痘。下熱瀉火，清暑解毒。去痘，並避免留下疤痕。

部分藥材簡介

桃花: 見附錄一（第290頁）。

珍珠粉: 味鹹甘性寒。無毒。安神定驚、平肝明目、收斂生肌。治目膚翳、止瀉、明目、除暈、美膚養顏。珍珠粉寒性，胃寒者飯後服用更好。

積雪草: 陶弘景曰：「此草以寒涼得名，其性大寒，故名積雪草。」味苦辛性涼。歸肝、脾、腎經。清熱解毒、利濕消腫。主治濕熱黃疸，中暑腹瀉，砂淋血淋，癰腫瘡毒，跌撲損傷。積雪草可以緊緻表皮與眞皮連接部分，能使皮膚變柔軟，幫助促進眞皮層中膠原蛋白形成，令肌膚緊緻。能抑制脂肪細胞的增加，防止皮膚水腫、出現肥胖。虛寒體質不宜服用。

蔗糖: 蔗糖發源於古印度，通過絲綢之路傳入中國，並傳往世界各地，作爲人類基本的糧食之一已有幾千年歷史。蔗糖原料主要是甘蔗和甜菜。根據純度高低可分爲白糖、砂糖和片糖。蔗糖甜味僅次於果糖。在人體消化系統內經過消化液分解成爲果糖和葡萄糖，經過小腸吸收。口腔中的細菌可將食物中的蔗糖成分轉換成酸，從而侵蝕牙齒的琺瑯質，導致蛀牙，食用蔗糖後要潔齒。蔗糖高熱量，攝取過量容易引起肥胖。糖尿病及兒童不宜多食。

薑汁: 鮮薑削去外皮，剁成末，加入醋、精鹽、味精、香油調拌均勻。味辛性溫。歸肺、胃、脾經。散寒、止嘔。促進血液循環、振奮胃功能，達到健胃、止痛、發汗、解熱的作用，還能幫助消化、抑制皮膚眞菌、殺滅陰道滴蟲，可治療各種癰腫瘡毒，抑制癌細胞活性。一般人均可食用。

當歸: 味甘辛性溫。歸肝、心、脾經。補血活血、調經止痛、潤腸通便。具有抗缺氧、調節機體免疫功能、抗癌、護膚美容、補血活血、抑菌、抗動脈硬化等作用。主治中風不省人事、口吐白沫、產後風癱、血虛萎黃、眩暈心悸、月經不調、經閉痛經、虛寒腹痛、腸燥便秘、風濕痹痛、跌撲損傷、癰疽瘡瘍。孕婦禁用。當歸辛香走竄，月經過多、有出血傾向、陰虛內熱、大便溏泄者均不宜服用。用藥不當會加重出血、腹瀉等症狀。熱盛出血禁服，濕盛中滿及大便溏泄者愼服。風邪初旺及氣鬱者少用。不宜於多痰、邪熱、火嗽諸症。惡南茹，畏菖蒲、海藻、牡蒙。

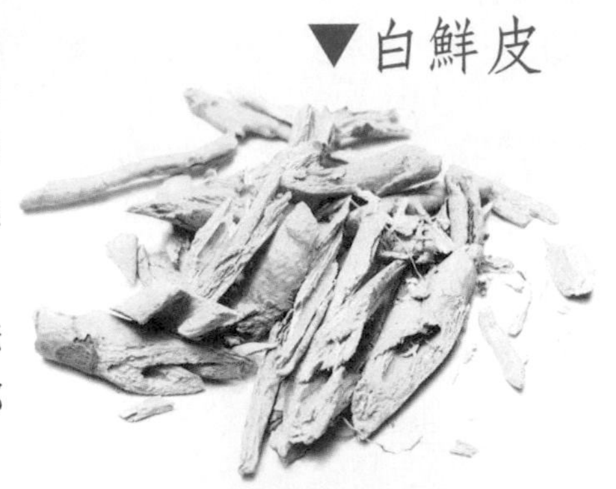

▼白鮮皮

白鮮皮：即白蘚皮。味苦鹹性寒。無毒。歸脾、肺、小腸、胃、膀胱經。祛風、祛濕、止癢、清熱解毒。主治風熱濕毒所致的風疹、濕疹、疥癬瘡癩、黃疸、尿赤、濕熱、風濕痹痛。入肺經，能祛風；入小腸經，能去濕，風濕既除。下部虛寒之人，雖有濕症勿用。

青果：別名橄欖、白欖、甘欖。味甘酸性平。歸肺、胃經。清熱，利咽，生津，解毒。用於咽喉腫痛、咳嗽、煩渴、魚蟹、酒精中毒。

冰糖：味甘性平。歸肝、肺、脾經。補中益氣，和胃潤肺。養陰生津、止咳去燥，對肺燥咳嗽、乾咳無痰、咯痰帶血都有很好的輔助治療作用。用於肺燥、肺虛、風寒勞累所致的咳喘、小兒瘧疾、噤口痢、口瘡、風火牙痛、低血糖症、營養不良，或用於心力衰竭、腦水腫、肺水腫等。也是泡製藥酒、燉煮補品的輔料。老人含化冰糖還可以緩解口乾舌燥。糖尿病忌食。

牛乳：即牛奶。含水分、蛋白質、脂肪、碳水化物、灰分、鈣、磷、鐵、硫胺素、核黃素、煙酸、抗壞血酸、維生素、胡蘿蔔素、泛酸、吡哆醇、生物素、葉酸、肌醇、乳清酸等。味甘性平。補虛損、益肺胃、生津潤腸。適宜體質羸弱、氣血不足、營養不良、病後體虛、噎嗝、食道癌、老年便秘、兒童生長發育期、高血壓病、冠心病、動脈硬化、脂血症者食用。如誤食重金屬鹽，可馬上飲下大量牛乳，有解毒之效。脾胃虛寒、腹脹便溏、痰濕積飲者忌食。忌與酸性果汁（如山楂汁、橘子汁等）一同食用。服四環素期間忌食牛奶，因牛奶中含有鈣，四環素遇鈣離子就會發生絡合反應，生成金屬絡合物，可影響四環素在體內吸收，從而降低四環素抗菌效力。

豆漿：營養非常豐富，易於消化吸收，享有「植物奶」的美譽，含有豐富的植物蛋白、磷脂、維生素B1、B2、煙酸、鐵、鈣等，尤其是鐵的含量，比其他任何乳類都豐富。鮮豆漿四季都可飲用。春秋飲豆漿，滋陰潤燥，調和陰陽；夏飲豆漿，消熱防暑，生津解渴；冬飲豆漿，祛寒暖胃，滋養進補。常喝豆漿，增強抗病能力，調節內分泌系統，防治高血脂、高血壓、動脈硬化、缺鐵性貧血、氣喘，並改善更年期症狀，延緩衰老，減少面部青春痘、暗瘡，使皮膚白皙潤澤。急性胃炎、慢性淺表性胃炎、腎功能衰竭、腎結石、痛風、貧血兒童、夜間尿頻、遺精者不宜食用。豆類含有一定量低聚糖，可引起嗝氣、腸鳴、腹脹等症狀，胃潰瘍的人少食。

黑芝麻：含有大量脂肪和蛋白質、糖類、維生素A、維生素E、卵磷脂、鈣、鐵、鉻等。味甘性平。歸肝、腎、大腸經。補肝腎、潤五臟、益氣力、長肌肉、填腦髓。用於肝腎精血不足所致的眩暈、眼花、視物不清、鬚髮早白、脫髮、腰膝酸軟、耳鳴耳聾、四肢乏力、步履艱難、五臟虛損、皮燥髮枯、腸燥便秘等症，並且烏髮養顏。素食者、腦力工作者、膽結石患者，應多吃黑芝麻。婦女產後乳汁缺乏、身體虛弱、貧血、高脂血症、高血壓病、老年哮喘、肺結核，以及蕁麻疹，習慣性便秘者、糖尿病、血小板減少性紫癜、慢性神經炎、末梢神經麻痹、痔瘡都應食用。慢性腸炎、便溏腹瀉者忌食。

月季花：見附錄一（第291頁）。

丹參：見附錄二（第299頁）。

▲丹參

大黃：味苦性寒。有毒。歸脾、胃、大腸、肝、心包經。攻積滯、清濕熱、瀉火、涼血、祛瘀、解毒、通腸、解毒、通經。用於實熱便秘，積滯腹痛，瀉痢不爽，濕熱黃疸，血熱吐衄，目赤，咽腫，腸癰腹痛，癰腫疔瘡，淤血經閉，跌打損傷，上消化道出血，外治水火燙傷。苦寒易傷胃氣，脾胃虛弱、血虛氣弱者慎用。懷孕、月經、哺乳期忌用。內服可能發生噁心、嘔吐、腹痛等副反應，一般停藥後即可緩解。忌冷水。

肉蓯蓉: 素有「沙漠人參」美譽，藥用價值極高，是歷代補腎壯陽類處方中使用頻度最高的補益藥物之一。味甘鹹性溫。歸腎、大腸經。補腎陽、益精血、潤腸通便。用於陽痿、不孕、腰膝酸軟、筋骨無力、腸燥便秘。降低血壓、抗動脈粥樣硬化。陰虛火旺、大便泄瀉者忌服。忌用銅、鐵器烹煮。

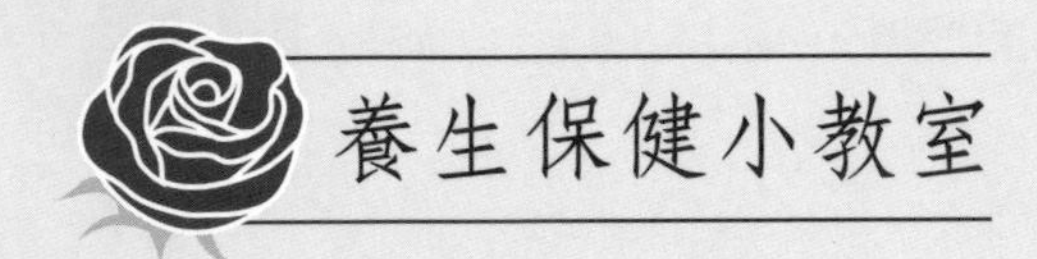

平時的美容養顏

一、心情：保持良好心態，保持愉悅心情。不要愁眉苦臉。壓力和煩惱是加速容顏衰老的致命武器。壓力過大還會導致內分泌失調，面部皮膚產生色素沉著，出現黃褐斑、痤瘡、粉刺、暗瘡，並出現黑眼圈、皺紋、脫髮等現象。

二、運動：健身鍛煉，保持良好循環。瑜伽等運動不僅塑身而且養顏。所有喜歡運動的人看起來都比同齡人年輕。

三、規律：生活規律，起居規律，飲食規律，大小便規律。很多不良生活習慣、飲食習慣都會造成皮膚傷害，缺水，沒有光澤。便秘也是肌膚的最大天敵。

四、營養：多喝水，不要等渴了再喝水，當感受到渴時，人體實際已經缺水了。在飲食上補充多種微量元素及膠原蛋白。年長女性應補充大豆異黃酮類的雌激素。多給肌膚補水。不一定要用昂貴的護膚品，自然的、天然的護膚品才是最好的。選對適合自己的東西很重要。長期面對電腦、長期乘坐飛機等，對面部皮膚的損傷都很大，要隨身攜帶補水面膜或小瓶保濕水，爲面部隨時補充水分。

五、潔膚：化妝後一定要潔淨肌膚，切不可帶妝睡覺，對肌膚殺傷力很大。

六、護理：有些女性經常去美容院護理皮膚，但是按摩手法及力度很重要，過重按摩、過多按摩、過多去角質層等，都會加速皮膚的新陳代謝，同時令肌膚失去自我保護的能力。不要太多按摩，更不能用錯誤的手法按摩。

以貌取人的「國際玩笑」

談到美容美白，讓人想到一個道理——追求美貌是人的天性，也是每個愛美者的權利。但切不可以以貌取人，因為健康才是最重要的，只有健康基礎上的美麗才是真正的美，只有健康之美、自然之美才經得住歷史的洗練。不妨來看看「萬人迷」甘迺迪的真相告白。

歐巴馬的當選，使人們聯想起美國歷史上借助媒體造勢出現過的三個具有劃時代意義的總統：如果說網路時代造就了歐巴馬，那麼羅斯福得益於廣播時代，而甘迺迪則是電視時代的寵兒。

溫柔的眼神，蓬鬆的頭髮，古銅的膚色，溫文爾雅的迷人微笑——這就是約翰·甘迺迪最初出現在電視螢幕上時帶給人們的印象。競選剛開始，他在華盛頓傳統政治家的眼裡不過是個沒有什麼歷練的菜鳥。但在1960年，似乎就是靠著這些獨特的外在魅力，他贏得了總統選舉。簡直就是個萬人迷，他帶給人們的不僅是迷人的外表，還有更為重要的——活力十足的健康！在經歷了為其前任總統艾森豪的虛弱的身體總是捏了一把汗的焦慮後，美國人更感欣慰。甘迺迪如同選秀般的選舉過程與超級明星般的就職儀式使人們有理由相信他，因為他剛剛43歲。他臉上洋溢的幸福與健康和豪情萬丈的演說迅速感染了全美國乃至全世界。

「必須重新使這個國家行動起來！想要月亮嗎？我給你們！」

這個世界上最強大的國家終於有了最強有力的總統——人們陷入了無限的憧憬。

然而真相卻是殘酷的：甘迺迪先生絕非外在表現的那樣活力四射，這只是假象。實際上他雖然年紀輕輕，卻是一個十足的老病秧子！除了從小罹患哮喘病外，還在19歲時就讀哈佛大學參加橄欖球比賽時摔傷導致椎間盤破裂，這使得他從此飽受背痛之苦。以至於年紀輕輕就很難離開拐杖。當人們看到他微笑著筆直地站在公眾面前侃侃而談時，誰也想不到的是每次演講結束，外人散去時，他總是雙拳緊握著撐住桌子，痛苦地雙目緊閉。甚至還有幾次競選過程中不得不停下來就近進入某個汽車旅館，脫下金屬背心沖個熱水澡來放鬆一下。病痛使得他婚後兩年多數時間是躺著過日子的。這只是在甘迺迪家族內部共知的事情，只不過對外是嚴格封鎖的。

更為嚴重的是，他一直是個阿狄森病患者！這是為紀念英國醫生阿狄森於1855年發現的一種疾病。其罪魁禍首主要是自身免疫性疾病，也就是負責保衛的細胞攻擊了腎上腺，使其本該正常分泌的激素減少或缺乏了。現在稱作慢性原發性腎上腺皮質功能減退症。由於皮質醇和醛固酮缺乏，引起一系列症狀：色素沉著最常見且是早期症狀之一，所以也稱「青銅色皮病」——這就是人們看到甘迺迪「健康膚色」的原因，並非曬太陽所得；其特點是面部、四肢暴露部位、受摩擦部位尤為明顯，這就更具欺騙性；他經常出現的食欲不振，腹部隱痛，疲倦消瘦，心音低弱，血壓降低，痙攣等都得到了解釋。

就像糖尿病患者需要補充胰島素一樣，阿狄森病患者需要終身糖皮質激素替代治療。甘迺迪必須每天服用化學藥物可的松。還時時擔心用量太過或不足。隨身帶著出現緊急情況時的注意事項但又嚴禁身邊的人說出真相。即使在今天，用量的掌握也是個很大的問題，況且長期使用激素會出現種種身體和心理上的副作用，如肌肉萎縮、向心性肥胖、骨質疏鬆、消化道出血甚至精神障礙等。作為美國總統，其繁重的公務可想而知，從古巴導彈危機到國內推行狂熱的生活節奏。作為一個患者，害怕公眾知道真相，擔心治療是否恰當，等待種種藥物副作用出現……可以說甘迺迪自上任那天開始，就一直是在惴惴不安中度過的。

直到1963年11月22日，在德克薩斯州的達拉斯，一顆致命的子彈射中了他，將這遲早會大白於天下的真實情況似乎永遠塵封了起來。

甘迺迪遇刺後，少數知道真相的人說他欺騙了世界，更多的人卻認為他仍不失為一個傑出的總統。人們見仁見智，或許還在感嘆政治的殘酷，想想當年身患重病卻示人以「萬人迷」的甘迺迪，不禁令人唏噓。

烏髮美髮

髮爲血之餘，腎「其華在髮」。看一個人的頭髮，就可以看出一個人的臟腑功能和氣血好壞。髮質問題一般有兩種，一是頭髮變少，或者掉髮；二是變黃變白，很多人年紀輕輕就少白頭，很是煩惱。

其實一般人每天梳頭時都會掉一些頭髮，這是新陳代謝現象，平均每天掉幾十根頭髮是正常的。如果恰逢早春和秋末季節，女性由於荷爾蒙的分泌，生理狀況不易保持平衡，有時一天掉百根頭髮也不必擔心。但是如果大把大把掉頭髮，明顯出現頭髮稀疏甚至有謝頂危機，那就不是一般的掉髮了。

女性產後荷爾蒙分泌突然減少，會出現頭髮大量脫落，保養得當，產後6個月左右就會恢復正常。女性長期服用避孕藥也會引起脫髮。普通人因高燒、壓力、節食、燙髮染髮、疾病、清潔不當、毛囊發炎等原因，都會引起脫髮。

而頭髮隨著年齡的增長會變白，這是人體衰老的正常現象。可是現在少白頭很多，一說是因爲血熱，又有說因爲壓力過大，都會導致少白頭出現。無論是掉髮還是少白頭，總讓人心煩意亂，自信心不足，其實解決表面問題，還需做足內部工作。

藥方及注解

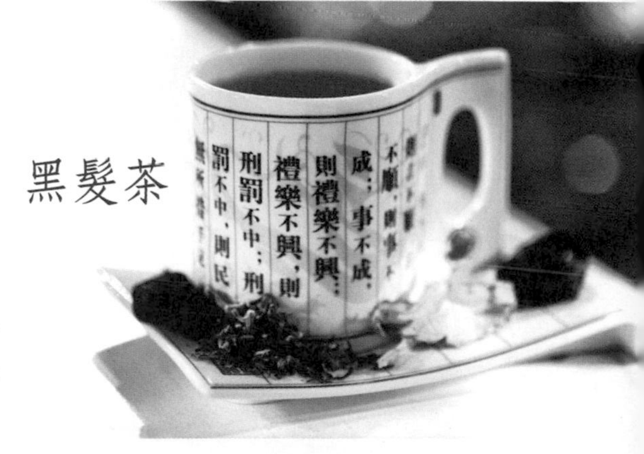

黑髮茶

芝麻茶

黑芝麻500克，紅茶5克。

用法：黑芝麻炒焦研末，取40克用紗布包，沖入紅茶水（紅茶5克煎為茶水），趁熱飲之，日服1次。

功效：補血潤燥，烏鬚黑髮。治頭髮早白、貧血、習慣性便秘。

黑髮茶

制首烏20克、熟地30克、當歸15克、綠茶3克。

用法：上藥共碾粗末，以紗布包，沖入沸水蓋焖5至10分鐘。代茶飲，日1劑。

功效：補腎養血，烏鬚黑髮。適用於白髮症。

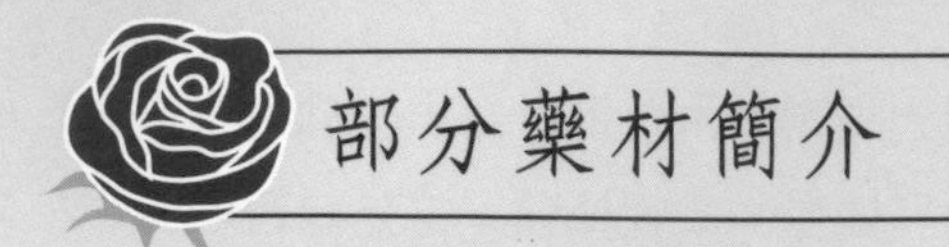

部分藥材簡介

紅茶、綠茶：見附錄三（第300頁）。

制首烏：爲何首烏的塊根，何首烏與靈芝、人參、冬蟲夏草歷來並稱祖國草藥中的四大仙草。制首烏味甘苦性溫。補肝腎、益精血、烏鬚髮、強筋骨，降血脂、降血糖、軟化血管、降血壓、改善睡眠、補益強身、延年益壽。用於血虛萎黃、眩暈耳鳴、鬚髮早白、腰膝酸軟、肢體麻木、崩漏帶下、久瘧體虛等。首烏入藥、做粥、做酒均可，常食使人面色紅潤，頭髮烏黑。

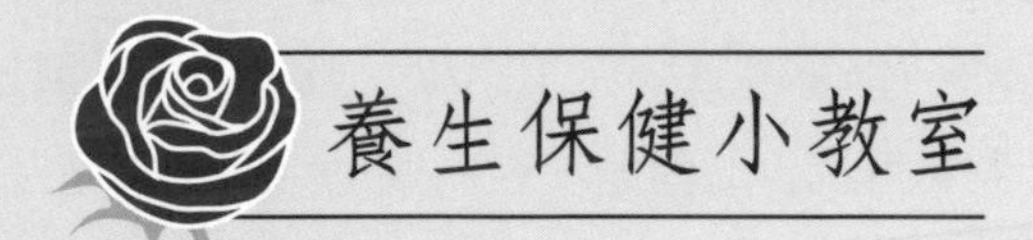

養生保健小教室

其他養髮方法

一、不要用塑膠梳子梳頭，宜選用牛角梳、木梳、玉梳等天然材料製成的梳子。

二、每天梳頭，從髮際線往後梳理，按摩活血，疏通頭部經絡，是養護頭髮的好方法。每天按摩膀胱經、胃經、脾經等相關穴位，疏通經絡，升發陽氣，化生經血，可潤澤毛髮。

三、保持清潔，定期洗頭，但不要每天都洗。過勤和過懶對毛髮都有損傷。

四、民間的一些土法洗頭很好，現在還有很多地方用發酵的淘米水洗頭，還有一些地方用皂角洗頭，當然這些操作起來有些難度，那麼你也可以選用帶有烏髮養分的洗髮水。

五、減少燙染，每燙一次頭髮或染一次頭髮，都會對髮質造成嚴重損傷。

六、多食黑豆、芡實、大麥、蓮鬚、海藻、核桃仁。

減｜肥

瘦一點、再瘦一點？這永遠是女性熱衷的話題。走在大街上，那些身材高挑或纖細的女人總是引起很高的回頭率；站在伸展臺上，那些窈窕淑女總是吸引了所有人的眼光。女人要瘦，要麼亭亭玉立，要麼小鳥依人。而肥胖的女性與這些優雅的詞彙似乎沒有關係。

女人總是希望自己瘦下來，有些體重非常標準的女性依然喊著要減肥。男性也開始關注自己的體重和身材，挺著啤酒肚將軍肚好像有些不好意思了。越來越多的人走進健身房，目的是去減肥的。越來越多的人在尋找減肥的良方。

肥胖影響形象，影響社交，影響青年男女找對象，影響應聘，影響穿衣服，影響美食的誘惑。過度肥胖還影響健康，影響器官的運行，肥胖給臟腑造成很大負擔。

藥方及注解

減肥仙茶

紫蘇葉、石菖蒲各10克，澤瀉20克，山楂、普洱茶各10克。

用法：以沸水沖泡，代茶頻飲。

功效：用於痰濕血瘀型肥胖。

減肥茶

乾荷葉、生山楂、薏苡仁、橘皮各10克。

用法：沸水沖泡，代茶頻飲，每日1劑。

功效：用於痰濕肥胖症。

荷楂茶

鮮荷葉、山楂、薏苡仁、橘皮、決明子、澤瀉各10克。

用法：沸水沖泡，代茶頻飲，每日1劑。

功效：用於痰濕肥胖症。

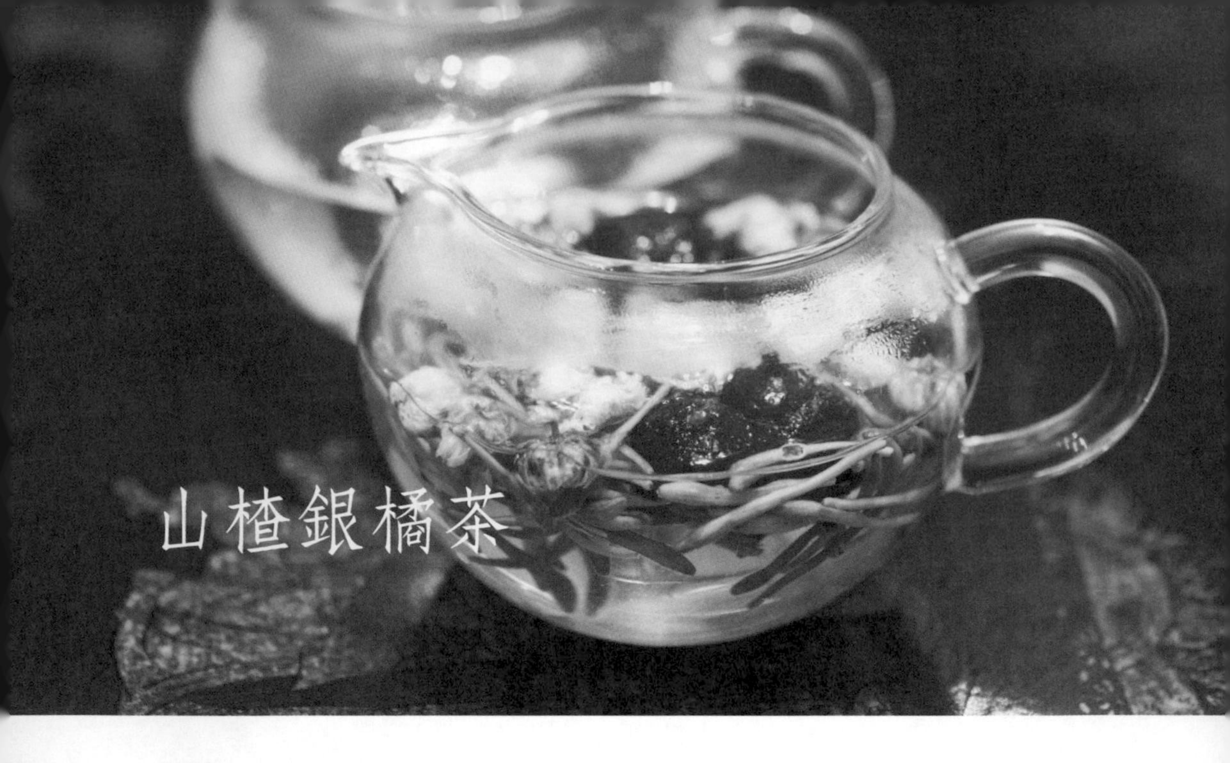

山楂銀菊茶

山楂、銀花、菊花各10克。

用法：沸水沖泡，代茶頻飲，每日1劑。

功效：常飲此方延緩衰老。適用於高血脂症、肥胖症。

烏龍減肥茶

烏龍茶、槐角、首烏、冬瓜皮、山楂肉各10克。

用法：沸水沖泡，代茶頻飲，每日1劑。

功效：消脂降脂，肥胖人宜常飲。

健美減肥茶

茶葉、山楂、麥芽、陳皮、茯苓、澤瀉、六神曲、夏枯草各10克。

用法：沸水沖泡，代茶頻飲，每日1劑。

功效：適用於單純性肥胖症。

茵陳減肥茶

茵陳、金櫻子、草決明、山楂、荷葉各10克。

用法：沸水沖泡，代茶頻飲，每日1劑。

功效：適用於單純性肥胖症。

普洱減肥茶

普洱茶適量。

用法：沸水沖泡。

功效：高脂血症。

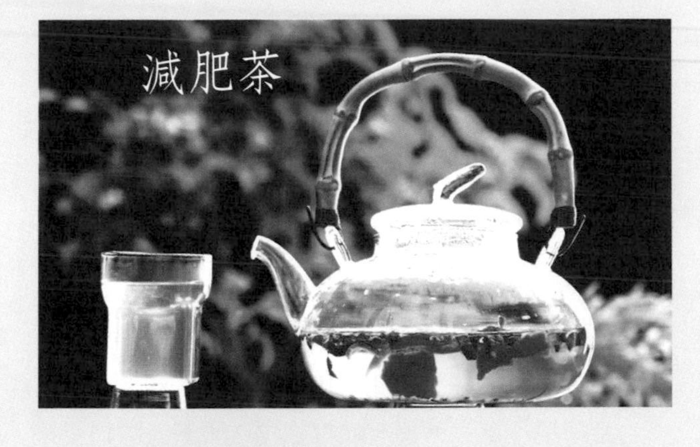

美身減脂茶

綠茶、澤瀉各10克，何首烏、丹參各15克，冰糖或蜂蜜適量。

用法：澤瀉、何首烏、丹參先沸水沖泡，稍涼後加入綠茶。代茶飲。如果選用冰糖，可以與藥材一同沖泡；如果選用蜂蜜，在飲用前再添加，蜂蜜和綠茶都不要用開水沖燙，以免破壞營養成分。

功效：減去下半身多餘水分，減肥健身。

纖體茶

生山楂、炒山楂各7克，炒陳皮9克，紅茶一袋。

用法：沸水沖泡，代茶飲。

功效：吃得太油膩，消化不良，胃酸分泌不佳，體重過高、脂肪堆積型肥胖。

禁忌：胃酸較高、胃潰瘍不宜飲用。

黃精玉米鬚茶

黃精15克、玉米鬚50克。

用法：沸水沖泡，代茶飲。

功效：適用於水腫型肥胖、平時排尿少的人。

荷葉減肥茶

荷葉適量。

用法：沸水沖泡，第一遍的水空腹飲用。第二遍以後效果不好，可棄之。

功效：大便暢通，喝一段時間後就不太喜歡吃葷腥油膩的食物。

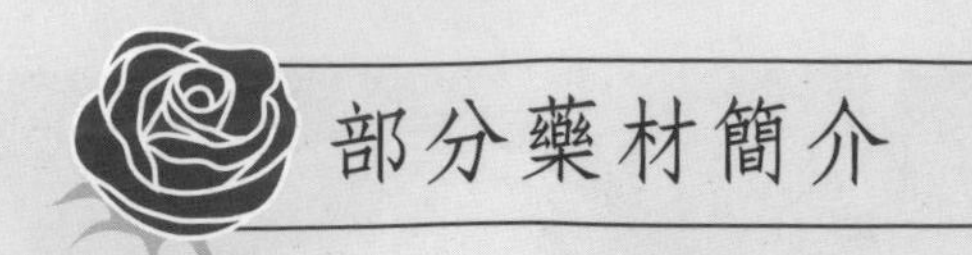

部分藥材簡介

紫蘇葉：味辛性溫。歸肺、脾經。解表散寒，行氣和胃。用於風寒感冒，咳嗽嘔噁，妊娠嘔吐，魚蟹中毒。溫病及氣弱表虛者忌服。

石菖蒲：味辛苦性溫。歸心、胃經。有毒。開心竅、益心智、安心神、聰耳明目，芳香走竄、開竅醒神、化濕、豁痰、辟穢。主治痰蒙清竅、神志昏迷、聲音嘶啞、癰疽瘡瘍、風濕痹痛、跌打損傷、不饑、噤口下痢、神昏癲癇、健忘耳聾。感冒發燒不宜飲用。陰虛陽亢、汗多、精滑者愼服。菖蒲藥用有石菖蒲和九節菖蒲兩種，區別是：石菖蒲屬於蒲類，生於石旁而得名。九節菖蒲則屬於草本植物。兩藥均有開竅醒神、和中開胃的作用。石菖蒲偏於化痰安神，九節菖蒲偏於溫化痰濕，可替代應用。

澤瀉：味甘淡性寒。歸腎、膀胱經。利水滲濕、泄熱通淋。主治小便不利、熱淋澀痛、水腫脹滿、泄瀉、痰飲眩暈、遺精等。具有肝毒性、腎毒性，服用不當，能讓肝臟、腎臟出現腫脹以及其他中毒症狀。腎虛精滑無濕熱者禁服。

山楂：味酸甘性微溫。歸脾、胃、肝經。消食化積、活血散瘀、收斂止痢、化痰行氣。主治飲食積滯、症瘕積聚、胸膈痞滿、淤阻腹痛、疝氣、血淤閉經、痰飲、泄瀉、腸風下血等症。還有擴張血管、降壓、增強心肌、抗心律不齊、調節血脂及膽固醇、軟化血管、利尿、鎮靜、防治動脈硬化、防衰老、抗癌等功能。一般人皆可食用。兒童、老年人、消化不良尤其適合食用。傷風感冒、食欲不振、兒童軟骨缺鈣症、兒童缺鐵性貧血者可多食山楂片。

山楂只消不補，脾胃虛弱不宜多食。胃酸過多、消化性潰瘍和齲齒者，及服用滋補藥品期間忌服。山楂有破血散瘀的作用，能刺激子宮收縮，孕婦不要吃，否則可能誘發流產。產後服用可促進子宮復原。山楂不能空腹吃。不宜與海鮮、人參、檸檬同食。

薏苡仁：既是糧食又是中藥，還是美容、減肥食品。民謠唱道：「薏米勝過靈芝草，藥用營養價値高，常吃可以延年壽，返老還童立功勞。」味甘淡性微寒。歸脾、胃、肺經。利水消腫、健脾去濕、舒筋除痹、清熱排膿，爲常用的利水滲濕藥。可用於治療脾虛泄瀉、水腫、筋脈拘攣、屈伸不利、腳氣、小便不利、濕痹拘攣。常食可保持皮膚光澤細膩，對粉刺、雀斑、老年斑、妊娠斑、蝴蝶斑、脫屑、痤瘡、皸裂、皮膚粗糙等都有良好療效。藥力緩慢，宜多服久服。脾虛無濕、大便燥結、孕婦慎服。所含糖類黏性較高，吃太多會妨礙消化。

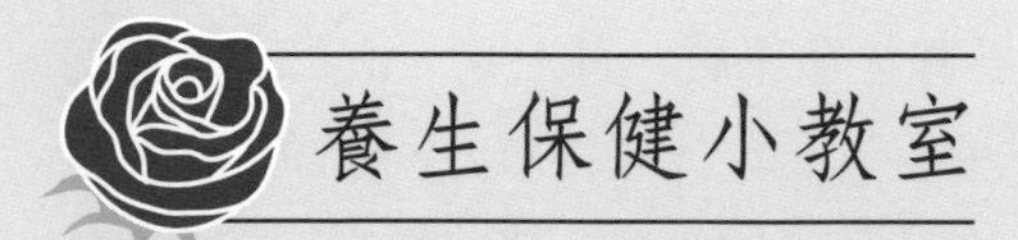

減肥無捷徑

在醫學界，把形體發胖臃腫、體重超乎常人的人稱為肥胖，現在很多人，體重其實符合自身身高比例，但是為了追求瘦，還是在辛辛苦苦地減肥。

肥胖度=（實際體重-標準體重）÷標準體重×±100%。肥胖度在±10%之內稱為正常適中。肥胖度超過10%稱為超重。肥胖度超過20%—30%稱為輕度肥胖。肥胖度超過30%—50%稱為中度肥胖。肥胖度超過50%及以上稱為重度肥胖。肥胖度小於-10%稱為偏瘦。肥胖度小於-20%以上稱為消瘦。

肥胖有很多危害，增加心血管疾病的危險，影響消化系統的功能，影響內分泌系統的功能，增加癌症發生的危險性，還有關節軟組織損傷、生殖能力下降以及心理障礙等。

提倡運動減肥，如瑜伽、皮拉提斯、游泳、跑步、快走等運動方式。總會有一兩種是適合自己的，雖然需要付出艱苦卓絕的努力，而且長期堅持才能見效，但是安全健康，不反彈。

不提倡用減肥藥和節食方法減肥

市場上很多減肥產品，我們並不了解裡面的成分，有很多是瀉藥，短時間內確實見效，但是對身體損傷非常嚴重；節食減肥比較流行，但是對身體也是有害的，尤其是青少年正值生長發育期，節食容易導致營養不良，情緒不佳，對身心發育都有危害。無論用什麼方法減肥，都不能只注重效果而不注意安全性。如果確實過度肥胖，可以尋求專業醫師的幫助。

增|肥

當全世界流行「骨感美」的時候，也有很多人爲自己的消瘦而發愁，總希望自己能夠豐滿一些，健康一些。

用身高的公分數減去100後乘以0.9，得出的資料就是標準體重。如果實際體重低於標準體重10%以上，就屬於偏瘦。

造成消瘦的原因其實不複雜。如甲狀腺、糖尿病、腎上腺、消化系統疾病等，都會造成體重過輕。排除疾病原因，很多人總說「沒胃口」，此類人因消化吸收功能不好，容易挑食厭食；神經衰弱的人因睡眠不好，情緒調節不好，容易失眠煩躁；青春期營養不全面，或因吸收差而造成的營養不良等原因，都會令人消瘦。還有遺傳性因素也會導致家族中有消瘦人群。有些人怎麼吃都不胖。有些人則屬於局部消瘦，比如四肢過細而其他部位正常等。

瘦有瘦的好處，可以吃遍天下美食而不用擔心長胖，可謂有口福之人。受減肥風潮的影響，很多胖子甚至體重正常的人都很羨慕瘦子。不過偏瘦的人群抵抗力普遍偏低，容易營養不良、疲倦、抑鬱、肌肉耗損。對於患有慢性病的老人，過瘦還會增加併發症、癒後不良的機率。

藥方及注解

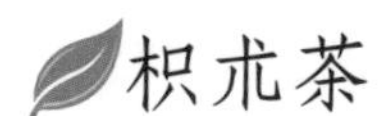

枳朮茶

枳實、白朮各10克。

用法：上述藥品煎湯代茶頻飲，每日1劑。

功能：健脾增肥。用於脾虛造成的消瘦。

部分藥材簡介

枳實：用作理氣藥、消食藥。味苦辛性寒。歸脾、胃、肝、心經。破氣，散痞，瀉痰，消積。用於積滯內停、痞滿脹痛、大便秘結、瀉痢後重、結胸、胃下垂、子宮脫垂、脫肛。脾胃虛弱及孕婦愼服。

白朮: 味苦甘性溫。歸脾、胃經。健脾益氣，燥濕利水，止汗，安胎。用於脾虛食少、腹脹泄瀉、痰飲眩悸、水腫、自汗、胎動不安、脾胃虛弱、食少脹滿、倦怠乏力、泄瀉。

枳朮茶

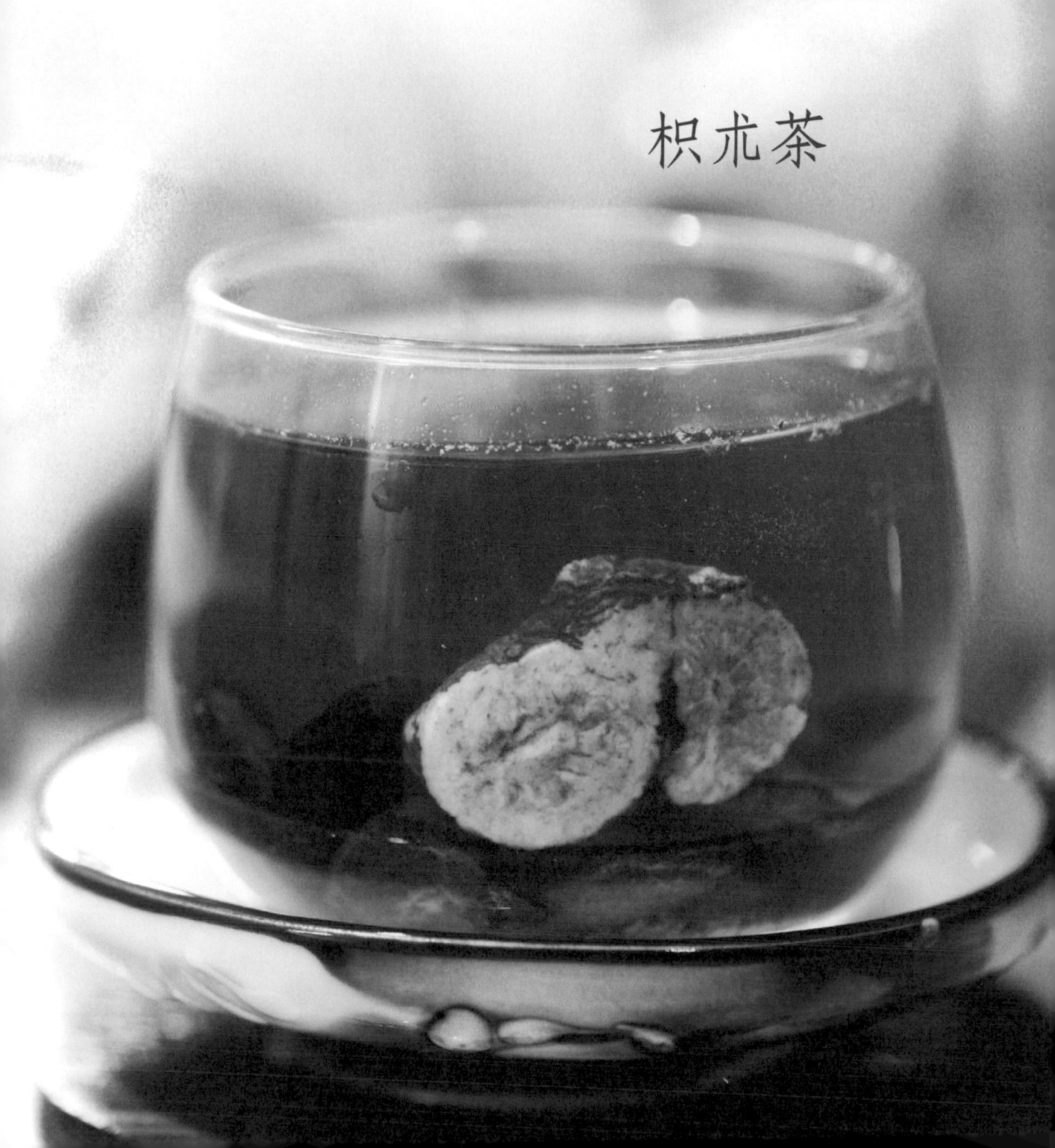

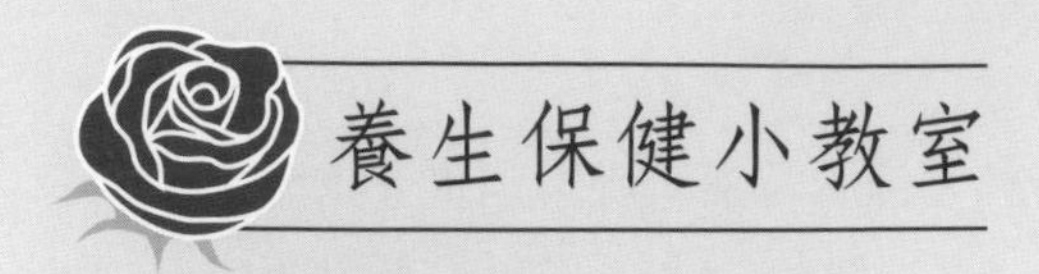

告別「豆芽菜」，長出小肉肉

一、每晚上睡覺前喝蜂蜜。

二、多食巧克力、鮮榨果汁、魷魚、全脂優酪乳、薯條、啤酒、可樂（男性少喝，可樂殺精）、板栗、紅米、柳丁、紅蘿蔔、黃豆、菌類、番茄、菠菜、硬殼果仁、綠花椰、燕麥、三文魚、大蒜、藍草莓、紅酒、地瓜、芋頭、南瓜等。多食麵食，麵食比米飯容易消化。晚上喝粥比米飯容易吸收，可以增肥。想減肥的人晚上就不要喝粥了。

三、胃屬於腑，脾屬於臟，二者相關聯。胃主納收，脾主運化，有一部分瘦人屬於「胃強脾弱」，怎麼吃都不長胖。這類人屬於消化好吸收差，需要中醫慢慢調理。也可以每天「捏積」，就是順著脊椎兩邊從臀部開始往脖子處一點一點地捏肌肉，一邊捏一邊輕輕提拉，稍有痛感，可以健脾。

四、情緒壓抑會導致肝氣淤滯，滯則不通，侵犯到脾胃，會加重腹痛、胃痛、消化不良。生氣後不要進食。夜間進食不宜過多，否則增加腸胃負擔，不利於腸胃休息，也不利於睡眠。

五、神經衰弱的人極容易消瘦，要保證良好的睡眠，穩定的情緒，避免大喜大悲。

六、不吃刺激性強、易產氣、粗纖維太多的食物。

七、不要爲了短期增肥而暴飲暴食或採取一些對身體有害的增肥方法，更不可過多地攝入油脂類食品。少吃炸、煎、烤的食物，少吃過於黏、甜、膩的食物。這些食物都不易消化和吸收，反而造成腸胃負擔。

明目

眼睛是心靈的視窗，人看到對方的第一眼，往往是看到眼睛。有一雙明亮的、漂亮的眼睛，是所有人夢寐以求的。我們常誇讚人「耳聰目明」，常讚美女性「明眸善睞」，常羨慕一個人「明眸皓齒」，可見「明眸」是多麼重要。

許多老年人在介紹自己身體棒的時候，說得最多的就是：我的耳朵不背，眼睛不花。那些大明星們，也都是在眼睛上大做文章。而「人老珠黃」這個詞，也無奈地體現出眼睛的衰老是人衰老的象徵。

中醫用具有祛風、清熱、涼血、化瘀、養血、益氣、滋陰、健脾、補肝腎等作用的方藥或其他療法，以祛邪扶正，提高視力，治療以視物不清爲主症之病症的治法，稱爲明目。

藥方及注解

菊花龍井茶

菊花10克、龍井茶3克。

用法：沸水沖泡，代茶頻飲，每日1劑。

功效：清熱明目。

密蒙花茶

密蒙花10克，綠茶、蜂蜜酌量。

用法：沸水沖泡，代茶頻飲，每日1劑。

功效：清熱明目。

連花茶

黃連酒炒5克，天花粉、菊花、川芎各10克，薄荷葉、連翹、黃柏酒炒各3克。

用法：沸水沖泡，代茶頻飲，每日1劑。

功效：清熱明目。

蒙蒺決明茶

密蒙花、羌活、白蒺藜炒、石決明、甘菊各10克。

用法：沸水沖泡，代茶頻飲，每日1劑。

功效：清熱祛濕，用於視物昏花。

決明菊花茶

決明子、菊花、山楂片各10克。

用法：沸水沖泡，代茶頻飲，每日1劑。

功效：用於肝火上炎引起的視物不清。

清肝明目茶

決明子、茺蔚子各10克。

用法：沸水沖泡，代茶頻飲，每日1劑。

功效：用於煩躁易怒，視物昏花。

杞菊茶

枸杞子、白菊花各10克，綠茶3克。

用法：沸水沖泡，代茶頻飲，每日1劑。

功效：用於肝腎陰虛，視物不清。

千里光茶

千里光、菊花、枸杞子各10克，冰糖酌量。

用法：沸水沖泡，代茶頻飲，每日1劑。

功效：用於視物昏花症。

石斛杞菊湯

石斛、枸杞子、女貞子各15克，菊花10克。

用法：煎湯代茶飲。

功效：石斛、菊花養陰清熱、明目；枸杞子、女貞子補養肝腎。此方用於肝腎陰虛，目昏眼花，視力減退。

亮眼神采茶

甘菊花9克、枸杞15克、山茱萸10克、車前草12克、冰糖適量。

用法：沸水沖泡，不限次代茶飲。

功效：用於長期使用電腦導致眼睛乾澀，用眼過度，休息不足，視線模糊。

禁忌：腹瀉之人不宜飲用。

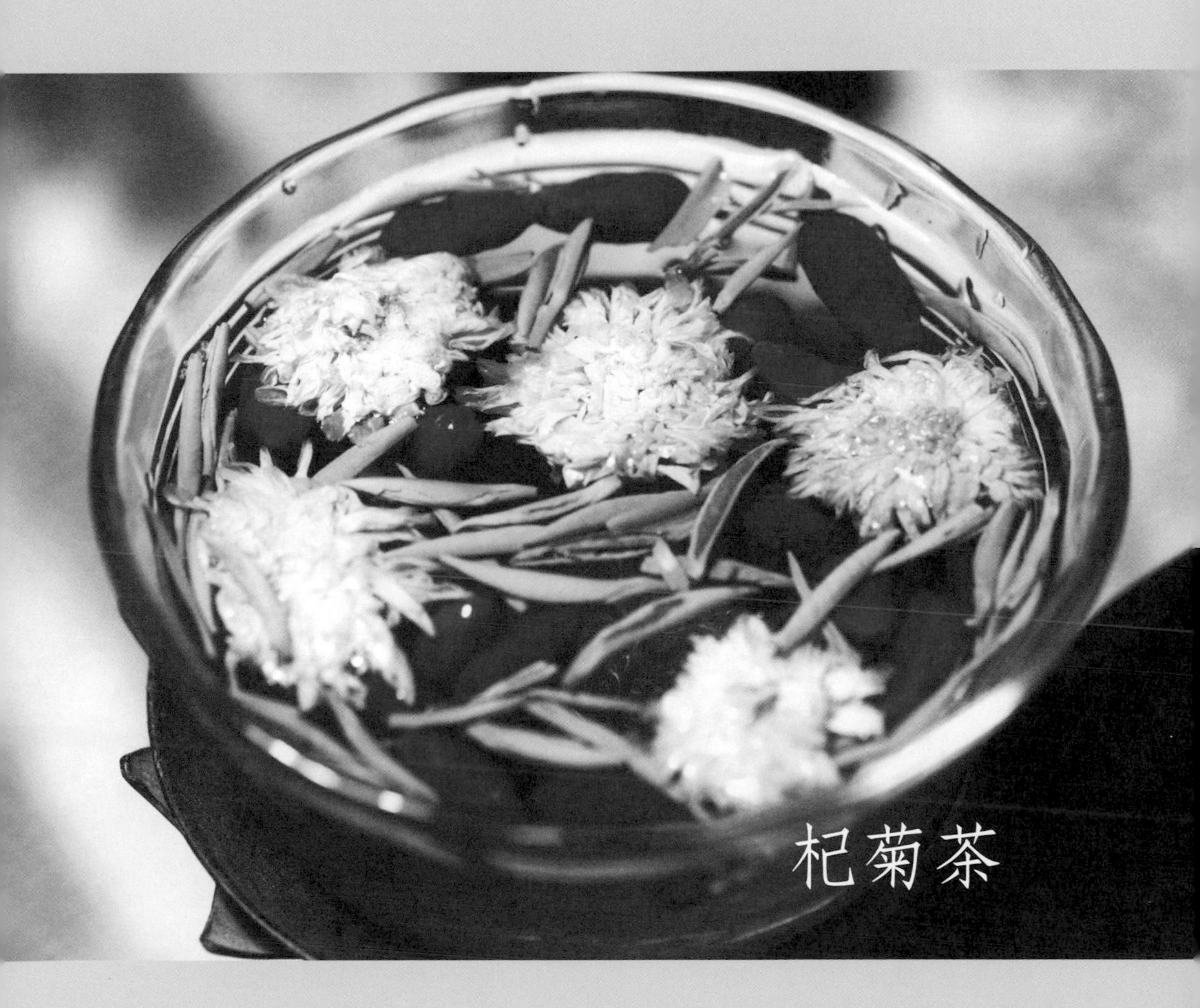

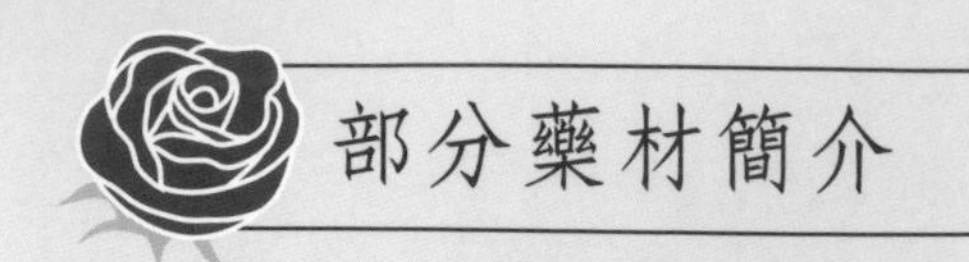

部分藥材簡介

密蒙花：爲眼科專用藥。味甘性微寒。無毒。歸肝、膽經。袪風、涼血、潤肝、明目。主治目赤腫痛、多淚羞明、眼生翳膜、青盲翳障、風弦爛眼、肝虛目暗、視物昏花。目疾屬陽虛內寒者愼服。

黃連酒炒：即酒黃連。善清上焦火熱。用於目赤，口瘡。其他注意事項參見「黃連」（第250頁）。

川芎：味辛性溫。歸肝、膽、心包經。行氣、開鬱、活血、袪風、燥濕、止痛。用於安撫神經，正頭風頭痛，症瘕腹痛，胸脅刺痛，跌撲腫痛，頭痛，風濕痹痛、經閉、難產、產後淤阻塊痛、癰疽瘡瘍。主治風冷、淤血、血虛引起的頭痛等症。風寒頭痛、風熱頭痛、偏頭痛、血管神經性頭痛者宜食。高血壓性頭痛、腦腫瘤頭痛、肝火頭痛、陰虛火旺者均忌食。

薄荷葉：味道清涼，具有醫用和食用雙重功能。味辛性涼。歸肺、肝經。清香升散。疏散風熱、清利咽喉、透疹止癢、消炎鎭痛、清頭目、興奮大腦、促進血液循環、發汗。薄荷入茶飲，可健胃袪風、袪痰、利膽、抗痙攣，改善感冒發燒、咽喉、腫痛，並消除頭痛、牙痛、噁心感，及皮膚瘙癢、腹部脹氣、腹瀉、消化不良、便秘等症狀，且可緩和頭痛，促進新陳代謝，對於呼吸道的發炎症狀有治療作用；可降低血壓、滋補心臟。其清涼香氣，可平緩緊張憤怒的情緒，能提振精神，歡愉身心，幫助入眠。適宜頭痛目赤、咽喉腫痛、口瘡口臭、牙齦腫痛、風熱瘙癢者。孕期、哺乳期不宜。肺虛咳嗽、陰虛發熱、多汗、血虛眩暈者愼用。表虛自汗者禁服。晚上不宜飲用過多，以免造成睡眠困擾。

連翹：早春開花，香氣淡豔，滿枝金黃，豔麗可愛，是韓國首都首爾市花。味苦性微寒。歸心、肺、小腸經。抗菌、強心、利尿、鎭吐、散結、消腫。主治熱病初起、風熱感冒、發熱、心煩、咽喉腫痛、急性腎炎、急性風熱感冒、癰腫瘡毒、淋巴結結核、尿路感染等症。癰瘡已潰者愼用。脾胃虛弱，氣虛發熱，癰疽已潰、膿稀色淡者忌服。

黃柏酒炒：即酒黃柏。其他注意事項參見「黃柏」（第221頁）。

羌活：味辛苦性溫。歸膀胱、腎經。散寒，祛風，除濕，止痛。用於風寒感冒頭痛、風濕痹痛、肩背酸痛。氣味濃烈，用量過多易致嘔吐。脾胃虛弱不宜服用。血虛痹痛，陰虛頭痛愼用。

白蒺藜炒：白蒺藜炒後藥性緩和，既能平肝，又可補腎，並易去除刺梗和軋碎。其他注意事項參見「白蒺藜」（第32頁）。

石決明：爲雜色鮑、皺紋盤鮑、耳鮑、羊鮑等的貝殼。味鹹性平。無毒。清熱鎮靜、降血壓、擬交感神經、平肝清熱，明目去翳。石決明大補肝陰，肝經不足者斷不可少。可以用於治高血壓；治風毒氣攻入頭，眼目昏及頭目不利；治眩暈；治目暴腫疼痛；治怕日羞明；治一切眼時見黑花，經年不癒，羞明；治白翳內障；治眼生丁翳，根腳極厚，經久不差；治肝虛血弱，日久昏暗；治青盲雀目；治小腸五淋；治鎖喉風。

茺蔚子：是益母草的乾燥成熟果實。味辛苦性微寒。有毒。歸心包、肝經。活血調經、清肝明目、治風解熱，順氣活血、養肝益心、安魂定魄。用於月經不調、經閉、痛經、目赤翳障、頭暈脹痛、崩中帶下、產後胎前諸疾。多食症狀爲突然全身無力、下肢不能活動、癱瘓，周身酸麻疼痛、胸悶、多汗、虛脫，但神志、言語清楚，舌苔和脈搏多數正常。經搶救可不致死亡。肝血不足、瞳子散大及孕婦忌服。血崩患者禁用。忌鐵器。

千里光：前面我們介紹了動物石決明也叫千里光，但這裡我們說的是一種草藥。味苦甘辛性寒涼。無毒。清熱解毒、明目、殺蟲、止癢。多用於風熱感冒、目赤腫痛、泄瀉痢疾、皮膚濕疹瘡癬。用於治療各種炎症性疾病疥癩瘡毒、濕疹、陰道滴蟲、各型陰道炎、宮頸炎、癰疽、痔瘡等。千里光副作用小，僅個別人服藥後有噁心、食欲減退、大便次數增多等現象。極少數病人可發生過敏性藥疹，應用抗過敏藥物即可好轉。

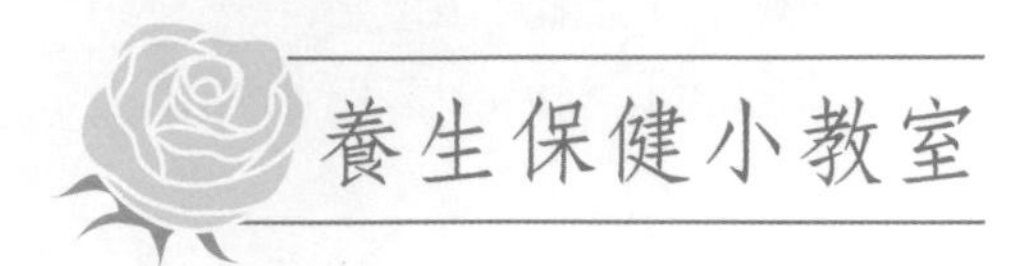

保護眼睛從點滴做起

沒有好視力，戴著近視眼鏡，無論大人或小孩，都有很多不方便。如何愛護我們的眼睛，讓它能夠舒服長久地為我們服務？

一、經常望遠：用眼一段時間就要做望遠運動，朝著儘量遠的地方看，尤其是在清晨，眺望遠處的風景，能看多遠看多遠，或在夜晚辨認天空中的星斗，梅蘭芳大師是盯著香的煙，訓練眼睛的靈活度。

二、讀書寫字堅持「二要、二不要」：

「二要」：讀書寫字姿勢要端正，眼與書本距離應為30至35公分；連續讀書一小時左右，應休息片刻或向遠處眺望一會兒；

「二不要」：不要在光線幽暗和陽光直射下看書，不要邊吃飯邊看書；不要躺在床上、走路或在晃動的車廂內看書。

三、良好的採光，科學的照明：寫字時要選擇採光最好的地方，光線從左前方來，為防止陽光直射桌面造成炫眼，應備有能開啓的窗簾。燈具要選擇護眼燈，安裝要合理。

四、多做眼保健操，穴位要按準：學生每天都有固定時間做眼保健操，而成年人這一點很難保證。養成做眼保健操的好習慣，坐車的時候、等人的時候都可以做。還有一種轉動眼珠的方法，簡便易行。閉著眼睛，讓眼球在眼眶內順時針轉動36圈，再逆時針轉動36圈，開始做的時候眼睛酸疼，做幾次習慣了就會非常舒服。

豐|胸

每個女人都渴望自己有完美的身材，有性感的曲線，有豐滿的乳房。但是很多女性因各種原因，導致乳房發育不良、產後哺乳後乳房下垂、兩乳大小不一等問題，不僅影響健康，影響美感，還影響自信心。

豐胸也叫隆胸，主要依靠外力手法對胸部形狀進行塑造。常見的豐胸方法有：食物豐胸，運動豐胸，藥物豐胸，手術豐胸。女性豐胸是對美的追求，對自身價值的追求，無可置疑，但是隨著豐胸人群的增加，我們要提醒女性朋友，在豐胸時候，一定要選擇健康安全的方法。

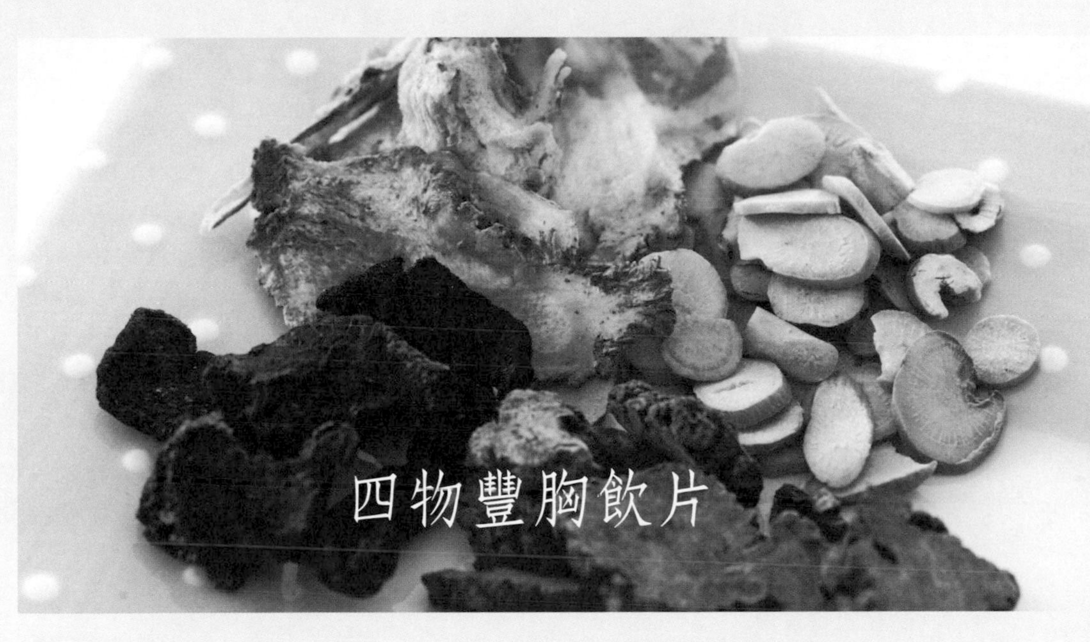
四物豐胸飲片

藥方及注解

木瓜玫瑰豐胸茶

玫瑰花、木瓜、冰糖適量。

作法：將木瓜切片，與玫瑰及冰糖一起置入壺中，沸水沖泡即可飲用。

功效：能有效消水腫，補血豐胸。適用氣血不足型，先天性的體質虛弱，由於營養不足，導致扁平胸部，產後乳汁分泌不足等。

桂圓紅棗木瓜豐胸茶

龍眼肉5至6粒、紅棗3粒、木瓜片3至4片、水250毫升。

作法：將全部材料置於鍋內，待煮沸後即可飲用。

功效：養血豐胸。用於氣血不足引起的扁平胸。

木瓜奶味豐胸茶

木瓜、牛奶、茶包，三種材料的量依個人喜好斟酌。

作法：木瓜切片，放入茶包，以微火燜煮3分鐘，加入牛奶拌勻。

功效：木瓜、牛奶都有助於胸部發育，兩者放在一起效果加倍。

鹿膠豐胸茶

鹿膠、龜膠各10克，紅糖酌量。

作法：少許鹿膠、龜膠及一杯水一起熬約20分鐘，最後放入紅糖均勻攪拌。

功效：滋陰養血。用於陰血不足引起的扁平胸。

四物豐胸湯

當歸10克、川芎10克、白芍10克、熟地黃15克。

作法：沸水沖泡或煮後取汁，早晚空腹飲用。

功效：在補血、調血的原理下，豐胸、美顏、改善面色蒼白、褐黃、改善粗糙皮膚。

六君子豐胸湯

人參15克、白朮10克、茯苓12克、陳皮12克、半夏12克、炙乾草2克。

作法：沸水沖泡或煮後取汁，早晚空腹飲用。

功效：豐胸、美顏、改善面黃肌瘦、紅潤臉色。

蓮子豐胸湯

人參24克、黄苓10克、地骨皮12克、麥冬10克、石蓮肉15克、白茯苓20克、黄耆30克、車前子10克、甘草10克、柴胡15克。

作法：車前子用小火乾炒10分鐘，再將其他材料一起煮或沸水沖泡。

功效：豐胸、除口臭、去體味、提神、改善失眠、白帶、尿頻、情緒鬱悶及四肢無力。

大建中豐胸湯

乾薑15克、黨參6克、蜀椒9克、飴糖60克。

作法：三味藥材沸水沖泡，或小火煮三十分鐘，取汁飲。飲用前加入飴糖。

功效：增胖、豐胸、改善蒼白、無光、暗沉、食欲不振、四肢冰冷、補氣血不足。

八珍豐胸湯

當歸10克、川芎15克、熟地10克、白芍12克、人參10克、茯苓20克、白朮15克、炙甘草10克。

作法：煮，或沸水沖泡。飯前喝半小碗，一日三次。

功效：生血、化乳、補血、補氣、健胃、健脾。

部分藥材簡介

木瓜：木瓜素有「百益果王」的美名，分爲食用和藥用兩種。味甘酸性平微寒。歸肝、脾經。助消化、消暑解渴、潤肺止咳。木瓜酵素能清心潤肺、治胃病。木瓜鹼具有抗腫瘤功效，對淋巴性白血病細胞具有強烈抗癌活性。疏通經絡，驅風活血，有強壯、興奮、鎮痛、平肝、和脾、化濕舒筋，主治中暑、霍亂轉筋、腳氣水腫、濕痹等症；浸酒（木瓜酒）服，治風濕性關節痛。適宜慢性萎縮性胃炎、產婦缺奶、風濕筋骨痛、跌打扭挫傷、消化不良、肥胖。木瓜雖好但不可多食，損齒及骨。下部腰膝無力，由於精血虛、眞陰不足者不宜用。傷食脾胃未虛、積滯多者不宜用。不適宜孕婦、過敏體質人士。忌鉛、鐵。

鹿角膠: 用鹿角熬成的膠。味甘性平。無毒。入肝、腎經。具有壯元陽、補氣血、生精髓、強筋骨的作用。治療各種虛損、勞傷，用途之廣不亞於鹿茸。陰虛陽亢者忌服。

龜膠: 龜是長壽的象徵。龜膠液確實有令人長壽的功效。龜膠別名龜版膠、龜版膏。是用烏龜甲殼煎熬而成膠塊。味甘鹹性平。歸心經。具有養血、止血、補血、滋陰。主治陰虛血虧、勞熱骨蒸、吐血、衄血、煩熱驚悸、腎虛腰痛、腳膝痿弱、崩漏、帶下。鹿膠和龜膠的味道都不好，但卻是豐胸的好東西。胃有寒濕者禁服龜膠。

紅糖: 有「東方巧克力」之稱。甘蔗榨汁經濃縮形成的帶蜜糖。按結晶顆粒不同分爲赤砂糖、紅糖粉、碗糖等。含有多種人體必需氨基酸，這些氨基酸都是合成人體蛋白質、支援新陳代謝、參與人體生命活動不可缺少的基礎物質。未經過精煉的紅糖幾乎保留了蔗汁中的全部成分，營養成分比白砂糖高很多。

味甘性溫。歸脾經。益氣補血、健脾暖胃、緩中止痛、活血化瘀。紅糖煮荷包蛋，使老年人面色紅潤，精神飽滿；紅糖泡桂圓乾，對改善睡眠有積極作用；紅糖泡人參，調理氣息，改善低血壓。紅糖特別適合年老體弱、大病初癒的人。適合月經不調和產婦吃，但紅糖有活血作用，會使惡露血量增多，造成產婦繼續失血。產後喝紅糖水的時間一般以產後7至10天爲宜，不要喝上半個月甚至一個月。紅糖雖然營養豐富，但不能貪吃，多餘的糖分易轉化爲脂肪，導致肥胖。糖尿病患者不宜食用。陰虛內熱、便秘、口舌生瘡、消化不良不宜食用。服藥時不宜用紅糖水送服。

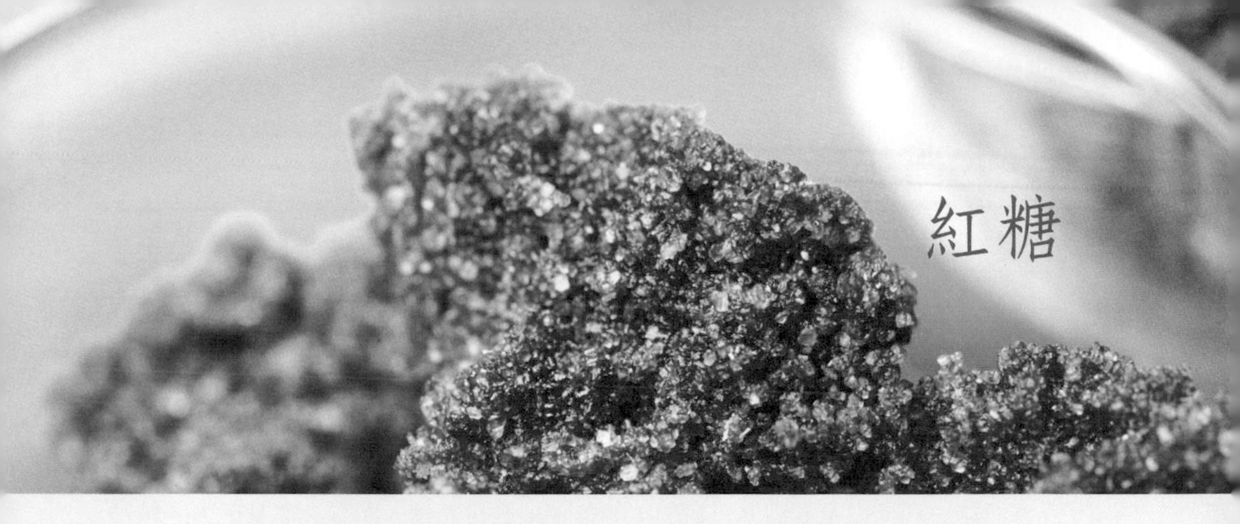

養生保健小教室

豐胸的其他方法

一、**激素豐胸**：口服避孕藥、葛根王等。人工雌激素類物質補充體內雌激素分泌不足，達到豐胸效果。需要注意的是，人工雌二醇會增加患癌風險，並導致發胖。停用易反彈，部分人服用後會因黑色素沉著而導致乳頭發黑。

二、**食療豐胸**：青木瓜是最好的豐胸水果。木瓜和優酪乳一起食用或和排骨一起燉，和魚頭一起燉，都能夠起到豐胸作用。另外多吃甜酒沖蛋、鯽魚湯、黃花菜瘦肉湯、乾豆角開湯、豬蹄黃豆湯等富含膠原蛋白的食物，使脂肪堆積達到豐胸目的。不過這些食物容易長胖，適合身材較瘦的女性。

三、**物理豐胸**：點穴豐胸及儀器豐胸是比較安全也是目前比較風靡的豐胸方法。中國古老的穴位按摩，打通阻塞的穴道，使乳腺暢通，血液流動加快，氣血流通，才能把營養輸送到位。從經絡的角度看，影響胸部發育的重點是胃經和肝經，所以經絡通暢，氣血通暢，胸部才能發育良好。

四、**運動豐胸**：游泳，伏力挺身，仰臥起坐，瑜伽，啞鈴擴胸操等。但是跑步和跳繩不豐胸，還會導致胸部下垂。

五、**精油豐胸**：豐胸精油配合按摩。過敏體質需測試後再用，濃度需按比例調配。生理期不能使用精油，排卵期按摩效果更好。一是精油要選擇好品牌的純正產品，二是要有正確的按摩手法，如果手法不當，不僅起不到豐胸作用，反而導致下垂、外擴，甚至縮小。

豐胸的前提是要有健康的身體，乳房要保持經絡疏通，沒有增生結節，乳腺炎等各種乳房疾病。女性乳房並不是大就好，要適合身材比例，才能體現出女性美。

解|酒|方

酒文化在中國源遠流長，喜慶的時候，聚會的時候，談生意的時候，酒都是不可缺少的重要角色。酒桌上容易突顯了人的眞我本色。在新疆、內蒙、東北等地，「大碗喝酒，大口吃肉」，體現了典型的北方人民的豪爽和血氣方剛的性格特點。而南方的米酒、黃酒，體現了小橋流水人家的溫婉典雅。

不管在哪裡喝酒，不管怎麼喝酒，不管這酒有多好喝多誘人，過量飲酒都有百害而無一利。過量飲酒導致宿醉，酒後連續數日頭疼、頭暈、渾身乏力、精神不支，對人體損傷很大。

人是否醉酒，取決於血液中乙醇的濃度。當血液中乙醇濃度在0.05%至0.1%時，人開始出現朦朧、暢快的微醉感；達到0.3%時，出現口齒不清、步履蹒跚的醉態，意識也開始不那麼清醒了；達到0.7%，人就會死亡。很多人酒後猝死，就是血液中乙醇濃度超過承受能力，來不及醒酒就猝死了。

這也是爲什麼相同濃度、相同量的酒，有人喝了就醉，有人怎麼喝都沒事。由於體質差異，胃腸吸收能力和肝臟代謝能力不同，人體對乙醇的排泄能力差別很大，造成了人與人之間酒量不同。

而飲酒後經過一二天仍然頭痛、噁心、倦怠，這是由酒內所含少量甲醇所致。甲醇在體內會被氧化爲毒性較強的蟻酸，而蟻酸不進入人體循環系統，不能被排出體外，滯留在體內，使人沉醉不醒。

藥方及注解

葛花解酒茶

葛花15克，白豆蔻、砂仁、青皮、澤瀉、豬苓、橘皮、木香各6克。

用法：研末混勻，沸水沖泡，代茶頻飲。

功效：健脾化濕。用於酒後嘔吐，頭痛等症。

二白解酒茶

白醋10毫升，白糖酌量。

用法：沸水沖服，代茶頻飲。

功效：開胃解毒。用於酒後食欲不振。

柑皮解酒茶

柑子皮烘乾30克，茶葉3克。

用法：沸水沖泡，代茶頻飲。

功效：用於酒後胸悶不舒等症。

高效解酒茶

葛花、茜草各10克，山楂、藿香各15克。

用法：沸水沖泡，代茶頻飲。

功效：迅速解酒。

葛花茶

紅茶、茉莉花、葛花各6克。

用法：沸水沖泡，代茶頻飲。

功效：醒酒清神。

酸棗葛花茶

酸棗、葛花各10至15克。

用法：一同煎服或沸水沖泡，酒後飲用。

功效：醒酒、清涼、利尿作用顯著。

部分藥材簡介

葛花：花冠藍紫色或紫色。味甘性涼。無毒。歸胃經。葛花中的皀角苷、異黃酮類具有氧化還原作用，加速酒精氧化，可使乙醇失去毒性，收縮和保護胃腸黏膜，減緩酒精的吸收，阻礙酒精快速大量地進入血液循環。用於飲酒過度、頭痛、頭昏、煩渴、胸膈飽脹、嘔吐酸水等傷及胃氣之症。

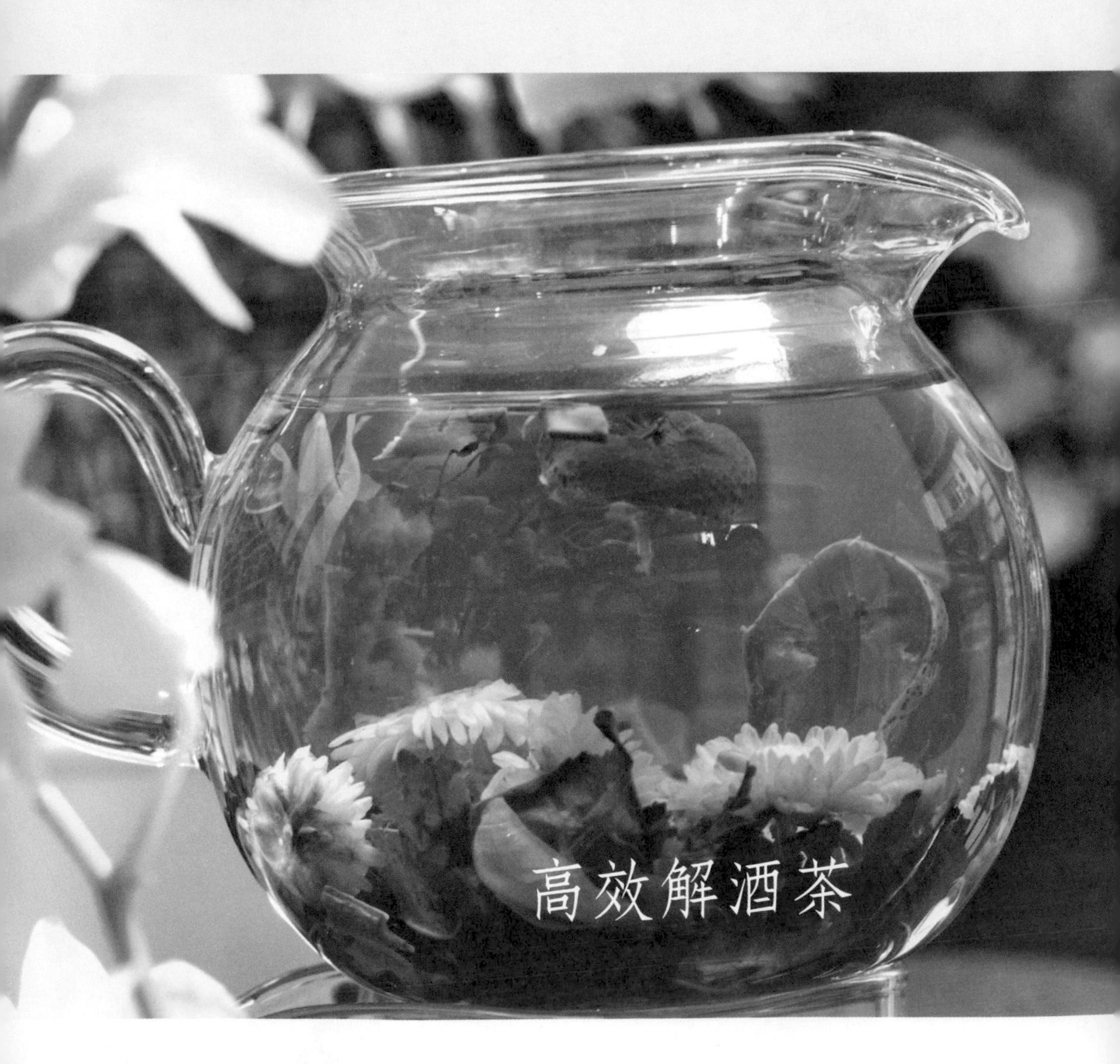

白豆蔻：味辛性溫，歸肺、脾、胃經。氣芳香。化濕行氣，溫中止嘔。暖胃、消食、寬中。治氣滯、食滯、胸悶、腹脹、噫氣、噎膈、吐逆、反胃、瘧疾。陰虛血燥而無寒濕者忌服。白豆蔻忌見火。可粉碎不可炒用，否則將失去或減弱其特有的芳香美味。

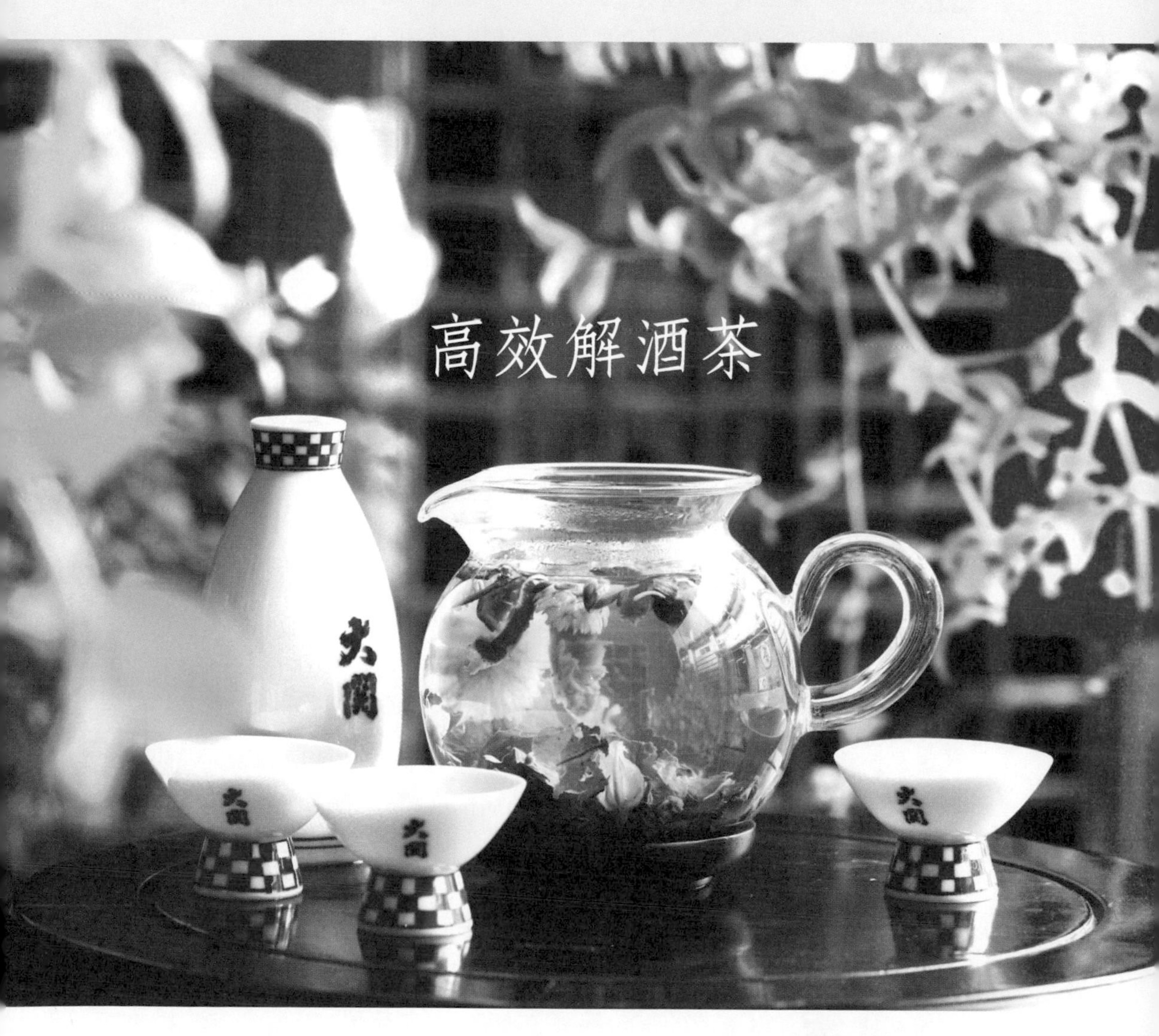

高效解酒茶

砂仁：是常用的一味芳香性藥材。常與厚樸、枳實、陳皮等配合，治療胸脘脹滿、腹脹食少等症。味辛性溫。歸脾、胃、腎經。行氣調味，和胃醒脾。用作祛濕藥、行氣藥、溫裡藥。化濕開胃、溫脾止瀉、理氣安胎。用於濕濁中阻，脘痞不饑，脾胃虛寒，嘔吐泄瀉，妊娠惡阻，胎動不安。陰虛有熱者忌服。肺有伏火忌之。氣虛肺滿禁用。偶有過敏反應。

青皮：味酸苦辛性溫。氣清香。歸肝、膽、胃經。疏肝破氣、消積化滯。用於胸肋脘脹痛，乳癰、疝痛，食積氣滯。氣虛者忌用。

豬苓：是一種菌類藥材，樣子看起來像一坨黑黑的豬糞，所以以此取名。味甘淡性平。歸腎、膀胱經。利水滲濕。治小便不利、水腫、泄瀉、淋濁、帶下。

茜草：味苦性寒。歸肝、心、腎、脾、胃、心包經。涼血、止血、活血、化瘀、通經、鎮咳、祛痰。主治血熱咯血、產後淤阻腹痛、跌打損傷、風濕痹痛、吐血、衄血、崩漏、外傷出血、經閉淤阻、關節痹痛、跌撲腫等症。治療出血性疾患、慢性氣管炎、慢性腹瀉、風濕性關節炎、軟組織損傷、白細胞減少症。脾胃虛寒及無瘀滯者愼服。血虛發熱者忌用。雖見血症，若加泄瀉、飲食不進者勿服。

酸棗：也叫山棗。維生素C含量是所有水果中的佼佼者。味酸性平。無毒。滋補強壯。古代醫書記載它「安五臟，輕身延年」。果實健脾，種子鎮靜安神。養肝、寧心、安神、斂汗。常用於治療神經衰弱、心煩失眠、多夢、盜汗、易驚等。神經衰弱的人可用酸棗仁3至6克，加白糖研和，每晚入睡前溫開水調服，具有明顯治療效果。還具有防病抗衰老、養顏益壽的作用。酸棗益氣健脾，能改善面色不榮、皮膚乾枯、形體消瘦、面目浮腫等症狀。酸棗中含有大量維生素E，可促進血液循環和組織生長，使皮膚與毛髮具有光澤，皺紋舒展。一般人群均可食用，尤其適合心臟病患者食用。

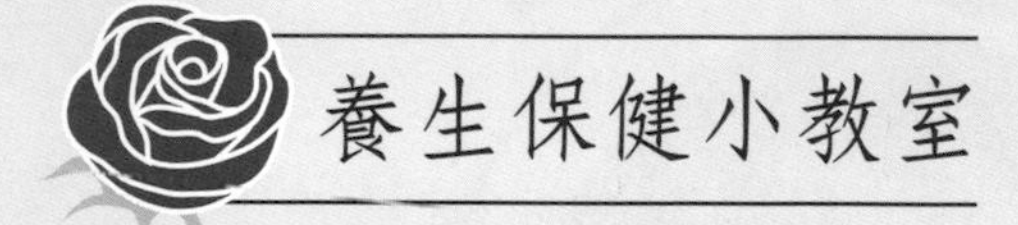

慎重選用解酒藥品

解酒藥總體可分爲化學藥品、中藥製劑、保健品三種，其解酒功效隨藥性快慢有關係。

一、**化學藥品**：多是興奮劑、維生素與氨基酸等成分，能快速起到解酒、醒酒作用，但大部分化學藥品解酒機理是僅僅促進酒精分解，起到暫時性緩解作用，很難起到護肝作用。

二、**中藥製劑**：成分多爲枳子、葛花、白芍、肉豆蔻，這些中藥可以起到很好的解酒作用，沒有副作用，同時全身調理，保護肝臟，對肝膽疾病有著很好的療效。

三、**保健品**：市場上解酒護肝的保健品種類很多。解酒護肝的保健品中大多爲中藥提取成分，基本也是葛花、葛根、白芍、柴胡、枳子、桑椹和富硒野山茶等。值得注意的是有的人是肝陰虛，有的人是肝火旺，如果不區分體質而食用相同的解酒保健品，效果可能適得其反。還有部分解酒保健品中添加了利尿劑、興奮劑、激素等，這些成分人服用後短時間內會感到清醒、亢奮、食欲大開，但長期服用必會傷及身體。所以要注意區分成分，選對解酒保健品。

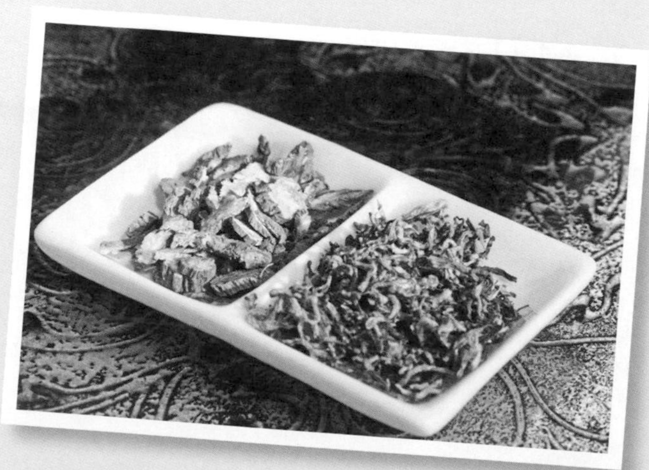

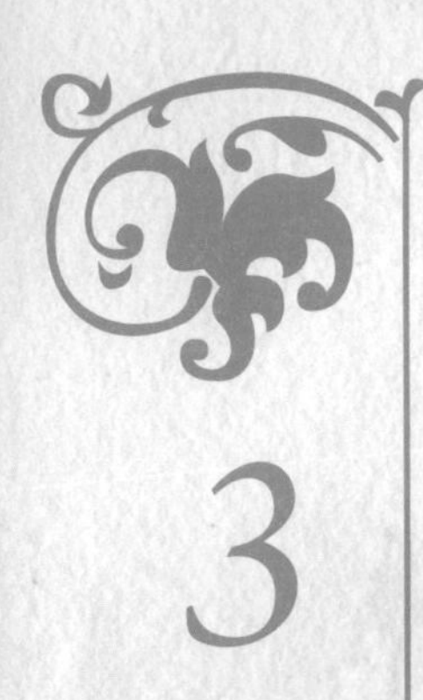

3 病症篇

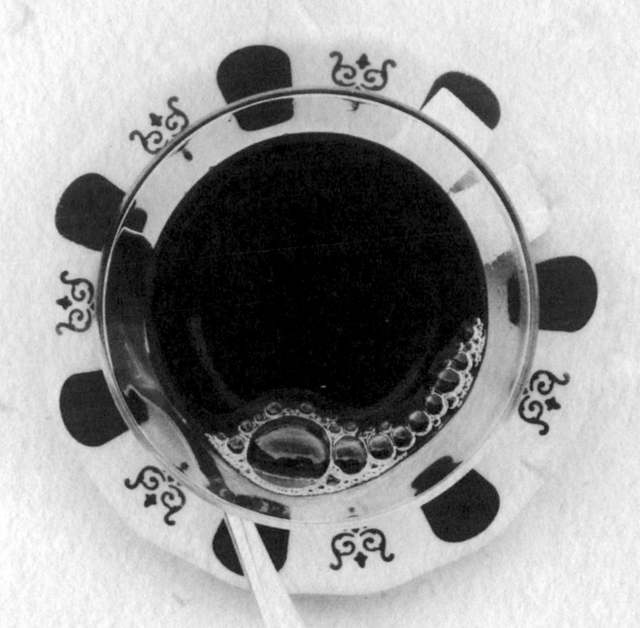

- 全身症狀
- 頭部症狀
- 胸腹症狀
- 二陰症狀
- 四肢症狀

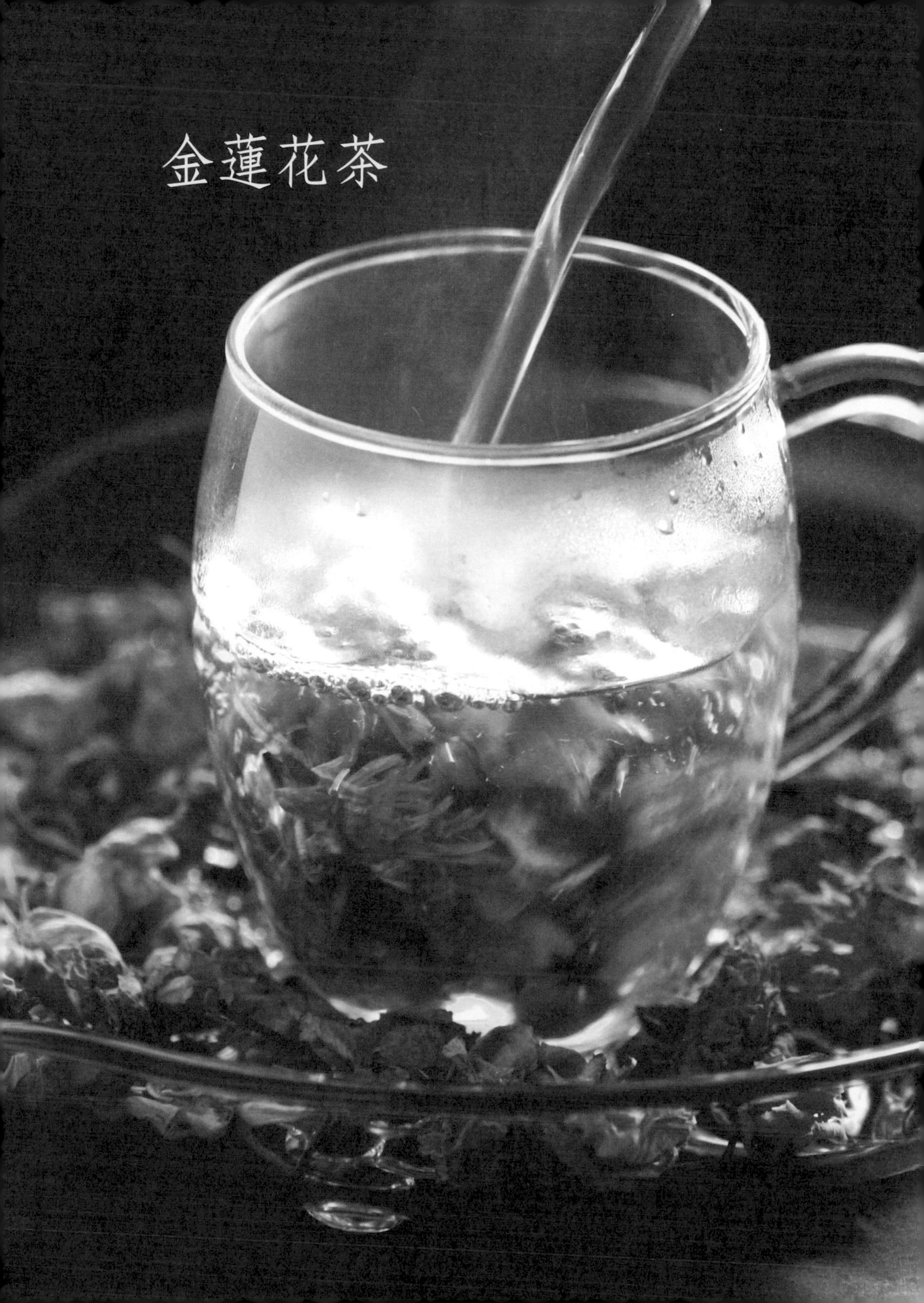
金蓮花茶

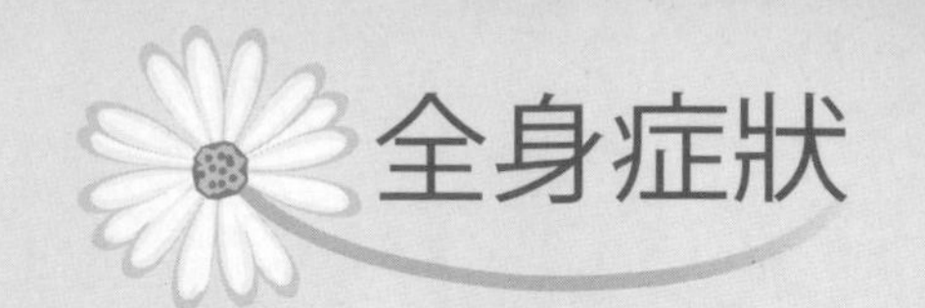

發|熱

發燒就是醫生所說的發熱。發熱是疾病的一個訊號，對人體有利也有害。發熱時人體免疫功能明顯增強，有利於清除病原體和促進疾病的痊癒。體溫不太高時不用著急使用退熱藥。如體溫超過40℃（兒童超過39℃）可能引起驚厥、昏迷，甚至嚴重後遺症，應及時服用退熱藥及鎮靜藥（特別是兒童）。

每個人都有過發熱的經歷。人的正常體溫略有差異，每個人對發熱的感受也不同。發熱時會感覺到身熱不適、怕冷、無力等。體溫的變化受許多因素如時間、季節、環境、月經、懷孕等的影響。判定是否發熱，最好是和自己平時同樣條件下的體溫相比較，超過平時同等條件下的體溫才能算發熱。腋窩體溫（檢測5至10分鐘）超過37.4℃可確定爲發熱。

中醫認爲發熱分爲外感、內傷兩類。外感發熱，因感受六淫之邪及疫癘之氣所致；內傷發熱，多由飲食勞倦或七情變化，導致陰陽失調、氣血虛衰所致。外感發熱多實，見於感冒、傷寒、溫病、瘟疫等病症；內傷多虛，有陰虛發熱、陽虛發熱、血虛發熱、氣虛發熱、虛勞發熱、陽浮發熱、失血發熱等。發熱類型，有壯熱、微熱、惡熱、發熱惡寒、往來寒熱、潮熱、五心煩熱、暴熱等。

以發熱時間分，有平旦熱、晝熱、日晡發熱、夜熱等。以發熱部位分，有肌熱、腠理熱、肩上熱、背熱、肘熱、尺膚熱、手心熱、手背熱、足熱、四肢熱等。以病因分，有瘀積發熱、食積發熱、飲酒發熱、淤血發熱、病後遺熱等。

正常人體溫一般爲36℃～37℃，成年人清晨安靜狀態下的口腔體溫在36.3℃～37.2℃；肛門內體溫36.5℃～37.7℃；腋窩體溫36℃～37℃。按體溫狀況，發熱分爲：低熱：37.3℃～38℃；中等度熱：38.1℃～39℃；高熱：39.1℃～41℃；超高熱：41℃以上。體溫超過43℃則不能存活。

發熱本身不是疾病，而是一種症狀。它在提醒我們注意，身體出現了問題。找到根本的問題是關鍵，退熱只是一時退了表面現象。

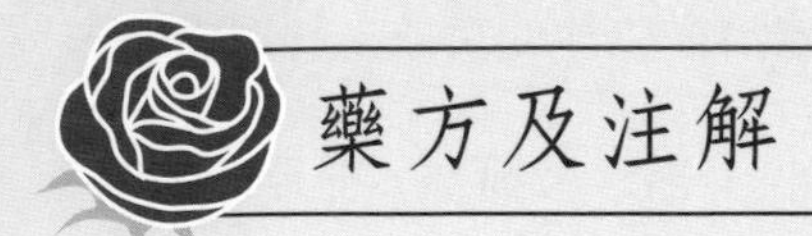

藥方及注解

青葉二根茶

大青葉、金蓮花各10克，茅根、蘆根各30克。

用法：加水適量，每日1次，頻頻飲服。

功效：風熱感冒引起的發熱。

石枸枇杷茶

石斛嫩尖10克，枸杞莖和嫩葉各10克，鮮枇杷葉10克，鮮葦根汁30克。

用法：加水適量，每日1次，頻頻飲服。

功效：肺結核等引起的發熱。

金蓮花茶

金蓮花適量。

用法：沸水沖泡，代茶飲。

功效：清熱解毒，用於因熱毒引起的發熱。

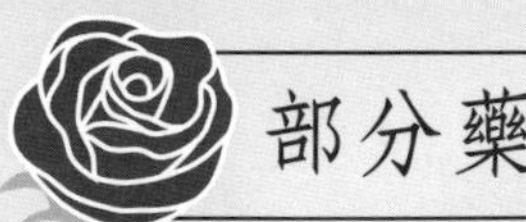

部分藥材簡介

大青葉：味苦性寒。歸肝、心、胃經。清熱、解毒、涼血、止血。治溫病熱盛煩渴、流行性感冒、急性傳染性肝炎、菌痢、急性胃腸炎、急性肺炎、丹毒、吐血、衄血、黃疸、痢疾、喉痹、口瘡、癰疽腫毒。脾胃虛寒者忌服。

茅根：味甘苦性寒。無毒。歸肺、胃經。涼血、止血、清熱、利尿、降壓。治熱病煩渴、吐血、衄血、肺熱喘急、胃熱噦逆、淋病、小便不利、水腫、黃疸。在

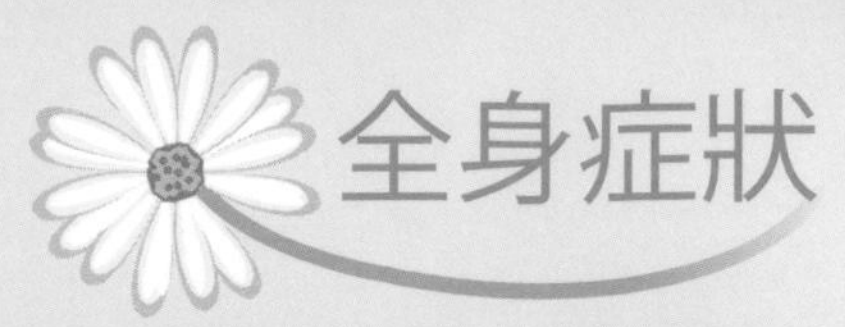

麻疹出疹期與恢復期，可用茅根煎湯作飲料，取它清熱生津的功效。脾胃虛寒、小便多卻並不口渴者忌服。

蘆根: 味甘性寒。歸肺、胃經。作爲清熱瀉火藥使用，清熱生津、除煩、止嘔、利尿。主要用於熱病煩渴、胃熱嘔吐、肺熱咳嗽、肺癰吐膿、熱淋澀痛。脾胃虛寒者愼服。

石斛嫩尖: 千年以來石斛和靈芝、人參、冬蟲夏草等被列爲上品中藥。分爲鐵皮石斛、金釵石斛、霍山石斛、耳環石斛、羅河石斛等1500種。其中鐵皮石斛出身名門望族，身價比其他石斛高出幾十倍甚至上百倍。味甘淡微鹹性寒。歸肺、胃、腎經。石斛嫩尖顧名思義是霍山石斛頂葉的極嫩之尖。性味雖同石斛，但是味濃厚而富含脂膏，能養陰益胃，卻沒有清涼礙脾的副作用，實爲養胃佳品。

枸杞莖: 大家對枸杞子比較熟悉。枸杞的果實入藥稱枸杞子，也叫紅果子；枸杞的根皮入藥稱地骨皮；莖葉入藥分稱枸杞莖、枸杞葉，兩者性味相同。

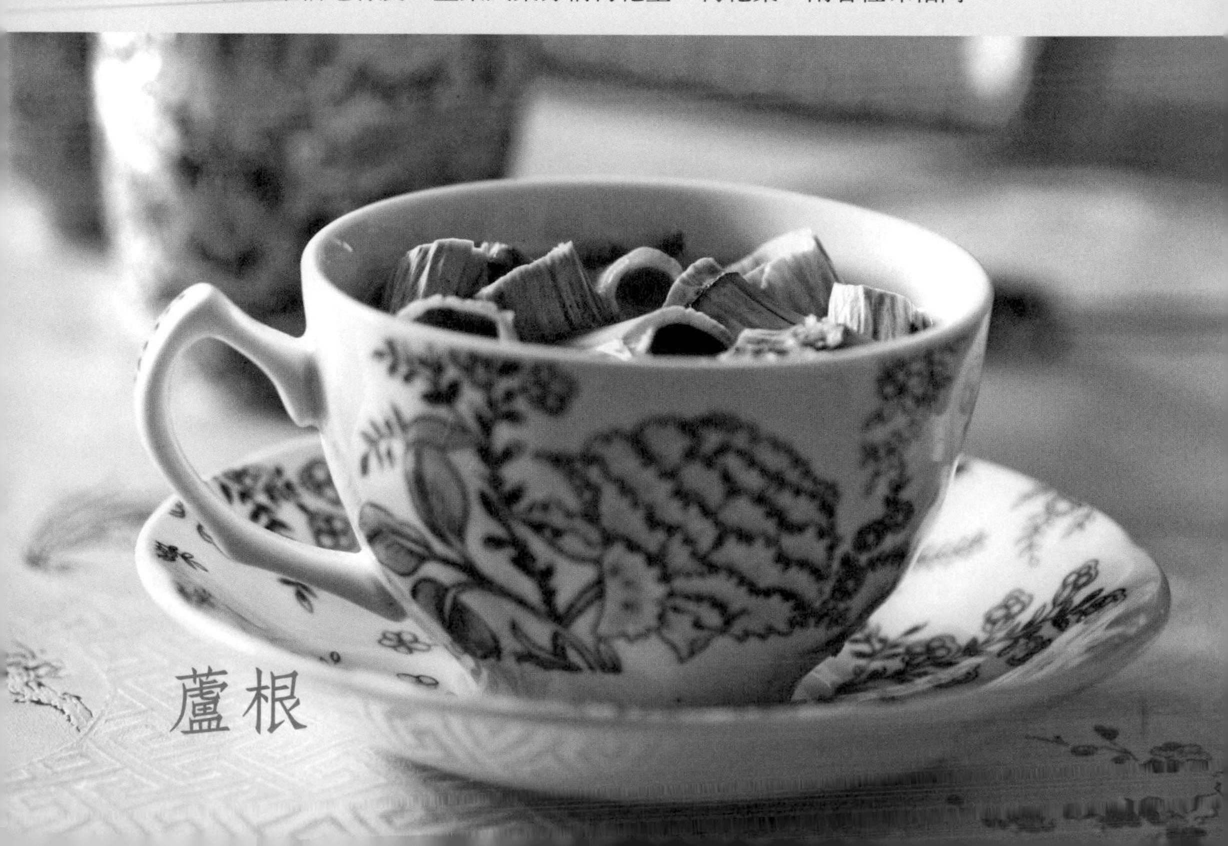
蘆根

枸杞嫩葉: 味苦甘性涼。歸心、腎、脾、肺經。補虛益精、清熱止咳、祛風明目。治療虛勞發熱煩渴目赤等症。

鮮枇杷葉: 味苦微寒。歸肺、胃經。清肺止咳、降逆止嘔。主治肺熱咳嗽、氣逆喘急、胃熱嘔吐、噦逆。

鮮葦根汁: 葦根即蘆根。前面我們介紹了蘆根的藥性。新鮮的葦根榨成汁，其藥性同蘆根相同。（參見蘆根）

金蓮花: 見附錄一（第293頁）。

養生保健小教室

漫談發熱、體溫與健康

一、發熱是「檢修」身體的訊號

發熱是最常見的臨床症狀之一，內科各系統都有以發熱爲早期症狀或主要症狀的疾病，有時是唯一症狀，更多的是伴發症狀。發熱屬於機體的免疫、保護性反應。發熱本身不是疾病，而是一種症狀，它是體內抵抗感染的機制之一。從某種程度來說，發燒甚至是「有益」的，它可以縮短疾病時間、增強抗生素的效果、使感染較不具傳染性等。

引起發熱的原因多種多樣。臨床大約有300多種引起發熱的原因。醫生的責任就是探索、掌握發熱規律和診斷方法，最大限度地減少誤診。在導致發熱的原因中，感染占50%，主要包括病毒、細菌致病；其餘的是非感染因素，如腫瘤，變態反應，組織損傷和非特異性炎症，結締組織病等。

二、如何判斷自己是否發燒了

每個人的體溫有所不同，但大致都在37℃左右。人類依靠先進的體溫調節系

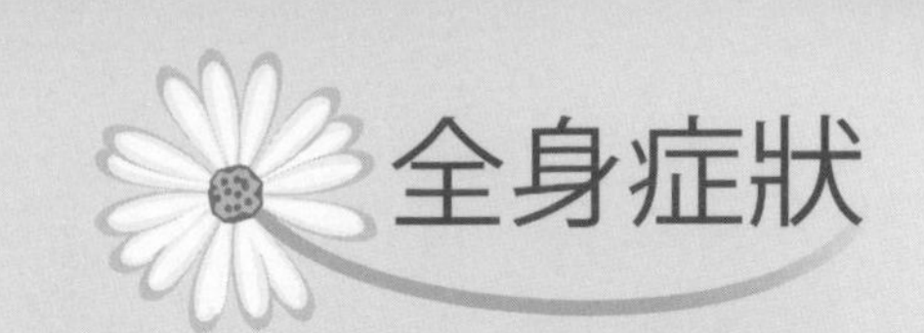

統「以不變應萬變」，在自然界的選擇中存活下來。但要知道，體溫也有正常的生理變化，這與年齡、性別、早晚時間、活動量、情緒、月經週期、季節氣溫等因素有關。這種變化一般溫差在1℃內。早晨6時，是體溫最低的時候，下午4時則最高。婦女月經期前或妊娠期體溫稍高，而老年人體溫偏低。另外，肌肉活動可以產生熱量，導致體溫上升。精神緊張和情緒激動也能讓體溫升高。人在緊張的時候，體溫最多會升高2℃左右。而手術麻醉後，體溫會下降，所以要注意保暖。老人代謝低，基礎體溫低，高於基礎體溫也算發熱。

三、如何才能使自己活得更愜意

1.最佳室溫和睡眠溫度爲20℃：200多萬年前人類剛出現時，白天平均溫度就在25℃以下，這最利於身體散發多餘的熱量。在春秋季，讓室溫保持在20℃左右最舒服。我們常說「溫暖如春」，就是指北方春季的室外氣溫平均爲20℃左右。同時，20℃也是最佳睡眠溫度。

如果是辦公室，溫度最好恆定在17℃，這是最適合人類思考的環境溫度，也就是所謂的最佳學習溫度。一般來說，冬天室內溫度不要低於16℃，最好在18℃～20℃之間；夏天室內溫度不要低於23℃，最好在25℃～27℃之間。這樣的溫度既可保證舒適，也不至於使室內外溫差過大，導致生病。

除了溫度本身外，人們感受到的冷熱還和濕度有關。氣象專家統計，當相對濕度在30％時，中暑的氣溫是38℃；當相對濕度達80％，氣溫在31℃時就會有人中暑。

2.最佳飲水溫度爲35℃～38℃：這一溫度最接近人體體溫。對於熱飲來說，沖蜂蜜水的最佳溫度爲50℃；熱牛奶、熱湯等在60℃時味道最好。無論如何，飲水和進食食物的溫度，都絕對不要超過60℃。對於冷飲來說，汽水在5℃時最可口。

3.最佳洗澡溫度爲39℃：洗澡的水溫應該在35～40℃之間，略高於體溫的39℃最適合。過高的水溫會破壞皮膚保護層，使皮膚喪失對汙染及細菌的抵抗力。

4.最佳泡腳溫度爲38℃～43℃：腳部溫度是人體中最低的，因此泡腳水可以稍熱一點，能促使足部和下肢血管擴張，使大腦得以休息，有助睡眠。在泡腳水中加入生薑、肉桂等藥材，更有助於促進血液循環，強身健體。

5.最易生病溫度爲降溫≥10℃：最容易讓人生病的，並不是冬天最冷的時候，而是氣溫驟降的時候。一般來說，24小時內的最低氣溫下降（即昨日最低氣溫與今日最低氣溫比）超過10℃就可以算是「驟降」。這時人對溫度的耐受能力趕不上溫度變化，最容易生病。因此，除了關注絕對溫度外，更應關注溫度變化對健康的影響。大風降溫或是北方冬季早晨的低溫時分，都是疾病的高發時期。

四、發熱的處理

發熱的時候，通常人的第一反應是著急退燒，尤其是當孩子發燒時，很多家長也是急著給孩子服用退燒藥。這裡向大家介紹一些實用的退燒方法：

1.不要驚慌，不要急於降溫：發燒是體內抵抗感染的機制之一。病菌在39℃以上時就會死亡，從而縮短疾病時間、增強抗生素的效果。如果在發熱初起時（37℃～38.5℃）使用藥物退燒，會使體內的細菌暫時變成假死狀態，並使它們產生抗藥性，而後它們會死灰復燃，使發熱出現反復，而且今後更難治療。

2.發燒不要亂吃藥：消炎藥物可引起肝腎功能損害，增加病原菌對藥物的耐藥性，不利於身體康復。發熱最好在醫生的指導下，根據病情對症下藥，才能起到病除的效果。

3.物理降溫方法：當體溫低於38.5℃時，可以不用退燒藥，最好是多喝開水。避免冷風直吹，脫去過多外衣散熱。可使用35%～45%的酒精或用溫水進行擦浴，主要在前額、頸部、腋窩、腹股溝及大腿根部這些大血管集中的地方擦拭，以達到降溫退熱。用酒精擦拭尤其要注意皮膚是否有酒精過敏，許多大人和孩子都會出現酒精過敏，最好先在小範圍試一試。也可以用濕冷毛巾或冰塊冷敷額頭、手腕、小腿等處，直至降溫。泡溫水澡也可以降溫。

4.發燒期間的飲食：發熱消耗大量體力，退燒時出汗又帶走身體大量水分和營養，此時要多喝水或者果汁。發燒期間尤其要補充體液。如果體溫超過39℃（兒童超過38.5℃），應儘快去醫院治療，遵醫囑服藥或輸液。

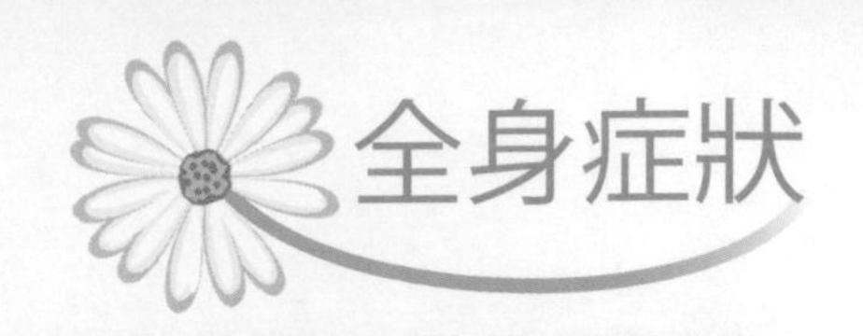

中暑

俗稱發痧。在高溫和熱輻射的長時間作用下，機體體溫調節障礙，水、電解質代謝紊亂及神經系統功能損害的症狀的總稱。以出汗停止因而身體排熱不足、體溫極高、脈搏迅速、皮膚乾熱、肌肉鬆軟、虛脫及昏迷爲特徵的一種病症。

中暑是一種威脅生命的急診病，如果不給予迅速有力的治療，可引起抽搐甚至死亡，永久性腦損害或腎臟衰竭。核心體溫達41℃是預後嚴重的體徵；體溫若再略爲升高一點則常可致死。老年、衰弱和酒精中毒可使預後更爲嚴重。

從病情差異大致上可分爲：熱失神——症狀有：意識突然之間消失、體溫比平常高、明顯大量流汗、脈搏呈現徐脈等；熱疲勞——症狀有：直腸溫上升至39℃、皮膚寒冷、明顯大量流汗等；熱痙攣——症狀有：突然出現痛性痙攣和硬直的產生、體溫比平常高、明顯大量流汗等；熱射病——症狀有：產生高度的意識障礙、體溫上升至40℃以上、不明顯地流汗、皮膚乾燥等。輕微的中暑我們在家庭中即可以處理，嚴重情況下一定要緊急入院，儘快進行冷卻療法。

藥方及注解

防暑茶

茶葉6克，藿香、佩蘭各9克。

用法：藿香、佩蘭洗淨，與茶葉一起放入杯中，沸水沖沏。代茶飲。

功效：清熱解暑。適用於輕度中暑。

荷葉涼茶

荷葉1張，藿香、甘草7克，白糖適量。

用法：荷葉洗淨，切碎，與上述其他原料一起加水煮沸。代茶飲。

功效：清熱袪濕。適用於體弱中暑。

防暑茶

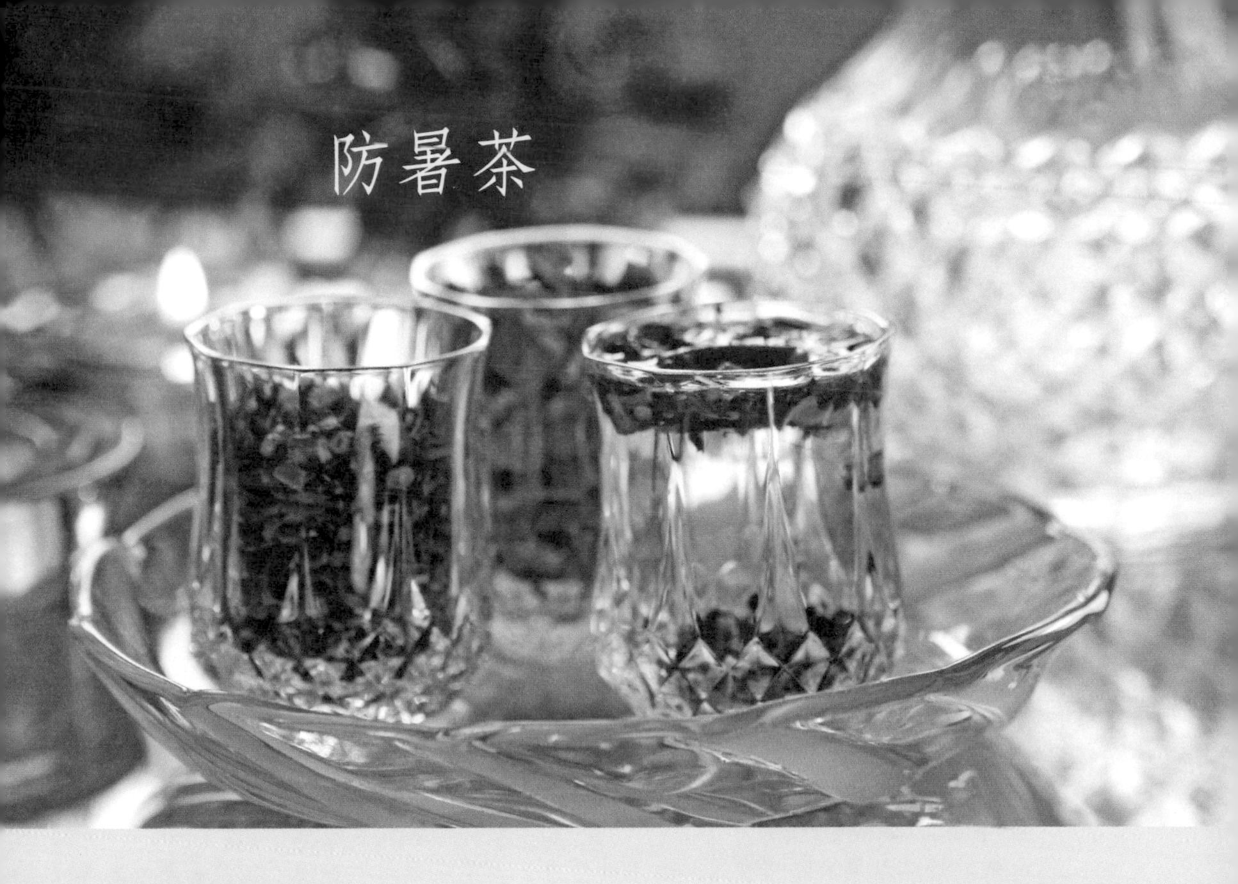

烏梅清暑茶

烏梅15克、石斛10克、蓮心6克、竹葉卷心30根、西瓜翠衣30克，冰糖適量。

用法：將石斛入砂鍋先煎，後下諸藥共煎取汁，去渣，調入冰糖融化即可。

功效：清熱祛暑，生津止渴。用於心熱煩躁，消渴欲飲不已，舌絳紅，苔黃燥等。

綠豆酸梅湯

綠豆100克、酸梅50克，白糖適量。

用法：上藥兩味洗淨，置容器內，用沸水沖泡取汁，再調入白糖即可。代茶飲。

功效：清熱解暑，是夏季的常用飲料。適用於治療暑熱，煩躁，燥熱等症。

翠衣涼茶

鮮西瓜皮9克、炒梔子4克、甘草3克，白糖適量。

用法：西瓜皮切小塊，與藥物一起沸水沖泡20分鐘，取汁放入白糖攪勻。涼飲。

功效：清暑利水。主治中暑發熱，煩悶口渴，小便黃少等症。

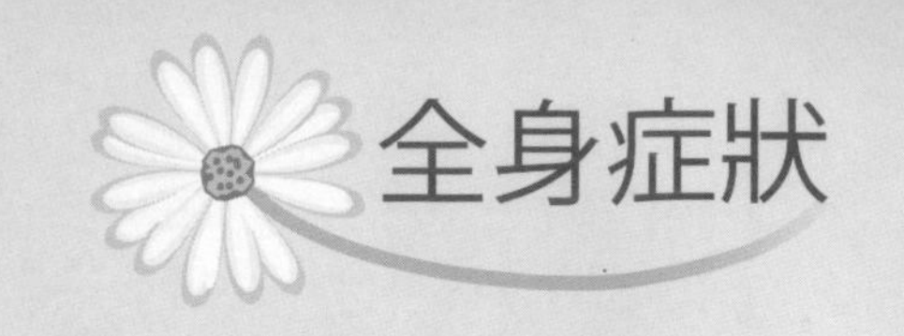

清暑明目茶

白菊花、決明子、槐花各10克。

用法：上三味沸水沖泡。代茶涼飲。

功效：清熱祛暑，平肝降壓。適用於暑天頭昏目眩，高血壓等病症。

祛暑清心茶

鮮竹葉心、麥冬心、連心、鮮佩蘭各6克。

用法：上藥共入容器以沸水沖泡，蓋悶10至15分鐘，取汁。涼飲代茶。

功效：清熱祛暑，清心除煩。適用於預防和治療暑熱所致的胸悶汗多，心煩口渴，疲倦納差等症。

四葉茶

鮮荷葉、佩蘭葉各30克、淡竹葉、青蒿葉各25克。

用法：將鮮荷葉洗淨，與佩蘭葉、淡竹葉、青蒿葉同放入容器中，加沸水適量，蓋悶5至10分鐘，去渣取汁飲用。每日1劑，分2至3次服用。

功效：清熱祛暑，除煩利尿。適用於防暑，治暑熱煩渴，小便不利及暑熱外感等症。夏季備置一些四葉茶，當氣候煩熱，身體燥熱不適時飲用，有益於除煩止渴。

竹甘清心茶

淡竹葉15克、甘草10克、薄荷3克，白糖適量。

用法：將淡竹葉、甘草同放入容器中，加入800毫升沸水，蓋悶10分鐘後，加入薄荷，再蓋悶片刻後，過濾取汁，待涼後加入白糖飲用。每日1劑代茶。

功效：清心除煩，清暑祛濕。用於夏感暑熱，口渴心煩，小便短赤。適於夏伏季節。

枇杷竹葉消暑茶

鮮枇杷葉、竹葉各30克，白糖適量，食鹽少許。

用法：將鮮枇杷葉刷去茸毛，將鮮竹葉一同洗淨，撕成小塊，加沸水800毫升，蓋悶10分鐘，去渣，趁熱加入白糖、食鹽，攪拌均勻。晾涼後代茶飲。

功效：清熱和胃，生津止渴。適用於暑熱煩渴，小便短赤等。適用於夏伏季節。

三葉青蒿茶

青竹葉1把、鮮藿香葉30克、茶葉10克、青蒿15克。

用法：將竹葉、藿香、青蒿沸水蓋悶10至15分鐘，取汁沖泡茶葉。代茶飲。

功效：清熱解暑。適用於中暑，症見高熱、汗出、口渴、煩悶、噁心、嘔吐等。

大青銀花茶

大青葉鮮者30至60克（乾品20克）、金銀花15至30克、茶葉5克。

用法：上三味加沸水沖泡20分鐘即可。每日1劑，不拘時飲服。

功效：清熱解毒，祛暑。適用於流行性日本腦炎，中暑高熱，並有預防作用。

荷葉竹葉茶

鮮荷葉1張、鮮竹葉2片、綠茶3克。

用法：荷葉、竹葉洗淨切成細絲，與綠茶一同，沸水沖泡，蓋悶約10分鐘，頻飲。

功效：清熱祛暑。適用於傷暑，及先兆中暑和輕症中暑。

薄荷香茶

薄荷4克、香薷、淡竹葉各3克、車前草5克。

用法：香薷、淡竹葉、車前草洗淨，沸水悶泡5至10分鐘，放入洗淨的薄荷，再蓋悶5分鐘即可。每日1劑，代茶飲。

功效：消暑清熱。適用於防暑，暑熱胸悶煩渴，小便短赤等症。本茶是夏季防暑理想的保健茶。

荷葉荷梗茶

荷葉10克、荷梗15克。

用法：將荷葉、荷梗洗淨，撕碎，沸水沖泡即可。每日1劑，代茶飲。

功效：消暑寬胸，通氣舒筋，生津止渴。適用於防暑。夏日常飲，可消除因濕熱所致的煩渴、胸悶等症。

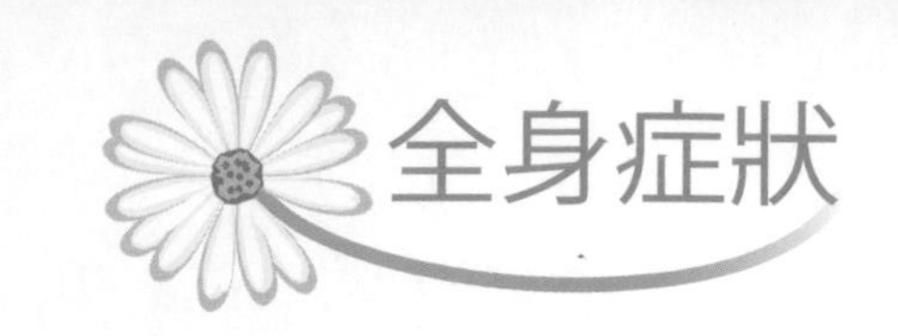

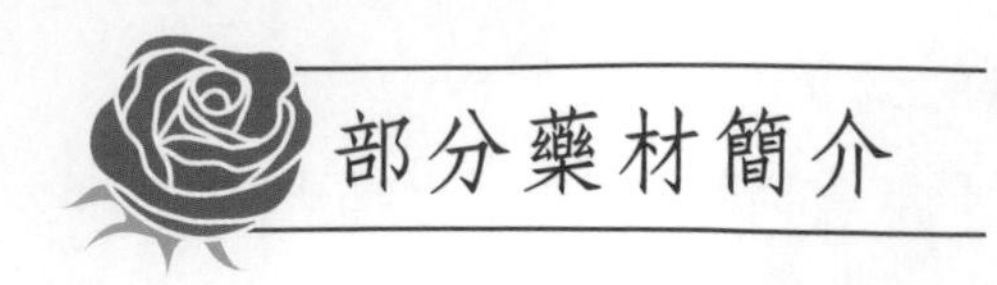

藿香：味辛性微溫。歸肺、脾、胃經。祛暑解表、化濕和胃。用於夏令感冒、寒熱頭痛、胸脘痞悶、嘔吐泄瀉、妊娠嘔吐、鼻淵、手足癬。善於理氣止嘔，爲治濕鬱氣滯嘔逆之要藥。陰虛火旺、胃弱欲嘔、胃熱作嘔、中焦火盛熱極、溫病熱病、陽明胃家邪實作嘔作脹等情況下禁用。其莖能耗氣，愼用。

佩蘭：味辛性平。歸脾、胃、肺經。解暑化濕，辟穢和中。常用於祛濕藥、祛暑藥、調經藥。用於治療感受暑濕、寒熱頭痛、濕潤內蘊、脘痞不饑、噁心嘔吐、口中甜膩、消渴、口臭等。芳香性平，長於去陳腐，辟穢濁，爲治脾濕口甜口臭之良藥。鮮葉或乾葉的醇浸出物能起到麻醉作用，甚至抑制呼吸，心率減慢，體溫下降，血糖過多及引起糖尿諸症。孕婦、哺乳期媽媽、糖尿病、陰虛、胃氣虛者需在醫生指導下服用或忌服。

滑石：味甘淡性寒。歸膀胱、肺、胃經。滑石利尿通淋，清熱解暑，祛濕斂瘡。常用於熱淋、石淋、尿熱澀痛、暑濕煩渴、濕熱水瀉；外治濕疹、濕瘡、痱子。不宜久服。

石斛：味甘淡微鹹性微寒。歸胃、腎經。性屬清潤，清中有補，補中有清。解熱鎮痛、促進胃液分泌、助消化、增強新陳代謝、抗衰老。益胃生津、滋陰清熱。用於陰傷津虧、口乾煩渴、食少乾嘔、病後虛熱、目暗不明。石斛最好煎服。熱病早期，濕溫病及脾胃虛寒者，均禁服。

蓮心：史料記載，乾隆皇帝每到避暑山莊都要用荷葉露珠泡製蓮子心茶，以養心益智，調整元氣，清心火，解內毒。蓮子中間青綠色的胚芽就是蓮子心，它味道很苦，卻是一味好藥，印證了「良藥苦口」這句話。味苦性寒。無毒。歸心、肺、腎三經。清熱、清心、固精、安神、強心、止血、澀精。治心煩、口渴、吐血、遺精、目赤腫痛，也可治高燒引起的煩躁不安、煩躁失眠、神志不清和夢遺滑精等症，還可降血壓。蓮心有顯著的強心作用，能擴張外周血管，降低血壓。蓮心還有很好地去心火的功效，治療口舌生瘡，有助於睡眠。

養生保健小教室

中暑的程度和防護

一、中暑按照漸進關係分為三級

1.先兆中暑：在高溫環境中長時間工作，大量出汗、口渴、頭昏、耳鳴、胸悶、心悸、噁心、四肢無力、注意力不集中，體溫不超過37.5℃，如有這些症狀，已出現先兆中暑。

2.輕度中暑：具有先兆中暑的症狀，同時體溫在38.5℃以上，並伴有面色潮紅、胸悶、皮膚灼熱等現象，或者皮膚濕冷、嘔吐、血壓下降、脈搏細而快的情況。

3.重症中暑：除以上症狀外，發生昏厥或痙攣，或不出汗，體溫在40℃以上。

二、中暑的防護

1.出行避烈日：夏日出門要備好防曬用具，最好不要在上午10點至下午4點在烈日下行走，這個時段陽光最強烈，發生中暑的可能性是其他時段的10倍。

2.藥品隨身帶：防暑降溫藥品如十滴水、藿香正氣水（或膠囊）、人丹、風油精等最好隨身攜帶，以備應急之用。如果天氣特別炎熱，或者要去一個特別炎熱的地方，在還沒有出現中暑症狀的時候，先服用藿香正氣水等，可起到預防作用。

3.服裝要選對：衣服儘量選用棉、麻、絲類織物，少穿化纖品類服裝，以免大量出汗時不能及時散熱，引起中暑。

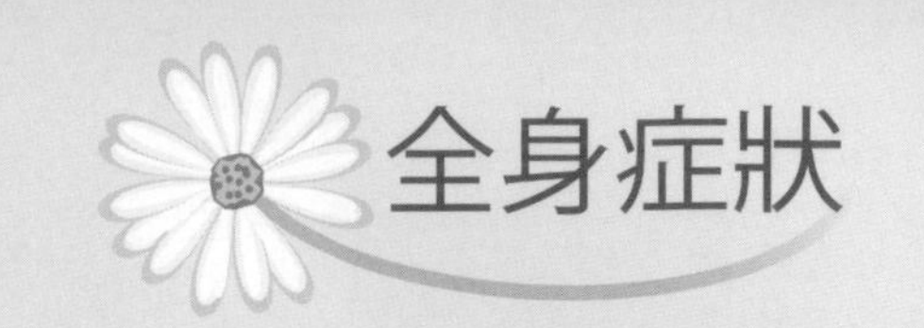

4.病人少外出：老年人、孕婦、有慢性疾病特別是有心血管疾病的人，在高溫季節和高熱時段盡可能減少外出活動。

5.不渴也喝水：夏季外出，一定要準備充足的水或飲料，在室內也要盡可能地多飲水。不要等口渴了才喝水，口渴表示身體已缺水。根據氣溫高低，每天需喝1.5至2升水。出汗較多時可適當補充淡鹽水和含鉀茶水。

6.給身體加油：夏季蔬菜水果豐富，如生菜、黃瓜、番茄、桃子、杏、西瓜、甜瓜等含水量較高，都可用來補充水分。乳製品既能補水，又能滿足身體的營養需求。其次，不能避免在高溫環境中工作的人，應適當補充鉀、鎂等微量元素。

7.睡眠要充足：夏天日長夜短，氣溫高，人體新陳代謝旺盛，消耗大，易感疲勞。充足的睡眠可使大腦和身體各系統得到放鬆，也是預防中暑的措施。睡覺時不要在空調下直吹，不要讓電風扇直吹，以免患上空調病和熱傷風。

8.防情緒中暑：持續高溫使人心煩氣躁、情緒低落、食欲不振、思維紊亂，甚至行爲異常。「情緒中暑」的表現有：粗心，忘事，提不起精神，情緒激動或低落，不能靜心，不願思考，肝火上躥，並可能衍生心律失常、血壓升高等意外。大家要注意調節心態，保持良好的精神狀態。在給身體降溫的同時，也要給心情降溫。

千古一帝亡於暑

縱觀中國歷史，秦始皇可謂空前絕後的一代天驕。他掃六合破縱橫一統天下，征百越伏匈奴威震四海。然而，就是這位雄才大略的千古一帝，在躲過了荊軻的匕首、張良的鐵錐、高漸離的擊築——經歷了無數次血雨腥風的考驗與磨礪之後，卻正值盛年（50歲）而死於中暑！

《史記・秦始皇本紀》記載「秦王為人，蜂準，長目，摯鳥膺。」這裡除描述其相貌外，所說「摯鳥膺」其時就是現在所說的雞胸，屬於典型的先天不足缺鈣所致。秦始皇早年「肺弱多痰濕」，雖常服止咳補肺藥也未見效，因而對醫藥逐漸失去信任。在正式登基後就轉而求助於方士丹客的「房中術」「長命丸」等奇異之術。數度派徐福、盧生等遠赴東海尋求長生不老藥未果。這位冀望自己「永得延年」的始皇帝，眼瞅著自己正值壯年就開始出現齒鬆髮脫、目光渾濁、哈欠頻做、怠於朝政的衰疲之態（張批：此為腎虛之象昭然若揭，可服地黃丸、腎氣丸之屬），這才意識到自己上當了。於是遷怒於讀書人，做出了史上最為驚人的舉動——焚書坑儒（所幸有關醫藥、占卜、植樹方面的書籍不在此列）。此舉遭到全國上下的一片反對，連其欽定的接班人長子扶蘇甚至也當面質疑。於是秦始皇盛怒之下開始發飆，除了逮誰罵誰，只能靠工作狂的方式來排解，竟然每日批閱公文120多斤（斤為非法定計量單位，1斤＝500克）。結果使得長期的慢性咳嗽轉為喘息、咯痰帶血，並出現了帶狀皰疹（免疫力低下時最易出現）。

其時東南諸郡動盪，北方匈奴騷擾，內憂外患交織。於是一貫心高氣傲的皇帝決定出巡，既為震懾，也有帶薪休假的意思。這一走就是大半年，由南到北遍及大半個中國。本已是半百之人又拖著多病之軀，鑾駕到琅琊時正值盛夏，當地一直就有「五黃六月熱死狗」之說。但他卻仍堅持在此「大樂三日」，無非酒色而已。遂出現了發熱、惡寒、頭痛之症。此時病勢雖猛，但非屬不治，可惜隨侍太醫怕擔責任，支吾其詞不敢下藥（張批：此時恰合竹葉石膏湯證以清肺熱，生津液，降暑氣）。只能從京城急招太醫。當太醫從咸陽趕到沙丘（今河北廣平）時，病情已轉而表現為高熱、皮膚蒸熱、劇烈頭痛、神志時清時昧、憔悴枯槁、煩渴氣促、不能進食了。未及用藥便魂歸太虛，結束了37年的統治。

從史料對其發病過程的描述看，導致秦始皇死亡的直接原因當是中暑，且中暑後屢失治療良機。中暑是氣候高溫（34℃以上）條件下體溫調節功能紊亂所出現的疾病，屬於人體因不能充分出汗降低體溫而引起的致命的疾病。最典型的症狀是患者有「著了火」的感覺。

中暑先兆為疲乏、頭昏、口渴、出汗，體溫稍高。一般稍事休息，避熱，多飲水即可恢復。秦始皇在琅琊時已「朕躬失和」，出現中暑先兆，但未能及時休息調養。到平原津時出現寒熱交作、煩渴氣喘，已成中暑重症。中暑重症分日射病，中暑痙攣，中暑衰竭和中暑高熱四種情況。前三者預後相對良好，若不能及時正確治療，均可發展為中暑高熱，表現為高熱、昏迷、皮膚灼熱、無汗，提示預後不佳。如果昏迷超過3個小時，且是老年人、患慢性病（心肺疾病、糖尿病等）者，因周圍血流量減少，嚴重影響散熱功能，即使在現在的醫療條件下死亡率也極高。秦始皇從平原津到沙丘一路的症狀演變規律正是如此。用這幾點對照當年秦始皇的情況，可謂絲絲入扣。從這個角度而言，秦始皇死於中暑大概是他命中的劫數了。

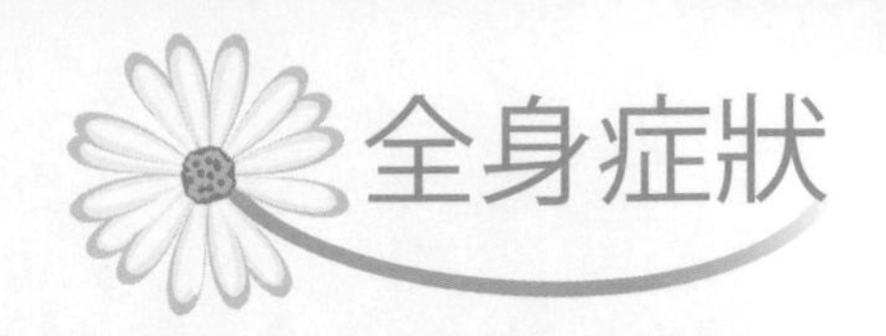

糖|尿|病

糖尿病是由遺傳因素、免疫功能紊亂、微生物感染及其毒素、自由基毒素、精神因素等各種致病因數作用於機體，導致胰島功能減退、胰島素抵抗等，而引發的糖、蛋白質、脂肪、水和電解質等一系列代謝紊亂綜合症，臨床上以高血糖爲主要特點。症狀爲「三多一少」，「三多」指「多食、多飲、多尿」，「一少」指「體重減少」。

糖尿病分1型糖尿病和2型糖尿病。1型糖尿病多發生於青少年，因胰島素分泌缺乏，依賴外源性胰島素補充以維持生命。2型糖尿病多見於中、老年人，其胰島素的分泌量並不低，甚至還偏高，臨床表現爲機體對胰島素不夠敏感，即胰島素抵抗。在糖尿病患者中，2型糖尿病所占的比例約爲95%。

糖尿病可導致感染、心臟病變、腦血管病變、腎功能衰竭、雙目失明、下肢壞疽等。糖尿病高滲綜合症是糖尿病的嚴重急性併發症，初始階段可表現爲多尿、多飲、倦怠乏力、反應遲鈍等，隨著機體失水量的增加病情急劇發展，出現嗜睡、定向障礙、癲癇樣抽搐，偏癱等類似腦卒中的症狀，甚至昏迷。

中醫學一般認爲主要是由於素體陰虛，五臟柔弱，複因飲食不節，過食肥甘，情志失調，勞欲過度，而導致腎陰虧虛，肺胃燥熱；病機重點爲陰虛燥熱，而以陰虛爲本，燥熱爲標；病延日久，陰損及陽，陰陽俱虛；陰虛燥熱，耗津灼液使血液黏滯，血行澀滯而成瘀；陰損及陽，陽虛寒凝，亦可導致淤血內陽。

藥方及注解

降糖茶

茶樹葉（20年以上老茶樹的葉為佳）10克。

用法：將茶樹葉研成粗末，用沸水沖泡悶10分鐘即可。每日1劑（可沖泡2至3次），不拘時飲服，並可將茶葉嚼爛食之，連續服用15至30天。

功效：降血糖，利濕濁。適用於糖尿病之下消症，以多尿為主。

花粉茶

天花粉100克。

用法：將天花粉研成粗末。每日15至20克，沸水沖泡，代茶頻飲。

功效：清熱，生津，止渴。適用於糖尿病之消渴症，亦可用於肺燥咳血等。

薄玉茶

綠茶不拘量。

用法：綠茶每日3次，每次3克，沸水沖泡，候溫飲服。

功效：降血糖，利濕濁。適用於糖尿病。

烏梅茶

烏梅3至5枚。

用法：加沸水沖泡10分鐘即可。代茶飲，每日1劑，不拘時溫服。

功效：生津止渴。適用於糖尿病、消渴症。

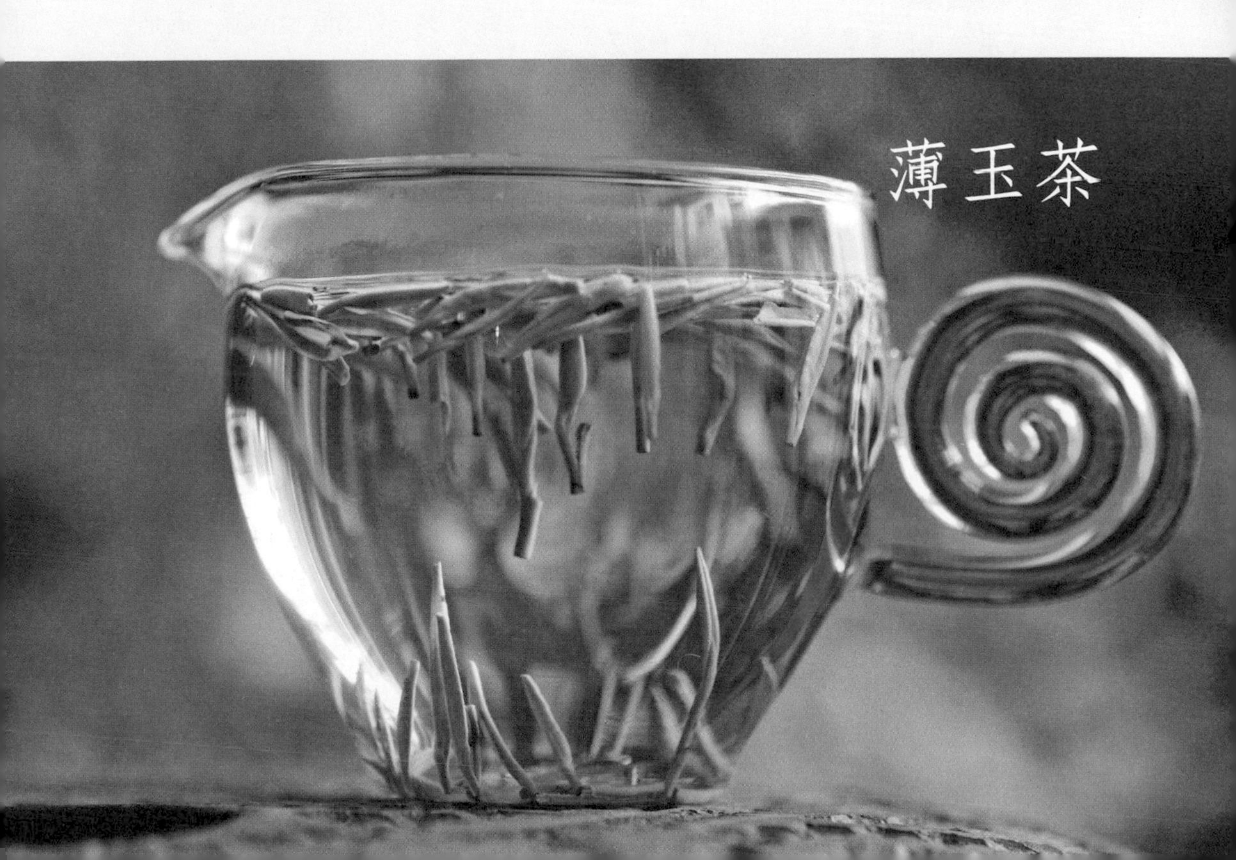

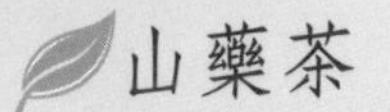

山藥茶

山藥250克。

用法：將山藥水煎後，過濾。代茶飲之。

功效：補氣養陰，止渴。適用於糖尿病。

絲瓜茶

絲瓜20克、茶葉5克、食鹽適量。

用法：絲瓜洗淨，切成2分厚的片，鹽水浸泡後沖入沸騰茶汁即可。每日飲2次。

功效：滋陰解渴，生津補虛。適用於糖尿病等症。

薑鹽茶

鮮生薑2片、食鹽4.5克、綠茶6克。

用法：上三味加沸水適量，蓋悶10至15分鐘即可。每日1至2劑，不拘時頻飲。

功效：清熱潤燥，生津止渴。適用於口渴多飲，煩躁，尿多等。

瓜皮茶

冬瓜皮、西瓜皮各10克、天花粉8克。

用法：上藥洗淨，切成小片，沸水沖泡15至20分鐘，取汁代茶飲。

功效：清熱，生津止渴。適用於糖尿病人口渴，暑熱煩渴，小便不利等症。

養胃茶

北沙參、麥冬、生地各15克、玉竹5克。

用法：上藥共為粗末，以沸水沖泡蓋悶15至20分鐘，取汁。代茶飲，每日1劑。

功效：益胃生津。適用於糖尿病之上消症，以口渴為主。也適用於熱病傷陰煩渴等症。

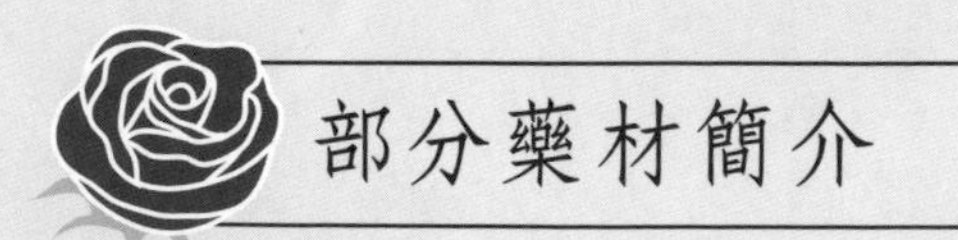

部分藥材簡介

老茶樹葉：指20年樹齡以上茶樹的葉。味苦甘性涼。歸心、肺、胃經。除煩渴、化痰消食。失眠者忌服。

天花粉: 爲清熱瀉火類藥物。味甘微苦性微寒。歸肺、胃經。清熱瀉火，生津止渴，排膿消腫。主治熱病口渴、消渴、黃疸、肺燥咳血、癰腫、痔瘻。常與滋陰藥配合使用治療糖尿病，以達到標本兼治的作用。不宜與烏頭類藥材（烏頭、附子）同用。

綠茶: 見附錄三（第300頁）。

麥冬: 蘇東坡作詩：「一枕清風値萬錢，無人肯賣北窗眠。開心暖胃門冬飲，知是東坡手自煎。」麥冬是蘇東坡喜歡的藥材，他將麥門冬飲製成具有口腔保健、安神催眠的家常飲料。麥冬又名麥門冬。味甘微苦性微寒。歸心、胃、肺經。味甘氣涼，質柔多汁，養陰潤肺、清心除煩、養胃清心、益胃生津。還有清熱潤燥滑腸之功，用於熱病傷津、腸燥便秘。用於治肺燥乾咳、吐血、咯血、肺痿、肺癰、虛勞煩熱、消渴、熱病津傷、咽乾口燥、便秘等病症。如胃陰不足、心煩燥渴等症，多用麥冬。《本草綱目》所說「久服輕身，不老不饑」。脾胃虛寒、大便溏瀉或有濕滯者不宜飲用。

生地: 李時珍說：「服之百日面如桃花，三年輕身不老。」味甘苦性寒。歸心、肝、肺經。清熱、涼血、養陰、生津、潤燥、滑腸、破瘀、生新、止痛、調經、止血。用於熱病、舌絳煩渴舌、陰虛內熱、骨蒸消渴、吐血、月經不調、胎動不安、陰傷便秘等。性寒而滯，脾虛濕滯腹滿便溏者不宜服用。

玉竹: 味甘性平。歸肺、胃經。滋陰潤肺，養胃生津。用於燥咳、勞嗽、熱病陰液耗傷之咽乾口渴、內熱消渴、陰虛外感、頭昏眩暈、筋脈攣痛。陰虛有熱宜生用，熱不甚者宜制用。痰濕氣滯者禁服，脾虛便溏者愼服。

山藥: 山藥原名薯蕷，補而不滯，不熱不燥，能補脾氣而益胃陰，而補肺益腎只能作爲輔助之品。味甘性平。歸肺、脾、腎經。不燥不膩、健脾補肺、益胃補腎、固腎益精、聰耳明目、助五臟、強筋骨、長志安神、延年益壽。主治脾胃虛弱、倦怠無力、食欲不振、久泄久痢、肺氣虛燥、痰喘咳嗽、腎氣虧耗、腰膝酸軟、下肢痿弱、消渴尿頻、遺精早洩、帶下白濁、皮膚赤腫、肥胖等症。適宜糖尿病、腹脹、

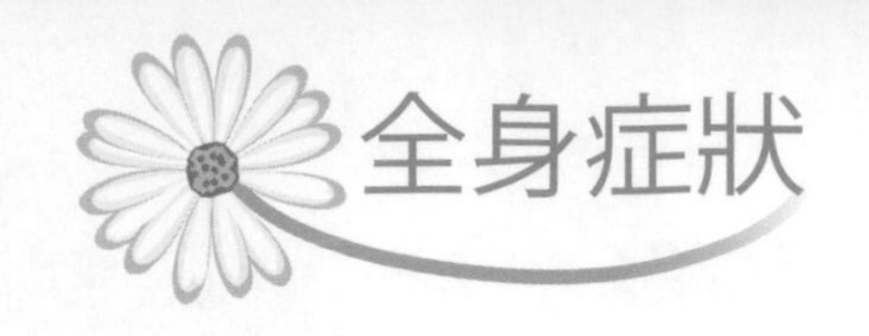

病後虛弱者、慢性腎炎、長期腹瀉者。有收澀作用，大便燥結者不宜。有實邪者忌食。

絲瓜：絲瓜我們都很熟悉，炒菜，做湯，味道都很好。老絲瓜乾了，絲瓜瓤子可以洗碗，非常好用，還可以用來搓澡。絲瓜的果實、種子、根、葉、果皮、成熟果實的維管束、花、蒂、莖均可入藥，眞可謂渾身是寶。味甘性涼。歸肝、胃經。清熱化痰、涼血解毒。能保護皮膚、消除斑塊，使皮膚潔白、細嫩，是不可多得的美容佳品，絲瓜汁有「美人水」之稱。多吃絲瓜對調理月經不順有幫助。絲瓜性偏寒滑，多食易致泄瀉，體虛內寒、腹瀉者不宜多食。不可生食，一定要烹食或煎湯服，或搗汁塗敷患處。

養生保健小教室

糖尿病飲食原則

一、避免肥胖，維持理想且合適的體重。

二、定時定量，每餐飲食按照計畫分量進食，不可任意增減。

三、少吃油煎、炸、油酥及含油脂高的食物。少吃膽固醇含量高的如腰花、肝、腎等動物內臟類食物。

四、烹調採用清蒸、水煮、涼拌、涮、烤、燒、燉、滷等方式。飲食不可太鹹，食鹽攝入量每天6克以下爲宜。烹調宜選用植物性油脂，最好不用動物性油脂。

五、配合長期並且適當的運動、藥物、飲食的控制。

六、選用含纖維質高的食物，如未加工的蔬果等。

七、含澱粉質高的食物及中西式點心均應按計劃的分量食用，不可隨意吃，以免過量吸取。

八、少吃精製糖類的食物，如煉乳、蜜餞。

九、多食用苦瓜或苦瓜茶，苦瓜降糖更安全、無副作用。糖尿病的預防和控制要比治療簡單得多。

汪精衛——洋醫束手消渴病

汪精衛（1883—1944），本名兆銘，浙江山陰人，客死日本。導致汪氏死亡的根本原因就是糖尿病的一再惡化。

中醫把糖尿病稱為「消渴病」，認為其基本原因是腎陰虛。根據中醫理論，腎陰虛的形成一是先天不足（如父母高齡懷孕），一是後天失養（常見房勞過度）。加之情緒長期抑鬱，則病情更易發展和惡化。如果上述因素同時存在，再高明的醫術也將無可奈何。汪氏兄弟姐妹共10個（包括同父異母），他排行最末。出生時父親已62歲，母親31歲。據說自幼溫馴好學，備受寵愛。但後來隨著父母去世，家道中落，常是以淚洗面，養成好靜而柔弱的性格。汪氏一生可謂坎坷，經歷了清末、北洋軍閥和民國時期的風雲變幻。他憑藉才思敏捷和口若懸河，得到孫中山先生的器重與信任。因而在孫中山去世後一度當上了「黨主席」。雖然如此，自視甚高的他在與蔣介石的長期明爭暗鬥中卻始終處於劣勢。政治上的灰心與失意，更促使他在生活中尋求慰藉。他一表人才、風流倜儻，曾與多個女子有著曖昧關係。如此先天不足，後天又失於調養，不重攝精，年僅不惑就得了糖尿病。當時雖然得到法、德等一流專家的精心治療，卻始終未能控制病情，以至屢屢發作、日漸惡化。主要原因就是內憂外患的形勢和狹隘剛愎的性格，造成了他持續難解的心理壓抑。1935年，汪精衛因對日妥協，在南京被刺而連中三槍，這對他來講更是雪上加霜。當時由德國醫生諾爾和中國醫生牛惠霖動手術搶救。因失血過多、體力不支，終未能取出肋後的子彈，留下來隱患。這時年過半百的汪精衛雖看上去仍是風度翩翩，但已是傷病交加。糖尿病之外，又有膽囊炎、腎結石、心律失常及肝病集於一身，不得已赴德國療養了近一年。

西安事變後汪精衛回國，因散布「亡國論」受到舉國共譴。遂於1938年底流亡越南。終日鬱鬱寡歡、心神不定，用他自己的話講，「其孤獨終生難忘」。1939年在日本扶持下返回上海成立「政府」，雖「日理萬機」卻換得國人皆罵，連胞兄也斥

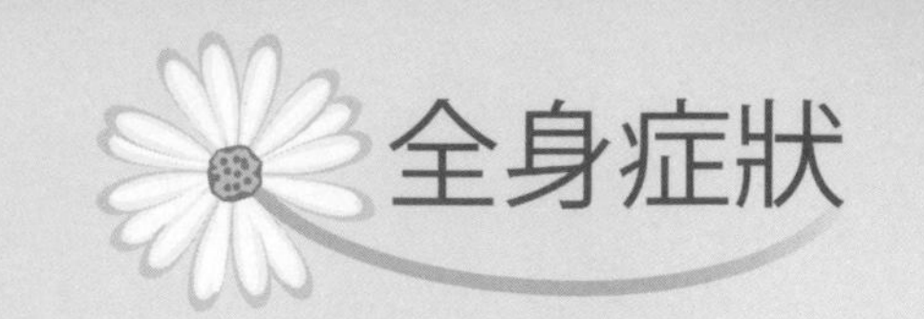

責並聲言絕不為虎作倀。衆叛親離，惶惶不可終日，糖尿病再次發作並加重，汪精衛被送往南京的日本陸軍醫院接受治療。1944年2月，汪精衛因糖尿病控制不理想而出現下肢麻痹的神經末梢病變，並繼發感染而發熱月餘不退、臥床不起，遂急送日本名古屋醫科大學救治。同年11月初，為躲避美機轟炸，移至無暖氣設備的地下室。翌日即因合併感染而急劇惡化，高燒達40℃，呼吸困難，終於不治而亡。

縱觀汪精衛一生的患病情況，雖然從發病到每次發作接受的都是當時法、德、日等一流的治療，但由於先天不足而後天失於調養，始終沒有能夠理想地控制。先天因素無法選擇，後天因素卻是可以掌握的。其中心理因素在糖尿病發生、發展中起著相當重要的作用。糖尿病的治療是一個系統工程，即所謂綜合治療方案——「四架馬車」：運動、飲食、教育和藥物，其中任何一項都不可偏廢。人們往往對藥物治療比較重視，而忽視其他幾方面。隨著糖尿病教育的不斷開展和深化，患者對飲食和運動也逐漸重視起來了，但是對屬教育範疇的心理因素的重視程度卻遠遠不夠。

現代研究證實，心理障礙是影響糖尿病患者康復的重要因素之一。糖尿病患者主要的心理障礙是抑鬱和焦慮。這一點在汪精衛身上表現得淋漓盡致。人是生物—心理—社會的有機整體，糖尿病可引發許多心理問題，心理障礙又會影響糖尿病代謝控制，從而形成一個惡性循環。糖尿病人多具有情緒壓抑、自卑、心胸狹窄、倔強、急躁易怒等特點，要想克服性格缺陷、打破上述的惡性循環，只靠藥物是遠遠不夠的。必須給予及時有效的心理干預和社會支持。即在合理的藥物治療的同時，進行有關醫學知識教育和心理諮詢，患者本人也應該學會不斷調整自我心態，這樣才能取得理想的治療效果。

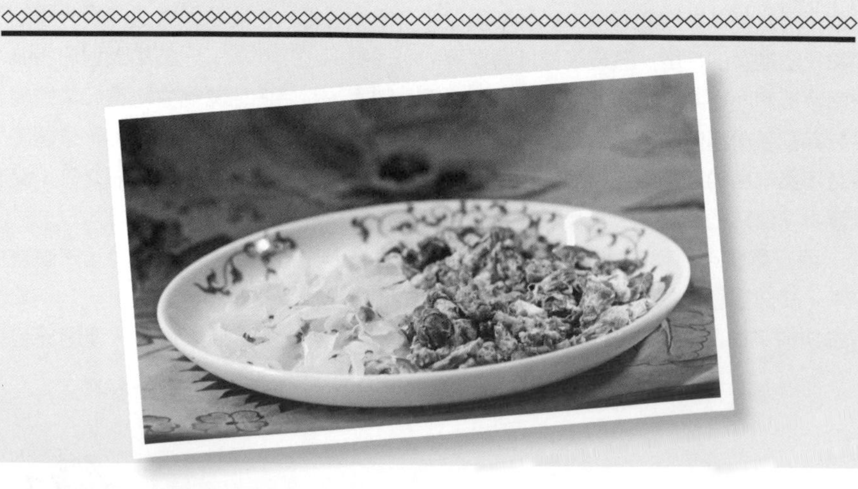

蟲症

蟲症是指一般腸道寄生蟲病。如：鉤蟲、蛔蟲、蟯蟲、條蟲。

蛔蟲是因爲吃了不清潔的生菜，或手沒有洗乾淨，而將蟲卵吞進肚子裡。有蛔蟲的孩子表現出食欲不佳、肚子疼、鼻子癢、夜間咬牙、臉頰上長蟲斑。肚子時疼時止，有時肚子上凸起包塊，有時蛔蟲鑽入膽道內，孩子就會疼得嚴重。如果家長發現孩子食欲不好、臉上有斑點，要帶孩子去醫院檢查檢查是否有蛔蟲。

蟯蟲俗名白線蟲，導致肛門發癢，夜晚尤其厲害。還有食欲不佳、夜驚、失眠等表現。

條蟲則是多由吃了帶有條蟲卵的豬、牛肉而得。感覺腹部不適、消瘦、貧血，有時大便時會排出像韭菜葉寬的白色蟲片。

藥方及注解

驅鉤蟲茶

馬齒莧20克、食醋100毫升。

用法：將馬齒莧放入容器中以沸水沖泡，10至15分鐘後沖入食醋，攪勻。每日1劑，臨睡前代茶飲服。

功效：解毒，殺蟲。適用於鉤蟲病。

榧子茶

榧子30克。

用法：將榧子先炒香。每日30克，沸水沖泡代茶頻飲，連用5至7天。

功效：殺蟲，消積，潤燥。適用於鉤蟲病、蟯蟲病。

白木耳茶

白木耳100克、白糖200克。

用法：白木耳開水浸泡後加入白糖。每日1次，每次服用20克，取汁代茶飲。

功效：殺蟲。適用於蟯蟲病。

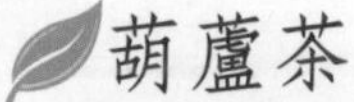

葫蘆茶

葫蘆乾品30克。

用法：上藥加沸水蓋悶取汁，即可代茶飲。每日1劑，不拘時飲服。

功效：解毒殺蟲。適用於滴蟲病、鉤蟲病、蛔蟲病。

烏藥檳榔茶飲

烏藥9克、檳榔1個。

用法：上兩味藥加水碾磨成漿。以溫開水沖飲。

功效：殺蟲鎮痛。適用於蟲積腹痛，腹痛難忍，動則痛劇，可感腹內腫塊上下滑動。

椒梅茶

花椒50粒、烏梅3至5枚。

用法：將花椒搗碎，與烏梅同用沸水沖泡。代茶飲。

功效：溫中，安蛔，止痛。適用於蛔蟲性腹痛，膽道蛔蟲病。

薏苡根茶

薏苡根25克。

用法：將薏苡根洗淨，切片，沸水400毫升沖泡，蓋悶15至20分鐘。取汁代茶飲。

功效：清熱，健脾，殺蟲。適用於防治蛔蟲病。臨床上用於驅蛔蟲，服後即能排出蛔蟲，緩解腹痛。泡水代茶飲，可經常除去腸道蛔蟲，對身體無不良反應。

部分藥材簡介

馬齒莧：田間、路旁、原野、庭院隨處可見，適應能力極強，生命力旺盛。入菜營養豐富，很受老百姓歡迎。有「天然滅菌素之稱」，是治療細菌性痢疾、急性胃腸炎、腹瀉的常用藥。全草入藥，味酸性寒，清熱利濕、解毒消腫、消炎、止渴、利尿；種子入藥，味甘性寒，清肝、化濕、明目。脾胃虛寒、腸滑腹瀉者、便溏及孕婦禁服。禁與鱉甲、胡椒同用。

椒梅茶

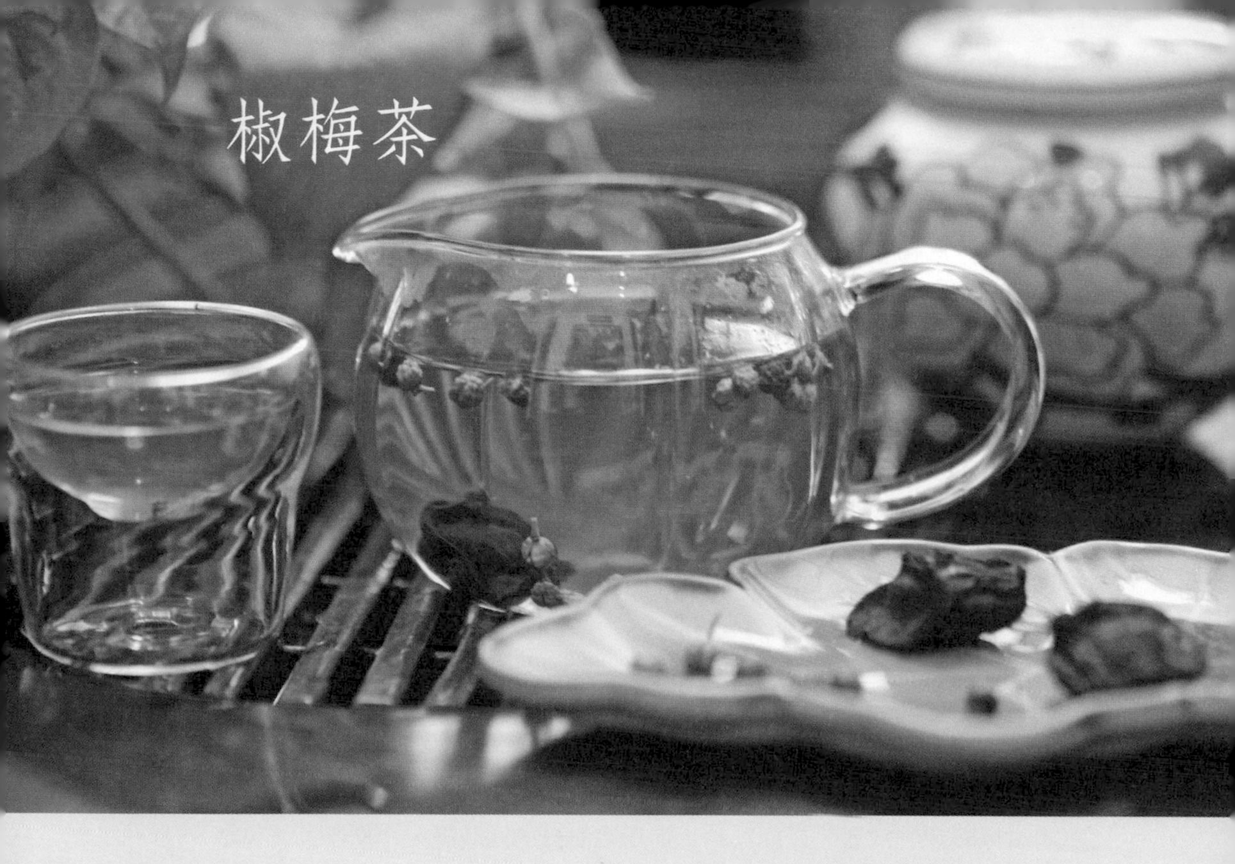

食醋：醋是老百姓過日子必不可少的調味品。釀造醋又可分爲用糧食等原料製成的米醋，用飴糖、糖渣類原料製成的糖醋。人工合成醋又可分爲色醋和白醋，白醋可再分爲普通白醋和醋精。醋以釀造醋爲佳，其中又以米醋爲佳。味酸而醇厚，液香而柔和，酸味純正、香味濃郁、色澤鮮明的醋是好醋。

榧子：味甘性平。歸肺、胃、大腸經。殺蟲、消積、潤燥。治蟲積腹痛，小兒疳積，燥咳，便秘，痔瘡。用於治療鉤蟲病、絲蟲病。食過多滑腸。脾虛泄瀉及腸滑大便不實者愼服。反綠豆。

白木耳：有「菌中之冠」之稱的白木耳又名銀耳，品質上乘者稱作雪耳。是名貴營養滋補佳品，是扶正強壯之補藥。歷代皇家貴族將銀耳看作「延年益壽之品、長生不老良藥」。以乾燥、黃白色、朵大、體輕、有光澤、膠質厚者爲佳。味甘淡性平。無毒。歸肺、胃、腎經。滋陰、潤肺、養胃、生津。補脾開胃、益氣清腸、安眠健胃、補腦、養陰清熱、潤燥，治虛勞咳嗽，痰中帶血，虛熱口渴。對陰虛火旺不受參茸溫補的人是良好的補品。能去除黃褐斑、雀斑，還是一種減肥食品。銀耳

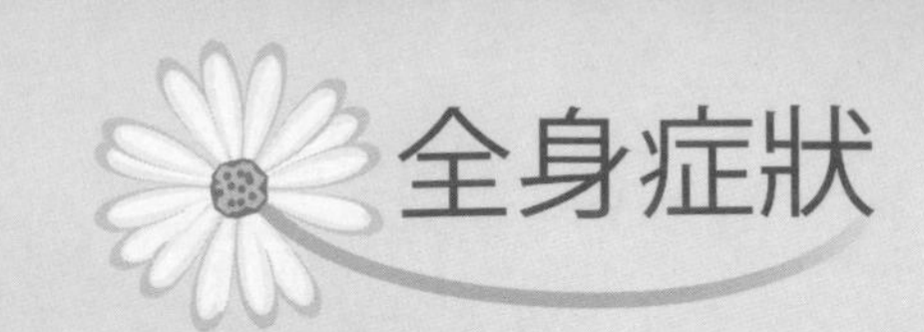

藥性作用緩慢，需久食才有效。風寒咳嗽者忌用。變質銀耳不能食用，嚴重者會發生中毒反應。

白糖：白糖最好不要生吃，因為在儲存、運輸的過程中會產生大量細菌和蟎蟲，食入後會導致腹痛、腹瀉、咳嗽甚至氣管炎、肺炎。應高溫加熱3至5分鐘再食用。味甘性平。潤肺生津、補中緩急。用於肺燥咳嗽、肺虛咳嗽、津液不足、口乾燥渴、脾虛腹痛、飲酒過度、胃氣不和。低血糖人群宜食。糖尿病患者不能食糖（如果糖尿病患者出現瞬間低血糖現象，是可以補充糖分的）。痰濕偏重者忌食。肥胖症忌食。晚上睡前不宜吃糖，容易損壞牙齒。食糖後要漱口刷牙。

葫蘆乾品：用於水腫、腹水、頸淋巴結核。葫蘆蔓、鬚、葉、花、子、殼均可入藥，醫治多種疾病。葫蘆花味甘性平，無毒，可做解毒之藥，對各種瘺瘡尤為有效。蔓、鬚藥性與花相同，可治痲瘡。葫蘆瓤及子，味苦性寒，有毒，可治牙病，牙齦或腫或露，牙齒鬆動，還可治面目、四肢腫，小便不通，鼻塞，及一切癰疽惡瘡。葫蘆殼藥用價值最高，味甘性平無毒，用於消熱解毒，潤肺利便。陳年的葫蘆殼療效愈高。

烏藥：味辛性溫。歸肺、脾、腎、膀胱經。抗菌、抗病毒、保護消化系統、心血管系統。行氣止痛，溫腎散寒。順氣、開鬱、散寒、止痛，能上理脾胃元氣，下通少陰腎經。治氣逆胸腹脹滿、宿食不消、反胃吐食、寒疝、腳氣、小便頻數。特點是得溫可緩解。也用來治療尿頻、遺尿。氣虛及內熱證禁服。孕婦及體虛者慎服。

檳榔：味苦辛性溫。歸胃、大腸經。驅蟲、消積、下氣、行水、截瘧。治蟲積、食滯、脘腹脹痛、瀉痢後重、腳氣、水腫、瘧疾。氣虛下陷者禁服。多食損壞牙齒，並會中毒。

花椒：又稱麻椒。花椒做菜作為輔料，可以去除肉類腥氣，促進唾液分泌，增加食欲。服花椒水能去除寄生蟲。味辛性溫。有小毒。歸脾、胃、腎經。入藥能使血管擴張，起到降低血壓的作用；有芳香健胃、溫中散寒、除濕止痛、殺蟲解毒、止癢解腥的功效。用於脘腹冷痛，嘔吐泄瀉，蟲積腹痛，蛔蟲症；外治濕疹瘙癢。烹調綠豆芽、白蘿蔔、冬瓜、萵苣、菠菜等涼性或寒性蔬菜或肉類時，最好加點花椒。脾胃虛寒、食欲不振應吃點花椒。孕婦、陰虛火旺者忌食。夏季不宜多食。

薏苡根：味苦甘性寒。無毒。歸脾、膀胱經。清熱、利濕、健脾、殺蟲。治黃疸、水腫、淋病、疝氣、經閉、帶下、蟲積腹痛。煮服墮胎，所以孕婦千萬不要服用。

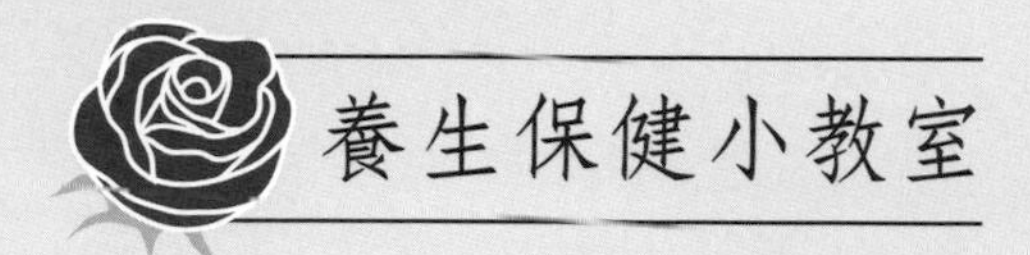

蟲症預防

大多數寄生蟲病都是經口感染，如蛔蟲病、蟯蟲病、絛蟲病、鉤蟲病。血吸蟲病是經皮膚感染。而瘧疾、絲蟲病、黑熱病等由蚊子、白嶺等吸血昆蟲傳播。

預防寄生蟲病要做到：

一、注意個人衛生，勤剪指甲，堅持飯前便後洗手。

二、防止「蟲從口入」，不喝生水，不吃生的或未煮熟的魚、肉、蝦、蟹，不吃米豬肉（即病豬肉），生吃瓜果、蔬菜要洗淨。

三、避免手、腳等處皮膚與有鉤蟲絲狀蚴潛伏的潮濕土壤、農作物接觸。

四、在血吸蟲病疫區避免接觸疫水。

五、查治病人和病畜。

六、保護好水源。

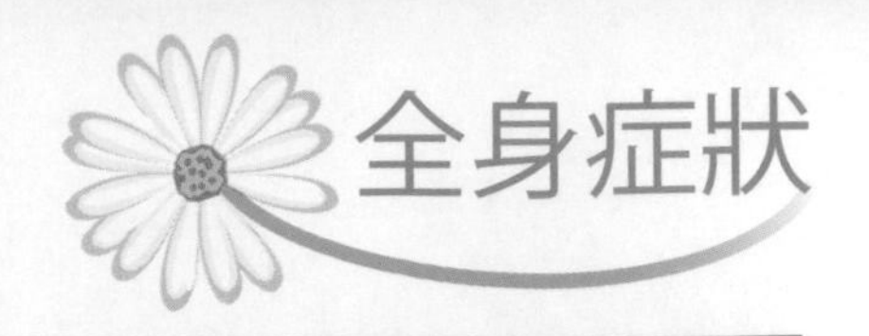

瘡|癤

瘡癤是皮膚毛囊或皮脂腺的急性化膿性炎症，是外科中最常見的疾病。多因天氣炎熱、烈日暴曬、感受暑毒蘊阻於皮膚，或生痱子後被抓破感染所致。瘡癤一般多發生於夏季，任何部位都可發生。而以頭面、背及腋下爲多見。其特徵是色紅、灼熱、疼痛、突起根淺、腫勢局限、膿出即癒。其病因病機爲外感熱毒，或濕熱內蘊，熱毒不得外泄，阻於肌膚所致。

中醫說「膏粱厚味，足生大疔」，意思是經常吃油膩厚重的食物，足以使皮膚出現疔瘡癤腫。這是因爲油膩厚重的食物可以導致身體的濕熱內蘊，爲疔瘡的產生奠定了內在的基礎。

藥方及注解

銀花露茶

金銀花50克。

用法：沸水500毫升，沖泡30分鐘，取汁飲用。代茶頻服。

功效：消熱，消暑，解毒。適用於防治暑癤。

銀花綠豆茶

銀花30克、綠豆、甘草各3克。

用法：將上藥同加沸水沖泡，取汁代茶飲。

功效：清熱解毒，消腫。適用於防治暑癤。

馬齒莧茶

鮮馬齒莧30克（乾品20克）。

用法：洗淨加沸水適量，沖泡代茶。每日1劑，不拘時當茶頻飲。

功效：清熱解毒，散瘀消腫。適用於疔癤瘡瘍，癰腫丹毒。

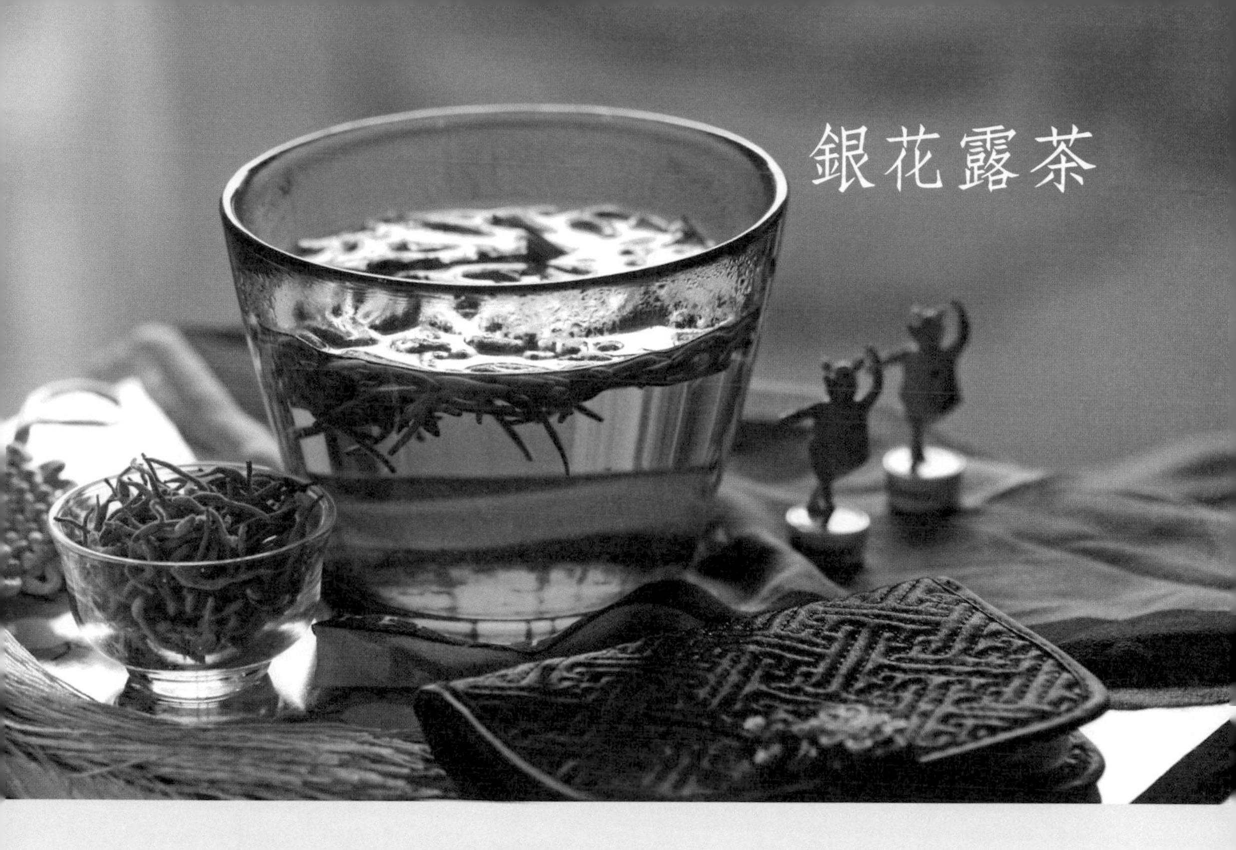

芙蓉花茶

芙蓉鮮花30至60克（乾花減半）、冰糖15克。

用法：將芙蓉花加沸水沖泡，取汁加冰糖溶化。代茶頻頻飲服。

功效：清熱解毒，消腫止痛。適用於瘡癤、癰疽、腫毒等症。

部分藥材簡介

金銀花：見附錄一（第292頁）。

綠豆：既是糧食又是蔬菜，有「濟世之食穀」之說，李時珍稱其爲「菜中佳品」。味甘性涼。歸心、胃經。清熱解毒。主治暑熱煩渴、感冒發熱、霍亂吐瀉、痰熱哮喘、頭痛目赤、口舌生瘡、水腫尿少、瘡瘍癰腫、風疹丹毒、藥物及食物中毒。綠豆降血脂、降膽固醇、抗過敏、抗菌、抗腫瘤、增強食欲、保肝護

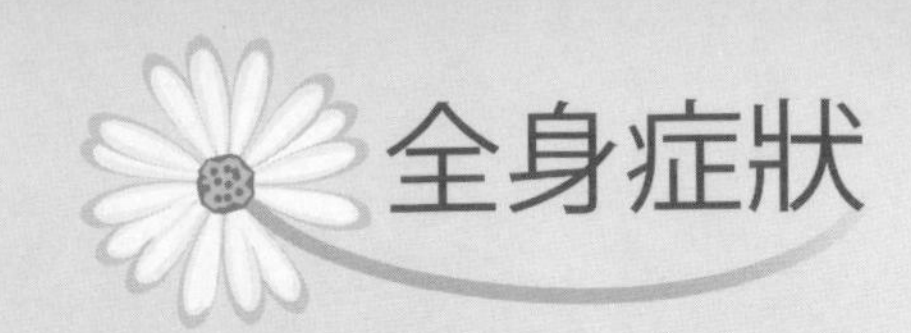

腎。「綠豆衣」清熱解毒，消腫、散翳明目。脾胃虛弱、腸滑泄瀉者忌用。慢性胃腸炎、慢性肝炎、甲狀腺機能低下者忌多食。

甘草：是一種補益（亦稱補虛藥）。味甘性平。歸十二經。補脾益氣、滋咳潤肺、清熱解毒、祛痰止咳、緩急止痛、調和百藥。用於脾胃虛弱，倦怠乏力，心悸氣短，咳嗽痰多，脘腹、四肢攣急疼痛，癰腫瘡毒，緩解藥物毒性、烈性。生甘草偏於清熱解毒，潤肺止咳，調和諸藥性。主治咽喉腫痛，痛疽瘡瘍，胃腸道潰瘍以及解藥毒、食物中毒等。

炙草又名炙甘草、蜜甘草、蜜炙甘草。潤肺和中，補脾益氣。主治脾胃功能減退，大便溏薄，乏力發熱以及咳嗽、心悸等。過食引起高血壓、水腫、心律失常、肌肉無力。不宜與京大戟、芫花、甘遂、海藻同用。

芙蓉鮮花：見附錄一（第294頁）。

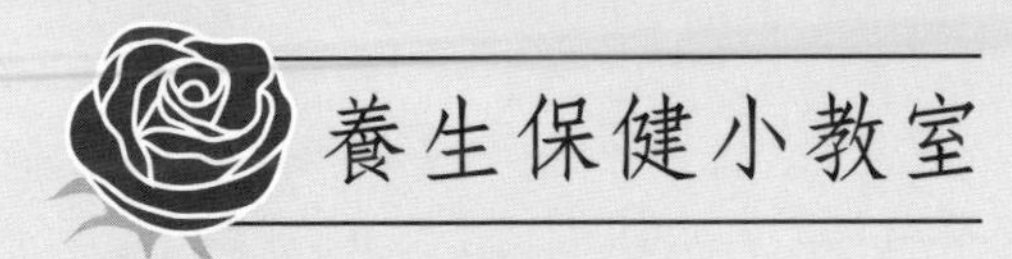

瘡癤的其他治療方法

一、牙膏塗抹：夏天小孩長了痱子、瘡癤，痛癢難耐，用牙膏代替香皂洗澡，有意想不到的療效。

二、白果搓擦：每晚洗臉後，用切開的白果仁平面搓擦患處，邊搓邊削去用過的部分，連用7至14日，痤瘡可癒。

三、老茶樹葉塗抹：老茶樹葉研成細末，另煎取濃茶汁將細末調勻，塗於患處，每日3次，治帶狀皰疹。

四、蔥白蜂蜜：蔥白搗成泥，加60克蜂蜜調勻，敷於患處，每日1次，治未破的癤癰。

五、蛋清：用茶水洗淨患處後，用醫用藥棉吸足蛋清敷於患處四周，瘡癤尖頂部外露，每日2次，可使癤腫消退。

六、蜂蜜柏葉：適量鮮柏葉搗成泥，加入適量蜂蜜，拌勻敷在爛瘡上，有癒合作用。

七、黃豆明礬：用溫水浸軟黃豆，加少許明礬一起搗爛成糊，塗患處，治癰瘡。

八、韭菜芹菜：50克韭菜、30克芹菜，洗淨搗爛，塗患處，每日1次，對疔癤有療效。

九、苦瓜：鮮苦瓜搗爛或用苦瓜葉絞汁塗於患處，可治癰腫。

十、綠豆大蒜：15克綠豆泡水2小時、2只大蒜，一起搗爛，塗於患處，每日1次，治疔癤。

十一、馬蘭頭：鮮馬蘭頭加少量食鹽搗爛，用米醋拌成糊，外敷患處；同時用60克馬蘭頭根加水煎服，可使癤腫消退。

十二、蕎麥葉：新鮮野蕎麥葉搗爛，外敷患處，每日1次，可治癤腫。如炎症嚴重、惡寒、發熱、疼痛者，可用鮮野蕎麥葉30至60克，每日1劑，兩次煎服。

十三、蕎麥粉：蕎麥粉炒黃，用米醋調成糊狀，塗於患部，早晚更換，可治皮膚外傷感染、深部膿腫以及急性乳腺炎等。

十四、杉木皮：500克乾杉木皮放入鍋內水煮，用其蒸氣熏患處，不燙時浸泡患處5至10分鐘，也可煎液洗澡，每日1次，7日可治癒漆瘡。

十五、絲瓜：新鮮絲瓜洗淨搗爛敷患處，可治癤腫。

十六、複方新諾明：用75%的酒精消毒瘡面周圍，用生理鹽水洗淨傷口，再將複方新諾明3至4片研末，加紅藥水調成糊狀，塗於患部，可治膿皰瘡。磺胺類過敏者忌用。

十七、杏核：苦杏仁若干，燒焦去核殼，榨油塗於患處，可治黃水瘡。

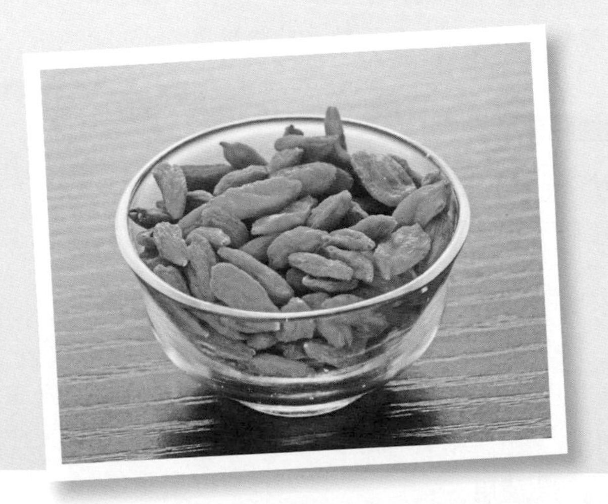

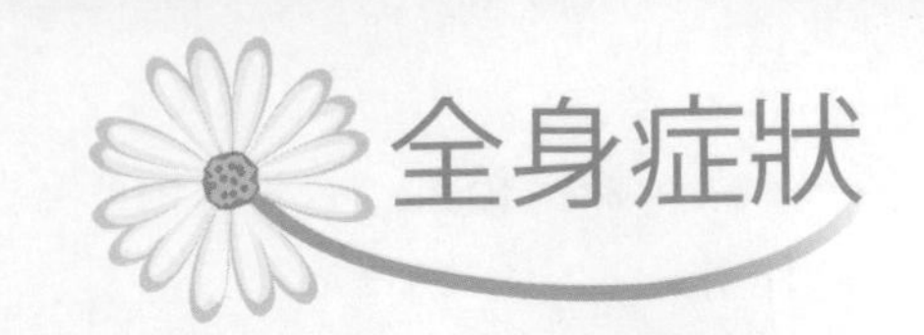

淋|巴|結|核

淋巴結核中醫稱之爲瘰鬁，是體現於肌表的毒塊組織，由肝肺兩方面的痰毒熱毒凝聚所成。多在頸部一側或雙側長出疙瘩，逐漸長大，不痛不癢，推入滑動，無明顯壓痛，如身體抵抗力低則逐漸增大，皮膚變紫，最終破潰流水樣膿液並排出黃濁樣乾酪樣膿液，中醫稱之謂「老鼠瘡」。反復潰爛少，部分病人可有低熱、盜汗、食欲不振、消瘦等全身中毒症狀。

淋巴結核根據發病部位，主要有以下幾種：頸部淋巴結核、腋窩部淋巴結核、腹股溝部淋巴結核、腹部淋巴結核、肺門淋巴結核幾種。

藥方及注解

胡桃枝茶

鮮胡桃樹嫩枝、鮮大薊各50至100克、冰糖適量。

用法：上兩味藥沸水沖泡20至30分鐘，取汁加入冰糖令溶。代茶頻飲。

功效：清熱消腫，散結。適用於淋巴結核。

夏枯草茶

夏枯草、銀花、紫花地丁各30克、冰糖適量。

用法：上藥共為粗末，沸水沖泡，取汁，加入冰糖令溶。每日1劑，代茶頻飲。

功效：清熱解毒，散鬱結。適用於淋巴結核。

部分藥材簡介

鮮胡桃樹嫩枝：味甘性溫。殺蟲解毒，主治瘰鬁、疥瘡。

鮮大薊：味甘性涼，無毒。歸心、肝經。涼血止血，祛瘀消腫。主治吐血、衄血、尿血、血淋、血崩、帶下、腸風、腸癰、癰瘍腫毒、外傷出血、疔瘡。脾胃虛寒、無瘀滯、血虛極者不宜使用。

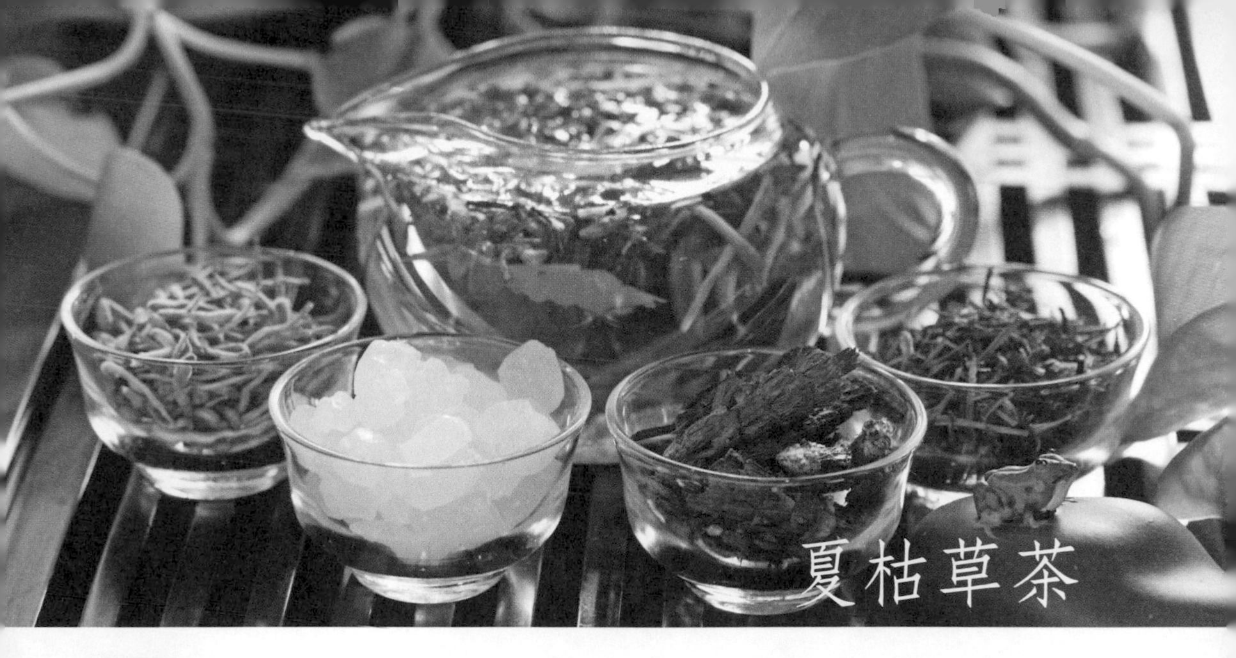

夏枯草：入藥部位是植物的果穗。味苦辛性寒。歸肝、膽經。清火明目、清肝火、散結、利尿、消腫。主治瘟病、乳癰、目痛、黃疸、淋病、高血壓、淋巴結核、甲狀腺腫大、瘰癧、癭瘤、乳癌、目珠夜痛、羞明流淚、頭目眩暈、口眼歪斜、筋骨疼痛、肺結核、急性黃疸型傳染性肝炎、血崩、帶下等症。民間常用夏枯草或夏枯草葉泡茶，消除暑熱。濕氣重、脾胃虛弱者愼服。氣虛者禁用。風濕病人喝了病情會加重。長期大量服食會增加肝、腎負荷，引起肝、腎等疾病。

紫花地丁：味苦辛性寒。無毒。歸心、肝經。清熱解毒，涼血消腫。主治黃疸、痢疾、乳腺炎、目赤腫痛、咽炎；外敷治跌打損傷、癰腫、毒蛇咬傷等。

養生保健小教室

淋巴結核的養生

一、精神養生

1.消除恐懼，認識疾病。首先要了解結核病。以前結核病是很嚇人的，醫療技術不夠先進的年代，結核病奪去過很多人的生命。隨著社會的進步，科學技術的發展，有效抗結核藥物相繼問世，使結核病治癒成爲可能。患者要遵守醫生的要求，按照規律全程用藥，結核病是可以完全治癒的。現代社會已經不必再爲結核病恐懼了。

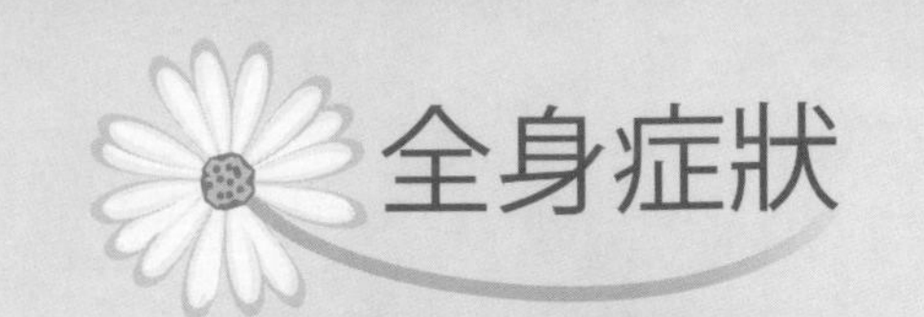

2.注意休息，避免勞累。結核病人若不注意休息，過度疲勞，會導致病情惡化。結核是一種慢性消耗性疾病，常常伴隨著疲勞的產生，只有機體得到適當休息，精力和體力才能得以恢復。足夠的睡眠、適當的動靜結合，如散步、繪畫、下棋、養花等，交替進行，合理安排，是恢復的最佳方式。好轉期可增強活動時間和強度，做些輕微家務勞動。病情已穩定時可恢復正常工作，但不可過於疲勞。

二、飲食養生

1.加強營養。結核病是一種慢性消耗性疾病，治療應從整體出發，扶正固本，藥療與食療兼顧。

在結核活動期，患者多有結核中毒症狀，消化能力差，食欲減退，這時要吃清淡可口、營養豐富、容易消化的食物。當食欲恢復後，應加強營養，補充高蛋白、高熱量、高維生素的食物。

2.忌酒戒菸。吸菸對呼吸系統疾病的發生有著密切的關係。菸霧中含有尼古丁、甲醛、氨、二氧化氮、二氧化硫、硫化氫、氫氰酸等多種有害物質，對肺和支氣管均有刺激性和毒性。吸菸的人比不吸菸的人結核發病率明顯增高。特別是肺結核，吸菸時間愈長，菸量愈大，患病率也愈高。戒菸後可使呼吸道症狀減輕，肺功能改善。同時菸霧中的有害物質會阻礙肺結核的癒合，從而延長治療時間，甚至會使靜止期病情惡化。

飲酒給人體帶來多種損害。飲酒對肝臟損害很大，肺結核患者所用的抗結核藥物如異煙肼、利福平、嗪醯胺、對氨基水楊酸鈉等對肝臟本來就有損害，如果再飲酒，會加重肝臟損害，因此結核病患者不要飲酒。

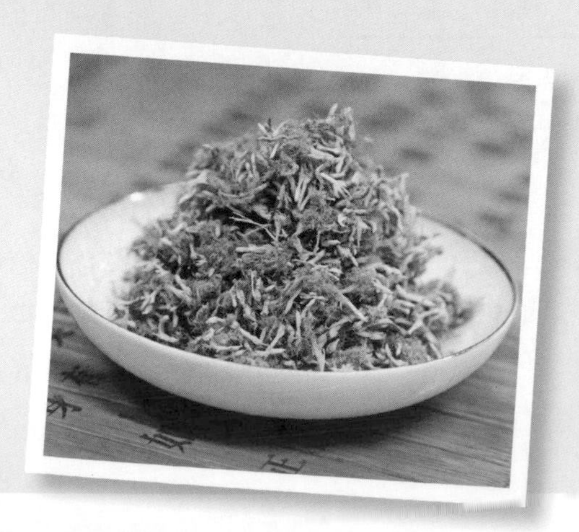

蕁|麻|疹

蕁麻疹俗稱風團、風疹團、風疙瘩、風疹塊（與風疹名稱相似，但卻非同一疾病）。蕁麻疹是一種常見的皮膚病。由各種因素致使皮膚黏膜血管發生暫時性炎性充血與大量液體滲出，造成局部水腫性的損害。其迅速發生與消退、有劇癢。可有發燒、腹痛、腹瀉或其他全身症狀。

蕁麻疹可分爲膽鹼能性蕁麻疹、急性蕁麻疹、慢性蕁麻疹、血管神經性水腫、丘疹狀蕁麻疹、寒冷性蕁麻疹、日光性蕁麻疹、皮膚劃痕症、血清病性蕁麻疹、壓迫性蕁麻疹等。

患蕁麻疹時，無論是服用西藥還是中藥治療，都應忌辛辣，忌發物。

藥方及注解

冬瓜皮茶

鮮冬瓜皮不拘量。

用法：上藥沸水沖泡，蓋悶濾渣取汁。代茶頻飲。

功效：利水消腫。適用於巨大蕁麻疹。

薑醋飲

生薑50克、紅糖100克、醋100克。

用法：薑切細絲與醋、紅糖同加入沸水沖泡，去渣取汁。每次1小杯，每日3次。

功效：健脾胃，脫敏。適用於食物過敏引起的蕁麻疹。

抗敏茶

烏梅、防風、柴胡各9克，五味子6克、生甘草10克。

用法：上五味藥沖入沸水，蓋悶15至20分鐘，代茶飲。每日1劑，日分2次服用。

功效：清熱祛濕，祛風止癢。適用於因風熱蘊結，脾濕風毒引起的風濕疙瘩，周身刺癢、怕冷發熱、骨節酸痛等症狀，以及蕁麻疹等過敏性皮膚病。

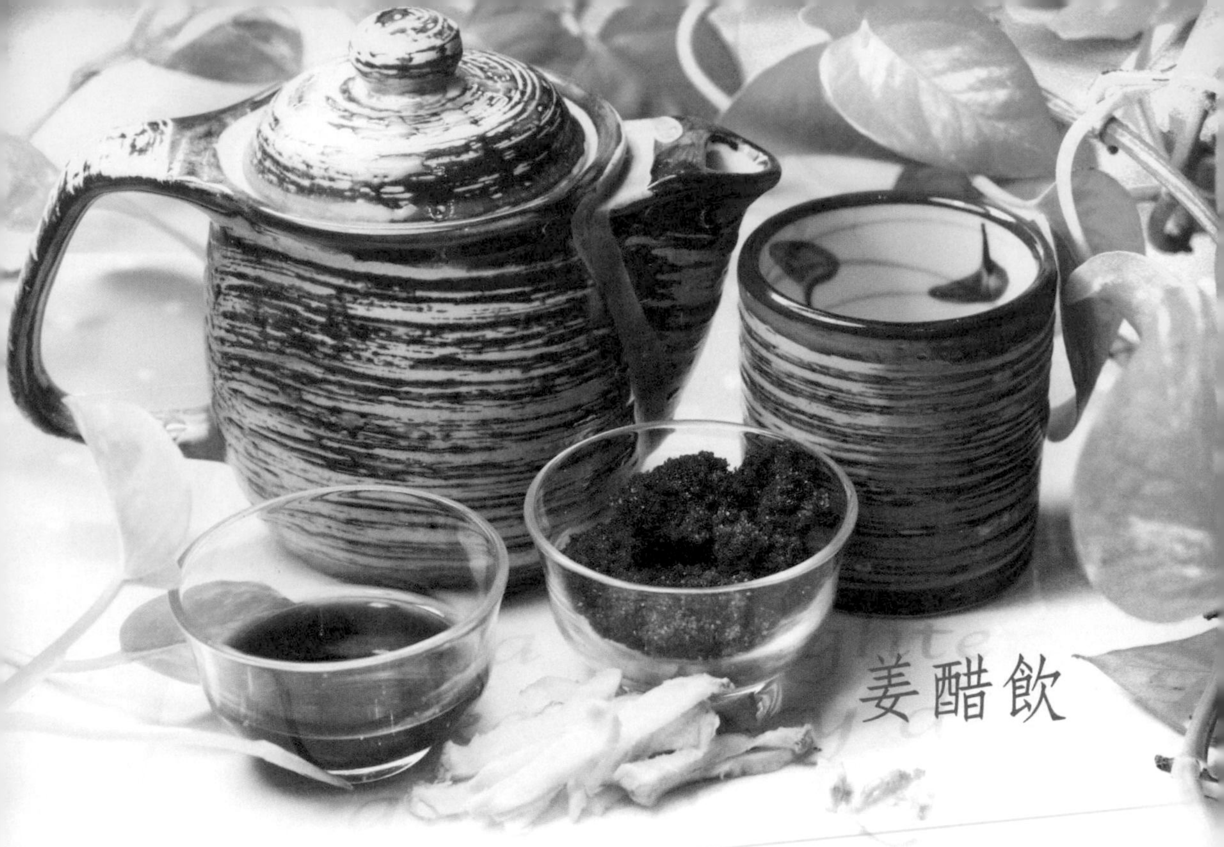

部分藥材簡介

冬瓜皮：富含糖類、蛋白質、維生素C。味甘淡性微寒，無臭。歸脾、小腸經。利水化濕，利尿消腫。用於水腫脹滿、小便不利、暑熱口渴、小便短赤。因營養不良而致虛腫慎用。

生薑：生薑有嫩生薑與老生薑，做醬菜用嫩薑，入藥以老薑爲佳。味辛性微溫，歸肺、脾、胃經。發汗解表，溫中止嘔，溫肺止咳，解魚蟹毒，解藥毒。解半夏、天南星等藥物中毒。在遭受冰雪、水濕、寒冷侵襲後，馬上喝熱熱的薑湯，迅速增進血行，驅散寒邪。陰虛內熱者忌服。患痔瘡者忌用。不能用於暑熱感冒或風熱感冒，也不能用於治療中暑。服用鮮薑汁可治因受寒引起的嘔吐，對其他類型的嘔吐則不宜使用。

生薑食用不要削皮，削皮影響整體功效。鮮薑洗淨後切絲、切片都可。久服積熱，損陰傷目。高血壓不宜多食。腐爛的生薑含有黃樟素，對肝臟有劇毒，一旦發現生薑腐爛不能食用。

防風：其功療風最要，故名。味辛甘性微溫而潤。歸膀胱、肝、脾經。祛風解表，勝濕止痛，止痙。主治外感表證，風疹瘙癢，風濕痹痛，破傷風。用於感冒頭痛，風疹瘙癢。防風有雙向作用，既能發汗又能止汗；能止瀉又能通便；能止血又能通經。胃十二指腸潰瘍出血，氣虛、陰虛者非宜。血虛痙急或頭痛不因風邪者忌服。惡乾薑、藜蘆、白蘞、芫花。

柴胡：味苦性微寒。無毒。歸肝、膽經。氣味俱輕、升而不降、陽中陰也。和解表裡、疏肝、升陽。用於感冒發熱、寒熱往來、胸脅脹痛、月經不調、子宮脫垂、脫肛。肝陽上亢、肝風內動、陰虛火旺者忌用或愼用。

五味子：因「五味皮肉甘酸，核中辛苦，都有鹹味」，故稱五味子。以粒大肉厚、色紫紅、有油性者爲佳。歸肺、心、腎經。具有「辛、甘、酸、苦、鹹」五種藥性，可以保護人體五臟「心、肝、脾、肺、腎」，五味俱全、五行相生、保護五臟，這是其他藥材所不具備的。養陰固精，男女皆宜，滋補強壯，能促進性事持久力及增進女性外陰的刺激感受性。啓動神經系統，促進反應能力、精神集中力和協調作用，並可使思維清晰。儘管它具有啓動的作用，卻沒有咖啡因焦躁不安的副作用。有時也被用於治療憂鬱症，並且有助改善煩躁和健忘問題。

生甘草：我們前面介紹過甘草。生甘草偏於清熱解毒，潤肺止咳，調和諸藥性。主治咽喉腫痛，痈疽瘡瘍，胃腸道潰瘍以及解藥毒、食物中毒等。

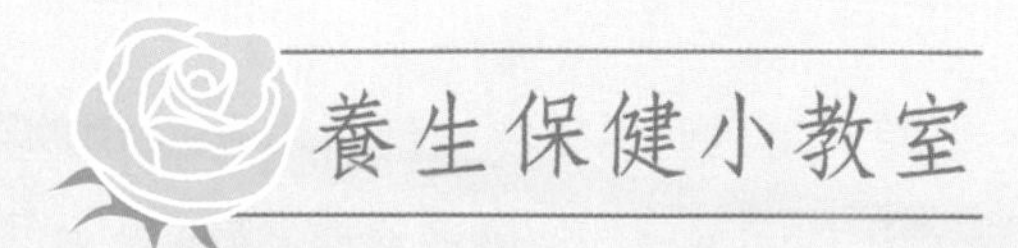

遠離過敏一點都不難

一、認識過敏

吸入性過敏原導致過敏性鼻炎，常出現打噴嚏、鼻塞，也容易造成鼻腔感染。每天舌頭下滴藥，持續兩三年後就可解除吸入性過敏原導致的過敏症。病人原本每天打噴嚏、皮膚瘙癢或者眼睛奇癢的過敏反應，都會大大減少。近年來的最新研究成果就是這種舌下滴藥的免疫治療法。

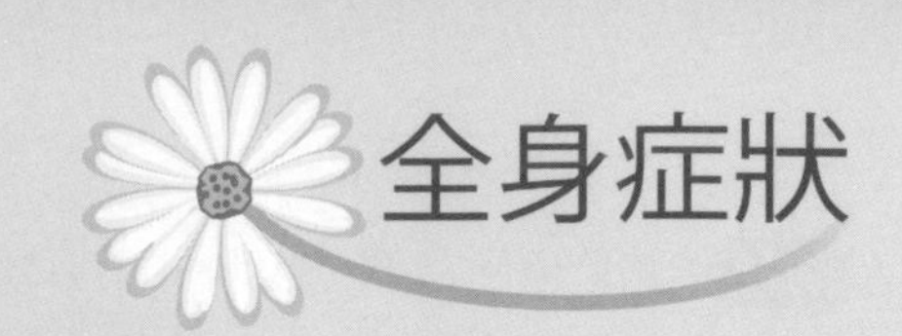

在這之前的免疫治療法，是注射成分非常微弱的過敏原。這種免疫治療法，男女老幼都適合，過敏症狀嚴重的病人特別值得嘗試。病人接受這種很方便的治療法6個月或9個月後，過敏反應造成的不適就會明顯獲得改善。不過，爲了確保身體不再被這種過敏反應騷擾，病人應該繼續治療三年左右。病人在接受過敏免疫治療期間，仍需要使用抗過敏的藥物。

二、過敏病人占人口總數的15%

受過敏影響的人數大約占人口總數的15%。過敏問題雖然很普遍，但大部分人的症狀只是有些不舒服，也不需要藥物治療，生活和工作基本不受影響。但有些人的過敏症卻要嚴重得多，隨時都會打噴嚏，全身多出瘙癢，而且一輩子都會被過敏症糾纏不休。

三、過敏原分吸入性和食物過敏原兩類

1.吸入性過敏原：包括塵蟎、花粉、黴菌孢子、動物毛髮。

2.食物過敏原：

花生：嚴重的過敏症，只要一小粒花生碎片，都足以奪人性命。

堅果：核桃、杏仁、巴西果和腰果，是可能引起嚴重過敏的食物種類。

海鮮：蝦、螃蟹和龍蝦，以及淡菜、河蚌和八爪魚。

魚類：有些人對於新鮮魚會過敏，但同類魚製成罐頭後卻沒有不良反應。

牛奶：絕大部分人對牛奶的過敏，只是屬於不能容忍的性質。眞正對牛奶過敏者，只要喝下一點牛奶或者吞下一點牛奶食品，就可能產生危險的過敏反應。

豆腐：很多兒童對黃豆過敏，豆腐便是黃豆製品。

小麥：有人對麵粉食品產生過敏，很可能就是對小麥過敏。

四、藥物可減輕過敏的不適

空氣中漂移的過敏原，能避則避，避不了時，可以使用藥物減輕所造成的不適症狀。勸告病人設法改變生活方式，以減少接觸過敏原的機會。這就需要通過驗血，確定是對什麼東西過敏，以做到心中有數。服用抗組織胺的藥物，也可以使用類固醇製劑。類固醇噴鼻藥水和類固醇藥膏，所含類固醇劑量很低，卻是非常有效和安全的抗炎藥，不會像內服的類固醇那樣產生許多副作用。

如果是對食物過敏，最好的方法當然是戒口。有些食物過敏不會馬上發生反應，可能在吃了幾個星期後才會產生過敏作用，如皮膚起紅疹、腹瀉和腹痛等。對於食物過敏產生的不適，就只能針對症狀治療。中醫藥治療過敏症具有豐富的經驗，且副作用小、價格低廉，但需要辨證醫治。

虛勞（體虛氣弱）

虛勞是中醫病名，指正氣損傷所致的虛弱症，又稱虛損、勞瘵、傳屍勞等。由多種原因所致臟腑陰陽氣血嚴重虧損，久虛不復的多種慢性衰弱病症的總稱。包括西醫的許多慢性疾病過程出現各種虛損症候、各種重病後期的惡液質狀態等。

稟賦薄弱（先天不足）、煩勞過度損及五臟、飲食不節損傷脾胃、大病久病失於調理、產後或手術後失血過多、調攝不當等因素，均可導致本病。常是多種疾病誤治失治和病後失於調理的轉歸，原發性者很少。

症狀可見面色無光、發白、黯黑、消瘦、氣短聲低、心悸、健忘、頭暈眼花、自汗盜汗、形寒肢冷或五心煩熱、倦怠乏力、食欲不振、腹脹、便溏、遺精滑泄、月經不調或停閉等。可見多個臟腑氣血陰陽虛損，呈慢性、難復性、進行性的演變過程。其病理性質，主要爲氣、血、陰、陽的虧耗。其病損部位，主要在於五臟，但以脾、腎爲主要環節。虛勞的調理最重要的原則是不可急於求成，它是一個「潤物細無聲」的緩慢過程。

藥方及注解

人參茶

白人參8克。

用法：白人參切片，沸水沖泡，蓋悶15至20分鐘即可。代茶飲之每日1劑。

功效：大補元氣，補脾益肺，生津固脱，安神益智。適用於久病氣虛、脾肺不足、食欲不振、動則氣喘、自汗乏力、面色黃白少華或脈虛、津傷口渴、消渴、失眠、心悸等。

宜忌：不可與蘿蔔、茶葉同食，陰虛火旺者忌服。

人參果露茶

人參10克、鳳梨汁30克、白糖50克，蜂蜜60克。

用法：人參洗淨，切成薄片，加開水浸泡後搗爛，再加入少量白糖浸漬。也

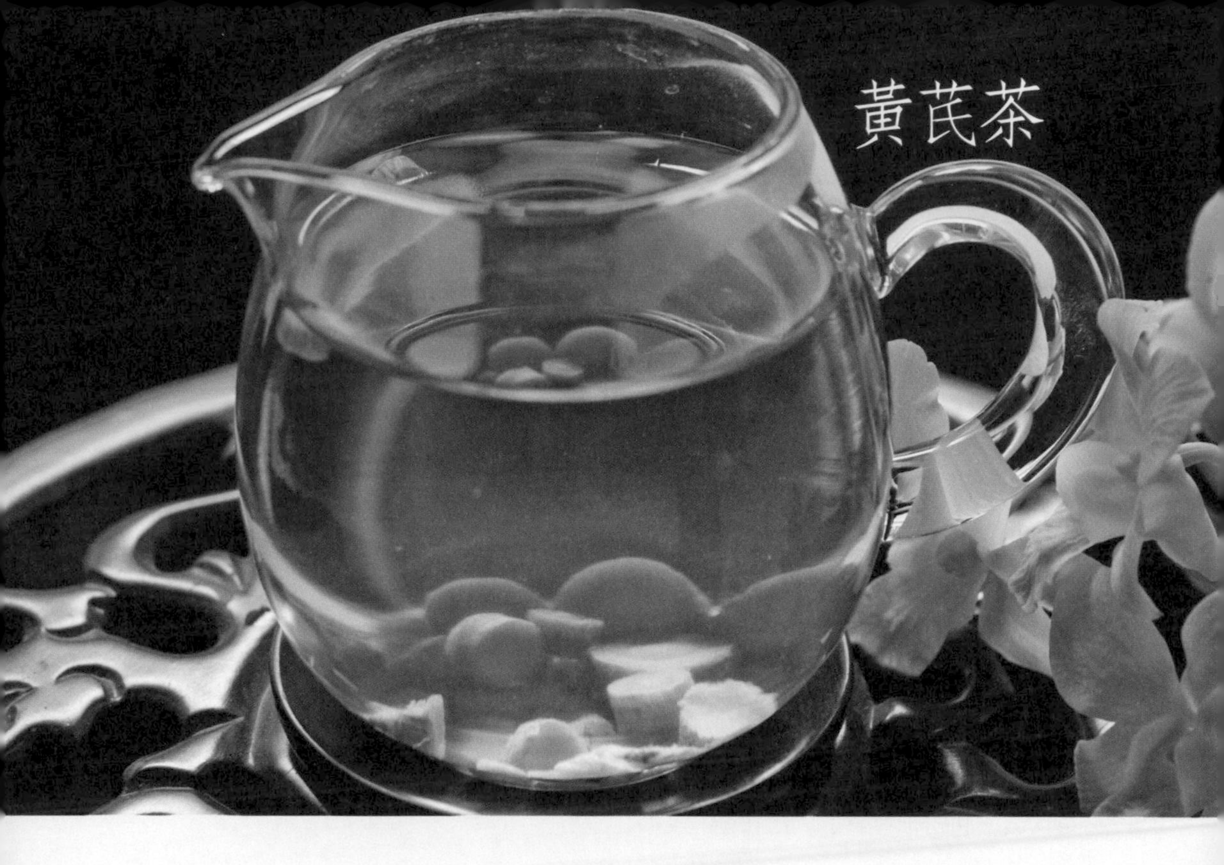

可以直接購買加工好的參片。將剩餘白糖、蜂蜜加入500毫升沸水中，攪勻。將人參汁加入蜂蜜中攪勻即可。飲用時取兩匙，沖以開水，代茶飲，每日2至3次。

功效：大補元氣，適用於乏力氣短，自汗頭暈等症。

黃芪茶

黃芪60至90克，大棗5枚。

用法：上品加水煎煮30分鐘後飲用，再反復煎泡代茶飲。每日1劑，可酌情連服數日至數月不等。

功效：補氣升陽，固表止汗。適用於面色萎黃，乏力倦怠，氣短汗出等症。

參麥茶

太子參10克，浮小麥20克。

用法：開水沖泡20分鐘後頻頻飲用，每日1劑。

功效：益氣斂汗，適用於病後虧虛，倦怠乏力，心悸口乾。

黨參黃米茶

黨參15克，炒米30克。

用法：上藥加水煎煮30分鐘，每日1劑，頻頻飲用。

功效：健脾和胃。適用於食欲不振，大便不成形，乏力倦怠。

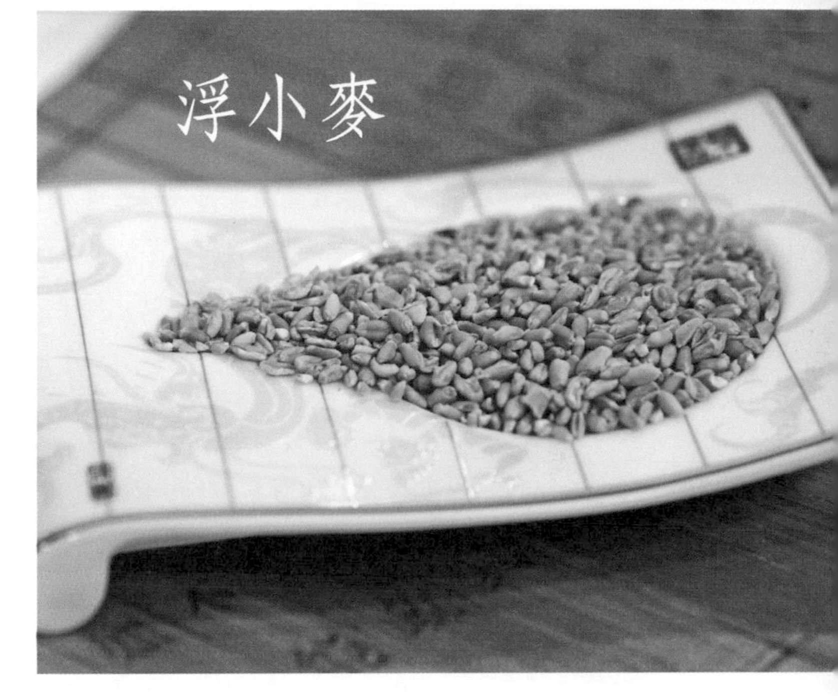

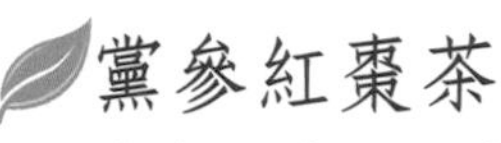

黨參紅棗茶

黨參15克，紅棗5枚。

用法：上藥加水煎煮30分鐘，每日1劑，頻頻飲用。

功效：益氣溫陽。適用於心悸自汗，氣短無力等症。

部分藥材簡介

人參、太子參、黨參：見附錄二（第295、298頁）。

鳳梨：味甘微澀性平溫。歸肺、胃經。解暑止渴、健胃消食、補脾止瀉、清胃解渴，為夏令醫食兼優的時令佳果。適宜身熱煩躁者、腎炎、高血壓、支氣管炎、消化不良者。潰瘍病、腎臟病、凝血功能障礙的人禁食鳳梨，發燒及患有濕疹疥瘡的人不宜多吃。糖尿病忌食。對鳳梨過敏者忌食。鳳梨要用淡鹽水浸泡1小時以上再吃，減少過敏反應的發生。鳳梨和蜂蜜不能同食，會中毒。

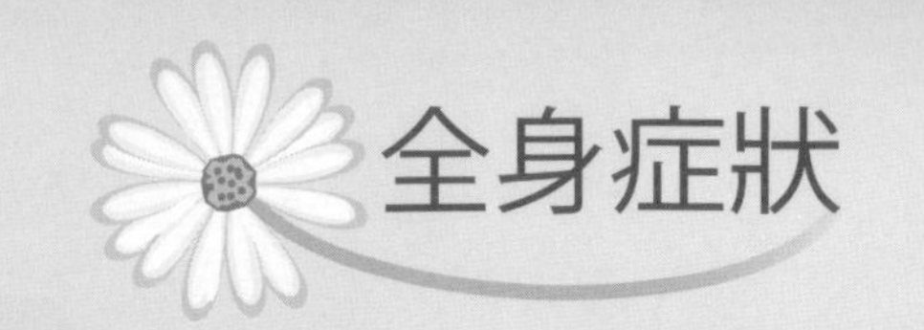

蜂蜜：蜂蜜自古就是排毒養顏的佳品，其中的蜂膠、蜂王漿、花粉等元素，含有多種氨基酸和維生素。新鮮蜂蜜塗抹於皮膚，能起到滋潤營養作用，使皮膚細膩、光滑、富有彈性。優質蜂蜜在室溫下放置數年不會腐敗，表明其防腐作用極強。蜂蜜具有抗菌消炎、促進組織再生的功能。原蜜造血功能好，常吃面如桃花。對行經失血的女性是一大補益。

黃芪：又名黃耆，炒黃芪健脾和胃功效增強；炙黃芪又名蜜炙黃芪、蜜黃芪，補氣潤肺功效增強。味甘性微溫。歸肺、脾、肝、腎經。增強機體免疫、保肝、利尿、抗衰老、抗應激、降壓、抗菌。益氣固表、斂汗固脫、托瘡生肌、利水消腫。黃芪以補虛爲主，常用於體衰日久、言語低弱、脈細無力者。具而補而不膩的特點，可單味使用，也可與其他藥物配伍應用。民間自古就有「冬令取黃芪配成滋補強身之食品」的習慣。表實邪盛、氣滯濕阻、食積停滯、癰疽初起或潰後熱毒尚盛等實症、陰虛陽亢者、須禁服。

浮小麥：爲小麥乾癟輕浮的穎果。別名浮水麥、浮麥。味甘性涼。歸心經。除虛熱、止汗。主治陰虛發熱、盜汗、自汗。無汗而煩躁或虛脫汗出者忌用。

紅棗：紅棗被譽爲「百果之王」。別名大棗、刺棗、山紅棗、山酸棗、山棗等。味甘性溫。歸脾、胃經。補中益氣、養血安神、緩和藥性。維生素含量高，有「天然維生素丸」的美譽。是極佳的滋補良藥，有強筋壯骨、補血行氣、滋頤潤顏的功效。常食大棗可治療身體虛弱、神經衰弱、脾胃不和、消化不良、勞傷咳嗽、貧血消瘦，養肝防癌功能尤爲突出。有「一日吃三棗，紅顏不顯老」之說。紅棗雖好，吃多了會脹氣，應注意控制食量。濕熱重、舌苔黃的人不宜食用。含糖量太高，糖尿病人最好少食用。

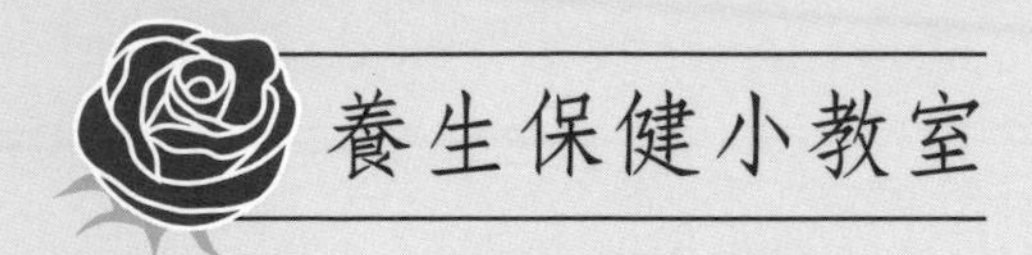

如何進行呼吸操訓練

一、意義

1.呼吸操鍛煉對於慢阻肺、肺纖維化患者來說，改善肺功能的作用不亞於任何藥物治療，而且作用持久。

2.對於吸菸者更有助於改善肺功能，減少吸菸對人體的危害。

3.對於健康人來說，呼吸操鍛煉同樣能起到延年益壽的作用。

二、口訣

不用吃藥不花錢，動靜結合天天練；

「長吁短嘆」（意指：長一聲、短一聲的嘆氣）療肺疾，「捶胸頓足」度百年。

三、方法

1.靜操──「長吁短嘆」：

動作要領：深吸氣，鼓肚皮；慢呼氣，收肚皮。

動作詳解：①最好取平臥位（坐、站亦可），一手置腹部，一手置胸部；②深吸一口氣（約5秒），同時腹部隆起；③慢慢呼出（7至15秒），腹部凹下；④呼氣時縮嘴唇呈魚嘴狀（似吹口哨）。⑤吹/呼氣的力量以將面前一尺處蠟燭的火苗吹斜但不滅爲宜。⑥如此反復一吸一呼爲循環。每次10分鐘，每天至少2次。

2.動操──「捶胸頓足」：

動作要領：雙拳輪番擊打對側胸、背部，交替做下蹲動作（或行進）。

動作詳解：①自然站位，雙手下垂虛握空拳；②左手擊打右胸，同時右手擊打左背。再以右手擊打左胸，同時左手擊打右背；③如此輪番各2次，穿插下蹲2次（亦可在行進中配合擊打代替下蹲動作）。每次10分鐘，每天至少2次。

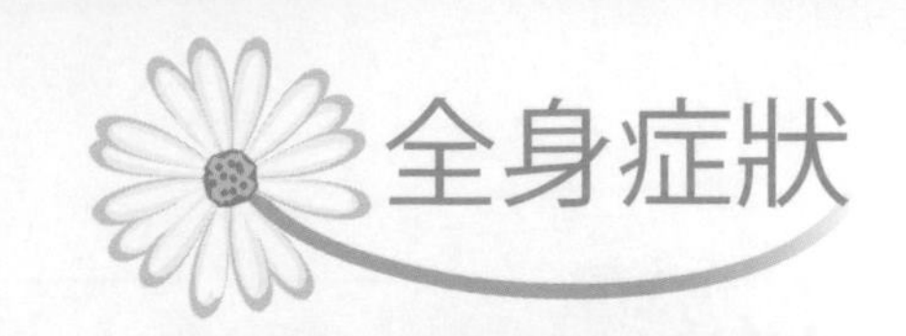

陰|血|虧|損

陰血虧損也稱營血虧虛，包括肝血不足、肺脾兩虛的病症，常見症狀有面色蒼白或萎黃、頭暈目眩，心慌氣短、唇舌紫淡、脈細、婦女月經後期量少，甚至閉經等。包括西醫學所指的各種貧血、血液病、癌症以及各種慢性衰弱症等。

藥方及注解

龍眼茶

龍眼肉5至10枚。

用法：上品沸水沖泡，每日1劑，代茶飲。

功效：補血安神。用於血虛體弱，睡眠不安，驚悸健忘等症。

枸杞五味茶

枸杞子、五味子各5至10克。

用法：上藥共研粗末，每日1至2次，沸水沖泡代茶飲。

功效：用於精血不足，頭暈耳鳴，心悸失眠，視物不清等症。

紅棗養血茶

紅棗5枚，茶葉5克，白糖10克。

用法：紅棗剖開加水與白糖共煮至棗爛熟，茶葉經開水沖泡5分鐘後兑入棗湯，每日1劑，頻頻飲服。

功效：久病體虛，貧血乏力。

棗仁龍眼茶

炒棗仁、龍眼肉、芡實各10克。

用法：上藥共煎成汁，頻頻飲用。

功效：用於血虛精虧引起的心悸失眠，倦怠遺精等症。

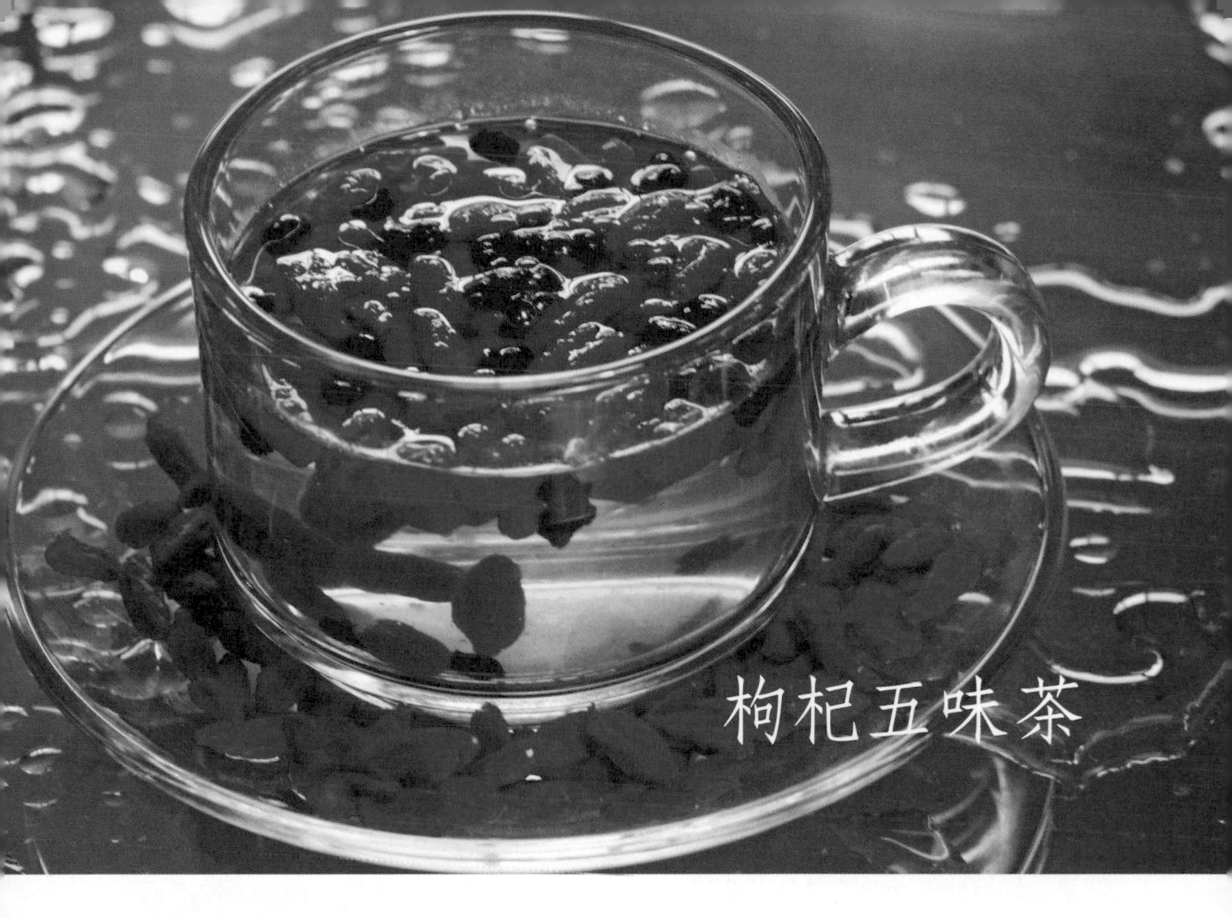

當歸補血茶

當歸6克、黃芪30克。

用法：沸水沖泡，每日1劑，代茶頻飲。

功效：適用於臉色蒼白、貧血氣虛，或產後引起的血虛，疲倦乏力。

部分藥材簡介

枸杞子：味甘性平微寒。無毒。入肝、腎、胃、肺經。用於補虛藥、補陰藥。補腎益精，養肝明目，補血安神，生津止渴，潤肺止咳。治肝腎陰虧、腰膝酸軟、頭暈、目眩、目昏多淚、虛勞咳嗽、消渴、遺精。枸杞溫熱身體的效果相當強，正在感冒發燒、身體有炎症、腹瀉的人最好別吃。適合吃枸杞的是體質虛弱、抵抗力差的人，要長期堅持，每天吃一點，才能見效。

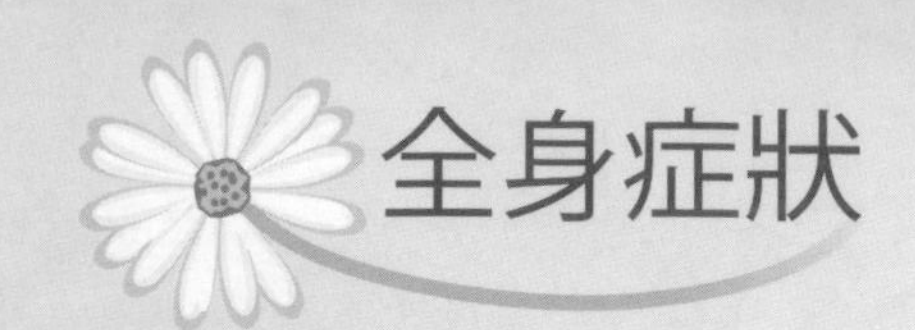

全身症狀

炒棗仁：別名棗仁、酸棗核。味甘性平。無毒。歸心、脾、肝、膽經。養肝、寧心、安神、斂汗。用於神經衰弱、失眠、多夢、盜汗。治虛煩不眠，驚悸怔忡，煩渴，虛汗。實邪鬱火及患有滑泄症者慎服。肝火旺、脾氣急易煩躁或因肝火大而引起的失眠禁用。

龍眼肉：新鮮龍眼肉質極嫩，汁多甜蜜，美味可口。鮮龍眼烘成乾果後即成爲中藥裡的桂圓。別名益智、蜜脾、龍眼乾、龍眼肉、桂圓肉、桂圓。氣微香味甘性溫。歸心、脾經。補益心脾、養血安神、健脾止瀉、利尿消腫。用於氣血不足、病後體虛、血虛萎黃、氣血不足、神經衰弱、心悸怔忡、健忘失眠。脾胃有痰火及濕滯停飲、消化不良、噁心嘔吐者忌服。孕婦尤其妊娠早期不宜服用，以防胎動及早產等。葡萄糖含量較高，糖尿病不宜多服。切不可吃未熟透的龍眼，容易引起過敏。龍眼肉作爲食療品每次食用量以乾品6克爲宜。

芡實：被譽爲「水中人參」。味甘澀性平。無毒。歸心、腎、脾、胃經。收斂固精，適用於慢性泄瀉和小便頻數、夢遺滑精、婦女帶多腰酸等。自古作爲永保青春活力、防止未老先衰之良物。秋涼後如馬上進補，勢必加重脾胃負擔，損害消化功能，此時進補原則是既要營養滋補，又要容易消化吸收。芡實就具有這一特點，它補脾止瀉、益腎固精、祛濕止帶，碳水化合物豐富，脂肪含量少，因而極容易被人體吸收。服用芡實調整後，再服用其他補品，消化系統就能適應了。
宋代大文豪蘇東坡到老年仍身健體壯，面色紅潤，才思敏捷。據他書中自述，主要得益於數十年如一日堅持天天食用熟芡實，所以才腰腿壯健，行走有力。芡實與瘦肉同燉，對解除神經痛、頭痛、關節痛、腰腿痛等虛弱症狀有很大的好處。芡實性質較固澀收斂，大便硬結者不宜食用，常人也不適合把它當主糧。

乾隆長壽的秘訣

從史料得知，明朝皇帝16人，活到70歲以上2人（最高73歲），50歲至60歲2人，40歲至50歲2人，30歲至40歲8人，20歲至30歲2人。平均年齡為39.5歲。

清朝皇帝60歲以上4人，50至60歲2人，40至50歲1人，30至40歲2人，23歲1人，19歲1人。平均年齡為55歲。其中乾隆活得最長為88歲。這其中有什麼奧秘嗎？

作為一個當時最大、最先進的帝國之王，乾隆皇帝健康長壽自然會引發人們的好奇。研究發現，除從小養成的生活規律，喜愛運動等因素之外，長期服用宮廷御醫專門配製的抗衰老醫方也起到了關鍵作用。乾隆常服的補益增壽藥方主要包括龜齡集、秘授固本仙方、健脾固腎壯元方、龜齡酒、松陵太平春酒、椿齡益壽酒等。

「龜齡集」「龜齡酒」是用補腎助陽藥物配製而成。對於治療老年陽虛有奇效。乾隆對於此藥情有獨鍾，常會傳旨詢問宮中的御藥總管龜齡集還剩下多少，並且對配製處方和製備有關事宜都要親自過問。這些藥現在臨床用來治療老年骨質疏鬆症仍有非常好的效果。

「秘授固本仙方」是配製成的丸藥。所謂「固本」其實也是補腎。「健脾固腎壯元方」則是腎脾雙補。中醫認為，腎為先天之本，脾為後天之本。先天之本充實不虛，體質自然康健。如果先天不足，則需要後天來補。

「松齡太平春酒」以松齡為名，比喻人的長壽如松柏常綠不凋。此酒在皇帝雍正年間就已經開始製作，是乾隆十分喜歡飲用的補益藥酒。而「椿齡益壽酒」所說的椿，出自《莊子》一書。「上古有大椿樹，以八千歲為春，八千歲為秋。」因此椿齡就是「萬壽無疆」的意思。此酒具有舒筋活血、潤腸通便、清熱止血之功效。

研究發現，在乾隆皇帝的益壽藥方中，酒劑竟占有一半，可見服用藥酒進行補益增壽是當時宮廷養生的一大特色。後來慈禧太后常飲用的夜合枝酒就是保健與益壽的補酒。身體孱弱的光緒帝也時常在飯前飲上一杯葡萄酒佐餐，只不過他卻未能如願得壽。

除此之外，宮廷膳食結構中常會配備傳統飲食中具有抗衰老作用的藥食兩用材料。如蜂蜜、核桃仁、松仁、枸杞、曬乾棗、香油等。

蜂蜜中含有近47種微量元素以及多種蛋白質。長期服用，可以「強制輕身，不饑不老」。東西方自古就有很多人因久食蜂蜜而壽過百年。因此它的神奇功效早已被人類所公認。

核桃仁是傳統的補益並且能延緩衰老的藥物。現代醫學表明，核桃仁可能具有影響膽固醇在體內合成、氧化和排泄的作用。

松仁以海松子為最好。唐代李珣在《海藥本草》中記載它「主諸風，溫腸胃，久服輕身延年不老」。

枸杞也是中醫傳統上公認的延緩衰老藥物。唐朝詩人劉禹錫曾在《枸杞井詩》中寫道：「僧方藥樹依寒井，井有清泉藥有靈。翠黛葉生籠不愁，殷紅子熟照銅瓶。枝繁本是仙人杖，根老能成瑞犬形。上品功能甘露味，還有一勺可延齡。」

曬乾棗選用的是上等的紅棗曬製而成。紅棗含有蛋白質和豐富的維生素及微量元素鈣、磷、鐵等，能健脾養胃，尤其可以增強肌力，保護肝臟。

香油用芝麻榨成，香味純正，不含雜質。芝麻含有大量的酸性物質及維生素，中醫認為它能補腎肝，潤五臟，養血潤燥，滑利大便等。

這六種食品是清代後宮食品中不可或缺的組成部分，或作菜餚配料，或單獨食用，不僅味道甘美，而且藥效明顯，具有食補的功效。

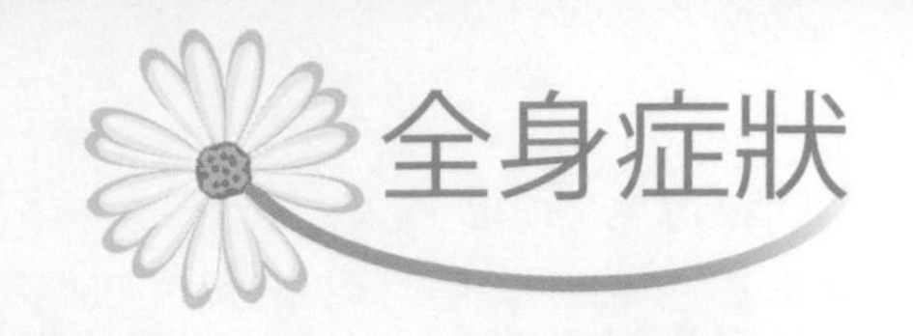

脾|胃|虛|弱

脾胃虛弱分爲脾氣虛、脾陽虛、胃氣虛、胃陰虛。

脾氣虛主要表現：氣短乏力、頭暈、大便溏瀉，容易出血，血色淡，甚至面色蒼白。

脾陽虛主要表現：胃腹冷痛，食生冷油膩就會腹痛腹瀉，大便稀。

胃氣虛主要表現：胃脹，胃痛，打嗝，食少，飯後脹滿。

胃陰虛主要表現：虛火上炎，口乾、容易饑餓，胃酸、隱痛不適，口舌生瘡等。

藥方及注解

茯苓奶茶

茯苓粉10克、牛奶200毫升。

用法：將茯苓粉用涼開水化開，牛奶煮沸後沖入即可。每日晨起服用。

功效：健脾強身，用於脾胃虛弱，消化不良。

健脾茶

白朮、山藥各20克，陳皮10克。

用法：上藥加水煎煮，去渣取汁。每日1劑，代茶飲。

功效：用於脾胃虛弱引起的腹脹，乏力，腹瀉等症。

參杞茶

黨參、枸杞各10克。

用法：上藥加水煎煮，去渣取汁。每日1劑，代茶飲。

功效：健脾補腎，用於脾胃虛弱、腰膝無力等症。

清利茶飲

鮮蘆根2根，竹茹6克，焦山楂、炒穀芽各10克，橘紅、桑葉各6克。

用法：上藥加水煎煮，去渣取汁。每日1劑，代茶飲。

功效：清利頭目，調和脾胃。用於夏季食欲不振，頭暈目脹，倦怠乏力。

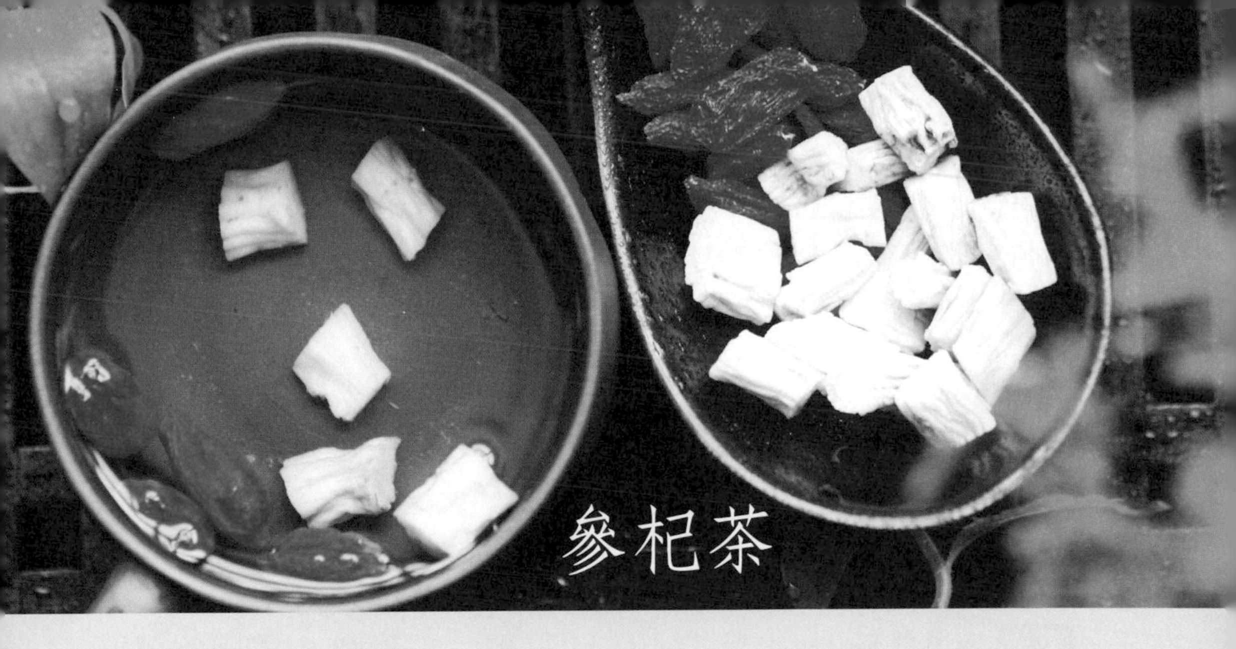

部分藥材簡介

茯苓粉：《紅樓夢》中寫到，當時廣東官員送給賈府女眷幾簍珍貴的禮物，就是茯苓霜。茯苓是滋補佳品，美容祛斑，難怪賈府裡的女人都喜歡。茯苓粉味甘淡性平。利水滲濕、健脾寧心。茯苓能提高機體免疫能力，使細胞組織活性增強，活力增大，使皮膚、毛髮滋潤，美容美髮。「三蘇」之一的蘇轍年少時體弱多病，夏季因脾胃弱而飲食不消，食欲不振；冬季則因爲肺腎氣虛而經常感冒、咳嗽。請了許多大夫，服了許多藥物也未能根除。直到過了而立之年，他向人學習養生之道，練習導引氣功，經常服用茯苓，一年之後，多年的疾病竟消失得無影無蹤。他在《服茯苓賦並引》一文中寫道：「服茯苓可以固形養氣，延年而卻老者。久服安魂魄而定心志，顏如處子，神止氣定。」就連挑剔的慈禧，也長年讓御廚爲她製作茯苓餅食用。

如小便次數和總量增多，服之會影響視力；如汗多者服之，會損傷元氣；腎虛病人，小便次數多或尿失禁，或虛寒之人表現爲滑精清冷者，皆不宜服；氣虛下陷、陰虛口乾之人俱禁用。茯苓惡白斂。畏牡蒙、地榆、雄黃、秦艽、龜甲。忌米醋。

竹茹：竹茹長於清肺化痰；鮮竹茹長於清熱化痰；薑竹茹長於化痰止嘔。竹茹味甘性微寒。歸肺、胃經。清熱化痰，除煩止嘔。用於肺熱咳嗽、膽火挾痰、煩熱嘔吐、驚悸失眠、中風痰迷、舌強不語、胃熱嘔吐、妊娠惡阻、胎動不安、吐血、衄血、尿血、崩漏。寒痰咳喘、胃寒嘔逆及脾虛泄瀉者禁服。

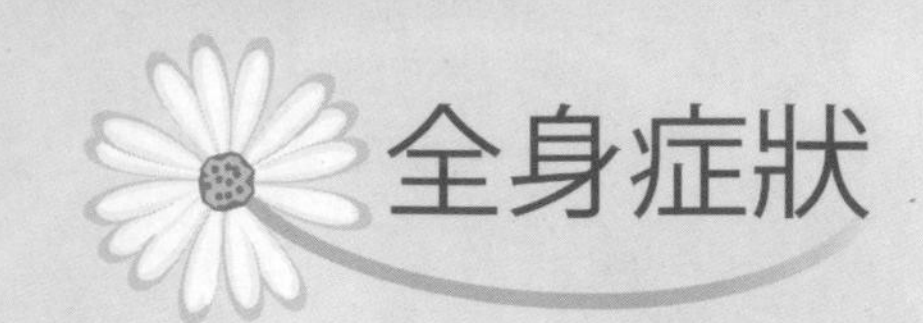

焦山楂：山楂製品。主治秋季腹瀉。味酸甘微澀性微溫。歸脾、胃、肝經。比起生山楂，酸味減弱，苦味增強，長於消食化積、止瀉。中藥店一般都賣焦山楂，有些朋友喜歡自己動手做，方法也很簡單：淨山楂片放鍋內，小火炒至表面焦褐色，內部黃褐色，有清香氣味飄出即可。

橘紅：氣芳香，味辛苦性溫。歸肺、脾經。辛能橫行散結，苦能直行下降，爲利氣要藥。散寒、燥濕、利氣、消痰。用於風寒咳嗽、喉癢痰多、食積傷酒、嘔惡痞悶。陰虛燥咳、久嗽氣虛者慎服。

桑葉：味甘微苦澀性寒。歸肺、肝經。疏散風熱，清肺潤燥，平抑肝陽，清肝明目。降血壓、降血脂、降血糖、利尿、抗炎。

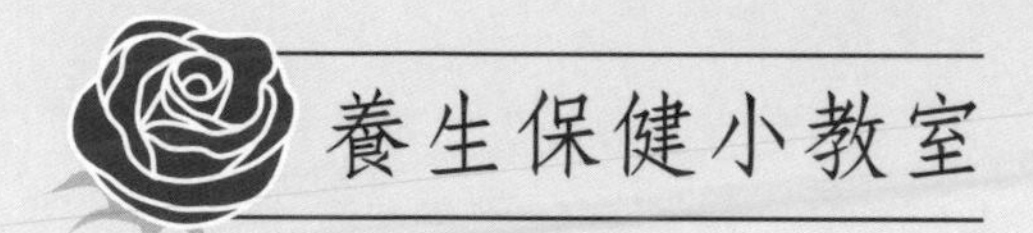

脾胃虛弱的調理策略

一、脾胃虛弱的臨床表現

病程較長，泄瀉時輕時重、時發時止，大便稀溏，色淡無臭味，夾有不消化食物殘渣，食後易瀉，吃多後見腹脹、大便多，平素食欲不振，面色萎黃，神疲倦怠，形體瘦弱，舌質淡，苔薄白。

二、脾胃虛弱的食料

脾胃虛弱，宜食用紅棗、山藥、扁豆、芡實、蓮子肉等。

脾胃虛寒，或寒症引起的胃痛、腹痛、泄瀉等，多食辛熱的蔥、薑、韭、蒜、胡椒等。

胃熱素盛，宜食梨、藕、甘蔗、蜂蜜等乾寒生津之品。

氣機阻滯，宜多食蘿蔔、佛手、金橘，或用橘皮做成的調料。

三、治療脾胃虛弱的藥物

脾胃氣虛可服用參苓白朮散（健脾益氣，和胃滲濕）和香砂養胃丸。脾陽虛可用附子理中丸。胃陰虛成藥較少，可湯藥調理。

瘙癢

瘙癢是許多皮膚病共有的一種自覺症狀，如僅有皮膚瘙癢而無原發性皮膚損害時則稱爲瘙癢病。瘙癢非常難受，一般都會形成「癢—撓—癢」的惡性循環，造成皮膚創傷，病人非常痛苦。

瘙癢分爲全身性瘙癢病和局限性瘙癢病。如果無原發皮損而僅有瘙癢則屬於前者，有原發皮損則屬於後者。蕁麻疹、蟲咬症、藥疹、疥瘡都屬瘙癢症範疇。爲了尋找致病因素，常需作全面體格檢查和實驗室檢查。

藥方及注解

瓜皮薑茶

冬瓜皮、生薑各30克，紅糖、醋各100克。

用法：上藥共煎去渣，頻頻飲服。

功效：適用於食入性過敏症。

脫敏茶

烏梅、防風、柴胡各10克，五味子、生甘草各6克。

用法：上藥煎湯代茶飲，每日1劑，分2次服用。

功效：用於接觸性皮膚過敏症。

艾葉老薑茶

陳茶葉、艾葉各6克，老薑50克，紫皮大蒜2頭。

用法：上藥煎湯，放食鹽少許。外敷患處。

功效：緩解牛皮癬。

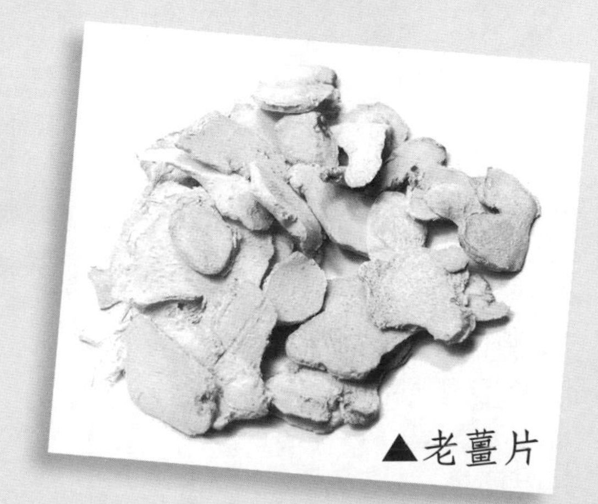

▲老薑片

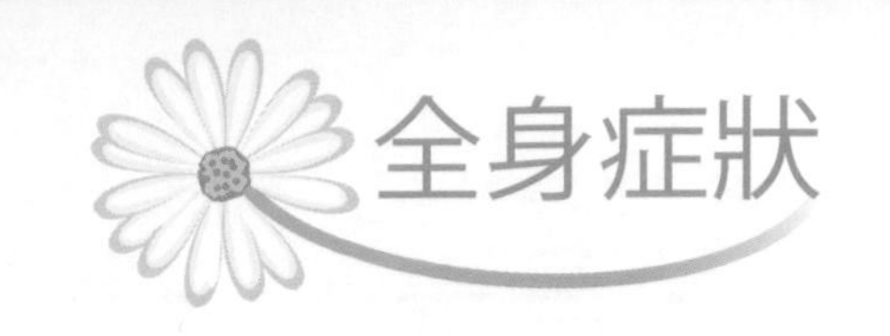

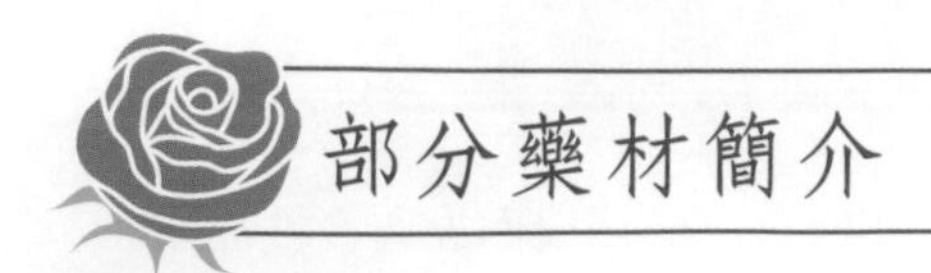

艾葉: 味辛苦性溫。有小毒。歸肝、脾、腎經。散寒止痛、溫經止血。用於少腹冷痛、經寒不調、宮冷不孕、吐血、衄血、崩漏經多、妊娠下血；外治皮膚瘙癢。外用可以灸治或熏洗用。有小毒，食用過量會出現中毒症狀。陰虛火旺、血燥生熱、素有失血病者爲禁。

老薑: 初生之嫩薑其尖微紫，故稱紫薑或子薑，其宿根爲母薑，俗稱薑母，即薑種。老薑皮厚肉堅，內有筋鬚，其香氣不如子薑。味辛辣性溫。歸脾、胃、肺經。解表、散寒、止嘔。陰虛內熱者忌服。

大蒜: 辛辣，有刺激性氣味，對腸道刺激是比較厲害的。依皮色不同可分爲白皮蒜和紫皮蒜；依蒜瓣多少可分爲大瓣種和小瓣種。蒜可食用，可調味，可入藥。被譽爲「天然抗生素」。味辛平性溫。歸脾、胃、肺經。行氣消積，殺蟲解毒，

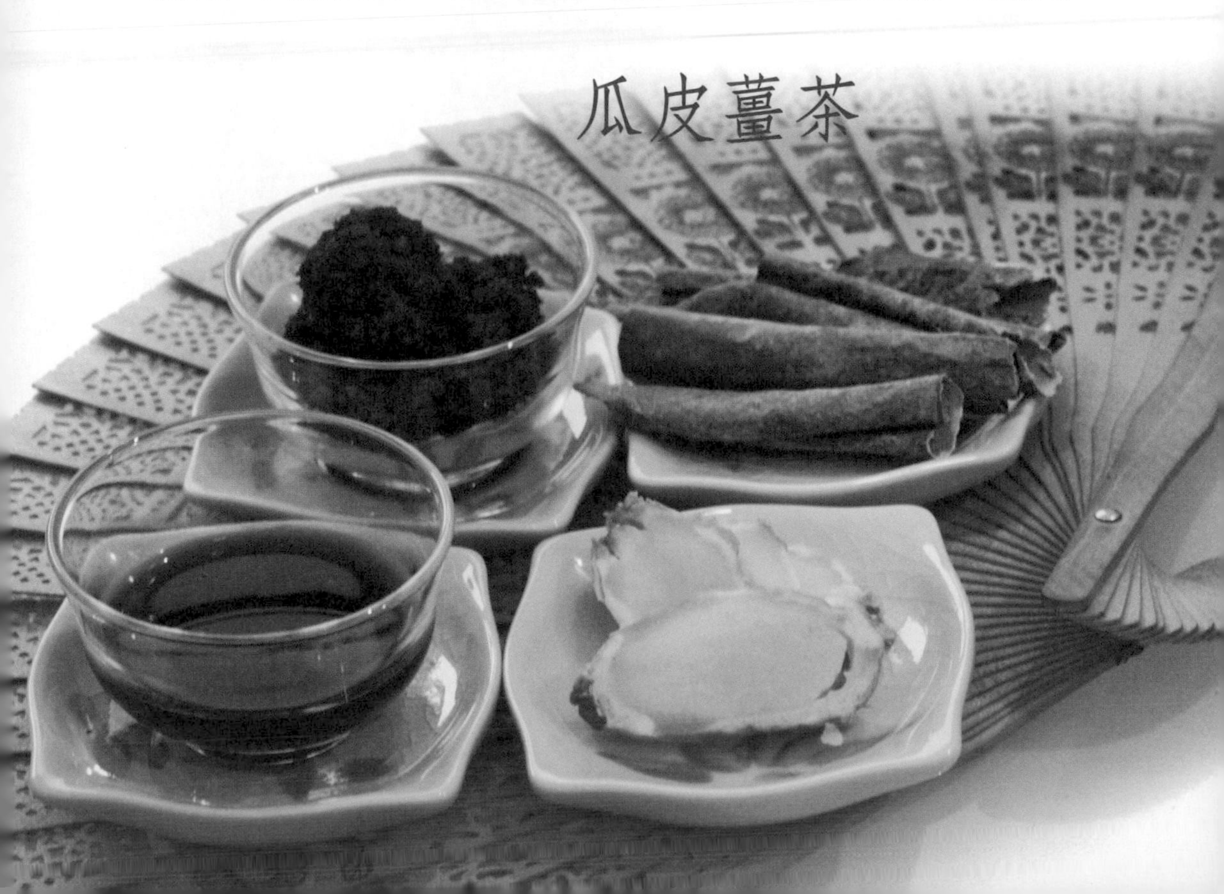

暖脾暖胃。主治飲食積滯、脘腹冷痛、水腫脹滿、泄瀉、痢疾、瘧疾、百日咳、癰疽腫毒、白禿癬瘡、蛇蟲咬傷。也用於感冒、菌痢、阿米巴痢疾、腸炎、飲食積滯、癰腫瘡瘍。夏季宜食。外用能引起皮膚發紅、灼熱、起泡，不宜久敷，皮膚過敏者慎用。陰虛火旺、慢性胃炎、胃潰瘍、眼病、肝炎、非細菌性腹瀉、正在服藥的人都不宜吃大蒜。胎產、痧痘、瘡瘧血證、口齒喉舌諸患、腳氣，都應慎食或忌食。肺胃有熱，肝腎有火，氣虛血弱之人，切勿沾唇。

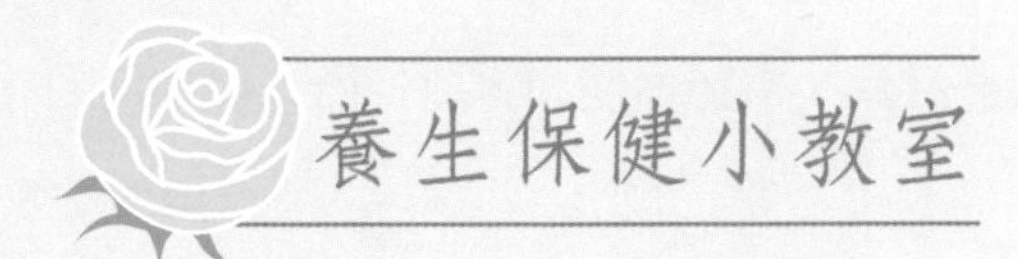

瘙癢的分類、治療和預防

一、瘙癢分為全身性和局限性兩種

1. 全身性瘙癢病：全身各處皆有陣發性瘙癢，且往往由一處移到另一處。瘙癢程度不盡相同，往往晚間加劇，影響睡眠。由於劇烈瘙癢不斷搔抓，全身皮膚出現抓痕、血痂等繼發皮損，有時可有濕疹樣改變、苔蘚樣變或色素沉著，抓傷皮膚易繼發細菌感染。全身性瘙癢病常與某些系統性疾病如糖尿病、尿毒症、肝膽疾病、內臟腫瘤、血液病、甲狀腺疾病、變應性疾病、腸道寄生蟲、習慣性便秘、月經不調、妊娠及精神焦慮、神經性疾病等有關。

全身性瘙癢病又可分為：

（1）老年性瘙癢病：多由於皮脂腺分泌功能減退，皮膚乾燥和退行性萎縮等因素誘發，軀幹多見。

（2）冬季瘙癢病：由寒冷誘發，常伴皮膚乾燥，脫衣睡覺時加重。

（3）夏季瘙癢病：高熱、潮濕常是誘因，出汗常使瘙癢加劇。

2. 局限性瘙癢病：指瘙癢發生於身體的某一部位。病因有時與全身性瘙癢病相同，如糖尿病既能引起全身瘙癢，也可引起局限性瘙癢病。

（1）肛門瘙癢病：最常見。男女均可發病，多見於中年男性，兒童多見於蟯蟲患病者。瘙癢往往局限於肛門周圍，有時向前蔓延至陰囊，向後至臀溝兩側。肛門周圍皮膚常呈灰白色或淡白色浸漬，肛門皺襞肥厚，因搔抓而發生輻射狀的皸裂；有時發生繼發性感染；日久肛門周圍皮膚增厚而成苔蘚化，也可發生色素沉著。

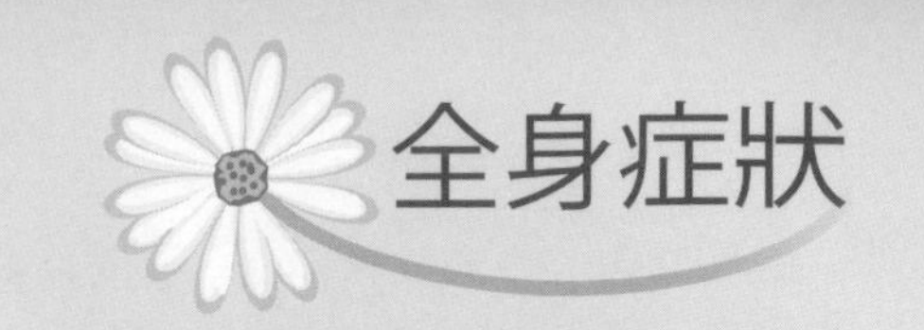

（2）女陰瘙癢病：主要發生在大陰唇、小陰唇，陰阜和陰蒂亦可發生。因瘙癢常常不斷搔抓，外陰皮膚肥厚，呈灰白色浸漬，陰蒂及陰道黏膜可出現紅腫及糜爛。

（3）陰囊瘙癢病：瘙癢發生在陰囊，但亦可波及陰莖或肛門。由於不斷搔抓，陰囊皮膚肥厚、色素沉著、苔蘚樣變，有的患者可見糜爛、滲出、結痂及濕疹樣改變。

（4）其他：如頭部瘙癢病、小腿部瘙癢病、掌蹠瘙癢病。此外尚有遺傳性局限性瘙癢病，多見於20至30歲婦女。

二、瘙癢的治療和預防

1. 治療

（1）一般治療：注意皮膚衛生，注意生活規律。出現瘙癢後儘量避免搔抓、熱水燙洗，避免飲酒、喝濃茶及辛辣食品的刺激。伴系統性疾病者應積極治療原發病；神經衰弱的人可適當選用鎮靜、催眠劑，以減少煩躁感。

（2）全身治療：在醫院會有許多適合各種瘙癢的藥物，這裡不一一贅述。

（3）局部治療：選用外用藥物法（如軟膏或霜劑）、局部封閉療法（如皮損處皮下浸潤注射）、物理治療法（如紫外線照射、皮下輸氧、澱粉浴、糠浴或礦泉浴等）。

2. 預防

（1）減少洗澡次數，以免皮膚油脂過多流失。若每天洗澡，則水溫要適中，不要過熱，時間要縮短。多飲水，補充肌體和皮膚的水分喪失。

（2）飲食補充：多吃粗糧、多吃富含維生素的食品、不吃辛辣食物。

（3）滋潤皮膚：可選用甘油、凡士林、橄欖油等滋潤性較強的護膚產品，鎖住皮膚表面水分，緩解乾燥瘙癢。

（4）選對衣服：穿寬鬆棉質、絲質的衣服，不穿化纖衣物，化纖與皮膚摩擦產生的靜電對皮膚的刺激會增加瘙癢程度。新買來的內衣清洗後才能穿。

（5）生活規律，心情放鬆，保證睡眠，適度運動。

（6）加強皮膚撫觸。嬰幼兒皮膚瘙癢時，母親的撫觸會讓寶寶情緒穩定，健康發育。用溫熱的手掌及指腹輕輕按摩寶寶全身的皮膚，可緩解瘙癢。

（7）積極治療原發病症：糖尿病、腎病、肝病等都會引起或加重皮膚瘙癢，積極治療這些原發病症，配合瘙癢的治療，才會有成效。

曾國藩「虯藤化蟒」的傳說

曾國藩在歷史上被譽為清代中興功臣，一代理學儒宗，修齊治平的典範。作為傳統意義上的「一代完人」，從他一出生便被賦予了神秘乃至傳奇的色彩——這就是有名的「虯藤化蟒」：他家的老宅子裡有一棵百年老藤，狀似蟒蛇。巧合的是曾國藩一出生便是滿身魚鱗。於是當地人就斷言他是老藤投胎，化為巨蟒，日後必然大富大貴。後來的發展似乎也真的驗證了這一點，他權傾朝野，位列三公，拜相封侯。在剿滅了太平軍後，一度甚至有黃袍加身的機會。只是他選擇了功成、名遂、身退的「萬全」之策。於是關於「虯藤化蟒」的說法愈加甚囂塵上了。

然而，傳說終究是傳說。現在來看，他無非是患了遺傳性隱性魚鱗病而已。這種病出生即有，且僅發於男性，常見於屈側肢體和多皺褶處。實際上，曾國藩在承載著家人、友人乃至國人「必成貴人」的期許的一生中，也一直在承受著瘙癢難耐的煎熬。翻看一下他著名的《家書》，除大到處理國事家事的行為準則，小到柴米油鹽事無巨細的囑咐絮叨外，對病情帶來痛苦的訴說俯拾皆是：「瘡癬並未少減，痛癢極苦」，「癬癢迄未甚愈」，「間能成眠，為近年所僅見」……

為解決奇癢難忍帶來的痛苦，飽讀詩書的曾國藩甚至開始鑽研醫術，為自己開處方。在他寫給兒子的信中，曾有「每月兩逢節氣，服歸脾湯三劑」的記載。中醫將魚鱗病稱為「蛇皮癬」，認為多是屬於氣血不足，肌膚失養所致。由此看來，曾國藩不僅是個傑出的政治家、軍事家、教育家和思想家，還是個水準不低的中醫大夫。這正應了那句古話，「秀才學醫，籠裡捉雞」。

那麼，應該如何看待「虯藤化蟒」的說法呢？恐怕只能用巧合來解釋了——碰巧他家有一棵百年老藤，碰巧他患了遺傳性隱性魚鱗病，最後，他碰巧有個輝煌的一生……當然，最後這個「碰巧」不甚準確，這完全得益於他自身的不懈努力。通過他的自述可見其刻苦用功之深，「早歲篤志為學」，讀書更是「一句不通，不看下句；今日不通，明日再讀；今年不通，明年再讀」。除此之外，或許「虯藤化蟒」的說法帶給他的強烈的心理暗示也在某種程度上發揮了一定的作用。

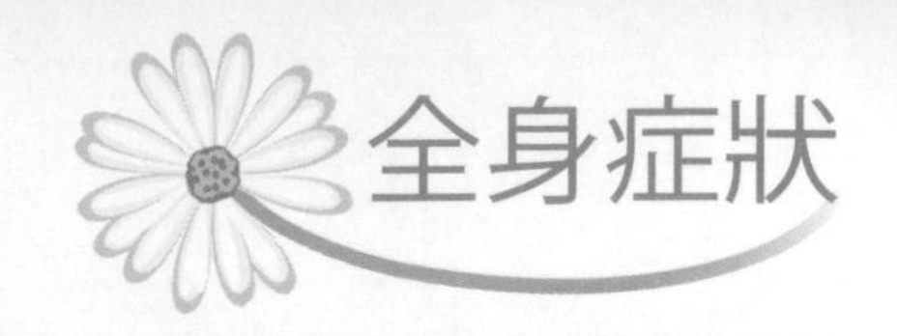

抑鬱

現代社會，工作節奏加快，生活壓力增大，很多人出現不同程度的抑鬱。抑鬱會出現很多軀體症狀和生理機能障礙，如失眠等。

抑鬱常見的表現爲情緒低落，不願與人接觸，迴避刺激，悶悶不樂，悲痛欲絕，如果這些不良情緒持續達兩個星期，再伴隨有以下症狀中的四項，那麼基本可以斷定爲抑鬱。

1.對日常生活喪失興趣，無愉快感。

2.精力明顯減退，無原因的持續疲乏感。

3.自信心下降或自卑，或有內疚感；常有無價値感、無助感、絕望感。

4.失眠、早醒或睡眠過多。

5.食欲不振，體重明顯減輕。

6.有自殺意念或行爲。

7.性欲明顯減退。

8.注意力集中困難或下降，記憶力減退。

9.聯想困難，自覺思考能力顯著下降。

抑鬱心境一天中有較大波動，常以早上最重，然後逐漸減輕，到晚上最輕。抑鬱與抑鬱症不同。

藥方及注解

甘麥大棗茶

浮小麥15克、大棗5枚、甘草10克。

用法：上藥煎湯代茶飲，每日1劑，分2次服用。

功效：適用於更年期情緒急躁，喜怒不定。

參棗茶

黨參10克、紅棗5枚、陳皮10克。

用法：上藥煎湯代茶飲，每日1劑，分2次服用。

功效：心氣不足引起的胸悶，嘆氣等症。

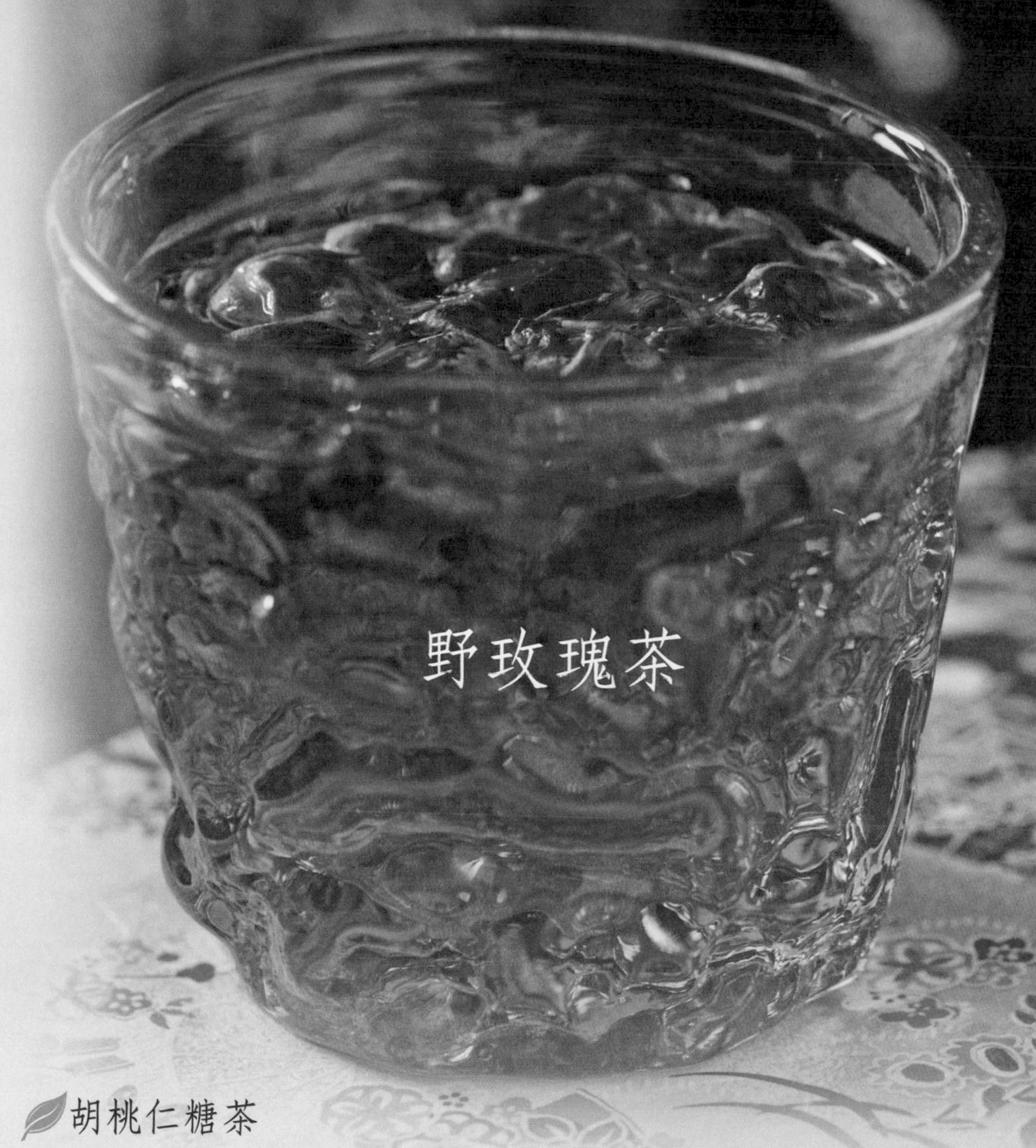

胡桃仁糖茶

胡桃仁10克，白糖適量。

用法：胡桃仁煎湯後兑入白糖，頻頻飲服。

功效：腎氣不足引起的失眠、抑鬱等症。

野玫瑰茶

野玫瑰花適量。

用法：開水沖泡，即可飲用。

功效：芳香解鬱，疏肝理氣，美容養顏。

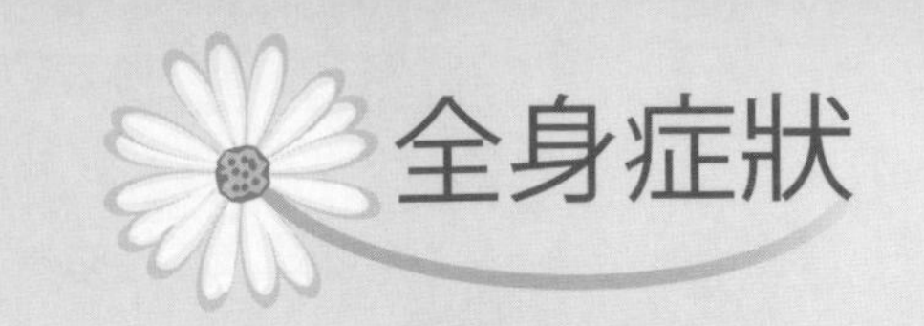

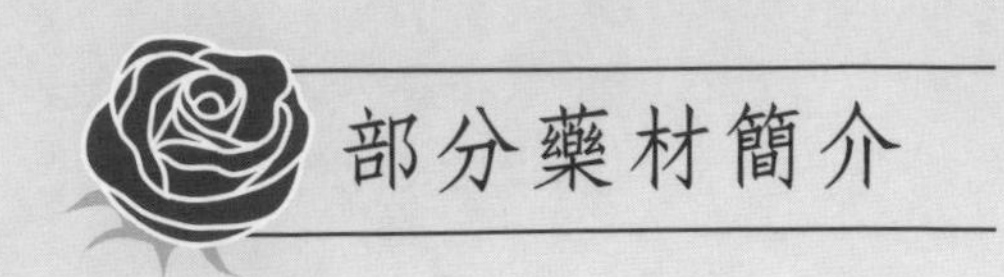

胡桃仁：即核桃仁。我們常用核桃、糙米、豆沙、蓮子、紅棗等放在一起做成八寶飯，香甜適口，補養身體。味甘性溫潤。無毒。歸腎、肺、大腸經。健胃補血、補腎養血、潤肺定喘、潤腸通便。用於腰膝酸軟，陽痿遺精，虛寒喘嗽，大便秘結。核桃仁是一味烏髮養顏、潤膚防衰的美容佳品。著名京劇表演藝術家梅蘭芳先生老年時仍然面色紅潤，這與他經常食用「核桃粥」分不開。每天早晚吃幾枚核桃，大有裨益。生吃核桃與桂圓肉、山楂，能改善心臟功能。核桃還廣泛用於治療神經衰弱、高血壓、冠心病、肺氣腫、胃痛等症。

野玫瑰：見附錄一（第291頁）。

浮小麥：爲小麥乾癟輕浮的穎果。味甘性涼。歸心經。除虛熱、止汗。主治陰虛發熱、盜汗、自汗。無汗而煩躁或虛脫汗出者忌用。

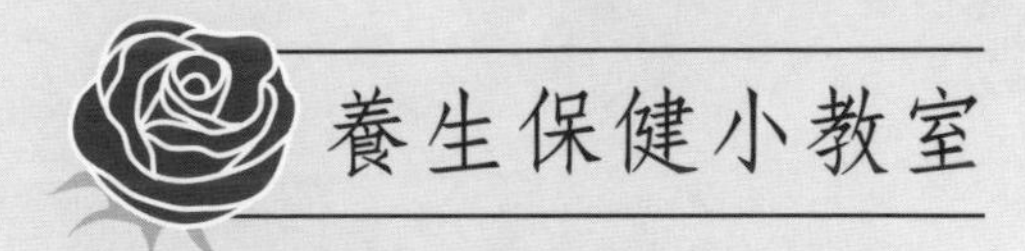

如何解除抑鬱心理

當今社會，人們學習、生活的壓力越來越重，一些性格內向、內心脆弱的人常常因某種社會因素或心理因素，如夫妻爭吵、工作困難、人際關係緊張等，陷入一種持久的心境低落狀態，也就是通常所說的抑鬱狀態。

引起抑鬱的原因通常有：

一、心理和社會因素：在競爭意識越來越強、競爭越來越激烈的現代社會，人際關係也變得日漸複雜、冷漠起來。客觀上的精神壓力以及隨之而來的考試落榜、畢業失業、戀愛失敗、工作變動、家庭矛盾、婚姻變故、失去親人、經濟損失等各種意外打擊，都會導致情緒低落。

二、遺傳因素：抑鬱會有遺傳，上代或隔代親人中有人曾經抑鬱，遺傳的可能性比較大。

三、季節因素：多數人莫名其妙地發病，與季節變化有關，這種情況的治療以吃藥爲主。

四、藥源性因素：一些治療高血壓的藥物能引起某些患者出現抑鬱發作，應立即停藥。

情緒有起落，這是正常的，人的一生不可能永遠保持在一個高情緒狀態。遇到意外、心情不佳，偶爾低落一下，應該接受。如果低落情緒長時間不改變，並妨礙心理功能（如注意力、記憶、思考、抉擇等）或社會功能（如上學、上班、家務、社交等），就應引起重視。很多抑鬱的人早期沒有引起足夠重視，未進行調節，最後釀成自殺的悲劇。如果發現自己情緒不好，可以找朋友傾訴，找心理醫生諮詢，適當外出交友，散心，不要把自己關在封閉環境中，不要一味壓抑。學會自我接納，學會自我調節，才是告別抑鬱的靈丹妙藥。

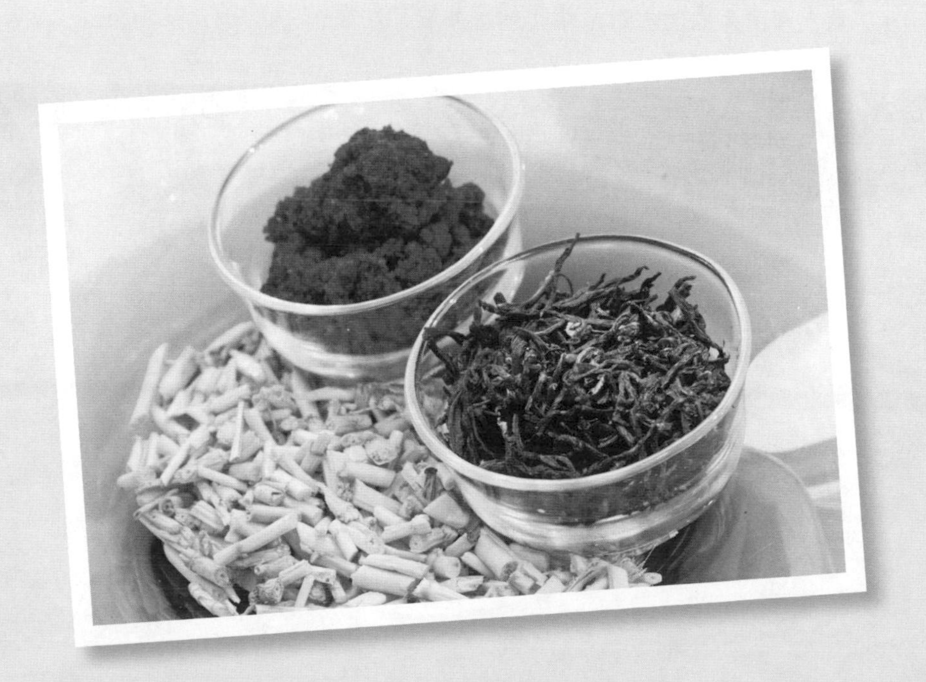

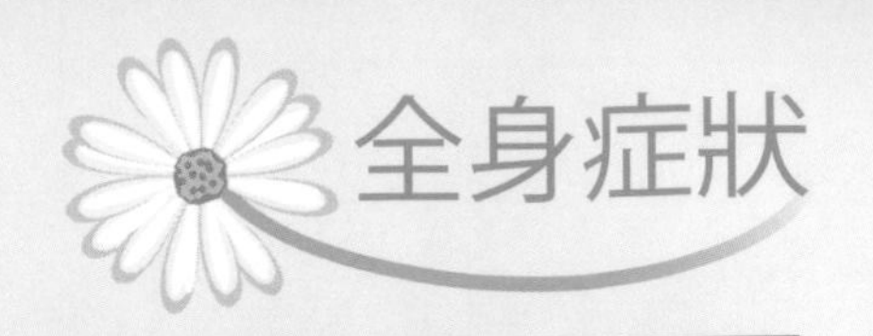

出|汗

進入夏季，有的人大汗淋漓，而有的人渾身發燙卻不怎麼出汗。出汗太多和不出汗，對人身體都不好。出汗太多，身體水分和鹽分流失過多，如不及時補充，會出現休克；而完全不出汗，則意味著循環和代謝系統運行不暢，不能帶走體內的毒素。

藥方及注解

一、自汗

小麥稻根茶

浮小麥、糯稻米根各30克，大棗5枚。

用法：上藥煎湯去渣，頻頻代茶飲服。

功效：固表益氣，適於氣虛不固引起的自汗症。

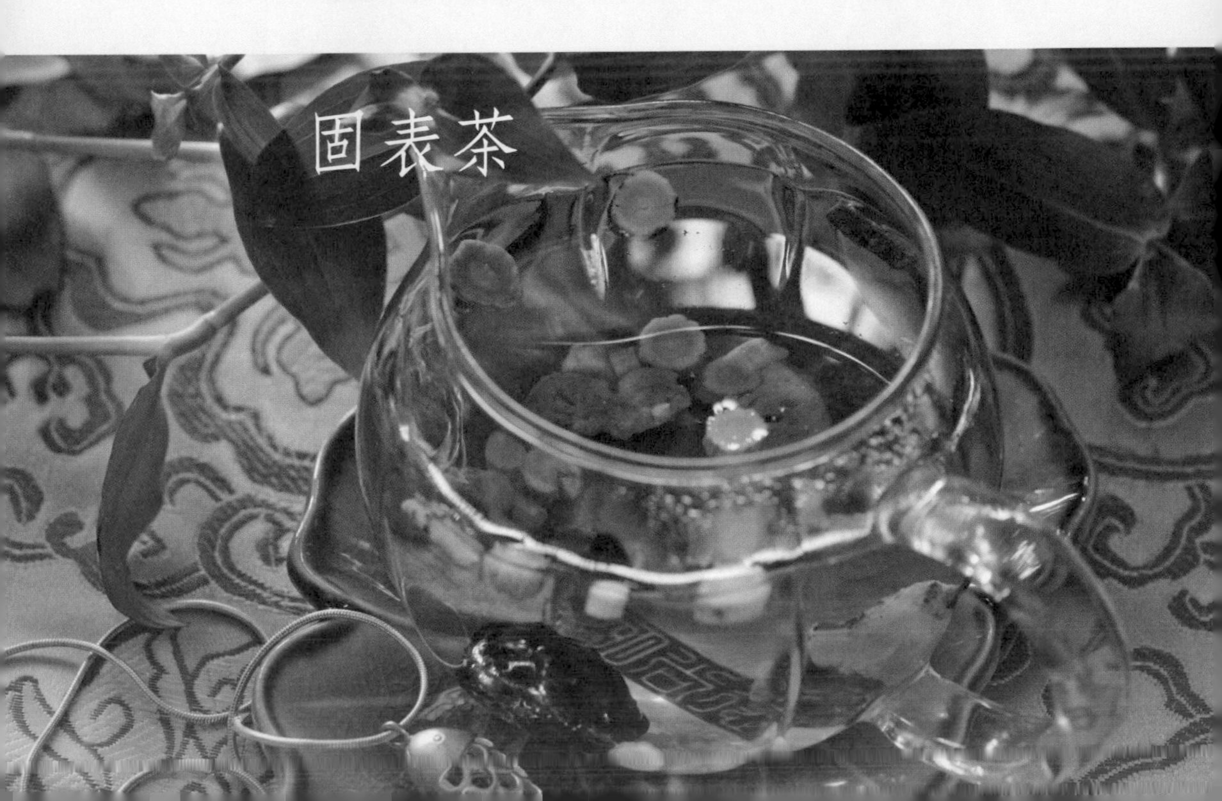

固表茶

黃芪30克，防風、白朮、烏梅各10克。

用法：上藥以開水燜泡15分鐘以上，頻頻代茶飲服。

功效：益氣固表，斂汗止渴。適用於表虛自汗、口渴、容易感冒者。

山麥茶

山萸肉15克，浮小麥30克，地骨皮、黃芪皮各5克。

用法：上藥以開水燜泡15分鐘以上，頻頻代茶飲服。

功效：補虛斂汗止渴。適用於自汗，消渴等症。

二、盜汗

黃豆麥棗茶

生黃芪、穭豆衣、浮小麥各15克，紅棗5枚。

用法：上藥煎湯代茶飲，每日1劑，分2次服用。

功效：益氣斂汗，調和營衛。適用於盜汗症。

小麥麻根茶

浮小麥30克，麻黃根5克。

用法：上藥煎湯代茶飲，每日1劑，分2次服用。

功效：養心斂汗，用於盜汗症。

蔗葉茶

甘蔗葉60至100克。

用法：上藥煎湯代茶飲，每日1劑，分2次服用。

功效：養陰斂汗，用於陰虛之盜汗症。

山萸防風茶

山茱萸、防風、黃芪各9克。

用法：水煎服或沖泡。

功效：益氣固表。用於氣虛不固引起的盜汗。

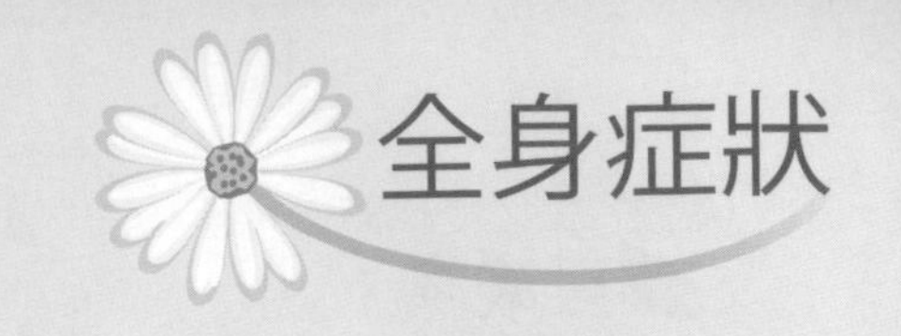

三、汗出不止

山萸白朮茶

山茱萸、白朮各15克，龍骨、牡蠣各30克。

用法：水煎服。

功效：健脾益氣。用於脾腎氣虛引起的汗出不止。

部分藥材簡介

糯稻米根：味甘性平。歸肝經。養陰除熱，止汗。用於治療陰虛發熱、自汗盜汗、口渴咽乾、肝炎、絲蟲病等疾病。對病後陰虛發熱及肺癆蒸熱盜汗者，尤爲適宜。

山萸肉：味酸澀性微溫。歸肝、腎經。補益肝腎，澀精固脫。用於眩暈耳鳴、腰膝酸痛、陽痿遺精、遺尿尿頻、崩漏帶下、大汗虛脫、內熱消渴。山萸肉對心血管系統、免疫系統都有保護和提高作用，還有抗炎、抗菌、抗應激、抗氧化、降血脂作用。命門火熾、強陽不痿、素有濕熱、小便淋澀者忌服。

地骨皮：枸杞的根就是地骨皮。味甘性寒。歸肺、肝、腎經。具有清肺降火、降血糖等功效。用於陰虛潮熱、骨蒸盜汗、肺熱咳嗽、咯血、衄血、血淋、消渴、高血壓、癰腫、惡瘡。脾胃虛寒者忌服。眞寒假熱者勿用。虛勞火旺而脾胃薄弱、食少泄瀉者宜減。忌鐵。

黃芪皮：參見「黃芪」（第114頁）。

穭豆衣：黑大豆用清水浸泡，發芽後搓下種皮曬乾。味甘性平。歸肝經。平肝息風、養血平肝、滋陰清熱。主治血虛肝旺所致的頭暈頭痛、潮熱盜汗等。

麻黃根：麻黃根除去雜質、洗淨、潤透、切厚片、乾燥，即可入藥。味甘性平。歸肺經。斂汗固表。治陽虛自汗、陰虛盜汗。止汗、實表氣、固虛、消肺氣、梅核氣。

甘蔗葉：含有豐富的糖分、水分、各種維生素、脂肪、蛋白質、有機酸、鈣、鐵等物質，主要用於製糖。甘蔗葉富含維生素C、烏頭酸等。能清、能潤，甘涼滋養，敗火健脾。唐代詩人王維在《櫻桃詩》中寫道：「飲食不須愁內熱，大官還有蔗漿寒。」李時珍說：「凡蔗榕漿飲固佳，又不若咀嚼之味永也。」味甘性寒。歸肺、胃經。清熱、生津、下氣、潤燥、補肺、益胃。清熱解毒、生津止渴、和胃止嘔、滋陰潤燥。主治口乾舌燥，津液不足，小便不利，大便燥結，消化不良，反胃嘔吐，打嗝，高熱煩渴等。還可以通便解結，緩解酒精中毒。脾胃虛寒、胃腹寒疼者不宜食用。糖尿病不宜。瓤紅色的甘蔗不能吃，會中毒。

龍骨：爲古代哺乳動物如象類、犀牛類、三趾馬等的骨骼化石。「骨五色者上，白色者中，黑色者次，黃色者稍得，經落不淨之處不用。」味甘澀性平。重鎮安神。斂氣逐濕、止盜汗、澀精止血。主治夜臥盜汗、夢遺、滑精、腸風下血、瀉痢、吐衄血、崩漏帶下。外用可斂瘡口。有濕熱、實邪者忌服。

牡蠣：屬牡蠣科或燕蛤科，雙殼類軟體動物。味鹹性微寒。歸肝、膽、腎經。用於平肝息風藥、養陰藥。收斂、鎮靜、解毒、鎮痛。體質虛弱兒童、肺門淋巴結核、頸淋巴結核、瘰鬁者、陰虛煩熱失眠，心神不安者、癌症及放療、化療後、糖尿病人、乾燥綜合症、高血壓、動脈硬化、高脂血症、婦女更年期綜合症、懷孕期間宜食。可作爲美容食品食用。多服久服易引起便秘和消化不良、便秘。急慢性皮膚病患者忌食。脾胃虛寒、慢性腹瀉、便池者不宜多吃。牡蠣惡麻黃、吳茱萸、辛夷。與啤酒同食易發痛風。

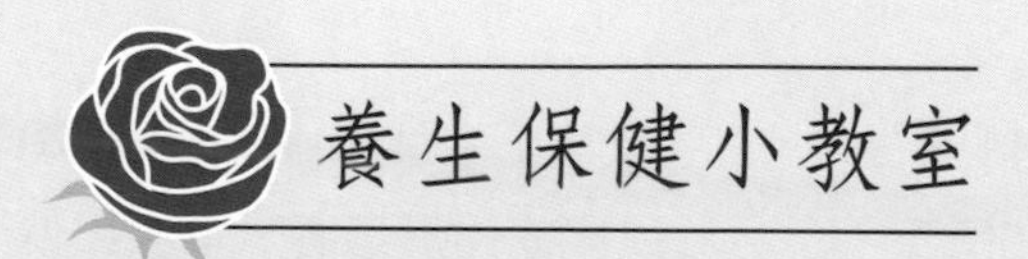

出汗的分類和特點

一、人的汗腺非常發達，出汗可分為三種：

1.溫熱性出汗：由外界溫度升高而引起，一般除手掌和足趾以外，全身其他皮膚都可出汗。通過出汗發散熱量調節體溫。夏天坐著工作，每天的發汗量約爲300克；體力勞動時可提高10倍。

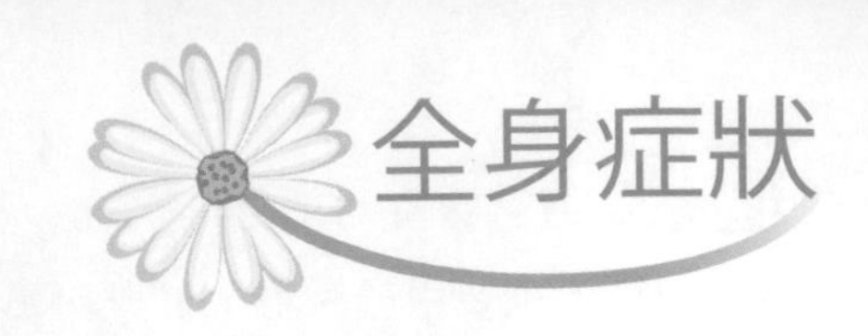

2.精神性發汗：由精神興奮或痛覺刺激等原因引起，發汗主要見於手掌、足趾和腋窩3個部位。精神性出汗從加刺激到發汗的潛伏期極短，只有數秒到20秒。

3.味覺性出汗：屬生理現象，如吃刺激性食物（辣椒、大蒜、生薑、可可、咖啡）後引起的多汗。

二、傳統中醫學對出汗方式也作了區分：

1.自汗：不是因爲天氣悶熱、服用發汗藥及其他刺激因素而經常出汗，稱「自汗」。自汗多因肺氣虛弱、衛陽不固、津液外泄所致，故常伴有神疲、乏力、氣短、畏寒等陽氣虛損的症狀。多見於患有佝僂病的孩子及甲狀腺機能亢進的患者。

2.盜汗：入睡則汗出，醒後則汗止。盜汗多因陰虛而致，陰虛則陽亢，陰不禦陽，津隨液爲汗，故常伴有五心煩熱、失眠、口咽乾燥等症狀。常見於肺結核浸潤期患者。

3.顫汗：即全身顫慄後汗出，是熱性病過程中正邪抗爭的一種表現。如顫汗後熱退，脈靜身涼，表示邪去正安，元氣恢復，是一種好現象。若汗出後四肢厥冷、煩躁不安，表示正不勝邪，正氣隨著虛弱下去，則是危重症候。顫汗多見於各種傳染病的初、中期。

4.絕汗：指病情危重，正氣衰弱、陽氣欲脫時，汗淋漓不止，多伴有呼吸急促、四肢厥冷、脈象微弱，時有時無等危症，是陽氣將絕之象，多見於心衰、虛脫的病人。

5.頭汗：出汗僅限頭部。多因上焦邪熱，或中焦濕熱鬱蒸所致，多見於陽明熱症和濕熱症。若見於大病之後，或老年人氣喘而頭額汗出，則多爲虛症。如重病末期突然額汗大出，是屬虛陰上越，陰虛不能附陽，陰津隨氣而脫的危象。但小孩睡覺時也常常頭部出汗，若無其他症狀，則不屬病象。

6.偏汗：俗稱「半身汗」。見於身體左側或右側，上半身或下半身。皆爲風痰或風濕之邪阻滯經脈，或營衛不周，或氣血不和所致。多見於風濕或偏癱患者。老人出偏汗可能爲中風先兆。

7.冷汗：指畏寒、肢冷而出汗。汗前並不發熱，口不渴，常伴有精神不振、面色蒼白、大便稀溏、小便清長、脈遲沉、舌淡等寒症表現。多因平素陽虛、衛氣不足所致，也可因受驚嚇引起。

此外，手心出汗往往是精神過於緊張；胸口出汗是思慮過度；經常稍一動就出汗者，不是過於肥胖就是體質過於虛弱；糖尿病人的汗微帶芳香；肝硬化病人的汗帶有一種特殊的肝腥味。

失|眠

失眠指無法入睡或無法保持睡眠狀態，導致睡眠不足，又稱入睡和維持睡眠障礙，中國醫學又稱其爲「不寐」「不得眠」「不得臥」「目不瞑」，是以經常不能獲得正常睡眠爲特徵的一種病症，爲各種原因引起入睡困難、睡眠深度或頻度過短（淺睡性失眠）、早醒及睡眠時間不足或品質差等。

長期失眠會導致焦慮、煩躁、抑鬱。「沒睡好覺」的人一般一眼就能看出來，出現黑眼圈、眼袋、無精打采、失神、記憶力差、注意力不集中、工作效率下降等現象。

歷代醫家認爲失眠的病因病機以七情內傷爲主要病因，其涉及的臟腑不外心、脾、肝、膽、腎，其病機總屬營衛失和，陰陽失調爲病之本，或陰虛不能納陽，或陽盛不得入陰。中醫認爲陰陽失和是失眠的關鍵所在。

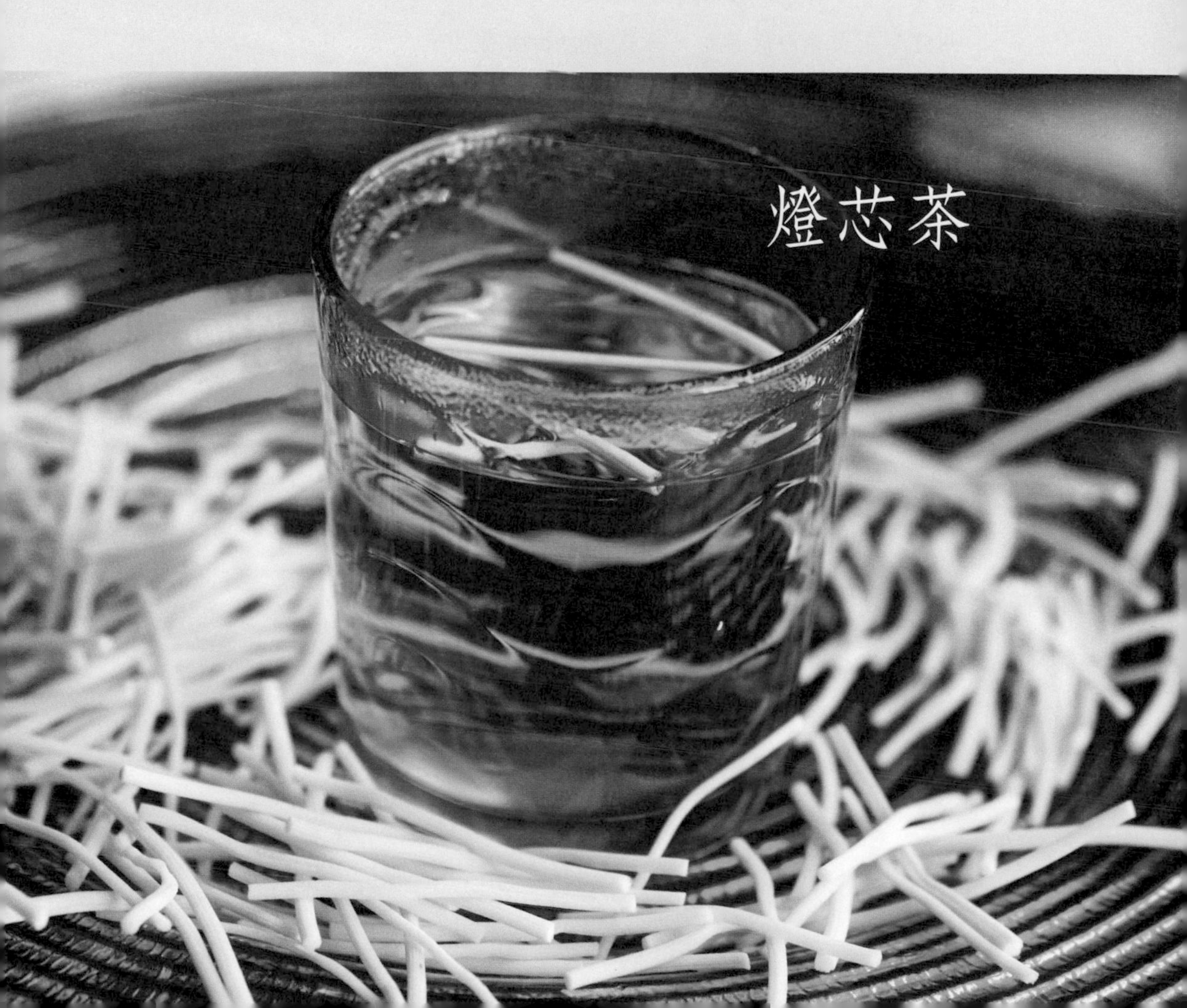
燈芯茶

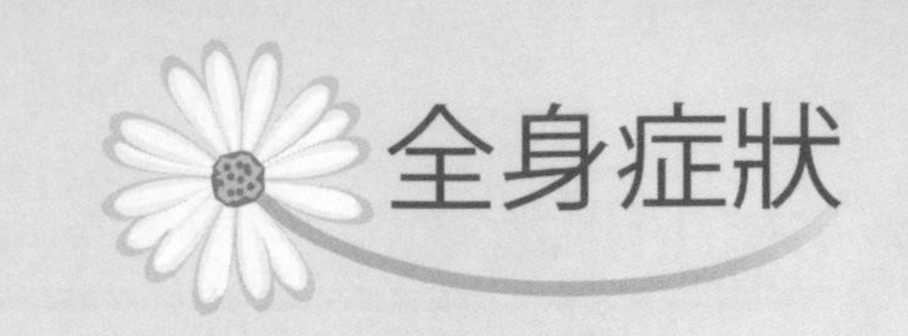

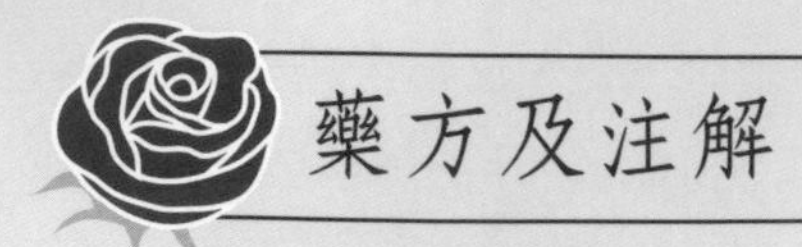

竹燈茶

鮮竹葉、燈芯草各10克。

用法：上藥煎湯代茶飲，每日1劑，頻頻服用。

功效：清心安神定志。用於易驚善怒、心肝火旺之失眠。

桑竹茶

桑葚15克，竹葉30克。

用法：上藥煎湯代茶飲，每日1劑，頻頻服用。

功效：滋陰清熱。用於體虛心腎不交之失眠、夢遺、健忘等症。

燈芯茶

燈芯草6克。

用法：上藥煎湯代茶飲，每日1劑，頻頻服用。

功效：清心降火。用於心火旺盛引起的失眠、心煩等症。

豆麥茶

黑豆、浮小麥各30克，蓮子、黑棗各5枚。

用法：上藥煎湯調入冰糖適量，代茶飲。每日1劑，頻頻服用。

功效：滋腎降火。用於心腎不交引起的虛煩不眠，健忘乏力等症。

棗仁合歡茶

酸棗仁15克，合歡花6克。

用法：酸棗仁拍碎，與合歡花同用開水沖泡，加入適量白糖。頻頻代茶飲。

功效：養心安神。用於心血不足引起的失眠，胸悶，心悸等症。

蓮心交藤湯

蓮心5克，夜交藤25克，茯苓12克。

用法：水煎服，代茶飲。

功效：蓮子心清心熱，夜交藤、茯苓寧心安神。用於心經有熱，煩躁失眠。

部分藥材簡介

鮮竹葉：竹葉在我國擁有悠久的食用和藥用歷史，是國家認可並批准的藥、食兩用的天然植物。味甘淡性寒。歸心、肺、膽、胃經。清熱除煩，生津利尿。治熱病煩渴，小兒驚癇，咳逆吐衄，面赤，小便短赤，口糜舌瘡。抗自由基、抗氧化、抗衰老、抗疲勞、降血脂、預防心腦血管疾病、保護肝臟、擴張毛細血管、疏通微循環、活化大腦、促進記憶、改善睡眠、抗癌症、美化肌膚等功效。在對竹葉有效成分的研究中，尚未發現任何有毒、有害成分，安全性大大高於銀杏提取物。

燈芯草：莖髓或全草均可入藥。味甘淡性微寒。歸心、肺、小腸、膀胱經。清熱、降火、利水、利尿、滲濕、通淋。主治淋病，水腫，小便不利，尿少澀痛，濕熱黃疸，心煩不寐，小兒夜啼，喉痹，口舌生瘡，創傷。虛寒者慎服。中寒小便不禁者勿服。

桑葚：顏色紫紅、模樣肥潤、味甜汁多，是一種非常好吃的水果。既可入食，又可入藥。味甘酸性微寒，無毒。入心、肝、腎經。滋補強壯、養心益智、補血滋陰、生津止渴、潤腸去燥。主治陰血不足而致的頭暈目眩，耳鳴心悸，煩躁失眠，腰膝酸軟，鬚髮早白，消渴口乾，大便乾結等症。還能改善皮膚、增加供血、延緩衰老。可以明目，緩解眼部乾澀，防止動脈硬化，防止骨骼關節硬化，促進新陳代謝，促進血紅細胞的生長，防止白細胞減少。

一般成人適合食用。女性、中老年人及過度用眼者更宜食用。男人多吃桑葚也有好處（補肝益腎），改善「生殖亞健康」。桑葚有黑白兩種，生吃以紫黑色爲補

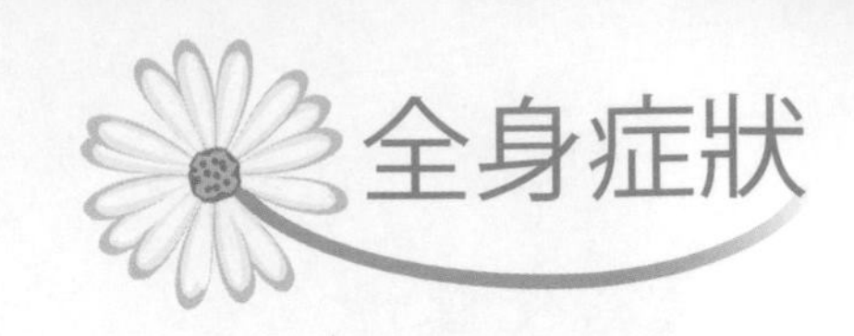

益上品。未成熟的不能吃。兒童不宜多吃。脾虛便溏者亦不宜。桑葚含糖量高，糖尿病人應忌食。熬桑葚膏忌用鐵器。

黑豆：味甘性平，無毒。具有高蛋白、低熱量的特性。活血、利水、祛風、清熱解毒、滋養健血、補虛烏髮。豆乃腎之穀，黑色屬水，水走腎，腎虛的人食用黑豆有益處。黑豆還有美容養顏的功效。脾虛水腫、腳氣浮腫者、體虛、小兒盜汗、自汗、熱病後出虛汗者、老人腎虛耳聾、小兒夜間遺尿、妊娠腰痛或腰膝酸軟、白帶頻多、產後中風、四肢麻痹者宜食用。小兒不宜多食。炒熟後熱性大，多食易上火。忌與蓖麻子、厚樸同食。

蓮子：不僅蓮子可以入藥，蓮子心也可以入藥。古人說吃蓮子「返老還童、長生不老」。新鮮蓮子味甘微澀性平，無臭無毒。乾蓮子味甘澀性溫，無毒。歸脾、腎、心經。清心醒脾，補脾止瀉，養心安神、明目、補中養神，健脾補胃，止瀉固精，益腎澀精止帶。滋補元氣。主治心煩失眠、脾虛久瀉、大便溏泄、久痢、腰疼、男子遺精、婦人赤白帶下。還可預防早產、流產、孕婦腰酸。中滿痞脹及大便燥結者忌服。

黑棗：相比紅棗，養血補中作用更強。味甘性溫。滋補肝腎，潤燥生津。多用於補血和作爲調理藥物，對貧血、血小板減少、肝炎、乏力、失眠有一定療效。黑棗和紅棗合二爲一吃是保護肝臟的佳品。不宜空腹食用。脾胃不好者不可多吃。孕婦如果有腹脹現象，不要吃棗。忌與柿子同食。

夜交藤：夜交藤是何首烏的藤莖，因夜裡會自動相互交合而得名。味甘微苦性平。無毒。歸心、脾、腎、肝經。養心、安神、通絡、祛風。主治失眠症、勞傷、多汗、血虛身痛、癰疽、瘰鬁、風瘡疥癬。躁狂屬實火者愼服。

茯苓：茯苓是一種菌類植物，歷來還被當作珍貴的滋補食品。慈禧晚年喜食茯苓夾餅。茯苓霜、茯苓粉都是滋補品。能增強免疫功能，對久病、體弱、老年人均有幫助，並可促進癌症患者化療、手術後的康復。古人稱茯苓爲「四時神藥」，因爲它功效廣泛，不分四季，將它與各種藥物配伍，不管寒、溫、風、濕諸疾，都能發揮獨特功效。味甘淡性平。歸心、肺、脾、腎經。利水滲濕、益脾和胃、寧心安神。主治小便不利、水腫脹滿、痰飲咳逆、嘔吐、脾虛食少、泄瀉、心悸不安、失眠健忘、遺精白濁。陰虛而無濕熱、虛寒精滑或氣虛下陷者忌服。忌米醋。

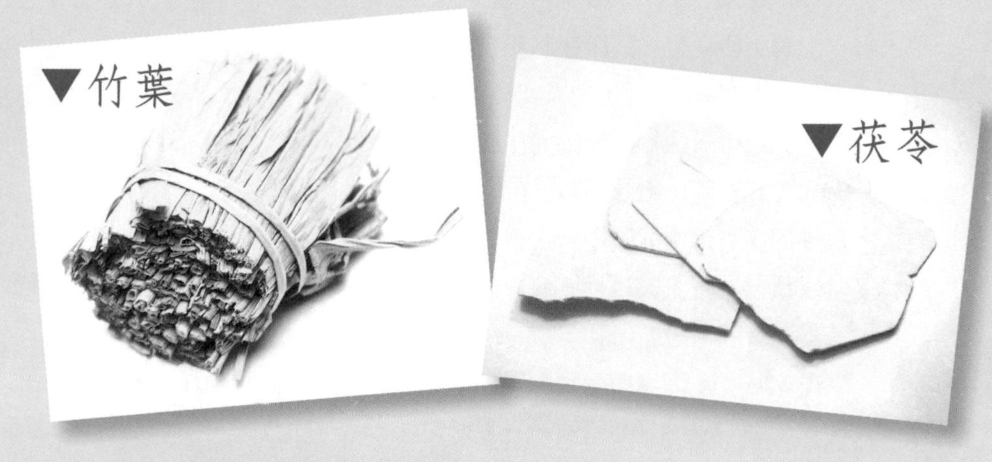

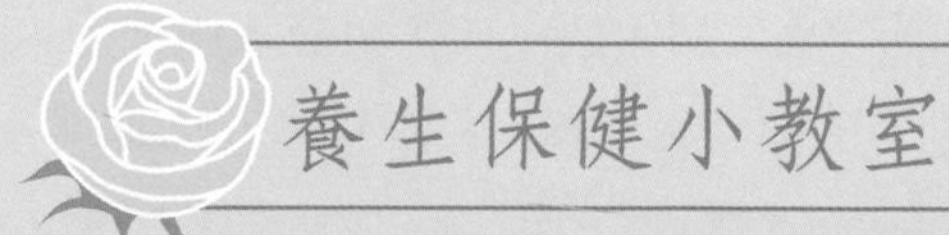

告別失眠，睡個好覺

一、失眠的表現

1.睡眠潛入期：入睡困難，入睡時間超過30分鐘。

2.睡眠維持：不能熟睡，睡眠時間減少，夜間覺醒次數超過2次或凌晨早醒；醒後無法再入睡。

3.睡眠品質：多噩夢，嚴重時從夢中驚醒，或自感整夜都在做噩夢。

4.睡眠時長：每日總睡眠時間少於6小時。

5.日間殘留效應：次晨感到頭昏、精神不振、嗜睡、乏力等。

6.其他現象：易被驚醒，對聲音、對光線等敏感；容易胡思亂想。

7.神經衰弱，抑鬱症，而神經衰弱後失眠會加重。植物神經功能紊亂，出現心血管系統、消化系統、呼吸系統等其他系統地疾病。

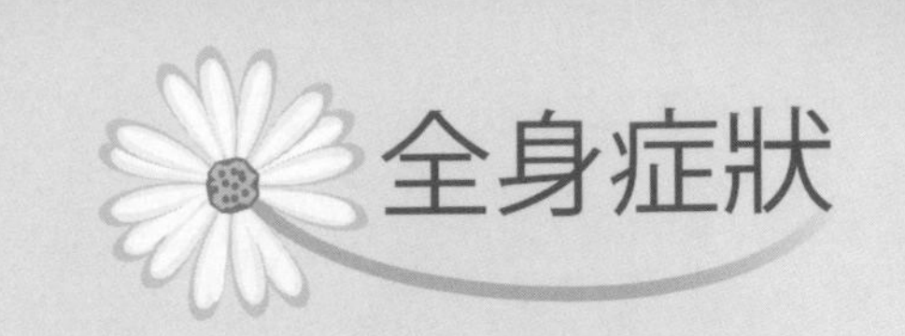

二、失眠的分類

1.按病程分：一次性或急性失眠，病程小於4周；短期或亞急性失眠，病程大於4周小於3至6個月；長期或慢性失眠，病程大於6個月。

2.按嚴重程度分：輕度，偶發，對生活品質影響小；中度，每晚發生，中度影響生活品質，伴一定症狀（易怒、焦慮、疲乏等）；重度，每晚發生，嚴重影響生活品質，臨床症狀表現突出。

三、失眠的類型

1.肝鬱化火：多由惱怒煩悶而生，表現爲少寐，急躁易怒、目赤口苦、大便乾結、舌紅苔黃、脈弦而數。

2.痰熱內擾：常由飲食不節、暴飲暴食、恣食肥甘生冷或嗜酒成癖導致腸胃受熱、痰熱上擾。表現爲不寐、頭重、胸悶、心煩、噯氣、吞酸、不思飲食，苔黃膩，脈滑數。

3.陰虛火旺：多因身體虛精虧，縱欲過度，遺精，使腎陰耗竭，心火獨亢，表現爲心煩不寐，五心煩熱，耳鳴健忘，舌紅，脈細數。

4.心脾兩虛：由於年邁體虛，勞心傷神或久病大病之後，引起氣虛血虧，表現爲多夢易醒，頭暈目眩，神疲乏力，面黃色少華，舌淡苔溥，脈細弱。

5.心膽氣虛：由於突然受驚，或耳聞巨響，目睹異物，或涉險臨危，表現爲噩夢驚擾，夜寐易醒，膽怯心悸，遇事易驚，舌淡脈細弦。

四、失眠的治療

1.心理治療：可以找心理醫生治療失眠，醫生會用他熟悉的、擅長的方法，爲不同原因引起的失眠進行治療。失眠的人還可以進行自我催眠。睡下時把眼睛盯住一個地方，比如天花板的某一處，或在燈旁懸掛一個小球，一直盯著它，心裡對自己說：我的眼皮很沉重，越來越沉重，快睜不開了。不斷地重複，很快就能入睡。失眠很大的一個原因是因爲緊張，壓力大，催眠能使身體和心靈得到放鬆，得到眞正的休息。

2.運動治療：瑜伽是治療失眠的好方法。首先做腹式呼吸，這是最讓人放鬆的一個簡單動作。其實可以隨時隨地做腹式呼吸，坐車的時候，辦公的時候，等人的時候，把腹式呼吸變成自己的一種呼吸常態，這對於靜心安神的益處是非常顯著的。有人喜歡打球，有人喜歡跑步，有人喜歡散步，不管什麼運動，只要適合自己，都可以堅持來做。運動也可以改善睡眠品質。

3.藥物治療：分為西藥和中藥治療。

西藥治療：醫院或藥店有很多抗抑鬱劑。有些藥物會引起身體的不適應反應，如頭暈、噁心、記憶力減退。我們建議首先選用其他方法治療失眠，最後考慮使用西藥治療失眠。

中藥治療：中草藥和花草茶中有很多材料都可以改善睡眠，它們的作用原理不同，但最後的結果只要是適合自己的體質、達到了睡好覺的目的，就可以了。中藥和花草中具有補中、益精、強意志、調理內分泌、疏肝解鬱等功效的材料都是治療失眠的常用藥材。另外中醫針灸也可以治療失眠。

4.其他調節：生物回饋訓練可加強自我放鬆，對於減輕焦慮情緒有效；調整生活習慣，把影響睡眠的惡劣習慣改掉（如睡覺前喝茶、飲酒、過度興奮等），取消或減少午睡，按時睡覺，按時起床。慢慢調整，會收到好效果。

另外，失眠後的心理調節非常重要，最關鍵的是不要聚焦於失眠。很多失眠者產生了「失眠焦慮症」，可能一個偶然事件，造成偶然一次兩次睡不著或者沒睡好，於是越來越擔心，擔心加重焦慮，形成惡性循環，導致長期失眠。失眠者不要過度關注自己的睡眠情況，把精力放在讓自己身心愉悅的事情上，睡前適當運動，聽一聽輕鬆的音樂，把臥室布置得幽暗一些，讓睡眠環境更加舒適和放鬆，這些都有助於改善睡眠。

對於部分程度較重的失眠者，應在醫生指導下，短期、適量地配用安眠藥或小劑量抗焦慮、抑鬱劑，同時配合其他治療和自我調節，這樣才能更快、更好地告別失眠。

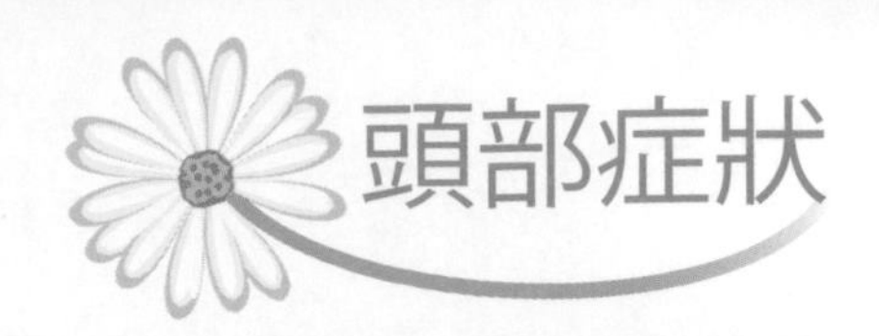

頭|痛

頭痛極爲常見，每個人都會有過體驗。輕者如疲勞、緊張或感冒後出現；重者則可以是腦腫瘤、腦出血等嚴重疾病的症狀。對於頭痛，不能只是對症止痛治療，特別是頭痛反復發作、時間持久、伴有視力障礙及肢體感覺障礙時，應進一步查明病因，明確診斷，及時治療。頭痛的原因五花八門，主要包括以下幾種：

1.外傷性頭痛：包括頭部局部外傷、腦挫傷、顱內血腫。

2.發熱性頭痛：指其他疾病出現發熱而伴隨頭痛症狀，包括感冒、上呼吸道感染、肺炎等。

3.中毒性或藥物性頭痛：包括酒精中毒、一氧化碳中毒、鉛、苯、硝酸鹽等中毒及口服血管擴張藥物，如硝酸味甘油等。

夏枯草荷葉茶

4.五官科疾病頭痛：包括眼病如青光眼、屈光不正、鼻竇炎、中耳炎、乳突炎、齲齒、齒槽膿腫等。

5.高血壓性頭痛及顱內低壓性頭痛：包括高血壓病伴有頭痛、顱內低壓性頭痛以外傷、腦脊液耳漏、鼻漏以及腰椎穿刺後多見。

6.頸椎病引起的頭痛：包括頸椎骨質增生、頸椎間盤、骨關節及韌帶的變形等疾病所引起的頭痛。

7.血管神經性頭痛：包括偏頭痛與叢集性頭痛、三叉神經痛、枕神經痛。

診斷頭痛屬於哪一種原因，首先要結合病史。包括有無頭部外傷史，有無貪物、藥物及環境引起頭痛的因素。有無高血壓病史，頭痛伴有發熱的要區分發熱是否爲其他疾病，還是中樞性發熱，也就是說頭痛是發熱的症狀，還是顱腦本身病變的症狀，這種區別有時不易。其次要結合起病快慢、頭痛部位、頭痛性質、頭痛時間有無規律，以及伴隨症狀、誘發疼痛加重或緩解的因素全面分析，更要了解各種原因導致頭痛的特點。

藥方及注解

川白茶

川芎、白芷、茶葉各6克。

用法：上藥共研細末，沸水沖泡。每日1次，代茶飲。

功效：祛風止痛。用於感受風邪引起的偏正頭痛之症。

升麻三黃茶

升麻10克，生地黃15克，雨前茶10克，黄芩、黃連、柴胡、白芷各6克。

用法：上藥水煎，每日1劑，頻頻飲服。

功效：滋陰清熱。用於陰虛引起的偏正頭痛。

決明子茶

決明子60至100克。

用法：將本品研細末，用茶水調敷於太陽穴處，藥乾即換，反復使用。

功效：平肝潛陽。用於肝陽上亢引起的頭痛，煩躁，睡眠不安等症。

將軍茶

酒大黄3至6克，茶葉適量。

用法：酒大黃研末備用。茶葉3克共用沸水沖服，每日1次。

功效：清熱瀉火止痛。用於熱厥頭痛，大便秘結之症。

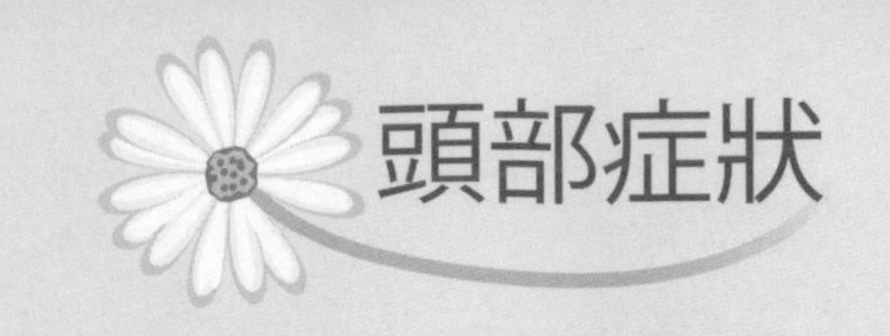

芎附茶

川芎、香附子按1：2比例配，臘茶適量。

用法：藥物焙乾研末。每日2次，每次取末3克，以臘茶3克沸水沖泡飲服。

功效：理氣活血止痛。用於氣滯血瘀引起的頭痛。

僵蠶蔥白茶

白僵蠶不拘，蔥白6克，綠茶3克。

用法：僵蠶焙乾研末備用。每日1次，每次取末3克，用蔥白、茶葉湯沖泡調服。

功效：祛風止痛。用於風邪入絡引起頭痛纏綿者。

夏荷茶

夏枯草、荷葉各10克。

用法：上藥共煎湯，頻頻代茶飲。

功效：平肝清熱止痛。用於陰虛火旺引起的頭痛目眩之症。

蓮心夏枯草飲

蓮心10克，夏枯草30克。

用法：煎水或沸水沖泡，代茶飲。

功效：蓮心清熱除煩，夏枯草清肝火。用於高血壓，心煩發熱，眩暈頭痛。

部分藥材簡介

白芷：味辛性溫。歸肺、胃、大腸經。芳香升散、祛風解表、散寒止痛，除濕通竅、消腫排膿。主治風寒感冒、頭痛、眉棱骨痛、齒痛、目癢淚出、鼻塞、鼻淵、濕盛久瀉、腸風痔漏、赤白帶下、癰疽瘡瘍、瘙癢疥癬、毒蛇咬傷。陰虛血熱者忌服。嘔吐因於火者禁用。漏下赤白陰虛火熾血熱所致者勿用。癰疽已潰，宜漸減去。當歸爲之使。惡旋覆花。

白僵蠶：爲家蠶蛾的幼蟲感染白僵菌而僵死的全蟲。味辛鹹性平。歸肝、肺、胃經。體輕竄散、可升可降。熄風止痙、散結解毒、祛風止癢。主治驚癇抽搐、中風口眼歪斜、破傷風、偏正頭痛、瘰癧痰核、痄腮、咽喉腫痛、目赤流淚、齒痛牙疳、女子崩帶、疔瘡腫毒、風疹瘙癢。中風口噤、小兒驚癇夜啼、心虛不寧者忌。女子崩中、產後餘痛、非風寒客入者、亦不宜用。

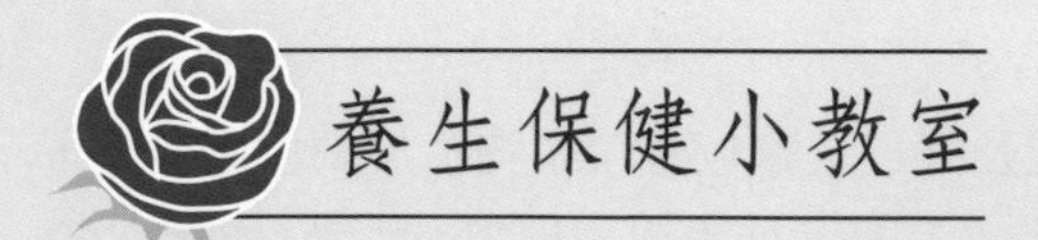

如何對付頭痛

一、對付頭痛可以採取的一般性措施包括：找一個安靜的地方睡一覺，但避免睡時過多，以免睡醒後反而加重頭痛。小睡片刻或許可以消除頭痛，但若你沒有頭痛時，則最好不要小睡；睡眠姿勢怪異或趴著睡，會收縮頸部肌肉，進而引發頭痛。平躺的睡姿有益。當站立或靜坐時，身體勿向前傾斜，也勿使頭扭向某個方向；有些人喜歡在額頭及頸部冷敷，這方法對許多人有效；而另一些人則偏好熱敷頸部或洗熱水澡。頭痛發作時可以用熱敷或冷敷袋覆蓋額頭，並按摩太陽穴以減輕頭痛。

二、注重營養與飲食療法：

1.準時用餐，因省略或延遲用餐皆可能引起頭痛。錯過一餐，會引起肌肉緊繃，當血糖因缺乏食物而降低時，腦部血管就會收縮，當再度進食時，會使這些血管擴張進而引發頭痛。

2.注意咖啡因的攝入量，每天服用大量咖啡因，導致血管擴張，可能促成頭痛。最好限制每天最多喝兩杯咖啡。

3.少吃鹽，有些人攝取高量的鹽會引發偏頭痛。

4.拒絕巧克力，吃巧克力不僅易發胖，它也含有乾酪胺，這是引起頭痛的主要可疑物。

5.核果及陳年乾酪也含有乾酪胺，應避免。

6.注意多吃含澱粉質的食物，像米飯、馬鈴薯、餅乾或麵包。雖然小麥食品是造成某些人偏頭痛的食物，但大部分人可以忍受這類食物，它們可能反而有所幫助。有些人發現當他們有偏頭痛時，多吃吐司、餅乾、麵食、馬鈴薯或其他富

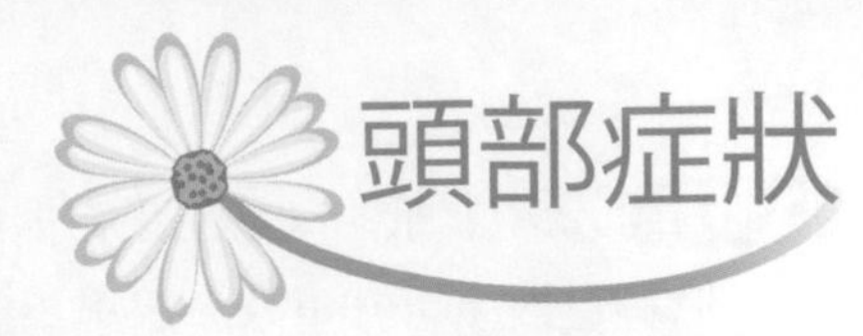

含澱粉的食物，反而會減輕頭痛症狀，甚至縮短頭痛時間。多嘗試各式各樣的澱粉食品，並自己來感受這些食物是否有效。

7.不會引發疼痛的食物：糙米、煮過的水果或水果乾如櫻桃、楊梅、梨、梅子（但柑橘類水果、蘋果、香蕉、桃子或番茄例外），煮過的綠色、黃色和橙色蔬菜，如朝鮮薊、蘆筍、青花菜、甜菜、綠色葉菜類、生菜類、菠菜、豆莢、節瓜、樹薯粉以及芋頭。

三、通過按壓穴位減輕頭痛：穴位及脊柱按摩較常規藥物治療副作用更少，療效持續時間更長。有幾個主要的止痛穴位，一是在拇指與食指相連的虎口部位的合谷穴和鼻子兩側顴骨底部的巨髎穴（按壓至酸疼爲止），它們有助於緩解竇性頭痛；另一個是頭頂的百會穴，它對血管搏動性頭痛非常有效；對於偏頭痛，按壓懸顱穴（亦即俗稱的太陽穴部位）最爲有效。

四、男性頭痛的問題：叢集性偏頭痛影響的90%是男性。這種頭痛可能連續數周每天都發作，有時甚至持續數個月。其發生原因未知，但可能和荷爾蒙或遺傳有關。目前，有人正研究睪丸酮（男性荷爾蒙）與偏頭痛的關係。同時，醫生們也注意到一個共同現象：患者往往都有菸癮。因此，最好快戒菸，至少應減少用量。而且勿小睡。還要注意勿擦香水，濃烈的香水會刺激神經，可能引發偏頭痛。暢飲一回或許無大礙，但飲酒過度可就不妙了。烈酒裡也含有乾酪胺。

五、女性頭痛的問題：很多女性有經期頭痛現象。雌激素的高低變化可能使人容易感到頭痛。這就是爲什麼偏頭痛常在青春期之後開始，在停經後消失；而且在懷孕期間會突然消失，因爲孕期雌激素的影響力剛好被黃體酮所取代。食物可以改善雌激素不穩定的現象。如果避開動物性脂肪，又能儘量少食用蔬菜油，體內就會減少雌激素。高鐵食物能幫消除體內過多的雌激素。

六、這裡要提醒大家：頭痛往往可能暗示某種嚴重的疾病。如果出現以下幾種情況應引起警惕，儘快去醫院檢查：

1.年過四十，在這之前從未發生復發性的頭痛；

2.頭痛的部位發生變化，

3.頭痛進行性加重，愈來愈劇烈；

4.頭痛頻率加快，愈來愈頻繁；

5.頭痛的原因不明，但和往常引起頭痛的原因不同；

6.頭痛伴有神經方面的症狀，例如麻痹、頭暈、視線模糊、或喪失記憶；

7.頭痛和其他毛病或疼痛同時出現。

頭|暈

頭暈在臨床多屬眩暈症。隨著人口老齡化，本症發病率日益增高。它涉及多個學科，絕大多數人一生中均經歷此症。生活在家中的老人50%至60%有眩暈症，其中65歲以上老人眩暈發病率女性占57%，男性占39%。

什麼是眩暈？眩暈是目眩和頭暈的總稱，以眼花、視物不清和昏暗發黑為眩；以視物旋轉，或如天旋地轉不能站立為暈，因兩者常同時並見，故稱眩暈。

眩暈分為眞性眩暈和假性眩暈。

1. **真性眩暈**：指由於眼、本體覺或前庭系統疾病引起的，有明顯的外物或自身旋轉感。根據受損部位不同，可以分為眼性、本體感覺障礙性和前庭性眩暈。前庭系統疾病引起的眩暈多數症狀較重，如美尼爾綜合症、椎基底動脈供血不足、腦幹梗塞等，常反復發作；眼性眩暈可以是生理現象，也可以是病理性的。如在列車上長時間盯住窗外的景色，可以出現眩暈及鐵路性眼震；在高橋上俯視腳下急逝的流水，會感到自身反向移動和眩暈。這些都是視覺和視動刺激誘發的生理性眩暈，脫離環境症狀就會消失。眼睛的疾病，如急性眼肌麻痹可以出現複視和眩暈；本體感覺障礙引起的眩暈稱為姿勢感覺性眩暈，見於脊髓空洞症、梅毒患者因深感覺障礙和運動失調而引起的眩暈。

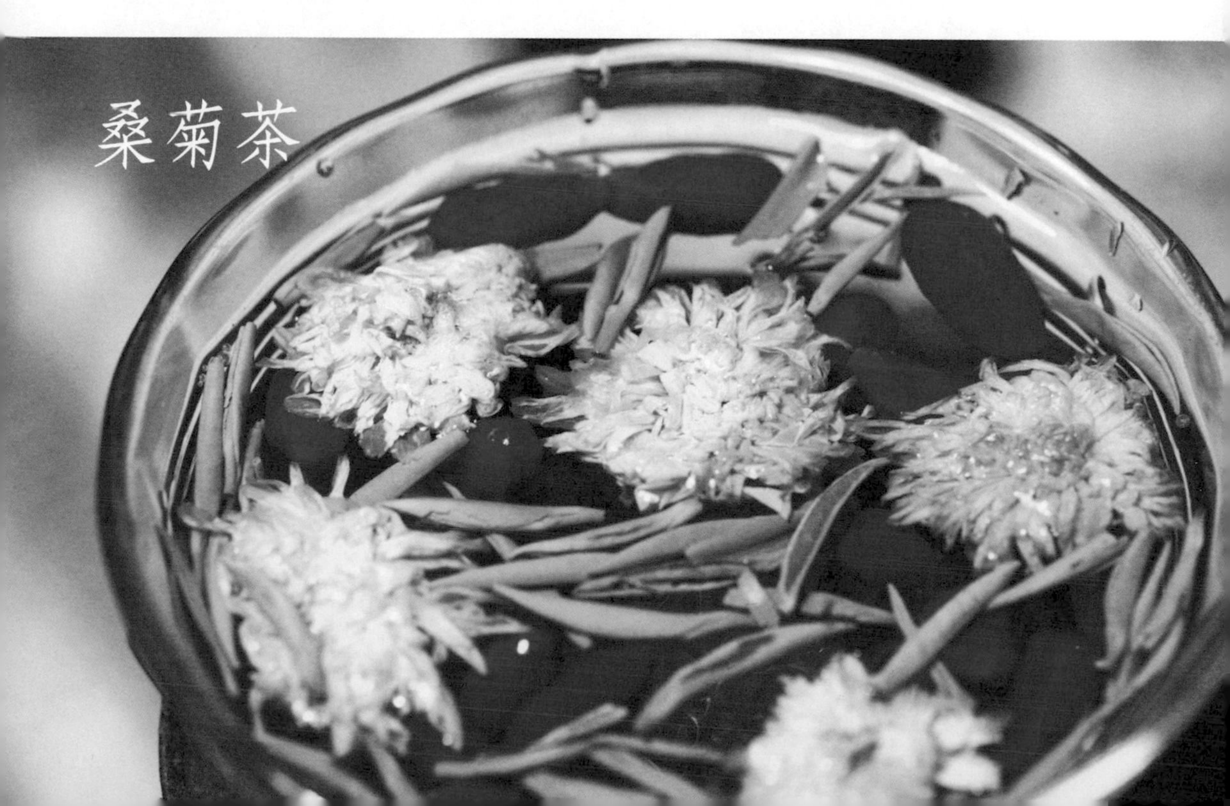

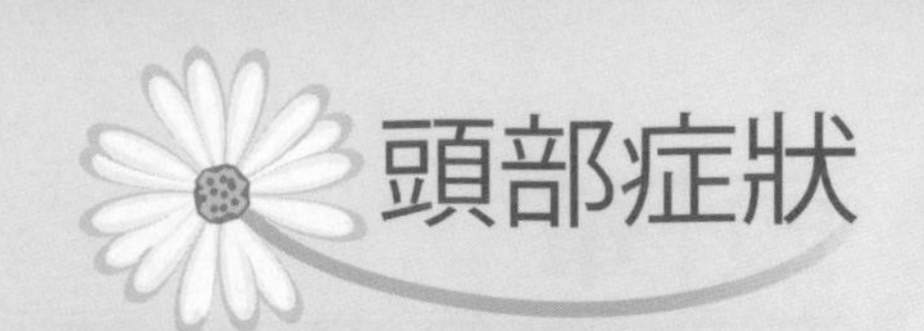

2. 假性眩暈：是指由於全身系統性疾病引起的眩暈，如心血管疾病、腦血管疾病、貧血、尿毒症、藥物中毒、內分泌疾病及神經官能症等，幾乎都有輕重不等的頭暈症狀，患者感到「飄飄蕩蕩」沒有明確的轉動感。

還有一些全身性疾病可伴眩暈症狀。如腦血管性眩暈、腦腫瘤性眩暈、頸源性眩暈、眼源性眩暈、心血管性眩暈、內分泌性眩暈、血液病導致的眩暈及神經官能性眩暈等。

從中醫角度來看，這情況往往是因壓力太大或睡眠長期不足，一時虛弱所致。其中肝風內動較常見，患者經常自覺口乾口苦、燥熱不寧。遇有這情況切忌進補，否則愈補愈暈。有些情況非藥物能治癒，必須由改善睡眠姿勢入手，加以推拿、針灸等治療。

藥方及注解

桑菊茶

桑葉、菊花、枸杞子各10克，決明子5克。

用法：上藥煎湯取汁，頻頻代茶飲。

功效：清熱止眩。用於風熱上擾引起的頭暈目眩之症。

蘆甘桑葉茶

鮮蘆根2根，甘菊、霜桑葉各10克，茯苓、廣皮、炒枳殼各6克。

用法：蘆根切碎，其餘共研細末，水煎取汁。每日1次，頻頻飲服。

功效：清肝和胃。用於肝火旺引起的頭暈目眩、口苦目赤、噁心嘔吐之症。

蘆根竹茹茶

鮮蘆根60克，竹茹6克，焦山楂、炒穀芽各10克。

用法：蘆根切碎，其餘共研細末，水煎取汁。每日1次，頻頻飲服。

功效：清熱和胃。用於脾胃不和引起的頭暈、食欲不振等症。

天麻茶

天麻3至6克，綠茶1克。

用法：天麻切為薄片，與茶葉同用沸水沖泡，頻頻代茶飲服。

功效：平肝潛陽。用於肝風內動引起的頭暈目眩，口苦耳鳴，四肢麻木等症。

甜菊茶

菊花50克，蜂蜜200克。

用法：沸水泡菊花，稍性涼後兑入蜂蜜攪勻，代茶飲。

功效：清熱醒腦。用於頭痛眩暈、咽痛便秘等症。

防眩茶

綠豆皮、扁豆皮各10克，茶葉3克。

用法：綠豆皮、扁豆皮炒黃，與茶葉一起沸水沖服。

功效：清熱化濕。用於濕熱引起的頭暈目眩之症。

部分藥材簡介

菊花：同「白菊花」，見附錄一（第291頁）。

天麻：是一味常用而較名貴的中藥。味甘性平。歸肝經。潤而不燥。息風、定驚。治眩暈眼黑，頭風頭痛，肢體麻木，半身不遂，言語蹇澀，小兒驚癇動風。長於平肝息風，凡肝風內動、頭目眩暈之症，不論虛實，均爲要藥。

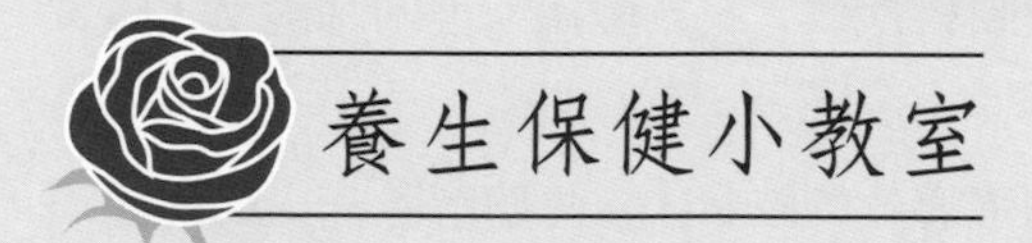

養生保健小教室

頭暈者應注意什麼？

或許很多人認爲頭暈是小毛病，餓時會頭暈、蹲久了站起來會頭暈、一些女性經期前後會頭暈。偶爾頭暈無大礙，如果長時間頭暈，就要小心了。

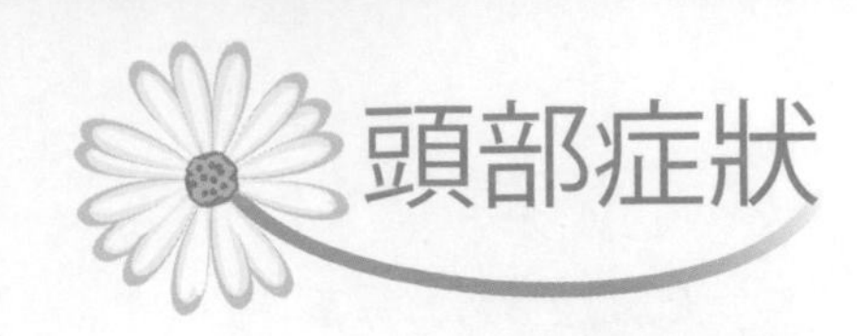

生活中會遇到各種各樣的情況，如感冒時，
可能會有頭暈，部分女性有時會將血虛與感冒混淆，因爲兩者都有疲憊、頭暈等症狀。血虛的情況，容易在女性懷孕期間出現，貧血者亦經常有此問題。不過，要提醒的是頭暈並非女性專利，男人同樣會有。當然，女性患頭暈的比例相對較高。

西醫將頭暈原因分爲腦瘤、血壓高、頸椎骨退化（長期姿勢或睡姿不良，造成頸椎增生、變形、退化，頸部肌肉扯緊，動脈供血受阻）等。將不明的頭暈歸類爲內耳問題。頭暈乃是由於皮膚血管擴張，血流增多而造成腦部血液減少的現象。這種現象的產生，可能因爲暴露於烈日下過久，泡熱水澡的時間太長，或是緊張、生氣等。另外，缺乏維生素、荷爾蒙分泌異常、更年期或自律神經失調也都是造成頭暈的因素。

眩暈有以下幾種類型：

一、腦血管性眩暈：夏冬季節由於血液黏稠度增加，容易發生各種腦血管意外，導致腦血管性眩暈的發生。應注意多飲水，不要突然改變體位，如夜晚上廁所時猛起，都容易引發腦血管性眩暈。一旦發生，應儘快到醫院就診，經確診後可以適當給以擴血管藥物、抗血小板聚集藥物（如阿斯匹林）、抗凝藥物等。

二、腦腫瘤性眩暈：此類眩暈發病多較緩慢，初期症狀較輕，不易發現。對於逐漸出現的輕度眩暈，若伴有單側耳鳴、耳聾等症狀，或其他鄰近腦神經受損的體徵，如病側面部麻木及感覺減退、周圍性面癱等，應儘早到醫院診治，明確診斷，早期手術治療。

三、頸源性眩暈：應注意平時工作學習的體位，在長時間伏案工作後應適當活動頸部。枕頭高度適宜，不能墊枕過高，以導致頸源性眩暈的發生。治療上多採用康復方法，如頸椎頜枕吊帶牽引、推拿手法治療、針灸等，嚴重的需要手術治療。

四、對於其他疾病引起的眩暈：如內分泌性眩暈、高血壓性眩暈、眼源性眩暈，應積極治療原發病，如控制血壓，治療眼科疾病，在原發病恢復的基礎上，眩暈可以自然緩解。

五、神經官能性眩暈：對於因精神因素導致的眩暈，首先應解除病人的焦慮不安情緒，可適當給以抗焦慮或抗抑鬱藥物，但要避免長期使用鎮靜藥物，以免增加藥物的耐受性和依賴性。

眩暈症臨床表現複雜多樣，涉及多種學科，幾十種疾病。應積極預防，控制原發病；一旦出現症狀應儘快到醫院診治，以免耽誤病情。

高|血|壓

三七花

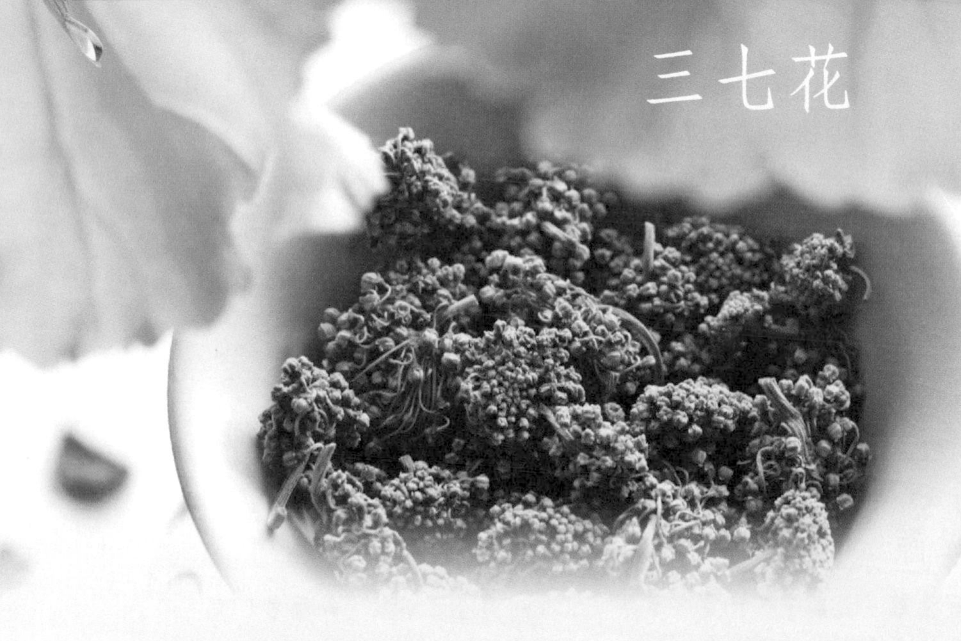

根據世界高血壓聯盟和中國高血壓聯盟的最新定義，高血壓是指動脈血壓的異常升高，即收縮壓（高壓）等於或超過18.6kPa（140毫米汞柱）或舒張壓（低壓）等於或超過12kPa（90毫米汞柱）的狀態。無論是收縮壓還是舒張壓，只要其中一項達到上述標準即可診斷爲高血壓。需要注意的是，上述血壓指的是在安靜狀態下測量的上肢肱動脈血壓。

一般認爲，高血壓主要是精神過度緊張引起的。現代人處於更加緊張的生活環境之中，休息和睡眠時間越來越少，而站、坐、走等與直立姿態有關的積極工作時間延長了。這就意味著，直立時的重力作用對機體影響的時間大大增加了。高居死亡率首位的心血管疾病，給人類帶來了可怕的災難。因此世界衛生組織宣布，與心血管病作鬥爭是當前「頭號社會問題」。

高血壓病根源何在呢？由於地球重力場的作用，液體總是從上方流到下方。而在動物體內，由於心臟和其他調節器官的作用，血液可以逆行於重力方向，從而保證身體各部分，首先是腦部獲得充分的血液供給。人躺臥時，心臟每分鐘噴出的血量可達5升左右。而從水平狀態轉變成直立狀態時，79%的血量位於心臟下方，這使得血液返回到心臟發生了困難。因此心臟噴血量減少30%至40%，降低到每分鐘只有2.5至3升。當心臟噴出的血量小於血管容量時，動脈壓力就會下降（低血壓），使供給頭部的血量不足，嚴重的還有意識喪失的危險。爲了彌補心

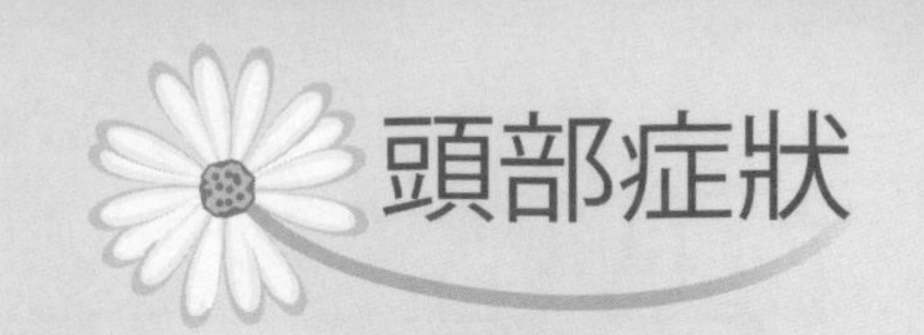

臟噴血量下降，神經系統和激素系統會促使血管收縮、變窄，迫使動脈系統的容量減少，從而使心臟噴出的血量和動脈容量之間恢復平衡。同時，增加動脈血壓，使向頭部和其他器官的正常供血獲得保證。

高血壓可分爲原發性高血壓和繼發性高血壓兩大類。原發性高血壓是指病因不明的高血壓，其發生與很多因素有關。繼發性高血壓有非常明確的病因，即高血壓是某種疾病引起的。臨床上所見的高血壓90%至95%是原發性高血壓。

藥方及注解

降壓茶

夏枯草、茺蔚子各15克，草決明30克，黄芩、茶葉、鉤藤各10克。

用法：上藥共煎湯，每日1劑，分2次服用。

功效：清肝瀉火。用於高血壓引起的頭痛頭暈目眩之症。

山菊茶

山楂30克，菊花、茶葉各10克。

用法：上藥共用沸水沖泡，每日1劑，代茶頻飲。

功效：清熱化瘀。用於高血壓、高脂血症。

梔子茶

芽茶、梔子各15克。

用法：上藥以水煎湯，每日1劑，分2次服。

功效：清肝瀉火。用於肝火上炎引起的高血壓、頭痛、頭暈等。

二夏降壓茶

夏枯草、車前草各15克。

用法：上品以沸水沖泡，每日1劑，代茶頻飲。

功效：清熱利水。用於高血壓引起的頭痛頭暈症。

三七花茶

三七花適量。

用法：本品切碎備用。每日3次，每次3克，沸水沖泡代茶頻飲。

功效：清熱平肝。用於高血壓引起的頭暈、耳鳴等症。

部分藥材簡介

草決明：即決明子。味甘苦鹹性微寒。歸肝、大腸經。清熱明目，潤腸通便。用於目赤澀痛、羞明多淚、頭痛眩暈、目暗不明、大便秘結。需用炒熟的決明子沖泡茶，降壓作用顯著。不適合脾胃虛寒、脾虛泄瀉及低血壓等服用。決明子主要含有大黃酚、大黃素等化合物，長期服用可引起腸道病變或引起難治性便秘。

三七花：味甘性涼。清熱、平肝、降壓。適用於頭昏、目眩、耳鳴、高血壓、急性咽喉炎等症。還具備抗癌、提高心肌供氧能力，增強機體免疫功能。還能去痘除瘡、鎮靜安神、生津止渴、提神補氣的功效。虛寒之人應慎用或不用，三七花性涼，對虛寒之症有加重作用。月經期間最好不用。但有血瘀型月經不調用三七花可以活血化瘀，調理月經了。孕婦不宜，但產補血後可以使用。三七花和其他花、茶不要一起使用，單味使用效果最好，最多加點冰糖。

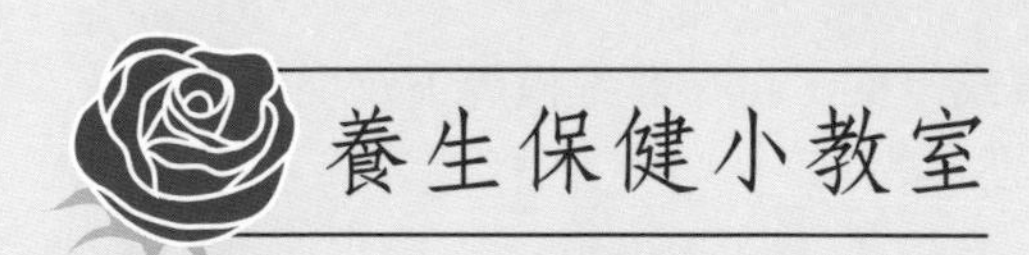

養生保健小教室

高血壓的生活調護

一、勞逸結合：血壓大於正常高限的人中，約有41%將在四年內發展爲長期高血壓。所以血壓大於正常高限的人群也應接受降壓治療。由於大腦皮質過度緊張是發生高血壓的重要因素，因此，建議在生活上高血壓病人要結合病情適當安排休息和活動，每天要保持8小時睡眠與適當的午休，並輕鬆愉快地與家人在小河邊、公園散步，這對絕大多數高血壓病人都是適宜的。當然適當地做廣播體操，打太極拳，對保持體力、促進血壓恢復也十分有好處。輕、中度高血壓病人騎自

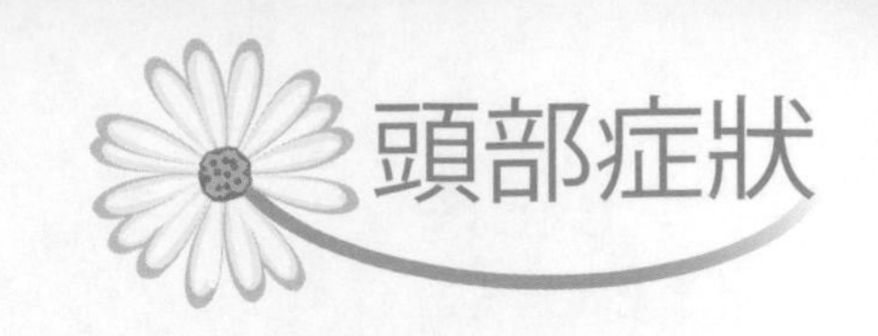

行車、游泳也未嘗不可。注意保持大小便通暢，養成定時排便的習慣，老年人及重度高血壓病人，最好在醫生指導下安排活動，切不可因爲貪一時快活而造成終身遺憾。

二、合理飲食：高血壓患者的飲食應遵守「低鹽、低脂、低熱量」的三低原則，注意飲食結構的合理搭配；不宜過飽、過快；忌不良嗜好如菸、酒等。從預防高血壓的角度還應注意適當控制食鹽的攝入量，改變飲食「口重」的習慣。研究結果表明，在人群中約有20%的人就是由於食鹽過量而患有高血壓，這部分人醫學上稱爲鹽敏感者。此外，還有一些食品是天然的「降壓藥」，平時注意適當進食有助於降壓，如香菇、牛奶、生薑、甲魚、海帶、蘋果、燕麥等。

三、藥物治療：對於一般預防措施無效者，需要積極藥物治療。服藥不是隨便了事，必須遵照有關原則來進行。建議高血壓病人平時服藥切勿間斷或斷斷續續，堅持服藥能有效減少心腦血管併發症的發生率。由於存在個體差異，需在服藥過程中不斷摸索，以求最小、最合適的劑量而獲得最佳的治療效果。經過治療，應將收縮壓降至＜150mmHg，舒張壓降至＜90mmHg最爲理想。

四、自我管理：

1.定期測量血壓，1至2周應至少測量一次。

2.治療高血壓應堅持「三心」，即信心、決心、恆心，只有這樣做才能防止或推遲機體重要臟器受到損害。

3.定時服用降壓藥，自己不隨意減量或停藥，可在醫生指導下及現病情加予調整，防止血壓反跳。

4.條件允許，可自備血壓計及學會自測血壓。

5.不需要嚴格禁止性生活：很多高血壓病人因擔心性生活會導致血壓再度升高，而嚴格禁絕性生活，豈不知這樣壓抑其實是有害的，只要注意在以下幾種情況下不宜進行性生活就可以：A:服藥後不要立即進行房事；B:酒後禁止性生活；C:若有頭暈胸悶等不適現象，應停止性生活，並及時就醫。

五、及時就醫：1.血壓升高或過低，血壓波動大；2.出現眼花、頭暈、噁心嘔吐、視物不清、偏癱、失語、意識障礙、呼吸困難、肢體乏力等現象，應立即就醫，切不可延誤。

列寧——被血壓「壓倒」的偉人

1918年7月10日，世界上第一個社會主義國家——蘇維埃社會主義共和國聯盟誕生。主宰這個全球幅員最大國家的就是列寧。在為馬克思主義奮鬥了28年，改變了世界，終於登上權力頂峰之後，時年48歲的列寧不僅要對付內外各種敵對勢力的麻煩，更要面對身體崩潰帶來的挑戰。這時的列寧不僅沒有因成功而意氣風發，相反卻是面色蒼白、步履蹣跚、眼眶發黑、時時頭痛、嚴重失眠——他一直在飽受高血壓的困擾。高血壓發生和加重的危險因素包括緊張、菸酒、高鹽和高脂肪飲食，這幾條列寧都沾上了。他在經歷了多年的疲勞奔波之後，不但未得喘息，反而更加緊張。外部要對付西方封鎖，內部要解決因托洛斯基橫徵暴斂引起的農民起義。用他妻子的話說，這段時間經常「整夜不眠」，筋疲力盡，終於在1922年5月出現劇烈頭疼、嘔吐、失語、右側偏癱，發生了（左側）腦出血。經搶救治療後緩解，這時醫囑每周休息2天，每天最多工作5個小時。但列寧堅持「不要像貴族老爺那樣悠閒地治理國家」，仍然全力投入工作，結果很快第二次中風發作，倒在辦公桌旁。腦出血再發往往預示著預後不佳，治療更為棘手。所以這次雖未像上次那樣投入工作，但恢復得很慢，語言含糊不清。在此期間，儘管身體上休息了，心理卻始終沒有放鬆。從接班人問題到國內外各種事件的處理都需要他拍板定奪。1923年3月他第三次中風發作，此前雖已看出史達林野心勃勃，並有了撤換念頭，但因病情所致已是回天無力。列寧失語，沉默，漸漸失去了知覺，成為血管性癡呆。直到1924年1月21日第四次發作被奪去了生命。

列寧的疾病過程是腦卒中惡化的典型軌跡：高血壓→腦出血→再發→癡呆→死亡。腦出血最常見的病因就是高血壓（占70%至85%），長期高血壓可使腦內小動脈擴張，動脈內膜受損，一旦有誘因（緊張、激動）就會破裂出血。可見控制血壓與保持情緒穩定是預防出血的關鍵，而列寧恰恰沒有做到這點。血管性癡呆的早期表現就是頭痛、失眠、記憶力衰退和疲勞感，這些徵兆實際上第一次卒中後已出現，但未引起重視。卒中後癡呆的危險因素包括語言障、再發、左半球病變及不行障礙。症狀與出血部位有關，根據列寧發病的情況（語言障礙、右側偏癱、頭痛），可以斷定是左半球出血（語言中樞在左側），而右半球出血較少見頭痛。一般來講，如果血壓控制理想，再出血的機會並不多，只是要注意血壓不可短時間內降得過低，以免引起心、腦、腎等重要器官的缺血。

列寧的死亡受到當時醫療水準的限制（今天可通過適時的外科介入治療降低殘死率），現在大部分的病人只需要內科治療即可獲得較好的預後，前提是合理的治療（控制血壓、降低顱壓、防治併發症）與健康的生活方式（戒酒、避免緊張、勞累和刺激）。可以相信，列寧接受的治療措施在當時應該是合理的，所以卒中頻繁發作以致死亡，只能歸咎於本病的另一個「大敵」——長期緊張與勞累。

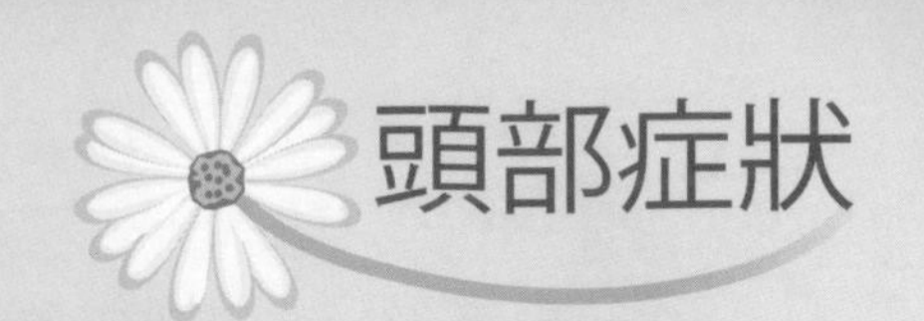

低|血|壓

高血壓不舒服，低血壓也不舒服；高血壓不安全，低血壓也不安全。低血壓會引起很多不適的症狀，如頭暈目眩、眼冒金星等。引起低血壓的原因有以下幾種：

1.藥物性低血壓：服用降壓藥如甲基多巴、胍乙啶、優降寧等，安定類藥如氯丙嗪、奮乃靜等，利尿藥雙氫克尿噻、速尿等，抗心絞痛藥如消心痛、硝酸味甘油等。

2.體位性低血壓：也稱直立性低血壓。老年人神經調節功能差，動脈硬化使其動脈彈性下降，體質虛弱、長期臥床的病人及在悶熱的環境中站立過久，均易誘發體位性低血壓，特別在直立位置或臥位時突然起立更易發生問題，此時可有眼前發黑、出汗、心悸、眩暈甚至猝倒等表現。

3.排尿性低血壓：排尿中或排尿後突然暈倒、神志不清，發作前無先兆，發作後2至3分鐘恢復正常。多因夜間膀胱脹滿後突然排空使腹腔壓力驟減，靜脈隨之擴張，回心血量減少，血壓下降所致。

4.體質性低血壓：多見於體質瘦弱的老年婦女，並且可有家族遺傳傾向。很多人平時就有頭暈、心跳、乏力的感覺，往往在醫院卻查不出什麼病。這是因老年人心肌張力減弱，血管壁彈性喪失所致。

另外，還有繼發性低血壓，常繼發於急性失血、心臟病發作、慢性貧血、糖尿病、腦動脈硬化、中風等慢性疾病，病人嗜睡、虛弱、頭暈、視力障礙。

藥方及注解

甘棗茶

生甘草10克、大棗20克。

用法：將上兩味沸水焖泡15分鐘後，即可飲用。每日1劑，代茶飲。

功效：健脾，消暑，防病。適用於血壓偏低、咽喉乾癢、睡眠不佳等症。

宜忌：一般人只宜少量、間歇飲用；肥胖者及有高血壓者不宜飲用。

雙桂茶

桂枝、肉桂、西洋參各15克。

用法：將上三味藥洗淨後同入容器中，加沸水適量沖泡飲用。每日1劑，代茶飲。

功效：性溫陽升壓。適用於血壓偏低，畏寒肢冷，頭暈乏力，脈沉遲者。

部分藥材簡介

桂枝：發汗解肌，溫通經脈，助陽化氣，散寒止痛、平沖降氣。用於風寒感冒、脘腹冷痛、血性寒經閉、關節痹痛、痰飲、水腫、心悸、奔豚。性溫助熱，易傷陰動血，凡溫熱病及陰虛陽盛、血熱妄行、孕婦胎熱以及產後風濕伴有多汗等情形均忌用。

肉桂：爲肉桂的樹皮。味辛甘性大熱。歸腎、脾、膀胱經。補火助陽、引火歸源、散寒止痛、活血通經。主治腎陽不足、命門火畏寒肢冷、腰膝酸軟、陽痿遺精、小便不利或頻數、短氣喘促、浮腫尿少諸證、命門火衰、火不歸源、戴陽、格陽、上熱下寒、面赤足冷、頭暈耳鳴、口舌糜破、脾腎虛寒、脘腹冷痛、食減便溏、腎虛腰痛、寒濕痹痛、寒疝疼痛、宮冷不孕、痛經經閉、產後瘀滯腹痛、陰疽流注、虛寒癰瘍膿成不潰（或潰後不斂）。陰虛火旺，裡有實熱，血熱妄行出血及孕婦均禁服。畏赤石脂。

西洋參：見附錄二（第297頁）。

養生保健小教室

低血壓的調養

一、病因治療：體質虛弱者宜加強營養；服降壓藥後感到身體虛弱者，要停藥或換用較溫和的降壓藥；因各種急性疾病引起的低血壓要積極地診治原發病；

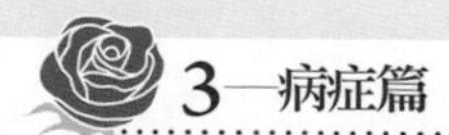

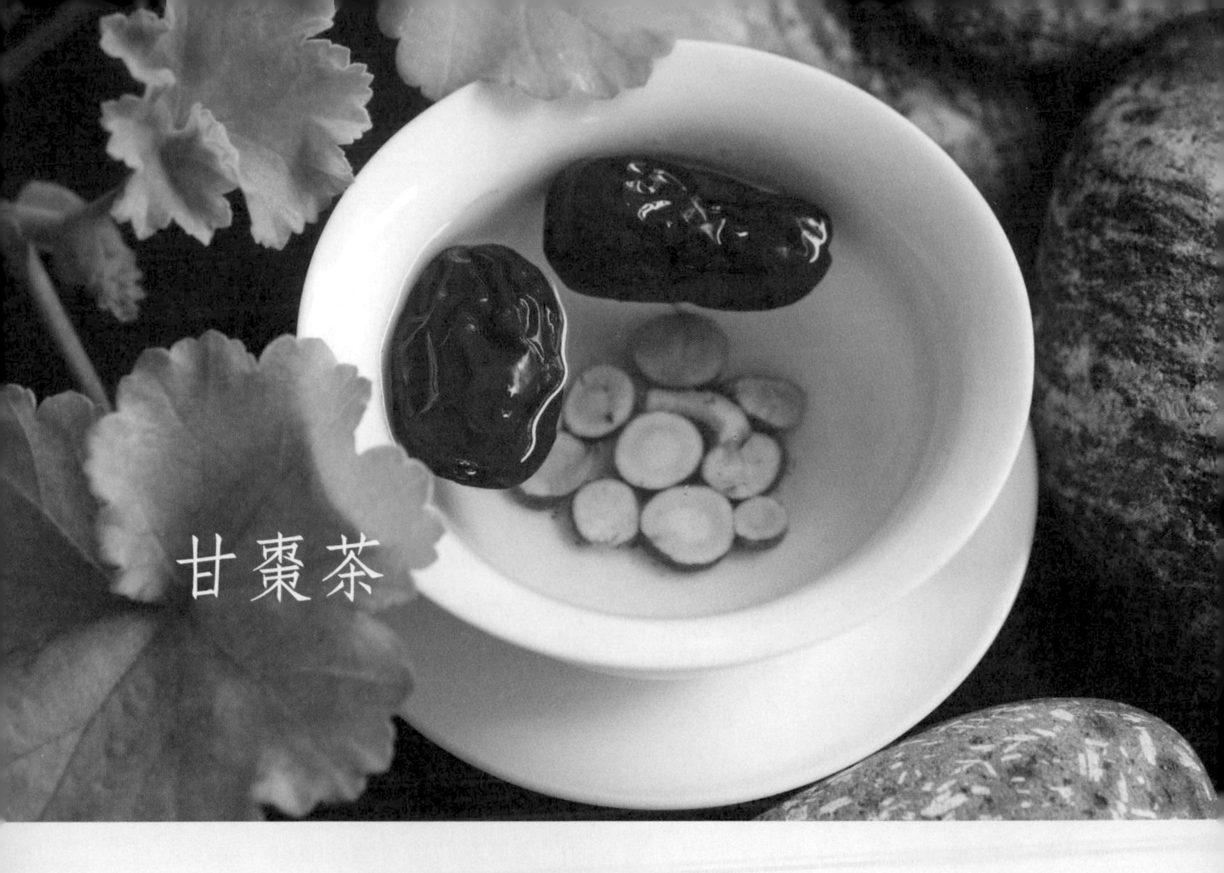

避免過快地變動體位和長時間站立；睡眠時枕頭墊高以15公分爲宜；夜間最好不去廁所，在床上備有便盆或有他人陪同，以防意外。國外醫生觀察到咖啡因對慢性直立性低血壓療效甚好，早餐前30分鐘口服咖啡因0.25克，能減輕飯後血壓下降。也可在早飯前喝杯濃咖啡，借此提供咖啡因，也可收到相似效果。

二、加強體育鍛煉：體育鍛煉對高血壓、低血壓都有調節作用。國外有位學者說過：「鍛煉身體可以代替許多藥劑，但任何藥劑也代替不了鍛煉身體。」低血壓的老年人可根據自己的體力情況，選擇適合自己的鍛煉項目。

三、高鹽飲食：低血壓的老年人可適當增加鹽的攝入量，約爲正常食鹽量的2至3倍，即每日20至25克。多攝鹽後必須多喝水，較多的水分進入血液可增加血容量，從而升高血壓。

四、藥物治療：低血壓症狀明顯，可選用利他林、麻黃素等升壓藥及三磷酸腺苷、輔酶A、維生素B及C，以改善腦組織代謝功能。

鼾|症

鼾症即打鼾，俗稱「打呼嚕」，被稱爲睡眠中的隱形殺手。據調查發現，人群中1%至4%的人患有打鼾症，全球每天約有3000人死於該病。大約每5個打鼾的人中即有一個「睡眠呼吸暫停綜合症」患者。現在已有越來越多人認識到打鼾是一種疾病。統計資料顯示，打鼾問題以男性較爲嚴重，男與女的比例是6：1。另一方面，男性打鼾開始得較早，大約在20歲以後就有可能發生，女性較男性爲遲，多數發生在40歲以後。

打鼾分為三種原因：

（1）中樞性方面的疾病；（2）阻塞性方面的疾病；（3）混合性方面的疾病。

一般而言，大人以混合性症狀所引起的最多，小孩則以阻塞性問題最多。打鼾也很可能因爲身體的其他病因造成。目前研究顯示，高血壓及心血管疾病患者打鼾的幾率較高，體型較常人肥胖者也較容易出現打鼾的現象，另外如胸部有毛病、糖尿病、類風濕性關節炎等疾病患者都較常有打鼾問題。呼吸道任何解剖部位的狹窄或堵塞，都可導致阻塞性睡眠呼吸暫停。

打鼾者的氣道通常比正常人狹窄，白天清醒時咽喉部肌肉代償性收縮使氣道保持開放，不發生堵塞。但夜間睡眠時神經興奮性下降，肌肉鬆弛，咽部組織堵塞，使上氣道塌陷，當氣流通過狹窄部位時，產生渦流並引起振動，從而出現鼾聲，嚴重時呼吸暫時停止，從而影響人的身體健康。

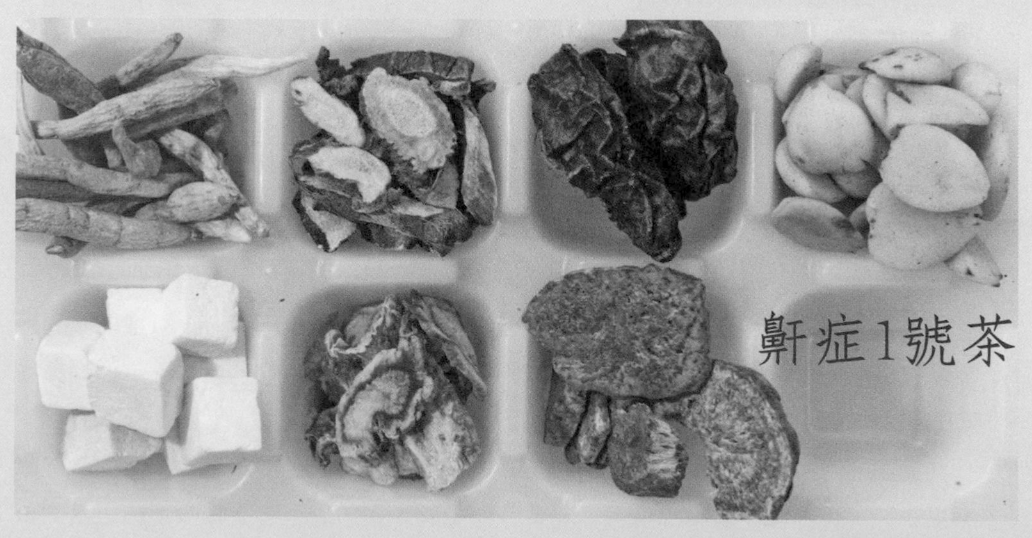

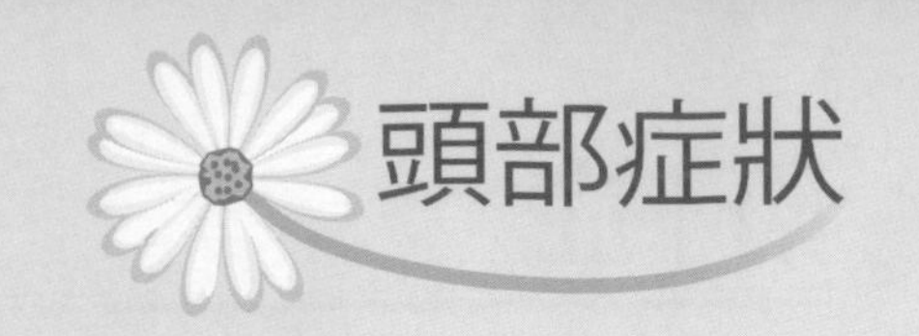

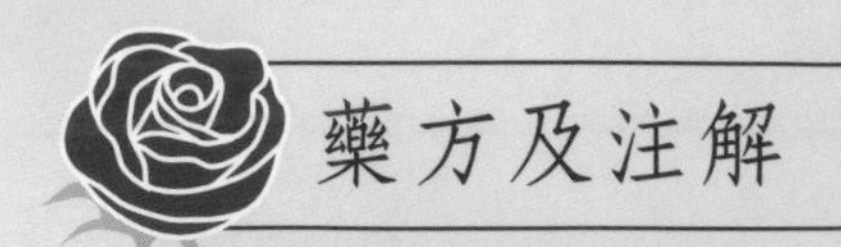

鼾症1號茶

太子參10克，白朮15克，茯苓20克，桔梗30克，杏仁10克，柯子6至8克，石菖蒲10克。

用法：上藥煎湯，代茶頻飲，每日1劑。

功效：用於氣虛引起的鼾症。

鼾症2號茶

桔梗30克，杏仁10克，柯子6至8克，石菖蒲10克，當歸10克，桃仁10克，紅花10克，川芎15克。

用法：上藥煎湯，代茶頻飲，每日1劑。

功效：用於血瘀引起的鼾症。

養生保健小教室

告別「半夜雷聲」

一、如何知道鼾症該治療了？

如果打鼾過程中出現呼吸中斷超過10秒，就高度懷疑是睡眠呼吸暫停綜合症。首先進行相關檢查，如通過睡眠監測，對心臟、大腦活動、呼吸運動、口鼻氣流、血氧飽和度、血壓和鼾聲等情況進行監測；或進行鼻內窺鏡檢查：以鼻、軟齶、咽腔的圖片情況判斷鼾症的性質及嚴重程度。

二、治療的選擇

因口腔、咽、喉、鼻、舌肌、軟齶、懸雍垂等部位的病變引起上呼吸道狹窄、阻塞，甚至出現睡眠呼吸暫停現象，需要手術解決。手術治療適合上氣道阻塞的患者，如鼻甲肥大、鼻中隔偏曲、扁桃體肥大、懸雍垂肥大及軟齶低垂等，通過鼻中隔矯正術、齶咽成形術等手術方法解決通氣問題。

手術治療之外，保守治療包括藥物、減肥、持續正壓通氣鼾症治療儀（CPAP）、舌托和中醫藥治療等。一些身體肥胖、頸短的人，上呼吸道較正常人狹窄，容易打鼾，還有一些人是由於睡姿不好而出現打鼾，針對這種情況，醫生會建議減肥，戒菸酒、改變不良睡姿，或使用一些藥物。通常這些人不需手術治療，打鼾現象就會消失。引起鼾症的原因是多方面的，往往需要多學科協作，綜合分析後才能確定合適的治療方案。

「燭影斧聲」？原來如此……

距今一千多年前，宋朝開寶九年的10月大雪紛飛的一個夜晚，開封的皇宮內發生了迄今仍未破解的一大歷史懸疑案——「燭影斧聲」。

千百年來，人們從各個角度試圖挖掘、詮釋乃至臆猜這件事情的真相。現在，讓我們來還原一下有限的歷史資料中描述的當時情形。宋太祖趙匡胤嗜酒是出了名的，出事的那天晚上，太祖邀其弟趙光義到他的寢宮飲酒，是夜大雪，兄弟倆酒興愈濃。不久，在皇宮侍奉的太監宮女們就聽到了皇上如雷貫耳的鼾聲——他們早已習慣了。凌晨，他們又聽到寢室內有一聲似是斧子落地的聲音，又看到窗戶上有人影在晃動。很快一切歸於寂靜。翌日一大早，人們驚訝地發現，皇上駕崩了。

於是，就有人臆斷是趙光義砍死了他哥哥後自己來了個黃袍加身。其實，稍微了解歷史並根據基本常識，就能判定趙匡胤不可能是死於非命。首先，趙光義沒有理由也不可能對他哥哥起殺心，從陳橋兵變起，趙匡胤一直對弟弟信任有加並委以重任，不僅擔任首都一把手，還參與核心層決策，作為接班人也是公開的秘密了。再說皇宮禁地怎能允許帶進利器，趙光義的智商也不至於低到如此愚蠢吧。那麼，當夜皇帝寢室內究竟發生了什麼？

最接近真實的解釋是，趙匡胤死於睡眠呼吸暫停引起的窒息。他睡覺打鼾是出了名的，他的嗜酒更不是什麼秘密，這都是睡眠呼吸暫停的危險和加重因素。當天夜裡，兄弟倆酒至酣處，各自睡去。半夜趙匡胤出現呼吸暫停被憋從龍榻翻滾落地——這或許就是外面人聽到的聲音原委——很多患有睡眠呼吸暫停的人都有夜裡從床上掉下的經歷。然後他醒了過來，站起來晃晃悠悠又爬上床接著睡——這大概就是外面人從窗上看到的情形。沒想到皇帝再睡著後，眼睛一閉、不睜，50歲的他就此一輩子過去了。

趙光義呢？歷史記載，趙光義不勝酒力，酒量比他哥差遠了。而且還經常勸大哥為了天下蒼生保重龍體，不要嗜酒。而趙匡胤卻是我行我素，我是皇帝我怕誰？不僅照喝不誤，而且每次都要喝得「到位」。那天晚上趙光義大概是看皇上哥哥酒興甚高，不忍攪局，而且也習以為常了，於是就陪著小酌了幾杯，到後來實在抗不住就打道回府了。趙匡胤卻還未盡興，就自斟自飲地又加了幾杯，直到睡意闌珊，方才酣然睡去——這才（極可能）是「燭影斧聲」的歷史真相，而不是穿鑿附會。

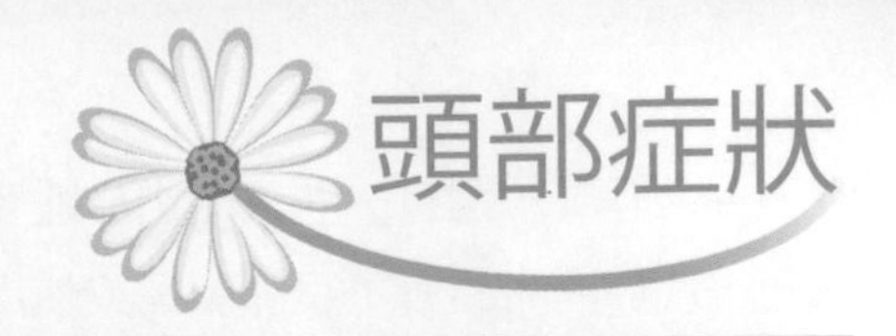

鼻竇炎

上頜竇、篩竇、額竇和蝶竇的黏膜發炎統稱為鼻竇炎。鼻竇炎是鼻竇黏膜的非特異性炎症，為一種鼻科常見多發病。鼻竇炎是一種常見病，可分為急性和慢性兩類，急性化膿性鼻竇炎多繼發於急性鼻炎，以鼻塞、多膿涕、頭痛為主要特徵；慢性化膿性鼻竇炎常繼發於急性化膿性鼻竇炎，以多膿涕為主要表現，可伴有輕重不一的鼻塞、頭痛及嗅覺障礙。平時注意鍛煉身體，勞逸結合，衣著適度，多呼吸新鮮空氣，避免鼻子乾燥，不輕易滴用鼻藥。對鼻腔病變及時診治，鄰近的病灶感染需治療。

鼻竇炎對身體的危害極大。可引起頭疼、頭暈腦脹、失眠健忘、心煩意亂、易發脾氣、學生學習成績逐步下降、困倦淡漠、注意力不集中等。它也可影響周圍組織發炎，尤其是眼病，如中心性視網膜炎等，對人們日常生活影響比較大。

鼻竇如同呼吸道的衛兵，一旦出了問題就會影響肺、氣管等下呼吸道的功能，還會影響周圍組織，像大腦、眼睛等，如果病情嚴重，還會引起危害生命安全的併發症，發病率比較高，尤其是青年人的比例較大，影響學習及工作，應及早治療。

鼻竇炎屬中醫「鼻淵」「腦漏」範疇。鼻乃清竅，為肺之門戶，其呼吸之暢通，嗅覺之靈敏全賴清陽充養。鼻竇炎多由氣虛不固、外邪侵襲、邪入化熱、灼腐生膿、滯留空竅、彌散清空、清濁不分、竅隙閉塞引致鼻塞流涕、頭痛頭脹、智力昏蒙、身疲肢倦、常易外感。外感後鼻竇炎又加重，如此互為因果，反復發作。在此病理機制中，痰濁膿液既是病理產物，又是新的病因。故清除痰濁膿液，杜絕痰濁之源是治癒本病的關鍵。故升清降濁則是最有效最根本的治療法則。

藥方及注解

川黃柏茶

上等龍井30克、川黃柏6克。

用法：上兩味共加沸水沖泡蓋悶代茶頻飲；或研細末後，用時挑少許嗅入鼻內（兩側），每日5至6次。

功效：清熱瀉火，解毒排膿。用於鼻淵、鼻塞、鼻腔內有膿性分泌物伴腥臭等症。

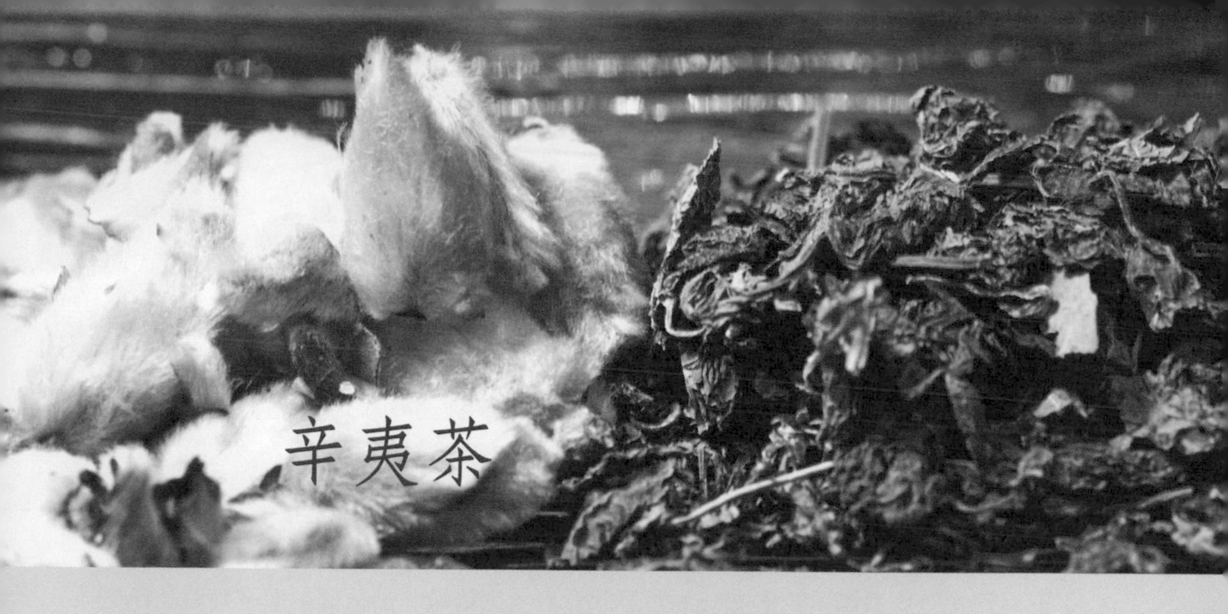

蒼耳子茶

蒼耳子12克，辛夷、白芷各6克、薄荷4.5克、蔥白3根、茶葉2克。

用法：上六味共研為末，以沸水沖泡10分鐘即可。每日1劑，不拘時頻頻飲服。

功效：發汗通竅，散風祛濕。適用於鼻炎、鼻竇炎及副鼻竇炎等。

辛夷茶

辛夷花2克、蘇葉6克。

用法：上兩味共制粗末，紗布包，以沸水沖泡。代茶飲，每日1劑。

功效：散風寒，通鼻竅。適用於急、慢性鼻炎，過敏性鼻炎。

羌活白芷茶

羌活、白芷各10克，黃芩、魚腥草各15克。

用法：沸水沖泡，代茶頻飲，每日1劑。

功效：疏風祛濕通竅。用於鼻竇炎引起的頭痛等症。

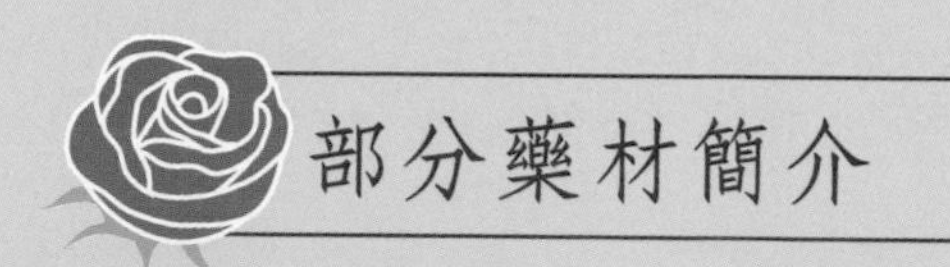

部分藥材簡介

蒼耳子：味苦甘辛性溫。有小毒。入肺、肝經。常用於解表藥、止痛藥、宣肺藥。散風寒、通鼻竅、祛風濕、止癢。主治鼻淵、風寒頭痛、風濕痹痛、風疹、濕疹、疥癬。散氣耗血，血虛之頭痛、痹痛忌服。忌豬肉、馬肉、米泔。

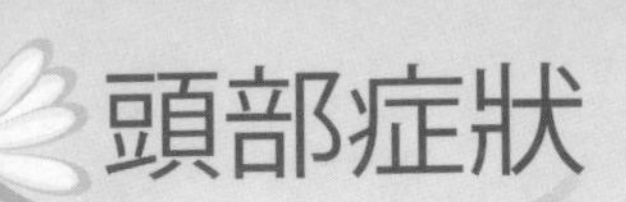

辛夷、辛夷花: 主要是紫玉蘭或望春玉蘭、玉蘭、武當玉蘭的花蕾，也可以指其他木蘭屬植物的花蕾。色澤鮮豔，花蕾緊湊，鱗毛整齊，芳香濃郁。味辛性溫。無毒。歸肺、胃經。祛風寒，通鼻竅。治頭痛，鼻淵，鼻塞不通，齒痛。辛夷有散風寒的功效，可用於治鼻炎、降血壓。還是名貴的香料和化工原料。陰虛火旺者忌服。惡五石脂。畏菖蒲、蒲黃、黃連、石膏、黃環。

魚腥草: 味辛性微寒。歸肺經。清熱解毒、排膿消癰、利尿通淋。主治肺癰吐膿、痰熱喘咳、喉哦、熱痢、癰腫瘡毒、熱淋。適宜流行性感冒、經常便秘、脾胃濕熱、脘腹脹滿、噁心嘔吐、不思飲食者。損陽氣，消精髓，虛寒體質及疔瘡腫瘍屬陰寒，無紅腫熱痛者，陰性外瘍，忌服。多食久食令人氣喘。

羌活: 味辛苦性溫。歸膀胱、腎經。散寒，祛風，除濕，止痛。用於風寒感冒頭痛，風濕痹痛，肩背酸痛。羌活氣味濃烈，用量過多，易致嘔吐，脾胃虛弱者不宜服用。血虛痹痛，陰虛頭痛者慎用。

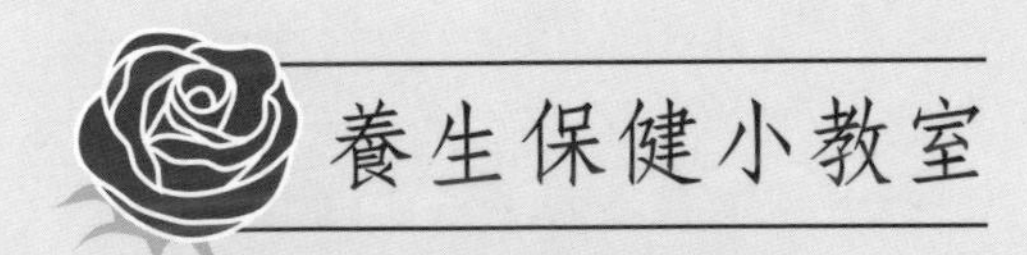

一、預防鼻竇炎的注意事項

1.平時注意鼻腔衛生，養成用清水或淡鹽水、茶水早晚洗鼻的良好習慣。

2.注意擤涕方法。鼻塞多涕者，宜按塞一側鼻孔，稍稍用力外擤。之後交替而擤。鼻涕過濃時以鹽水洗鼻，避免傷及鼻黏膜。

3.游泳時姿勢要正確，儘量做到頭部露出水面。

4.有牙病者要徹底治療。

5.急性發作時，多加休息。臥室應明亮，保持室內空氣流通，但要避免直接吹風及陽光直射。

6.遵醫囑及時用藥。

7.慢性鼻竇炎的治療要有信心與恆心，注意加強鍛煉以增強體質。

8.嚴禁菸、酒、辛辣食品。

9.保持性情開朗，精神上避免刺激，同時注意不要過勞。

10.平時常做鼻部按摩。

11.每日早晨冷水洗臉，可有效增強鼻腔黏膜的抗病能力。

二、鼻炎與感冒：

許多人苦於感冒以後總會流鼻涕打噴嚏，殊不知流鼻涕打噴嚏並非都是感冒，很可能是鼻炎。鼻炎久拖不癒可能會帶來什麼後果呢？

從解剖上看五官相通，與鼻有關的部位均可能被累及。鼻黏膜的炎症往往蔓延到咽部引起咽炎。據臨床統計，有慢性鼻炎的人80%以上有慢性咽炎。如果繼續發展，向下可蔓延至喉，向上可通過鼻淚管蔓延至眼，向兩邊可通過耳咽管（該管很短，兩端較寬）侵犯到耳。有些人在傷風時，總是緊捏鼻子用力擤鼻涕。這樣，由於鼻咽腔壓力增加，可使膿涕和細菌經耳咽管進入中耳而引起中耳炎。鼻咽分布在鼻黏膜上的神經，是從大腦分伸出來的第一對腦神經（也稱為嗅神經），這對神經距離大腦很近。鼻黏膜發炎，很容易通過嗅神經引起大腦皮層的病理性反射，從而出現一系列症狀，諸如頭暈、頭痛、多夢、記憶力減退、神經衰弱，甚至長期低熱等。特別由鼻炎引起的頭痛在臨床上十分多見，醫學上統稱為「鼻源性頭痛」。鼻腔中還有三對副鼻竇。而鼻黏膜發炎極易蔓延而引起副鼻竇炎，致使人體平衡失調、發生暈眩。

國內外的最新醫學研究證實，全世界80%的鼻咽癌發生在中國，而約九成的鼻咽癌，是因鼻炎久治不癒惡化所致。鼻炎可能導致的其他併發症還有：長時間鼻塞不通氣，呼吸困難，引發睡眠呼吸暫停綜合症；患者下鼻甲肥大，睡眠時氧氣不足，嚴重情況下可引起腦梗塞、高血壓、突發心臟病等，個別患者甚至會夜間猝死。

如何區分是感冒還是鼻炎呢？從以下幾個方面可以判別：

1. 症狀發作的間隔時間：感冒症狀往往是在接觸感染病毒數天後才出現；而過敏性鼻炎是幾乎接觸到過敏原後立即發作。譬如每次打掃房間，灰塵一揚起就打噴嚏、流鼻涕。

2. 症狀出現順序：感冒症狀通常是逐一出現，常以喉嚨痛開始，接著打噴嚏，後來才流鼻涕，且較少出現眼睛及喉嚨發癢；過敏性鼻炎症狀是全部一起來，打噴嚏、流清鼻涕、鼻子癢、鼻塞等，避免過敏原後即可緩解，且病人常有病史可循。

3. 症狀持續時間：若症狀持續時間超過7至10天，就不大可能是感冒了。

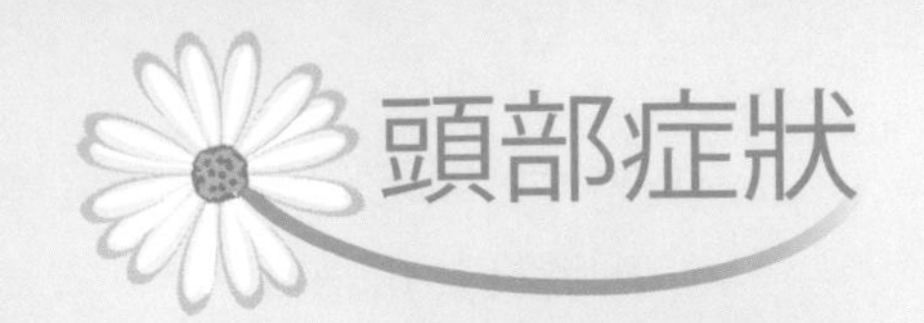

鼻衄（鼻出血）

鼻衄就是鼻出血，一般可分爲兩類，由鼻局部原因所致的鼻衄和作爲全身性疾病的局部表現之症狀性鼻衄。尤以症狀性鼻衄更爲常見，其發病率約爲前者的兩倍。

局部因素引起的鼻衄大多爲單側性，出血多發生在鼻中隔前部富於毛細血管前動脈的部位。此處組織彈性較低、遭受刺激時（如挖鼻、乾燥、粉塵等），黏膜血管容易破裂，導致出血。鼻黏膜潰瘍、鼻息肉和鼻腔惡性腫瘤更是引起出血的原因。

症狀性鼻衄可見於血管和腎疾病（如血管壁損害、尿毒症等），某些傳染病（如流感、麻疹、白喉、傷寒等）。遺傳性出血性末梢血管擴張症患者的血管壁先天性薄弱，稍有擴張則可破裂出血。

中醫將鼻衄的病因病機分爲虛、實兩大類。實症者，多因肺、胃、肝之火熱爲主，火性上炎，循經上蒸鼻之脈絡而爲衄；虛症者，多見於肝腎陰虛，虛火上越，灼傷脈絡而致衄，或因脾氣虛弱，氣不攝血而爲衄。在辨證治療方面，鼻衄主要依據病情的緩急，出血量的多少，血色的深淺，以及全身症狀進行辨證治療。實症鼻衄，治療上以清熱降火爲主；虛症鼻衄，若肝腎陰虛者，宜滋陰降火爲主；若脾氣虛弱者，則應補脾攝血止血。

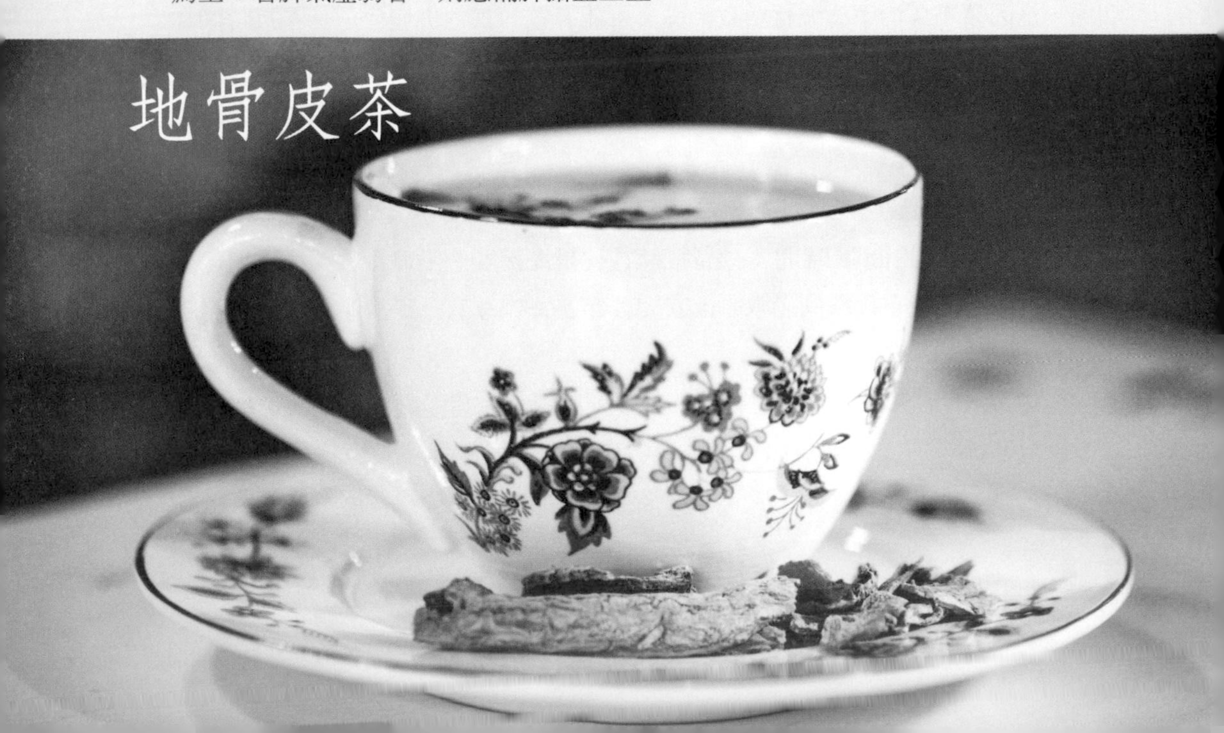

藥方及注解

白茅花茶

白茅花15克。

用法：上藥加沸水沖泡蓋悶10至15分鐘，代茶飲。

功效：疏風止血。適用於鼻衄。多因風熱上擾所致之習慣性出血，血流如注。

四鮮止血茶

柿餅（去蒂）1個、鮮荷葉（去蒂，乾品亦可）1張、鮮藕（去節）10克、鮮白茅根10克、紅棗（去核）3枚。

用法：將上藥洗淨一同放入容器中，加沸水適量悶成濃汁即可。每日1劑，不拘時代茶飲服。

功效：清熱養陰，涼血止血。適用於鼻出血、咯血、胃潰瘍嘔血、便血、尿血等症。

地骨皮茶

地骨皮20克。

用法：將上藥製成粗末，沸水沖泡。代茶飲。

功效：清熱，涼血。適用於鼻衄、牙齦出血。

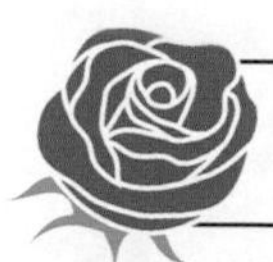

部分藥材簡介

白茅花：爲禾本科植物白茅的花穗。別名菅花、茅盔花、茅針花。味甘性溫。歸肺，肝經。無毒。活血止血、消瘀止痛、止血療傷。治吐血、衄血、刀傷。

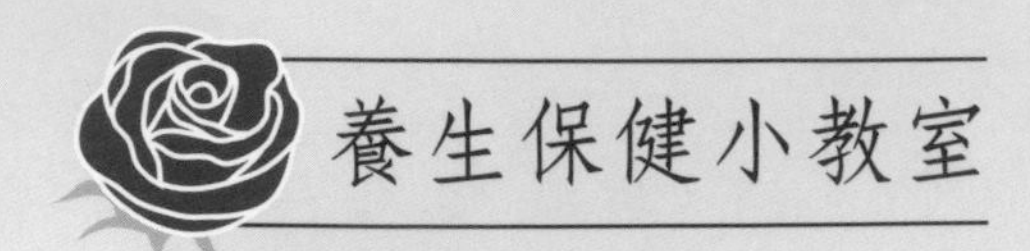

鼻衄常用外用止血法

本著「急則治其標」原則，對鼻出血病人應使用各種快速止血方法，使鼻衄停止。

一、冷敷法：冷水浸濕毛巾或冰袋敷於前額或頸部。

二、壓迫法：用手指揉按入前髮際正中線1至2寸處，或緊捏一側或兩側鼻翼，以達止血目的。

三、導引法：雙足浸於性溫水中，或以大蒜搗爛，敷於足底湧泉穴上，有引熱下行、協助止血的功效。

四、滴鼻法：用香墨研濃汁，滴入鼻中，也可用滴鼻靈或1%至3%麻黃素液等滴鼻。

五、吹鼻法：用血餘炭、馬勃、百草霜、三七末、雲南白藥等藥末吹入鼻腔，也可將上述藥物放在棉片上，貼於出血處，或填塞鼻腔。

六、鼻腔填塞法：用上述方法而未能止血者，可用明膠海綿或凡士林紗條填塞患側鼻腔；若仍未達止血目的，可由醫生操作行後鼻孔填塞法。

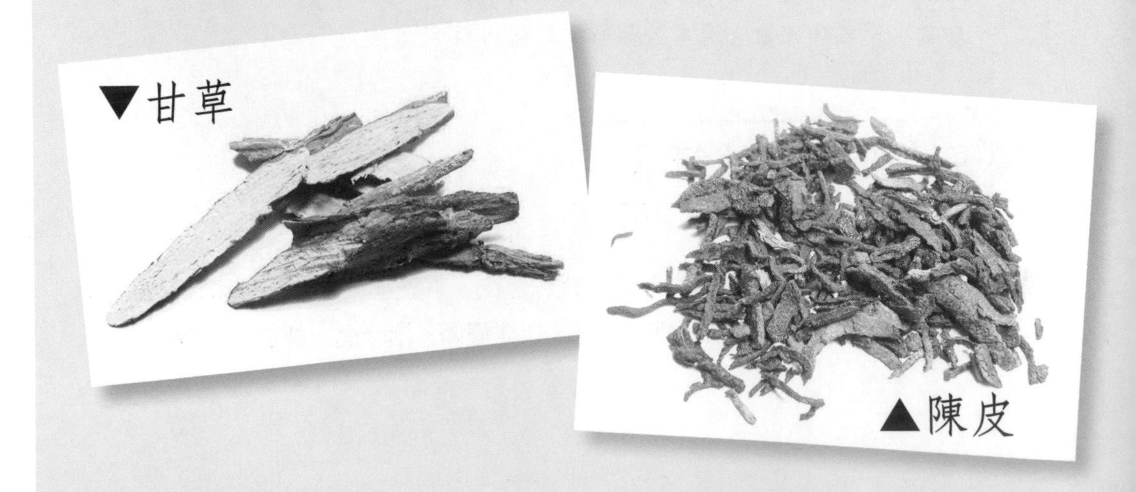
▼甘草

▲陳皮

口舌生瘡

口舌生瘡即口腔潰瘍，簡稱口瘡，是一種以週期性反復發作爲特點的口腔黏膜局限性潰瘍損害。一般可以自癒，可發生於口腔黏膜的任何部位，但以唇、頰、舌部多見，嚴重者可以波及咽部黏膜。不少患者隨著病程的延長，潰瘍面積增大，數目增多，疼痛加重，癒合期延長，間隔期縮短等，影響進食和說話。

對口腔潰瘍的治療方法雖然很多，但基本上都是對症治療，目的主要是減輕疼痛或減少復發次數，但不能完全控制復發，所以預防本病尤爲重要。

從中醫角度來說，多是由於內火重，從口腔中走火，所以易引起經常反復的口舌生瘡。每個人都有自己的瀉火管道，有的人從眼上，有的人從耳上，有的人從二便，有的人則從口腔中走。

藥方及注解

淡竹葉茶

淡竹葉15克。

用法：淡竹葉切碎，加沸水蓋悶15至20分鐘即可。代茶飲。

功效：清熱除煩，利尿。適用於口舌生瘡、心煩、小便澀痛、尿赤等症。

石榴含漱茶

鮮石榴2個。

用法：將石榴撥開取籽，搗碎，以開水浸泡，晾涼後過濾，每日含漱數次。

功效：消炎殺菌，消腫。適用於口腔炎、扁桃體炎、喉痛、口舌生瘡，有殺菌作用。

蘿蔔汁漱口茶

蘿蔔適量。

用法：將蘿蔔洗淨，切碎，搗爛取汁以汁漱口，每日數次。

功效：散淤血，消積滯，除熱毒。適用於口舌生瘡，滿口糜爛症等。

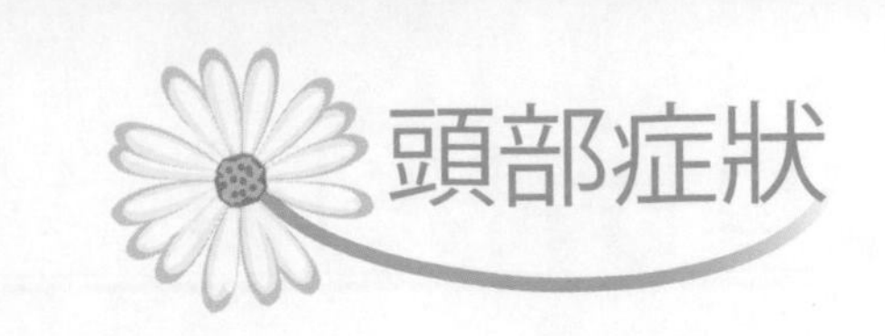

部分藥材簡介

淡竹葉：參見「鮮竹葉」（第139頁）。

石榴：石榴全身是寶，花、葉、果實、果殼、根皮均可藥用。味甘酸澀性溫。歸肺、腎、大腸經。生津止渴、收斂固澀、止瀉止血。主治津虧口燥咽乾、煩渴、久瀉、久痢、便血、崩漏等症。適宜口乾舌燥者、腹瀉者、扁桃體發炎者。不適宜便秘者、尿道炎、糖尿病、實熱積滯。石榴不可與番茄、螃蟹同食。多食會損傷牙齒，還會助火生痰。

蘿蔔：「冬吃蘿蔔夏吃薑，不勞醫生開藥方。」蘿蔔品種極多，有紅蘿蔔、青蘿蔔、白蘿蔔、水蘿蔔和心里美等。蘿蔔種子、鮮根、葉均可入藥，下氣消積。生蘿蔔含澱粉酶，能助消化。味辛甘性平。歸脾、胃經。消積化滯、化痰清熱、下氣寬中、解毒。主治食積脹滿、痰嗽失音、吐血、衄血、消渴、痢疾、偏頭痛等。每晚睡覺前吃30克蘿蔔，能消食化積，清熱解毒。可延年益壽。脾胃虛寒者不宜生食。

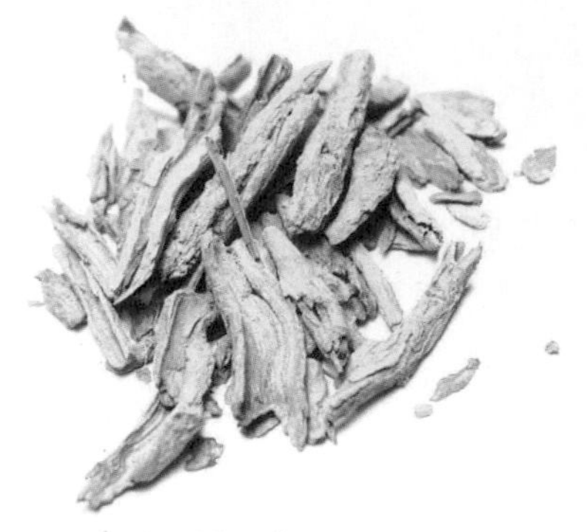

▲地骨皮

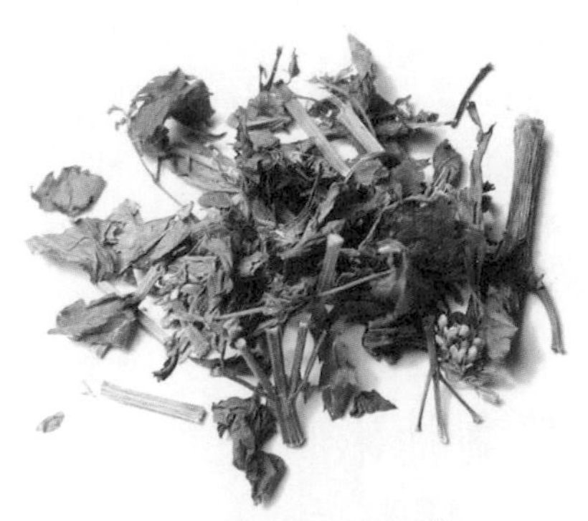

▲魚腥草

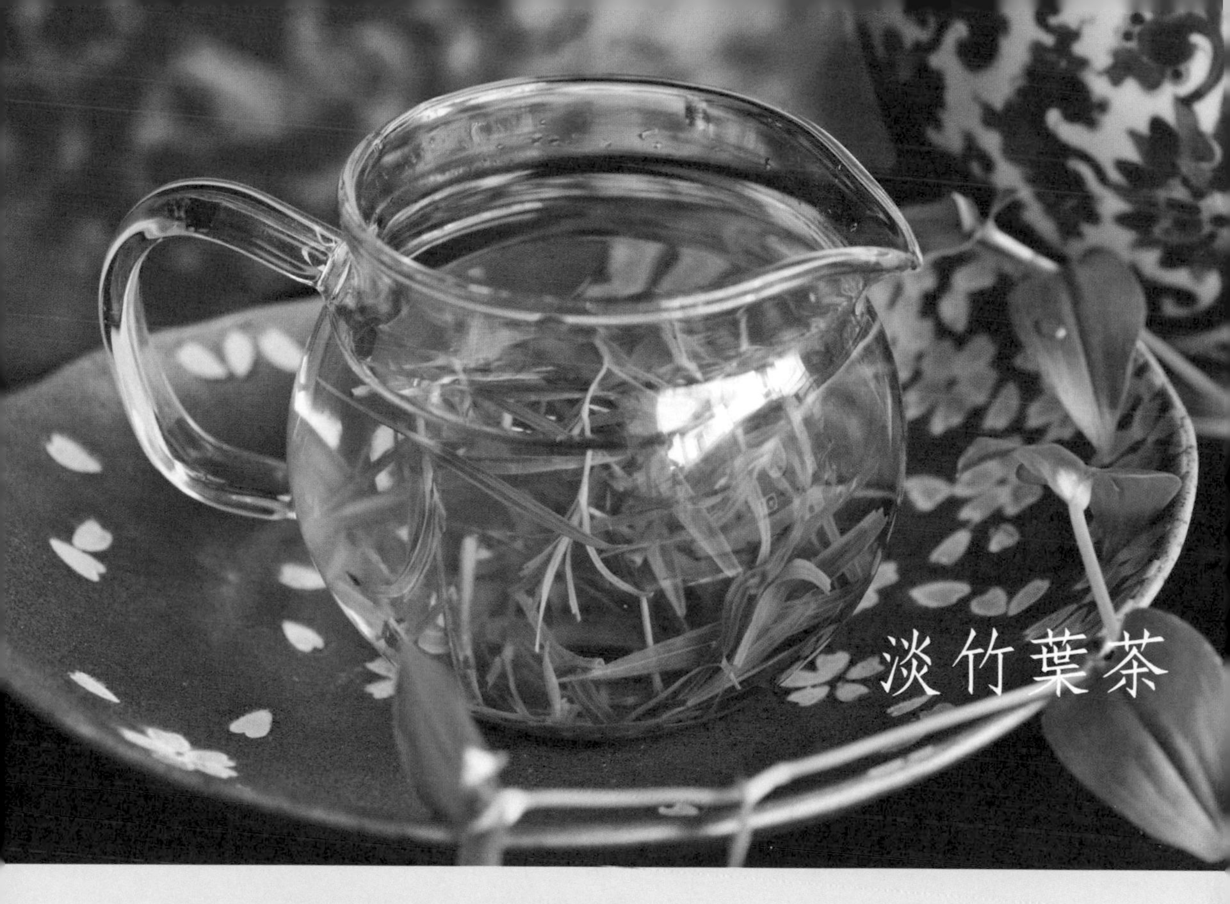

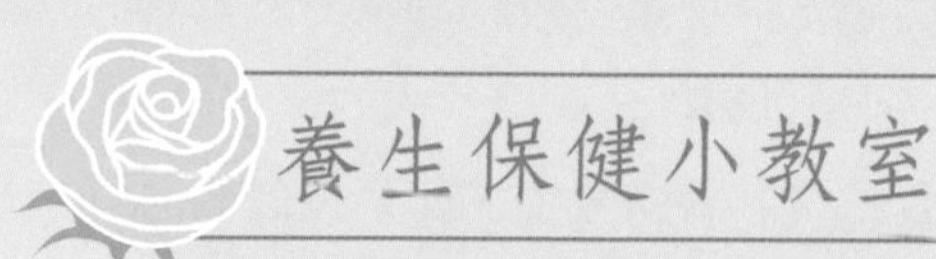

口舌生瘡的防治

一、平常應注意保持口腔清潔，常用淡鹽水漱口，戒除菸酒，生活起居有規律，保證充足的睡眠。

二、堅持體育鍛煉。

三、飲食清淡，多吃蔬菜水果，少食辛辣、厚味的刺激性食品，保持大便通暢。補充維生素類，補充膠原蛋白，松花粉膠囊有助於口舌生瘡的恢復。

四、婦女經期前後注意休息，保持心情愉快，避免過度疲勞，飲食清淡，多吃水果、新鮮蔬菜，多飲水，以減少口瘡發生的機會。

五、有些兒童不喜歡吃蔬菜水果，可飲用含維生素類果汁飲料，以補充身體所需維生素。

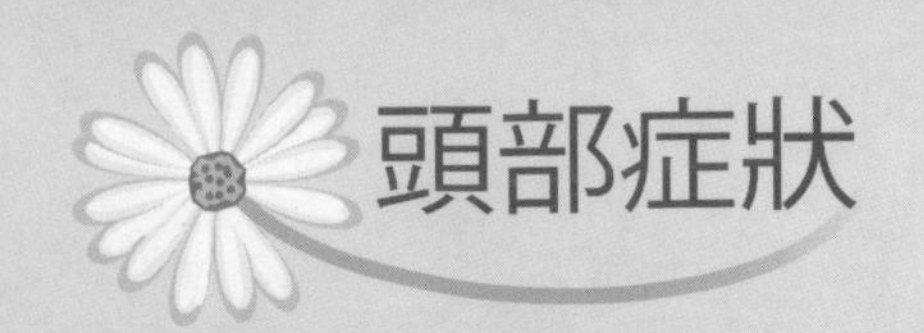

牙|周|炎

口腔健康的「頭號殺手」，繼癌症、心腦血管疾病之後，威脅人類身體健康的第三大殺手——看似小小的牙周炎，威力竟然如此巨大。

牙周炎是侵犯牙齦和牙周組織的慢性炎症，是一種破壞性疾病，主要特徵爲牙周袋的形成及袋壁的炎症，牙槽骨吸收和牙齒逐漸鬆動，是導致成年人牙齒喪失的主要原因。

牙周炎多因菌斑、牙石、食物存留等引起。牙齦發炎腫脹，同時使菌斑堆積加重，並由齦上向齦下擴延。由於齦下微生態環境的特點，齦下菌斑中滋生著大量毒力較大的牙周致病菌，如牙齦類桿菌、中間類桿菌、螺旋體等，使牙齦的炎症加重並擴延，導致牙周袋形成和牙槽骨吸收，造成牙周炎。

牙周炎出現的一些前期症狀，成爲口腔「亞健康」惡化的主要特徵。症狀主要表現爲牙齦紅腫、出血。炎症引發的牙痛給患者帶來極大的痛楚，由於每顆患病牙齒本身都是一個不斷生產、複製大量病菌病毒的溫床，每天都在通過血液向全身傳播，進而侵害整個身體健康，在這個時候，傳統的口腔牙病治療方法，不得不採取破壞性的拔牙療法來阻止口腔疾病惡化對身體健康的各種不利影響。然而，這種「亡羊補牢」式的破壞性的療法，卻是以犧牲牙齒爲代價的。

因此，如何從及時發現口腔牙齒的「亞健康」狀態開始，如何及時對各種口腔牙齒疾病隱患進行預防及康復護理，才是從根本上杜絕牙周炎，避免口腔牙齒狀態向「非健康」惡化的唯一途徑。

藥方及注解

芝麻稈漱口茶

芝麻稈適量。

用法：將芝麻稈切碎，加沸水沖泡後漱口，每日數次，以不痛為度。

功效：清熱解毒。適用於牙周炎。

牙痛茶

大黃15克、生石膏（打碎）30克。

用法：將上兩味藥沸水沖泡，可沖泡2至3次。每日1劑，早晚各服1次。

功效：清熱瀉火。適用於胃炎牙痛，牙床糜爛出血。

宜忌：體虛者與孕婦應慎用。服藥期間，禁忌菸酒、油膩煎炒食物。

芭蕉茶

芭蕉根50克。

用法：上藥水煎。代茶頻飲。

功效：疏風瀉火，清熱鎮痛。適用於風火牙痛。因風熱結聚致疼痛，痛牙處臉面浮腫，吞咽困難。

部分藥材簡介

石膏：味辛甘性寒。歸肺、胃經。解肌清熱，除煩止渴、清熱解毒。主治熱病壯熱不退、心煩神昏、譫語發狂、口渴咽乾、肺熱喘急、中暑自汗、胃火頭痛、牙痛、熱毒壅盛、發斑發疹、口舌生瘡。外治癰疽瘡瘍，潰不收口、湯火燙傷。脾胃虛寒及血虛、陰虛發熱者忌服。

養生保健小教室

牙周病與全身健康的關係及生活注意事項

牙周病不僅是局部問題，對健康的影響不止於口腔，它與全身健康有著密切關係，可不能掉以輕心，出現症狀應當及時治療。

一、心腦血管疾病：牙周病變部位存在大量致病菌，這些細菌可產生內毒素並侵入血液，引起凝血機制的改變和血小板的變性，還可直接刺激血管，導致小動脈痙攣。如果冠狀動脈受累，發生收縮痙攣，再加上微小血栓的作用，就會引起急性心肌梗塞的發生。牙周炎是動脈硬化和急性心肌梗死的危險因素。感染性心內膜炎與牙周病也有關係。

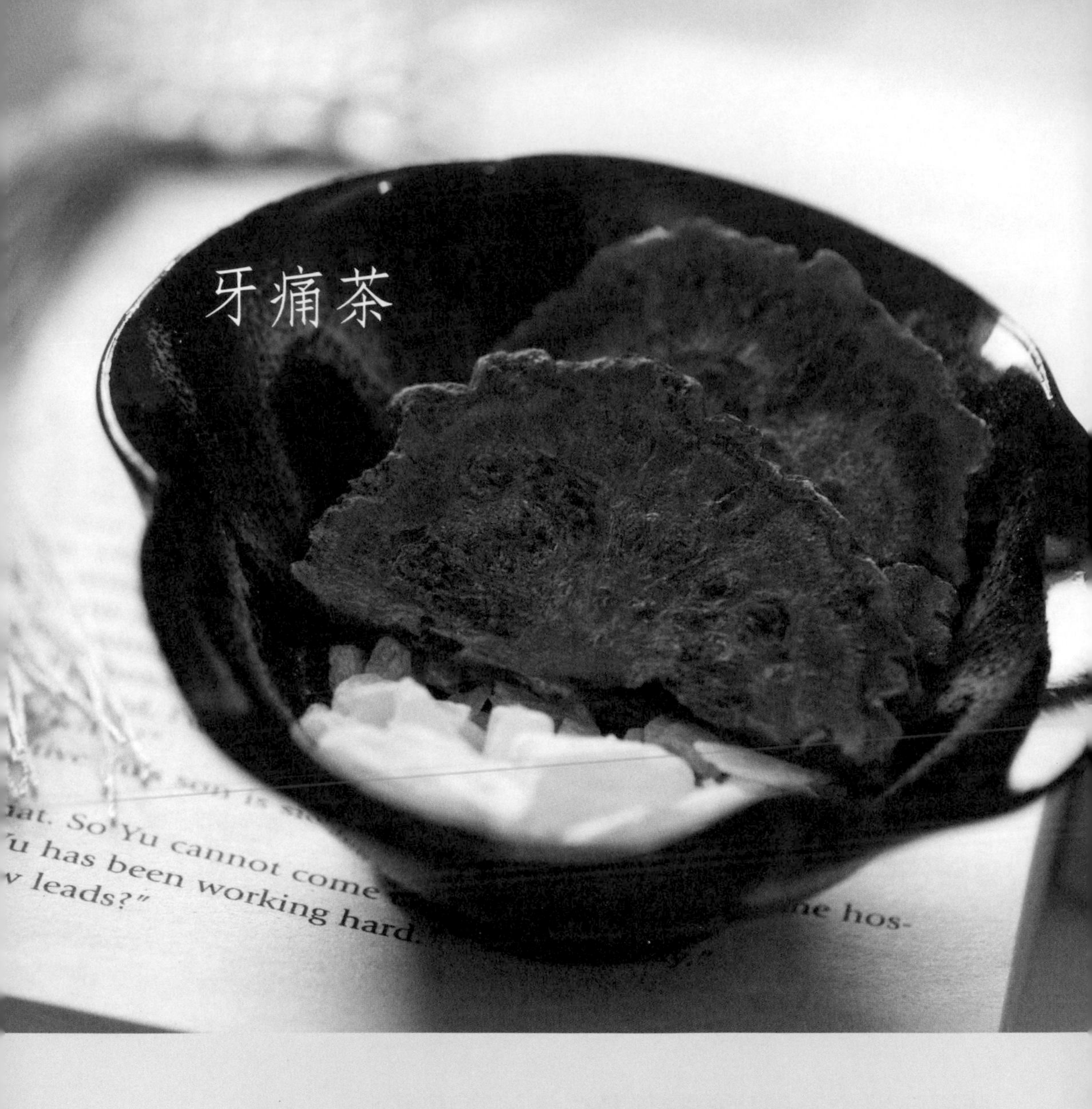

牙痛茶

二、妊娠：早產兒和低出生體重兒與母親患牙周炎有關。因此，患有牙周炎的育齡婦女在準備懷孕前應當首先治療牙周病，控制炎症，才能保證孕期和胎兒的健康。

三、糖尿病：糖尿病與牙周病互為危險因素。血糖控制不好，牙周健康難以保證；反之，牙周炎症不控制，正常的血糖水準也難以達到。

四、與消化道疾病和呼吸系統疾病：牙周病患者的齦下菌斑中含有大量致病菌，有可能是幽門螺桿菌和呼吸道病菌的儲庫。

牙周病生活注意事項：

一、注意口腔衛生，養成良好的衛生習慣。堅持做到早起及睡前刷牙、飯後刷牙或漱口，並掌握正確的刷牙方法。

二、密切關注牙周疾病的早期訊號。如在刷牙或吃東西時出現出血現象，要引起重視，這是牙周有炎症的表現，應儘早診治，查看齦下牙石情況，以及牙齦萎縮情況。

三、有效提高牙齒及口腔的免疫能力，將牙周病扼殺在萌芽狀態；同時選購合適的牙膏、牙刷、牙線，避免不合適的口腔護理產品導致牙齦問題的惡化。

四、養成健康的飲食習慣。注意飲食結構，營養均衡，多吃白肉、蛋、蔬菜、瓜果等有益於牙齒健康的食物；儘量少吃含糖食品，不抽菸，少喝酒，多吃富含纖維的耐嚼食物，有效增加唾液分泌，利於牙面及口腔清潔。

五、定期進行口腔檢查。兒童每半年一次、成人每年一次，到公立醫院口腔專科進行口腔及牙齒健康檢查；每半年或一年去醫院洗一次牙，及時除掉齦下牙結石。

六、注意飲食方面的衛生預防意識。冰茶、可樂、檸檬汽水等各種碳酸飲料均會對牙齒造成不同程度的傷害，應少喝或不喝；睡前剛吃完酸性食物，例如檸檬、葡萄柚汁等，不要馬上刷牙，酸性液體容易使牙齒表面的琺瑯質軟化，此時刷牙容易破壞琺瑯質，導致牙齒損耗，應先漱口，過一段時間後再刷牙。

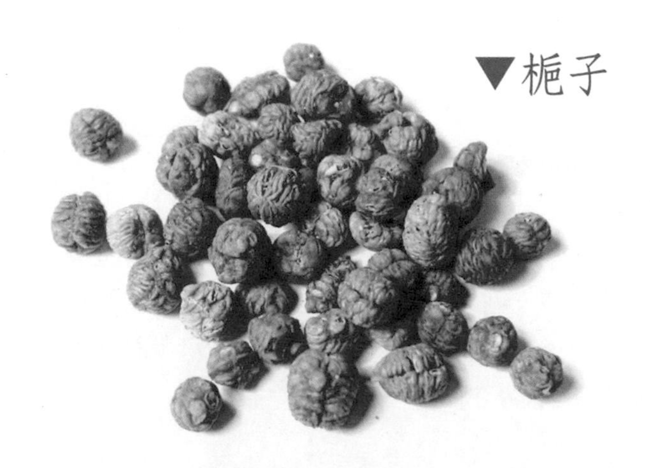
▼梔子

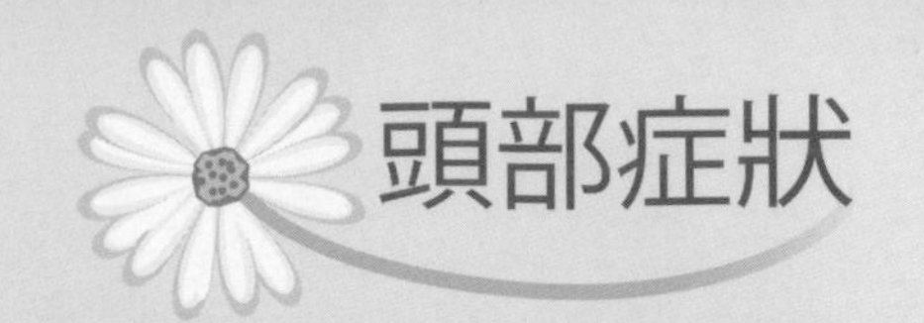

齲齒

齲齒俗稱「蛀牙」，是牙齒硬組織逐漸被破壞的一種疾病。發病開始在牙冠，如不及時治療，病變繼續發展，形成齲洞，終至牙冠完全破壞消失。未經治療的齲洞是不會自行癒合的，其發展的最終結果是牙齒喪失。齲齒是細菌性疾病，因此它可以繼發牙髓炎和根尖周炎，甚至能引起牙槽骨和頜骨炎症。齲齒的繼發感染可以形成病灶，致成關節炎、心骨膜炎、慢性腎炎和多種眼病等全身其他疾病。

人們大多認爲患齲齒是由於吃糖太多導致，其實這只是一部分原因。齲齒大致是由四種致病因素共同作用的結果。它們分別是細菌、食物、牙齒和時間。口腔內有大量細菌生存，其中一些細菌具有產生有害牙齒的化學物質的能力，牙齒雖然堅硬，咀嚼食物的磨耗對它的消耗是很小的，但這些化學物質卻能夠短時間內使其分解破壞。

細菌在牙表面形成一層薄膜，就是牙菌斑，細菌就是以牙菌斑爲基地向牙齒發動進攻的。細菌產生有害牙齒的化學物質需要原料，而這些原料就是由食物中的糖類物質所供給的。

食物一方面供給身體以營養，使牙齒更堅固，增強牙齒的抗齲能力；另一方面，食物中含有的糖類物質經過咀嚼吞咽，一部分殘留於口腔內，被致齲菌所利用，產生對牙齒具有腐蝕性的物質，從而破壞牙齒硬組織，進而導致齲齒的發生。

由於遺傳、營養等因素而導致發育過程中鈣化水準不同，牙齒鈣化程度低的人，牙齒表面凹凸不平，牙齒琺瑯質層相對較薄弱，容易被破壞；另外，牙齒排列不整齊，食物殘渣容易殘留，也是齲齒易發的誘因。

上述四個因素共同作用就造就成了齲齒的發生，所以，預防齲齒也要從這四方面入手。齲齒發生後並不是靜止不變的，一旦細菌在牙齒表面打開一個突破口，它就會迅速向牙齒深層擴展，進一步破壞牙體硬組織，進而導致牙髓炎甚至根尖周炎等疾病。

由於牙體硬組織被破壞後無法再生，所以預防齲齒非常重要，目前最有效的方法是刷牙，也許有人每天刷牙可還是發生了齲齒，原因是沒有掌握正確的刷牙方法——應堅持飯後刷牙，應採用正確方法，如果方法不正確，不但不能消滅細菌和食物殘渣，反而會對牙齒產生破壞。

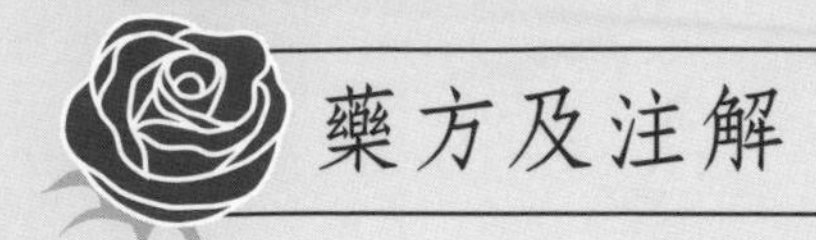

藥方及注解

堅齒茶

紅茶、綠茶、烏龍茶、鐵觀音任選1種，1至3克。

用法：茶葉置容器內沸水沖泡，待溫即可。每日1至2杯，飲茶後並用茶水漱口。

功效：去腐除垢，潔齒防齲。適用於防治齲齒及口腔疾病。

芫辛椒艾茶

芫花、細辛、川椒、蘄艾、小麥、細茶均等分適量。

用法：上藥沸水蓋悶15至20分鐘。每日3至4次，性溫漱口，至吐涎為止，即癒。

功效：祛風，殺蟲，止痛。適用於蛀牙及虛火牙痛等。

部分藥材簡介

芫花：花、根、皮均可入藥。芫花味苦辛性寒。有毒。歸肺經、脾經、腎經。瀉水逐飲、解毒殺蟲。用於水腫脹滿，胸腹積水，痰飲積聚，氣逆喘咳，二便不利；外治疥癬禿瘡，凍瘡。有小毒。歸肺經、脾經、腎經。消腫解毒，活血止痛。用於急性乳腺炎、癰癤腫毒、淋巴結核、腹水、風濕痛、牙痛、跌打損傷。孕婦禁用。不宜與甘草同用。

細辛：味辛性溫。歸心、肺、腎經。無毒。祛風散寒、通竅止痛、溫肺化飲。用於風寒感冒、頭痛、牙痛、鼻塞鼻淵、風濕痹痛、痰飲喘咳。

川椒：味辛麻性溫。有小毒。歸脾、胃、腎經。芳香健胃、溫中止痛、除濕散寒、殺蟲止癢。用於脘腹冷痛，嘔吐泄瀉，蟲積腹痛，蛔蟲症；外治濕疹瘙癢。川椒葉用於調味品，能除各種肉類腥氣；促進唾液分泌，增加食欲；使血管擴張，從而起到降低血壓的作用；服川椒水能去除寄生蟲。一般人群均能食用。孕婦、陰虛火旺者忌食。

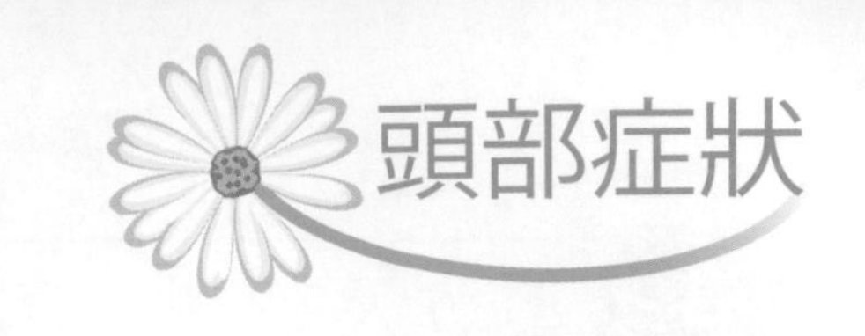

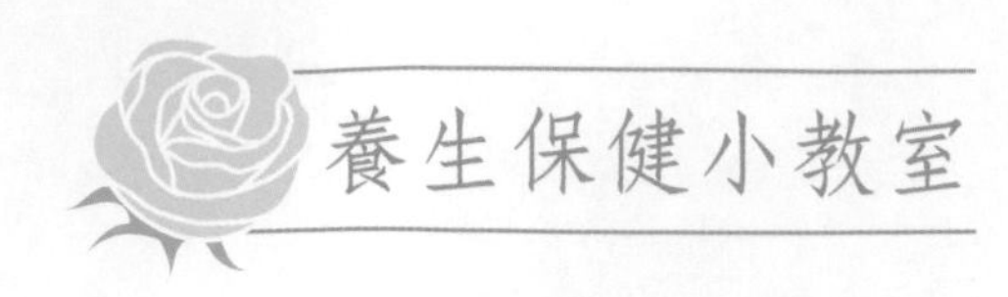

小「蟲牙」大危害

齲齒看似小病，可它引起的併發症對人的危害是很大的。首先是疼痛，患了齲齒後如不及時治療，齲洞會越來越深，波及到牙髓產生劇烈疼痛。牙髓炎繼續發展可形成根尖周圍組織的炎症，甚至局部的臉腫，發熱，嚴重時引起敗血症。慢性根尖炎反復發作，成爲身體內的感染病灶，可能引起心臟病，腎臟病等全身疾病。乳牙齲是兒童過早喪失牙齒的主要原因。牙齒過早缺失，影響兒童的咀嚼功能，繼而影響食物的消化吸收和頜骨發育。

長期缺失可導致缺失牙前後牙齒的移位，使缺失牙處的間隙減少甚至消失，最終導致新牙萌出障礙，造成牙齒排列不齊。小孩由於一側牙疼，不敢咀嚼，就用另一側牙齒吃東西，時間長了養成單側咀嚼的習慣，形成面部肌肉和頜骨發育不對稱，出現一側臉大一側臉小的歪臉畸形。由此可見，齲齒雖然不會危及生命，但也帶來許多痛苦，尤其是兒童，可影響到生長發育及全身健康。一定要重視兒童乳牙的保護和治療，早期治療即可減輕病人的痛苦。更重要的是要積極預防，減少齲病的發生。

當齲病破壞了琺瑯質侵入到牙本質時，遇到冷、熱、酸、甜刺激時會感到牙齒疼痛，此時牙齒上有洞並呈黑褐色。這個階段如果不進行治療，齲洞會越來越深，累及牙髓，引起牙髓炎，出現自發痛，還會引起同側頭痛，令人坐臥

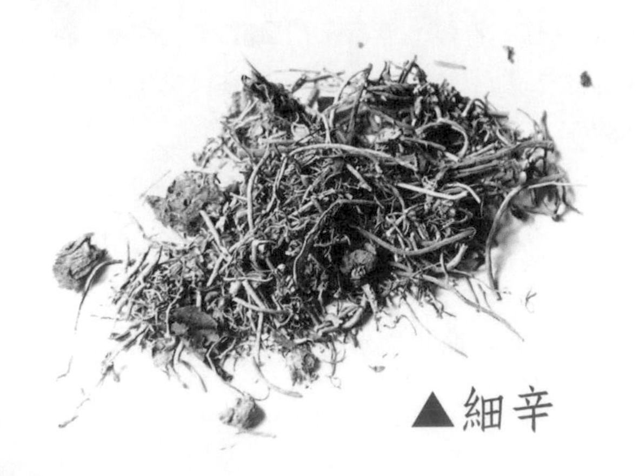

▲細辛

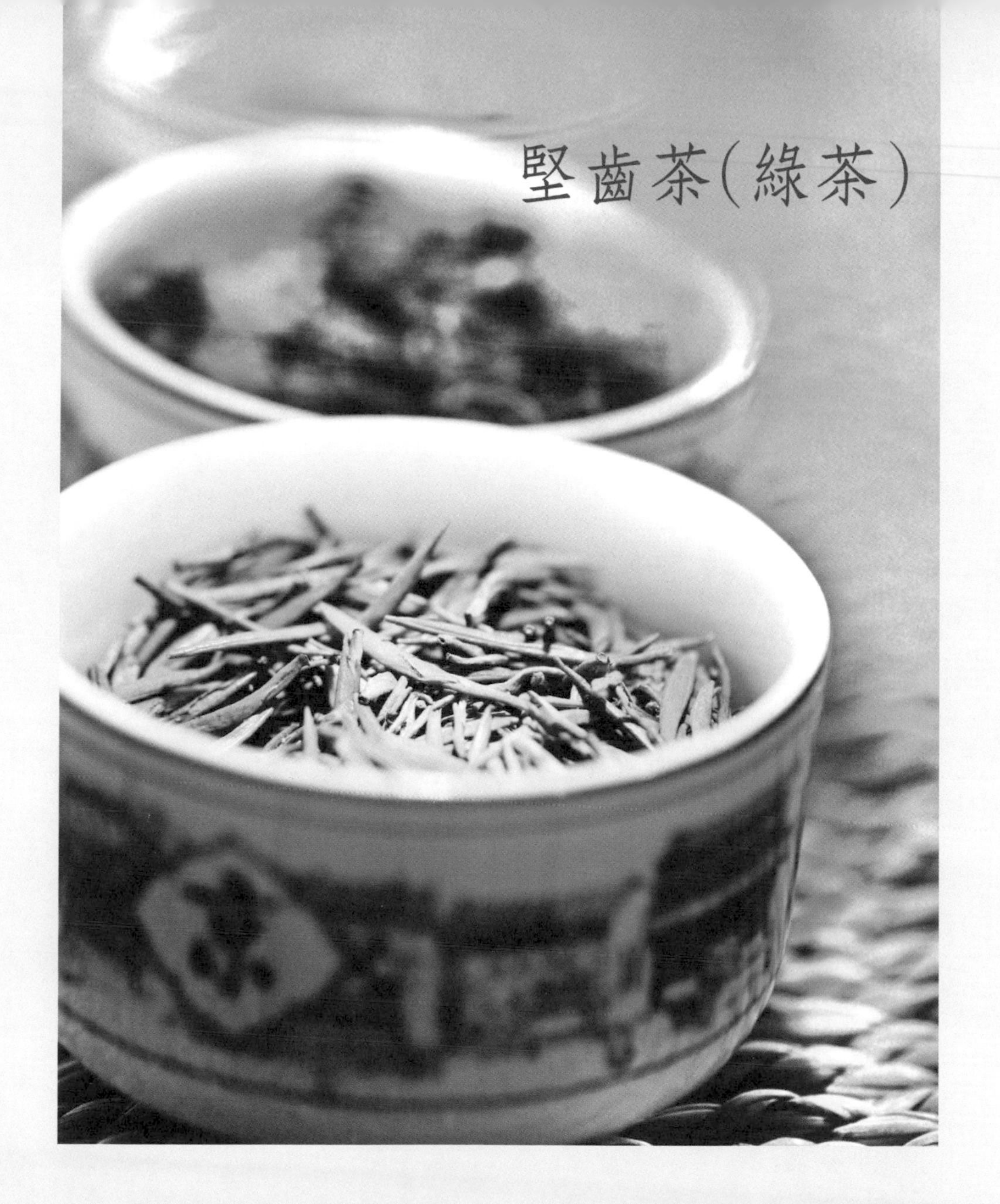

堅齒茶(綠茶)

不安。如果再不治療，炎症繼續向牙根方向發展，引起根尖周炎，牙根部腫痛，嚴重者面部腫脹、發燒、張口受限，細菌入血甚至可引起菌血症而危及生命。

乳牙齲病不及時治療，可逐漸發展爲嚴重的根尖周炎，會引起發育不良，如果乳牙因齲壞早失，不但會影響恆牙的如期萌出，還會導致恆牙的排列紊亂，引起牙頜畸形。恆牙因齲壞早失，缺牙數多，會影響嚼碎食物，必然會增加胃腸負擔，引起胃腸疾病。嚴重的齲壞導致的殘冠、殘根刺激周圍的軟組織等，引起潰瘍糜爛，甚至癌變。還可成爲一個病灶，成爲細菌的大本營。

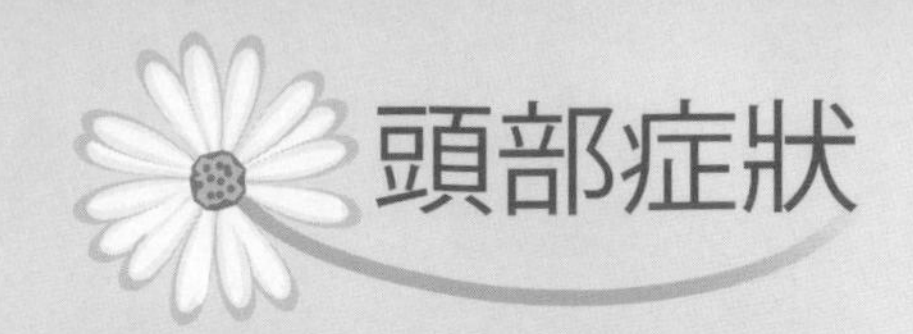

咽｜痛

咽痛是咽炎常見症狀之一，但非咽炎所獨有，許多其他疾病也會出現咽痛。咽部的疼痛感覺神經纖維來源於舌咽神經、三叉神經、副神經和迷走神經。這些神經的分支末梢在咽部縱橫交織，並分布到其他鄰近器官，這些部位受任何因素刺激都可通過神經反射而引起咽痛。可引起咽痛的疾病包括以下三類：咽部疾病引起的咽痛；各種咽部黏膜的感染性炎症刺激和壓迫痛覺神經末梢，導致咽痛。

藥方及注解

膨大海茶

膨大海3枚、蜂蜜15克。

用法：膨大海洗淨，加入蜂蜜，沸水沖泡，加蓋3至4分鐘後開蓋，拌勻。

功效：清熱潤肺，利咽，解毒。適用於咽痛、乾咳無痰、喑啞、骨蒸內熱、吐衄下血、目赤、牙痛、痔瘡瘺管等。

清咽茶

銀花、玄參、青果各9克。

用法：上藥共加沸水沖泡，取汁代茶飲。每日1劑。

功效：清熱養陰，解毒利咽。適用於慢性咽炎。

咽炎茶

野菊花、麥冬、金銀花各12克。

用法：將藥洗淨，同放入壺中，沸水沖泡。代茶飲，每劑可沖泡3至4次。

功效：清熱生津。適用於急、慢性咽炎。

西青果茶

西青果6枚。

用法：上藥洗淨搗碎，沸水沖泡。代茶頻飲。

功效：清熱生津，利咽解毒，開音，澀腸。適用於慢性喉炎、咽炎。

舒咽茶

膨大海9克、桔梗、生甘草各5克

用法：將膨大海、桔梗洗淨，與甘草同放入容器，沸水燜泡10分鐘後飲用。

功效：清肺利咽。適用於慢性咽炎及其他原因引起的咽部不適。

菊花沖泡茶

鮮茶葉、鮮菊花各等分（或各15克）。

用法：上兩味藥剪碎，共搗碎，用涼開水半盅（約30至60毫升）沖和即可。每日1劑，不拘時冷飲。

功效：清熱消腫，利咽止痛。適用於急、慢性咽喉炎，咽喉腫痛、刺癢不適及咽喉諸證。

清咽順氣茶

薄荷、綠茶各5克，冰片0.2克。

用法：將上三味藥同放入容器中，沸水沖泡，3分鐘後即可飲用。

功效：清熱生津，消食下氣。適用於急、慢性咽炎、腹中脹氣、矢氣不通等。

羅漢果茶

羅漢果10至15克、綠茶1克。

用法：羅漢果切碎與茶一起沖泡，蓋悶5分鐘後飲用。

功效：清熱化痰，潤喉止渴。適用於痰火喉痛。

竹葉麥冬茶

新鮮竹葉10至15張、麥冬6克、綠茶1克。

用法：竹葉、麥冬洗淨切片，與茶沸水沖泡，加蓋溫浸10分鐘後代茶頻飲。

功效：清熱養陰，生津止渴。適用於肺熱型慢性咽炎。

橄欖茶

橄欖5至6枚、冰糖適量。

用法：將橄欖放入杯中，加入冰糖，沸水沖泡。代茶頻飲。

功效：清肺，利咽，生津，解毒。適用於慢性咽喉炎。

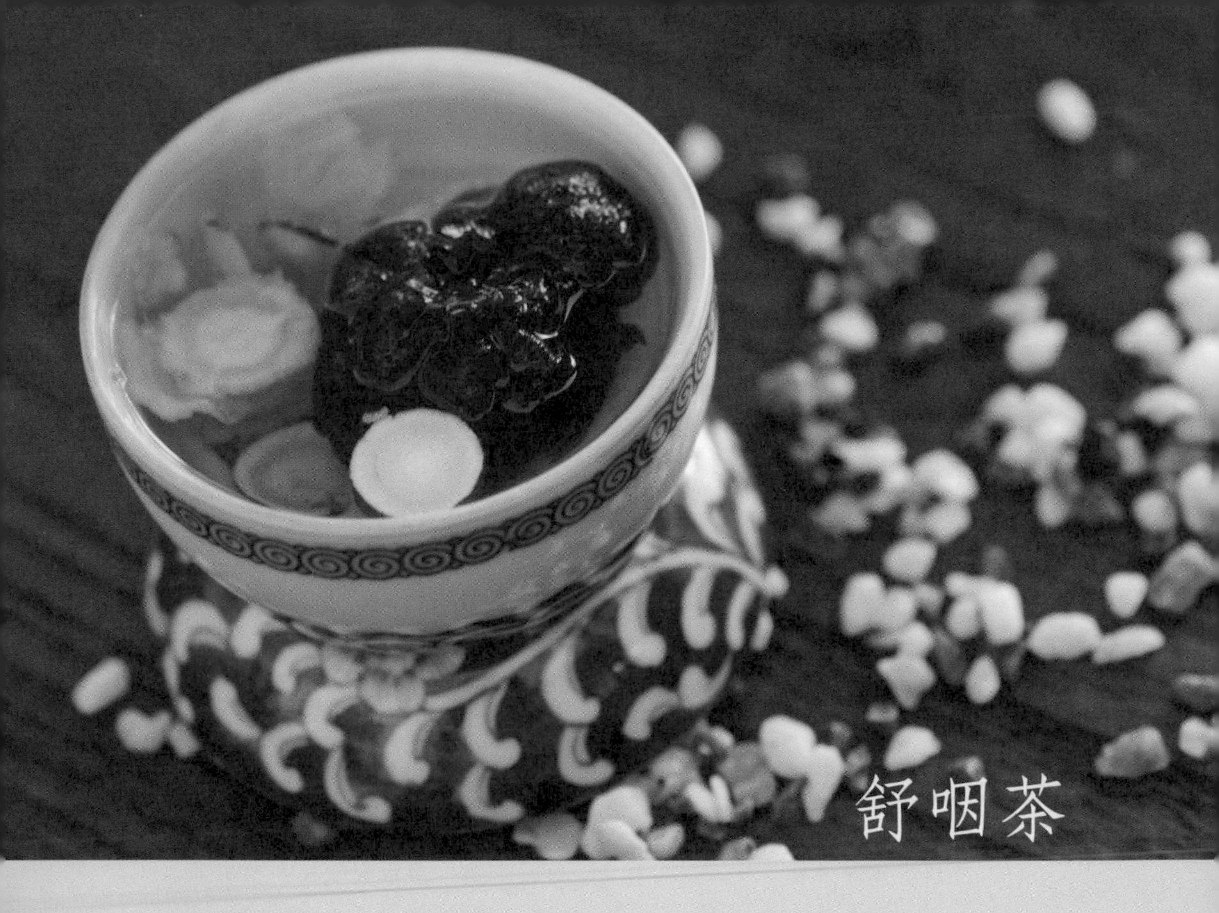

部分藥材簡介

膨大海：味甘性寒。有小毒。歸肺、大腸經。清熱潤肺，利咽解毒，潤腸通便。用於肺熱聲啞，乾咳無痰，咽喉乾痛，熱結便閉，頭痛目赤。主要適於因風熱邪毒引起的音啞。由聲帶小結、聲帶息肉、聲帶閉合不全、菸酒刺激過度等引發的音啞，用膨大海是無效的。對於一些突然失音或脾虛者，還會導致咽喉疼痛。感冒禁用。代茶飲每次不超過3粒，防止中毒。不能和茶葉一起沖泡服用，有人飲用可能會出現過敏反應，如全身皮膚發癢、口唇水腫等，長期大量飲用還可能危及生命。

青果：別名橄欖、白欖、甘欖。味甘酸性平。清熱、利咽、生津、解毒。用於咽喉腫痛、咳嗽、煩渴、魚蟹中毒。

養生保健小教室

如何防治咽炎復發？

慢性咽炎治癒後，爲鞏固療效以防再發，除平時注意少吃辛辣刺激食物外，還可常吃下列食品：

一、綠豆海帶湯：

原料：綠豆一兩、海帶一兩、白糖少許。

製法：將綠豆與海帶（切絲）放於鍋中，加水煮爛，加入白糖調味，每日當茶喝。

二、西瓜汁：

將西瓜切開取汁，頻頻當茶飲。既可清熱除煩，又能養陰潤燥，甚宜常吃。

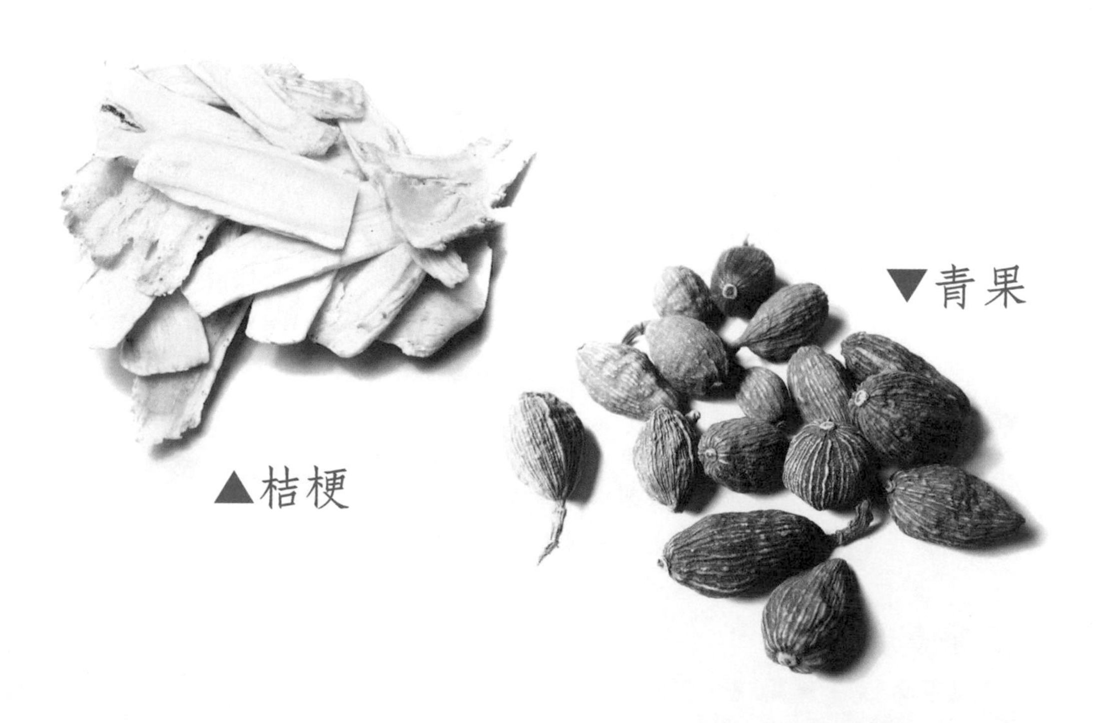
▲桔梗
▼青果

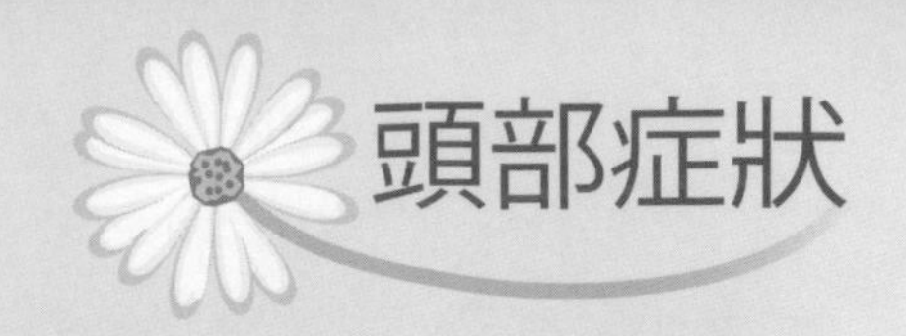

聲|音|嘶|啞

聲音嘶啞又稱聲嘶，是喉部（特別是聲帶）病變的主要症狀，多由喉部病變所致，也可因全身性疾病所引起。聲嘶的程度因病變的輕重而異，輕者僅見音調變低、變粗，重者發聲嘶啞甚至只能發出耳語聲或失音。

由於工作性質關係用嗓過度、發聲不當引起聲帶息肉、聲帶小結所致聲嘶是職業經理人、商務代表、教師、音樂工作者等的最常見現代職業病。

引起聲音嘶啞的常見疾病包括以下幾種：急性喉炎、咽白喉、慢性喉炎、喉結核、聲帶小結、聲帶息肉、聲帶乳頭狀瘤、喉癌以及肺部腫瘤引起的喉返神經壓迫等。

藥方及注解

玄麥秸味甘茶

玄參、麥冬各15克，桔梗、甘草各5克。

用法：將上述四味藥沖入沸水，蓋悶15至20分鐘，代茶頻飲。

功效：滋陰清熱，利咽解毒。適用於聲音嘶啞，乾咳，咽喉腫痛等。

利咽茶

麥冬、沙參、桔梗各12克，膨大海10克、甘草3克、木蝴蝶10克。

用法：將上述六味藥以沸水沖之。每日1劑，不拘時飲服。

功效：滋陰清熱，潤肺利咽。適用於聲音嘶啞，咽喉腫痛，慢性咽喉炎。

橄竹梅茶

鹹橄欖5個，竹葉、綠茶各5克，烏梅2個。

用法：上藥加沸水適量，蓋悶取汁代茶飲。每日2劑，溫服之。

功效：清肺潤喉。適用於久咳及勞累過度引起的失音，急、慢性咽喉炎等。

雙葉茶

綠茶葉3克、蘇葉6克。

用法：綠茶炒至微焦，與蘇葉一起沸水沖泡代茶飲。每日2劑，分兩次溫服。

功效：清熱宣肺，利咽喉。適用於外感所致的咽痛，對聲音嘶啞也有一定作用。

大海生地茶

膨大海、生地各12克，冰糖30克。

用法：上三味同以沸水沖泡。代茶飲。

功效：開宣肺氣，滋陰涼血。適用於聲音嘶啞。

訶子麥冬茶

訶子3克、麥冬6克、木蝴蝶2克、膨大海2枚。

用法：上四味同用開水沖泡。代茶飲。

功效：養陰清肺，生津，開音。適用於肺熱陰虛所致的失音。

部分藥材簡介

元參：即玄參，見附錄二（第298頁）。

木蝴蝶：種子入藥，味甘苦性涼。歸肺、肝、胃經。潤肺、舒肝、和胃、生肌。用於清肺利咽，疏肝和胃、肺熱咳嗽、喉痹、音啞、肝胃氣痛。樹皮入藥，清熱利濕，用於傳染性肝炎，膀胱炎。

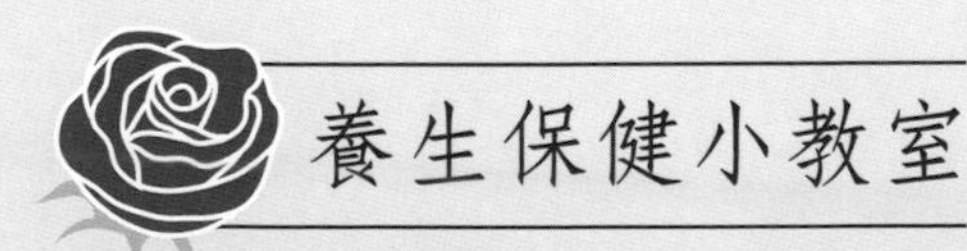

養生保健小教室

如何保護好嗓子——沉默是金

一、儘量少說話，尤其避免大聲喊叫。

二、發育變聲期、月經期、妊娠期要注意聲帶休息。

三、戒菸、酒、辛辣食物。

四、喉部不適要及時就醫。

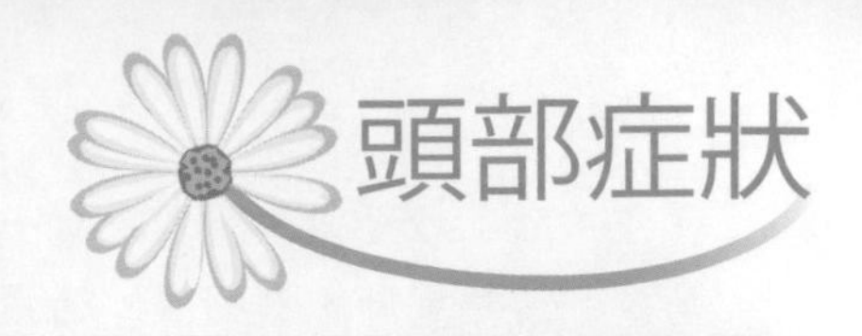

梅|核|氣

梅核氣是中醫病名，如有梅核塞在咽喉，故得名。具體是指自覺喉頭有異物感，當吞咽時有吐之不出，咽之不下，而進食時，則毫無梗阻感覺。一般無疼痛，往往在工作緊張時或睡著後或專心做事時可以完全消失，閒暇無事或情志不暢時異物感明顯。很多病人恐懼是喉癌或食道癌而致思想負擔沉重。借助現代儀器局部檢查及X線吞鋇檢查並未發現器質性病變。常伴有精神抑鬱、心煩疑慮、胸脅脹滿、納呆、困倦、消瘦等。婦女常見月經不暢。

梅核氣既無全身病變，更無前驅症狀。這種異常感覺五花八門，因人而異，咽喉異物感、腫脹感、壓迫感、堵塞感、乾燥感、浮球感，阻塞感、發燙感、蟲爬感，有時波及耳部、頸部及頭部。症狀時好時壞、時輕時重。這些症狀，在咽唾液時更明顯，而咽食物無影響。

藥方及注解

梅花茶

白梅花3克。

用法：將白梅花洗淨，放入茶杯中，以開水沖泡，片刻後代茶飲。

功效：疏肝解鬱，開胃生津，化痰利咽。適用於神經官能症、慢性咽炎、食欲減退、肝胃氣痛等。

樸佛茶

厚樸花6克、佛手片10克。

用法：上兩味用沸水沖泡，溫浸10分鐘後，徐徐代茶飲服，堅持服用2至3周。

功效：疏肝解鬱。用於肝氣鬱結引起的梅核氣，表現為喉中如梅核大小的異物，咽之不下，吐之不出。

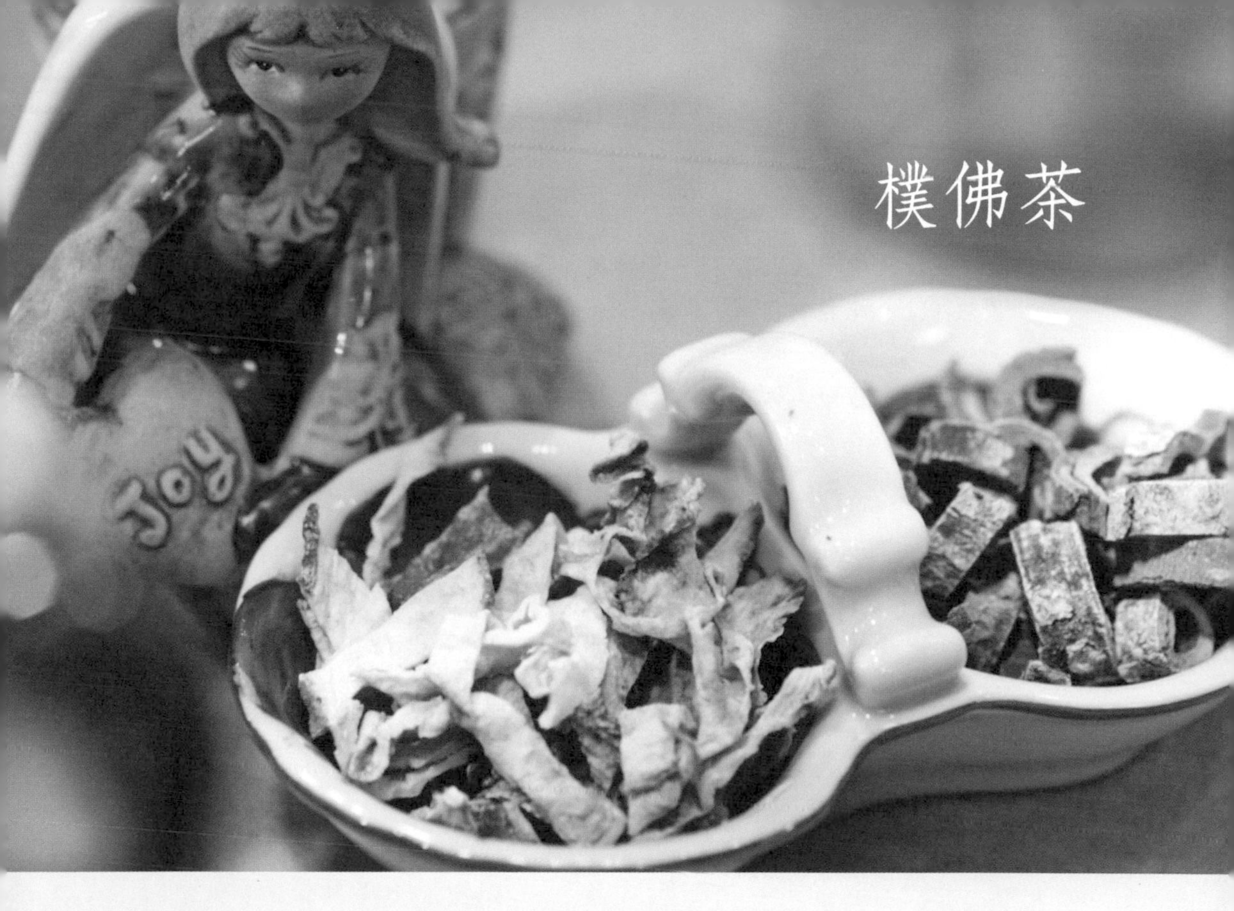

樸佛茶

二綠女貞茶

綠萼梅、綠茶、橘絡各3克，女貞子6克。

用法：先將女貞子搗碎後，與前三味共入杯中，沸水沖泡。每日1劑，代茶飲。

功效：疏肝理氣，養陰化痰。適用於氣陰化熱，痰熱互結型梅核氣。

二花參麥茶

厚樸花、佛手花、紅茶各3克，橘絡2克、黨參、炒麥芽各6克。

用法：上藥共製粗末，以沸水沖泡蓋悶10分鐘即可。每日1劑，不拘時溫服。

功效：疏肝理氣，健脾消食，化痰散結。適用於氣鬱不舒、痰食積滯型梅核氣。

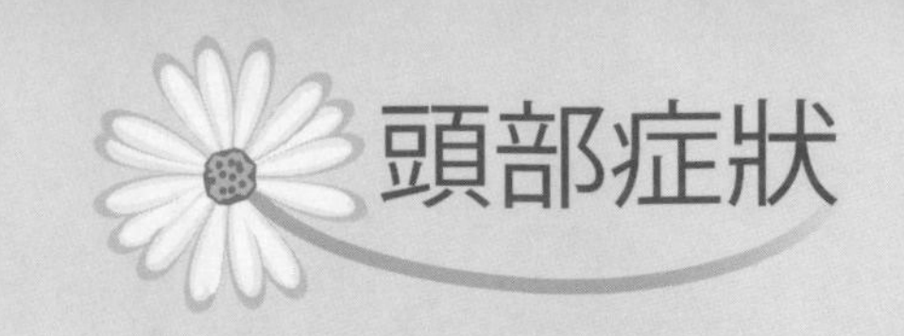

二花桔萸茶

月季花、玫瑰花、綠茶各3克，桔梗、山萸肉各6克。

用法：上五味共製粗末，以沸水沖泡10分鐘即可。每日1劑，不拘時沖泡飲服。

功效：疏肝活血，養陰利咽。適用於氣鬱血滯，咽喉郁阻型梅核氣。

橘樸茶

橘絡、厚樸、紅茶各3克，黨參6克。

用法：上四味共制粗末，放入茶杯中以沸水沖泡10分鐘即可。每日1劑，不拘時飲服。

功效：疏肝理氣，解鬱化痰濕。適用於氣滯痰濕型梅核氣。

部分藥材簡介

白梅花：見附錄一（第292頁）。

厚樸：味苦辛性溫。歸脾、胃、肺、大腸經。燥濕消痰，下氣除滿。主治濕阻中焦、脘腹脹滿、食積氣滯、腹脹便秘、痰飲喘咳。此外，七情鬱結，痰氣互阻，咽中如有物阻，咽之不下，吐之不出的梅核氣症，亦可用厚樸燥濕消痰，下氣寬中。易耗氣傷津，氣虛津虧者、孕婦愼用。

厚樸花：爲厚樸或凹葉厚樸的乾燥花蕾。味苦性微溫。歸脾、胃經。理氣、化濕。用於胸脘痞悶脹滿、納穀不香。

佛手：又名佛手柑。浙江金華佛手最爲著名，被稱爲「果中之仙品，世上之奇卉」，雅稱「金佛手」，是形、色、香俱美的佳木。佛手全身是寶，其根、莖、葉、花、果均可入藥。味辛苦酸性溫。歸肝、脾、肺經。舒肝理氣，和胃止痛。用於肝胃氣滯，胸脅脹痛，胃脘痞滿，食少嘔吐。根可治男人下消、四肢酸軟；

花、果泡茶有消氣作用，果可治胃病、嘔吐、噎嗝、高血壓、氣管炎、哮喘等病症。佛手並具治鼓脹發腫病，婦女白帶病及醒酒作用。

佛手花：別名佛柑花。爲佛手的花朵和花蕾。花有白、紅、紫三色。白花素潔，紅花沉穩，紫花淡雅。味微苦性微溫。無毒。歸肝、胃經。疏肝理氣、和胃快隔。

女貞子：是女貞的果實。在醫學界被稱爲「肝臟護衛者」。味甘苦性涼。補養肝腎、清虛熱、明目。主治頭昏目眩、腰膝酸軟、遺精、耳鳴、鬚髮早白，骨蒸潮熱、目暗不明。脾胃虛寒泄瀉及陽虛者忌服。

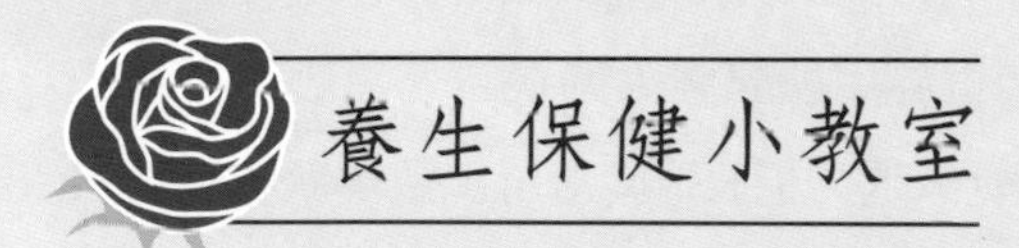

如何消除「如鯁在喉」？

一、解除思想顧慮，增強治療信心；

二、少食煎炒炙焯辛辣食物；

三、加強體育鍛煉，增強體質。

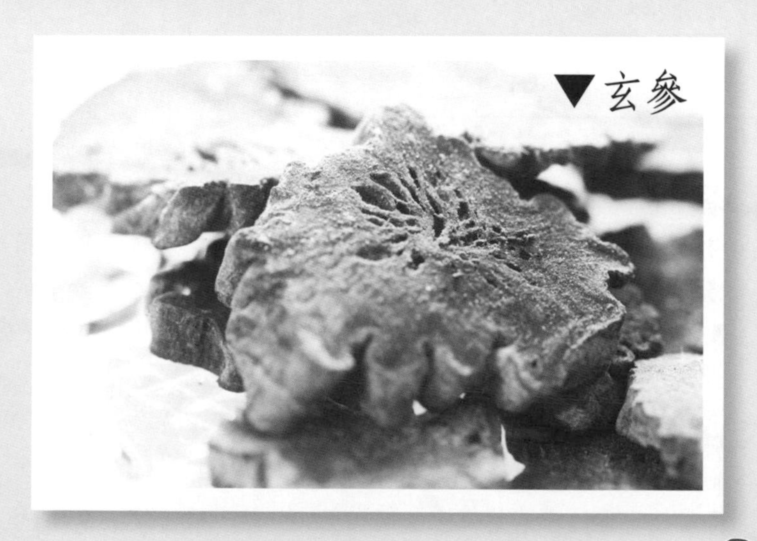
▼玄參

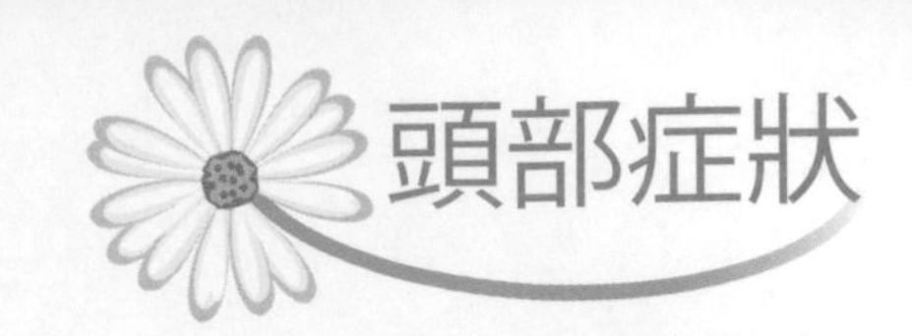

甲|狀|腺|腫|大

單純性甲狀腺腫俗稱「粗脖子」或「大脖子」。是以缺碘爲主的代償性甲狀腺腫大，青年女性多見，一般不伴有甲狀腺功能異常，散發性甲狀腺腫可有多種病因導致相似結果，即機體對甲狀腺激素需求增加，或甲狀腺激素生成障礙，人體處於相對或絕對的甲狀腺激素不足狀態，血清促甲狀腺激素（TSH）分泌增加，只有甲狀腺組織增生肥大。甲狀腺腫大，但無臨床或實驗室甲狀腺功能障礙證據，除非是缺碘所致（地方性膠狀甲狀腺腫）。

甲狀腺功能正常的甲狀腺腫是甲狀腺腫大的最常見原因。多見於青春期，妊娠期和更年期。許多其他原因包括因有甲狀腺激素產生缺陷和在缺碘的不發達國家，進食致甲狀腺腫大食物，這些食物中有抗甲狀腺物質抑制激素合成。許多藥物包括氨基水楊酸、鋰，甚至大劑量碘，可以減少甲狀腺激素合成。

北美不存在碘缺乏，但碘缺乏仍是全世界甲狀腺腫大的最普遍原因。可以有輕度代償性TSH增高，因此免於甲狀腺功能減退，但TSH興奮可導致甲狀腺腫大。反復刺激和退化可致使非毒性結節性甲狀腺腫。然而，非缺碘地區大多數非毒性甲狀腺腫的眞正原因仍未查清。

本病屬於中醫「癭瘤」病。臨床多採取調和陰陽、調和性寒熱、調和肝脾、補瀉兼施等治療方法，糾正甲狀腺疾病導致的功能性紊亂、生理性紊亂、氣質性紊亂，達到甲狀腺患者身心和諧，回歸機體的自然平衡。

藥方及注解

海藻茶

海藻、海帶、紫菜、龍鬚菜各20克。

用法：將上藥同加沸水蓋悶，取汁。每日1劑，代茶飲。

功效：軟堅散結。主治甲狀腺腫大，淋巴結腫大，頸項瘰鬁癭瘤等症。

荔枝杏仁茶

乾荔枝50克、杏仁10克、茶葉3克，白糖適量。

用法：將荔枝、杏仁、茶葉沸水蓋燜20至30分鐘，取汁飲。每日1劑，代茶頻飲。

功效：理氣化痰，以清痰結。用於治療甲狀腺腫大、甲狀腺瘤等症。

紫明茶

紫菜30克、決明子25克。

用法：紫菜、決明子洗淨，沸水適量，蓋焖20至30分鐘，取汁飲。每日1劑。

功效：清性涼泄熱，化痰散結，清熱利水。用於治療甲狀腺腫大，水腫，慢性氣管炎，咳嗽，高血壓，咽炎等。

海珠散結茶

海珠（海粉）30克、山麥根、山楂各6克。

用法：上三味藥加適量沸水，蓋焖15至20分鐘，取汁。每日1劑，代茶飲。

功效：軟堅散結。適用於甲狀腺瘤、惡性淋巴瘤等。

部分藥材簡介

海藻：生於海中的藻類植物，如海帶、紫菜、石花菜、龍鬚菜等，統稱爲海藻。有的可以吃，有的可以入藥。味苦鹹性寒。歸肺、脾、腎、肝、胃經。清熱、軟堅散結。用於退燒、治咳，以及治療氣喘、痔瘡、流鼻涕、腸胃不適及泌尿疾病等。日本人喜歡食用海藻，以加強身體抗癌、抗腫瘤的能力，可有效改善糖尿病症狀及疏解緊張壓力。適合缺碘者、淋巴結、甲狀腺腫大者、高血壓、高血脂、動脈硬化、減肥者、癌症。脾胃虛寒者忌食，血氣兩虧者勿食。

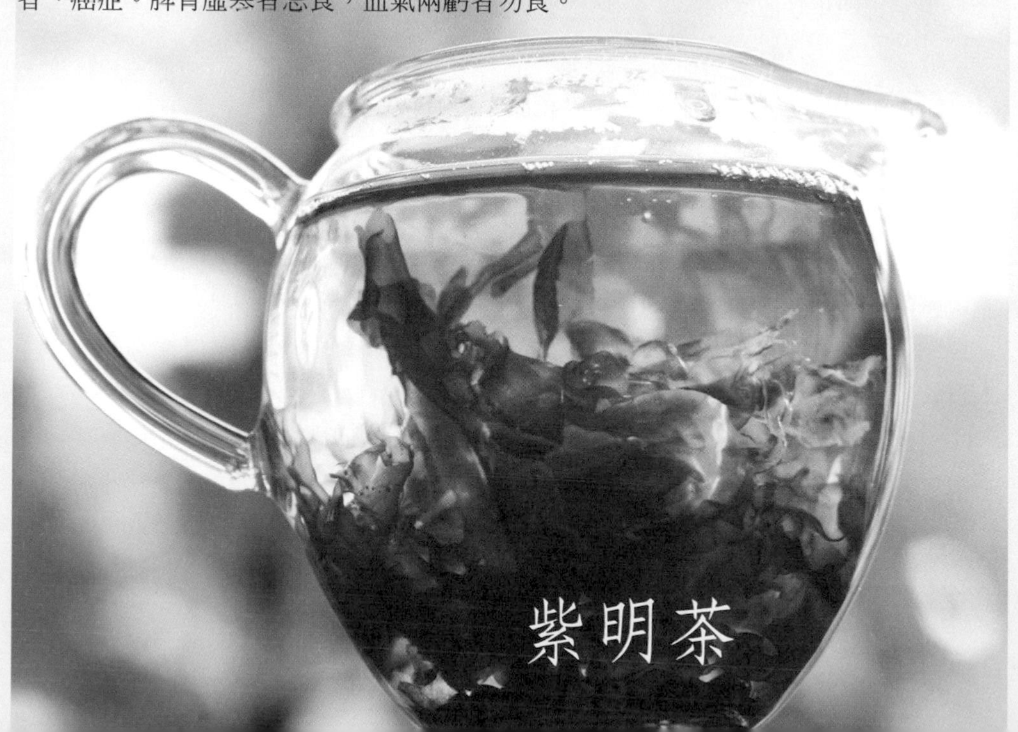

紫明茶

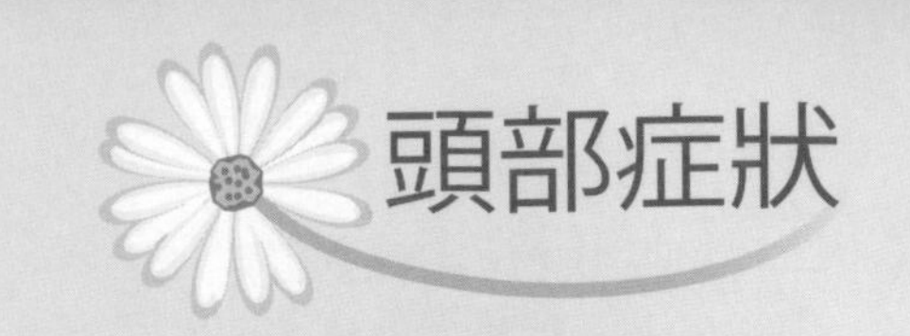

海帶: 無論是在飯店還是在自己家，「涼拌海帶絲」都是很受歡迎的一道小菜。它清新爽口，而且盡人皆知它含碘量高。碘是人體必需的元素之一，缺碘會患甲狀腺腫大，多食海帶能防治此病，還能預防動脈硬化，降低膽固醇與脂的積聚。海帶是甲狀腺機能低下者的最佳食品，被稱爲「長壽菜」「鹼性食物之冠」。
味苦鹹性寒。無毒。歸肝、胃、腎三經。消痰軟堅、泄熱利水、止咳平喘、祛脂降壓、散結抗癌。用於瘿瘤、瘰鬁、疝氣下墮、咳喘、水腫、高血壓、冠心病、肥胖病。脾胃虛寒者忌食，身體消瘦者不宜食用。甲亢中碘過盛型的病人忌食。孕婦愼食，海帶有催生作用，而且含碘量非常高，過多食用會影響胎兒甲狀腺的發育。哺乳期母親不宜多吃海帶，碘可隨乳汁進入嬰兒體內，引起嬰兒甲狀腺功能障礙。

紫菜: 是在海中互生藻類的統稱。紫菜其實不僅僅是紫色，而是深褐、紅色或紫色。屬於藥食同療的材料。化痰軟堅、清熱利水、補腎養心。因含碘量高，治療甲狀腺腫大效果好。紫菜的有效成分對一些腫瘤也有防治作用，乳腺小葉增生以及各類腫瘤患者都可以食用。性味甘鹹性寒。歸肺經。一般人均宜食用。但多食令人腹痛，發氣，吐白沫，飲熱醋少許即消。不要長期連續服用。一次不要吃太多，尤其消化功能不好、素體脾虛者少食。腹痛便溏者禁食。脾胃虛寒者勿食。

龍鬚菜: 味甘性寒。歸肺經。滋陰止血。治肺絡灼傷之咯血。

乾荔枝: 「長安回望繡成堆，山頂千門次第開。一騎紅塵妃子笑，無人知是荔枝來。」這首詩讓人們明瞭了荔枝與楊貴妃的關係。蘇東坡的「日啖荔枝三百顆，不辭長作嶺南人」，讓人們知道了詩人與荔枝的情感。荔枝有「果王」之稱，與香蕉、鳳梨、龍眼並稱「南國四大果品」。新鮮荔枝很難保存，「一日色變，二日香變，三日味變，四日色香味盡去」，荔枝就是「離枝即食」的意思。
味甘酸性溫。歸心、肝、腎經。益心腎，養肝血。壯陽益氣、補中清肺、生津止渴、利咽喉。具有通神益智，塡精充液，辟臭止痛等多種功能。治產後水腫、脾虛下利、咽喉腫痛、嘔逆等症。糖尿病人愼用，陰虛火旺、有上火症狀的人不要吃，陰虛所致的咽喉乾疼、牙齦腫痛、鼻出血等症忌用；荔枝多食容易生內熱。

杏仁：味甘苦性溫。可升可降。有小毒。歸肺、脾、大腸經。祛痰止咳，平喘，潤腸，下氣開痹，潤腸通便，抗炎，鎮痛，抗腫瘤，降血糖，降血脂，美容（消除色素沉著、雀斑、黑斑等），驅蟲，殺菌（對人蛔蟲、蚯蚓有殺死作用，並對傷寒、副傷寒桿菌有抗菌作用，還具有抗蟯蟲和滴蟲感染作用），治療再生障礙性貧血等。

杏仁宣肺，潤腸通便，僅適宜於風邪、腸燥等實症之患。凡陰虧、鬱火者，不宜單味藥長期內服。如肺結核、支氣管炎、慢性腸炎、乾咳無痰等症禁忌單味藥久服。陰虛咳嗽及大便溏泄者忌服。過量服用味苦杏仁，可發生中毒，表現爲眩暈，突然暈倒、心悸、頭疼、噁心嘔吐、驚厥、昏迷、瞳孔散大、對光反應消失、脈搏弱慢、呼吸急促或緩慢而不規則。若不及時搶救，可因呼吸衰竭而死亡。杏仁不可與小米、栗子同食，會胃痛；杏仁、菱與豬肺同食不利於蛋白質的吸收。不可與黃芪、黃芩、葛根等藥同用。

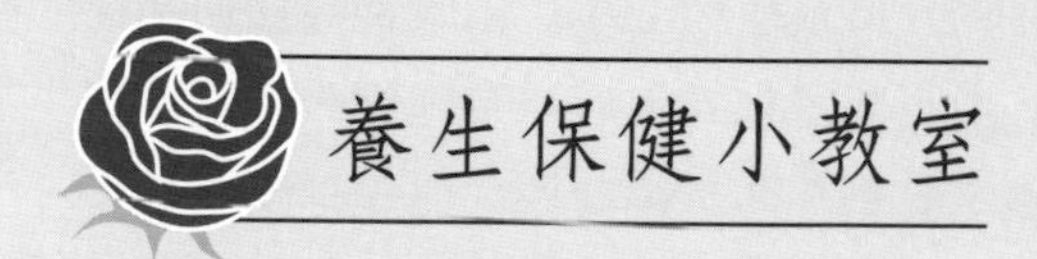

甲狀腺腫大可引起甲狀腺功能亢進

正常情況下，甲狀腺分泌的甲狀腺素數量適當，具有促進新陳代謝、增進身體生長發育、提高神經系統工作效率和增強肌肉收縮力量等作用。如果甲狀腺腫大，可能會引起甲狀腺功能亢進，簡稱甲亢。甲亢的典型的表現爲性情急躁，極度興奮，心悸出汗，食欲亢進，胃腸功能紊亂，並伴有眼球突出、雙手震動、脈率增快等體徵。

甲狀腺功能亢進症會產生多種形式的性功能和性行爲紊亂。大約10%至20%病人有性欲亢進，特別是在輕度甲狀腺功能亢進的病人，約5%病人的性欲無改變，30%至40%病人出現性欲減退，約有40%的病人發生陽痿。

目前引起性功能障礙的機理不十分清楚。患者體內甲狀腺素增多，但體內雄激素和雌激素的若干代謝改變的生理意義也不清楚。在性生活上，輕度甲狀腺功能亢進症病人，採用藥物控制病情後，可以過正常性生活；中度甲狀腺功能亢進症病人，在治療的同時，應限制或禁止性生活；重度甲狀腺功能亢進症病人，全身症狀明顯，性生活本身易緊張、情緒波動、耗費體力，應該禁忌性生活。

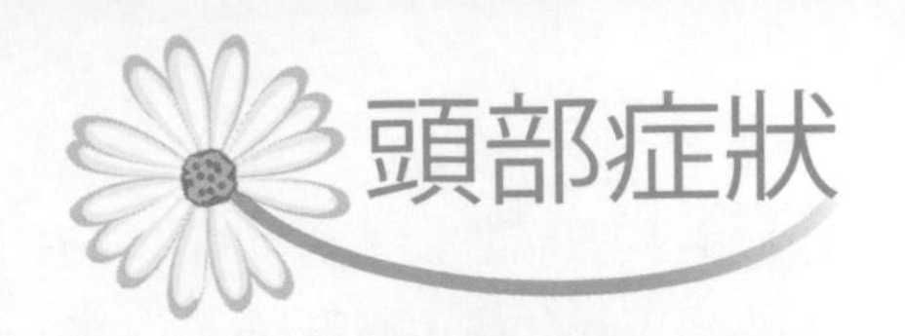

打|嗝

打嗝屬於生理上常見現象，是因爲橫膈膜痙攣收縮引起的。橫膈膜不是分隔胸腔和腹腔的一塊膜，而是一大塊肌肉，叫膈肌。隨著它每次平穩而有節律地收縮，配合肺部完成呼和吸的動作；由於它是由腦部呼吸中樞控制，所以呼吸是可以完全自主運作的，並不需要時常記著怎樣呼吸。除非有的人進行專門的呼吸功能訓練。打嗝時，橫膈肌不由自主地收縮，空氣被迅速吸進肺內，兩條聲帶之中的裂隙驟然收窄，因而引起奇怪的聲響。我們並不清楚橫膈肌爲什麼會失控地自行收縮。

雖然大部分打嗝現象都是短暫性的，但也有些人持續地打嗝。據此，臨床上將打嗝分一過性和頑固性兩種。一過性常爲受寒冷刺激、飽餐、進食過快或進較乾燥的食物等原因所引起，易自癒，臨床上無須治療。而頑固性打嗝是指打嗝頻繁，其持續時間超過72小時者。頑固性打嗝分爲五種類型：1.由膈神經任何部位的疾病或手術刺激引起的末梢性打嗝；2.由腹部器官的炎症以及腫瘤、脹氣、腹水、妊娠或腹部手術後引起的反射性打嗝；3.全身各系統檢查未發現陽性所見，十幾歲至四五十歲居多的神經性打嗝；4.由顱內腫瘤、出血、水腫、腦血液循環障礙和中毒等引起的中樞性打嗝；5.兩種頑固性打嗝同時存在的混合性打嗝。

上消化道的炎症及潰瘍易引起打嗝，應做鋇餐或胃鏡檢查。如神經性打嗝患者常有顱內疾患，除打嗝外一般有明確的原發病病史，體格檢查可有肢體活動受限，可引出病理徵等，腦脊液檢查可發現異常，CT、MRI檢查有陽性發現；中毒性打嗝者可見於乙醇中毒，或服用某些藥物，如甲基多巴、巴比妥類等，或傷寒、肺炎球菌性肺炎並有顯著毒血症者以及電解質平衡紊亂等，此類打嗝的診斷主要依據是患者有飲酒史、毒物接觸史、服藥史以及原發疾病的病史等，同時結合實驗室和其他輔助檢查，診斷不難作出；而精神性打嗝，主要見於神經過敏者，可因暗示或精神刺激而誘發打嗝，但睡眠時無打嗝。胸、腹部疾患也可引起打嗝，臨床上主要依據有關系統的典型表現，如呼吸系統疾患應了解有無咳嗽、咳痰、胸悶等。心血管系統疾患應了解有無胸痛、心悸、氣促等；消化系統疾患應了解有無反酸、噯氣、腹痛、腹脹、噁心、嘔吐等，再結合體格檢查及全胸片、心電圖、CT、B型超聲波和X線鋇劑造影及內鏡檢查等方能明確診斷。如果是頑固性打嗝，應該考慮某些嚴重疾病的可能性，這時的打嗝往往是一個訊號，中醫認爲是胃氣衰敗了，預後不好。

藥方及注解

赭石二香茶

代赭石30克，木香、公丁香各10克，柿蒂15克。

用法：上藥煎湯，代茶頻飲。

功效：降逆止呃，用於氣逆型打嗝連連。

柿蒂茶

柿蒂、竹茹各5克，茶葉10克。

用法：上藥沸水沖泡，頻頻飲服。

功效：降逆止呃，用於胃寒型打嗝連連。

竹茹蘆根茶

竹茹、蘆根各30克，生薑3片。

用法：上藥煎湯，代茶頻飲。

功效：和胃降逆。用於胃熱引起的打嗝。

竹茹蘆根茶

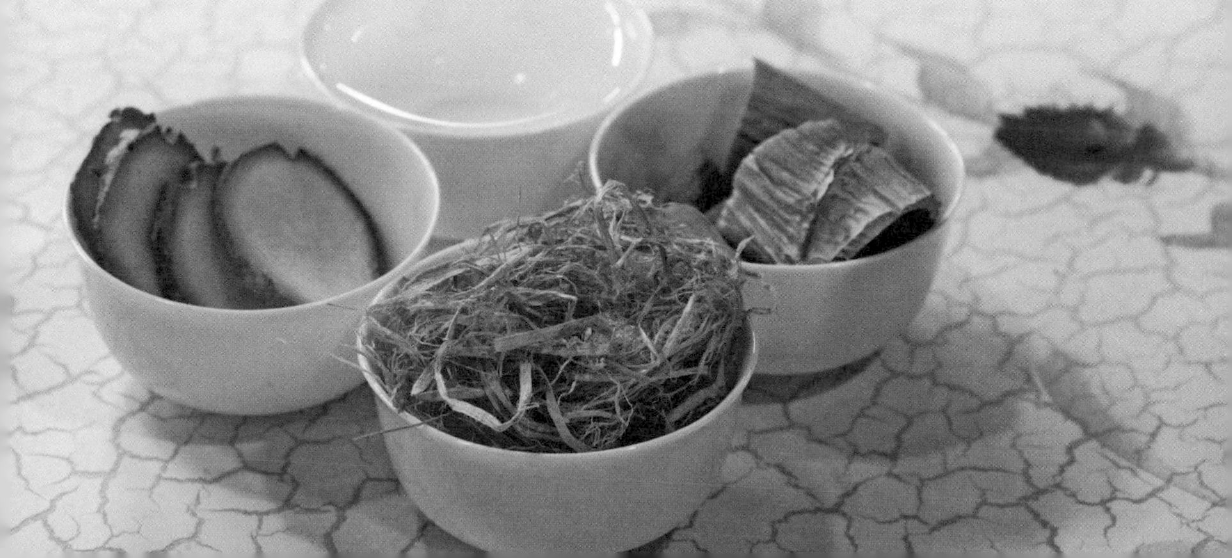

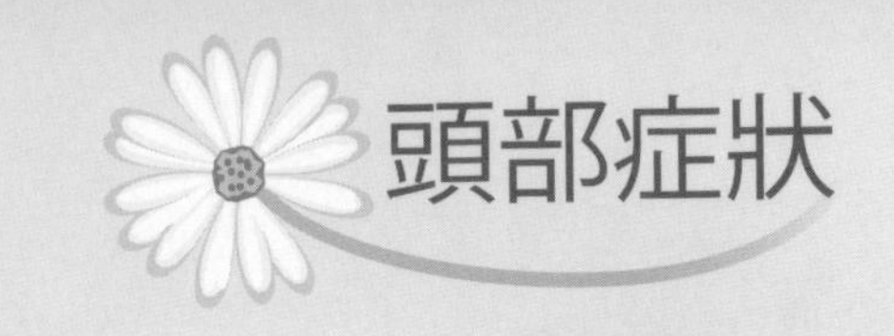

柿蒂薑茶

柿蒂10克、生薑3片。

用法：上藥煎湯，代茶頻飲。

功效：降逆止呃。用於胃寒引起的打嗝不止和中風患者打嗝。

丁香柿蒂茶

丁香、柿蒂、刀豆子各6克，生薑3片。

用法：上藥煎湯，代茶頻飲。

功效：溫中降逆止呃。用於脾胃虛寒引起的打嗝，食欲不振。

部分藥材簡介

代赭石：味苦甘性平。歸肝、胃、心包經。平肝鎮逆，涼血止血。治噫氣嘔逆、噎膈反胃、哮喘、驚癇、吐血、鼻衄、腸風、痔瘺、崩漏帶下。孕婦愼服。下部虛寒者不宜用。陽虛陰萎者忌。氣不足、津液燥者禁用。

丁香：別名洋丁香。花有紫色、淡紫色、藍紫色、白色、紫紅色等，以白色和紫色居多。花蕾被稱爲公丁香，果實被稱爲母丁香。味辛性溫。歸胃、脾、腎經。溫中、暖腎、降逆。主治打嗝、嘔吐、反胃、痢疾、心腹冷痛、痃癖、疝氣、癬症。寒性胃痛、反胃打嗝、嘔吐、口臭者宜食。胃熱引起的打嗝或兼有口渴、口苦、口乾者不宜。熱性病及陰虛內熱忌食。

柿蒂：柿子的蒂。味苦澀性平。無毒。歸肺、胃經。降逆、止嘔、下氣。用於胸滿打嗝、噫氣、反胃。

刀豆子：味甘性溫。溫胃止呃。用於脾胃虛寒、運化失司、濕阻中焦的胃癌，症見脘腹脹滿，進食不暢，嘔吐打嗝等，常與八月箚、白朮、丁香、佛手等配合應用。用於氣機升降失常、氣逆於上的中晚期消化道腫瘤而見打嗝不止，常與柿蒂、丁香等配合應用。

養生保健小教室

打嗝家庭緊急處理

一、成年人打嗝的自我治療小妙方

1.乾吃一匙糖；

2.彎身喝水，或憋氣喝水，或喝進去一口熱水後，分次一點一點咽下；

3.深深地憋氣或長長地吐氣；

4.吃飯時不說話可避免打嗝，吃飯時打嗝可暫停進食；

5.用力拉舌頭；

6.以棉花棒刺激上顎硬部和軟部的交接處；

7.咀嚼併吞咽乾麵包，或嚼服生薑片；

8.雙手抱膝壓胸；

9.憋氣（屏氣）；

10.用水嗽喉嚨；

11.吸吮碎冰塊；

12.冰敷橫膈膜處；

13.用兩手食指捂住耳朵，大約10秒至15秒的時間；

14.用手指壓迫「少商」穴，「少商」穴在大拇指甲根部橈側面，距指甲緣約0.6公分，在黑白肉際交界處。要用力壓，有明顯酸痛感。耳垂點、天突穴按摩都可以制止打嗝。長時間打嗝還可以用針灸法，這個方法一般家庭實現不了，要到醫院治療。

一般的打嗝即便不管它，一會兒也會自行消失，但是中老年人或病人突然打嗝連續不斷，可能提示有疾患或病情惡化，須引起注意；如果持續不停地連續幾天打嗝兒，可能是胃、橫膈、心臟、肝臟疾病或者腫瘤的症狀，應及時去醫院診治。

二、嬰幼兒打嗝治療小妙方

很多嬰幼兒在吃奶後會打嗝，有時候打得厲害了還會漾奶，有時候奶水過涼，或者喝得過急，都會引起打嗝。此時將嬰兒抱起，用指尖在嬰兒的嘴邊或耳

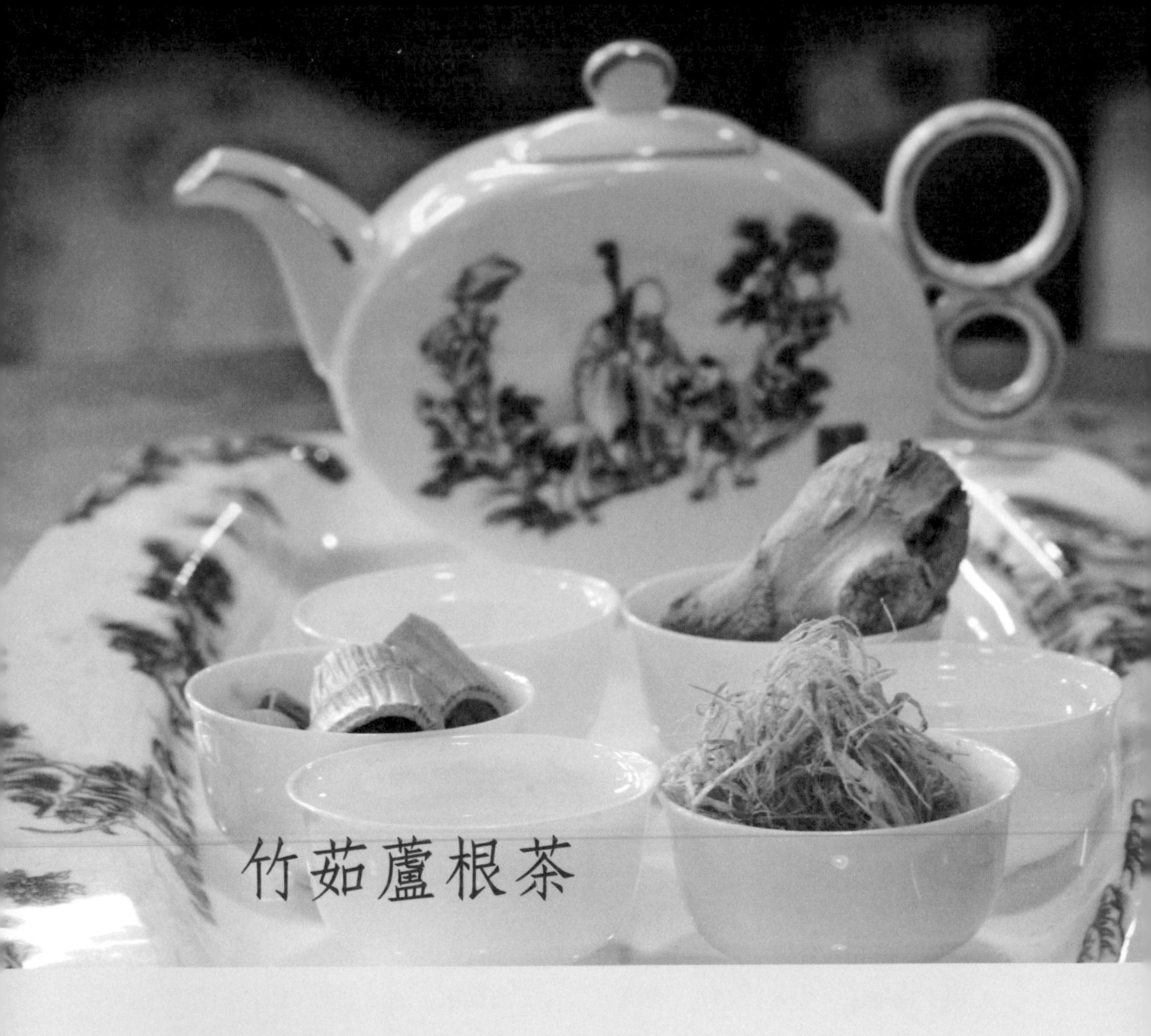

竹茹蘆根茶

邊輕輕搔癢，一般至嬰兒發出笑聲，打嗝即可停止。刺激小腳底，促使嬰幼兒啼哭，也可以制止打嗝。

如果嬰幼兒打嗝是由於乳食停滯不化或不思乳食，打嗝時可聞到不消化的酸腐異味，可用消食導滯法，如胸腹部輕柔按摩以引氣下行，或飲服山楂水通氣通便（山楂味酸，消食健胃，增加消化酶的分泌），食消氣順，則嗝自止。

對嬰幼兒護理不當，外感風寒，寒熱之氣逆而不順，也就是俗話說的喝了冷風而誘發打嗝，這時給寶寶喝點熱水，用被子或者衣服蓋上寶寶的胸腹部，冬季還可在衣被外置一熱水袋保溫，正常情況下，寶寶一會兒就可以停止打嗝。但若寶寶長時間頻繁打嗝，也可以在開水中泡少量橘皮（橘皮有疏暢氣機、化胃濁、理脾氣的作用），待水溫適宜時飲用，寒涼適宜，打嗝自止。

口|臭

口臭主要分爲兩大類型。一是因免疫——臟腑功能失調引起的口臭；二是單純性口腔口臭。如舌苔厚膩、口乾、口苦、氣短、胸悶、腸胃不適、腹脹、尿頻、便秘、便溏、腰膝酸軟、肢體麻痛、容易上火（女性經期易上火）、手腳心易出汗、身體常發熱、易於疲勞、易感冒、煩躁、失眠、精神不振、頭昏、頭髮乾枯、耳鳴等症狀，屬於免疫——臟腑功能失調引起的口臭。

單純性口腔口臭，除明顯有口臭之外，伴有口腔牙齦腫、痛，局部發熱等。這類口臭非臟腑原因引起，主要是由單純的齲病（俗稱蛀牙）和牙周病（牙齦炎和牙周炎）等口腔病引起。

藥方及注解

桂花茶

桂花、綠茶各6克。

用法：沸水沖泡，代茶頻飲。

功效：用於口臭、口中黏滯不爽等症。

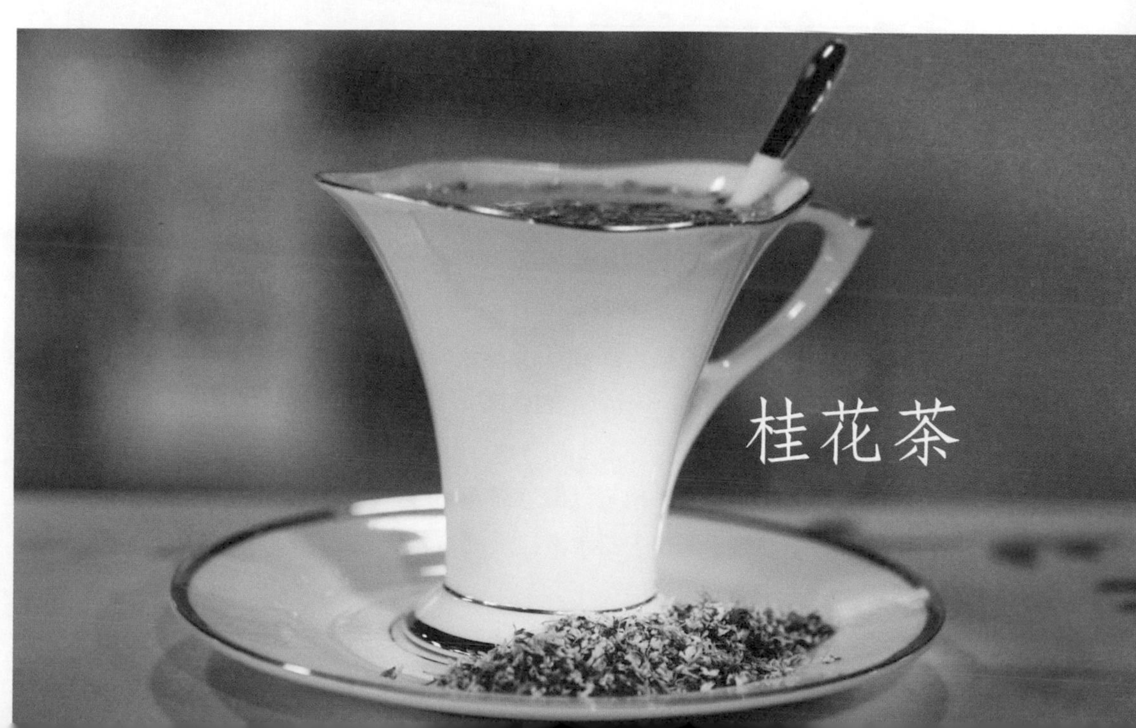

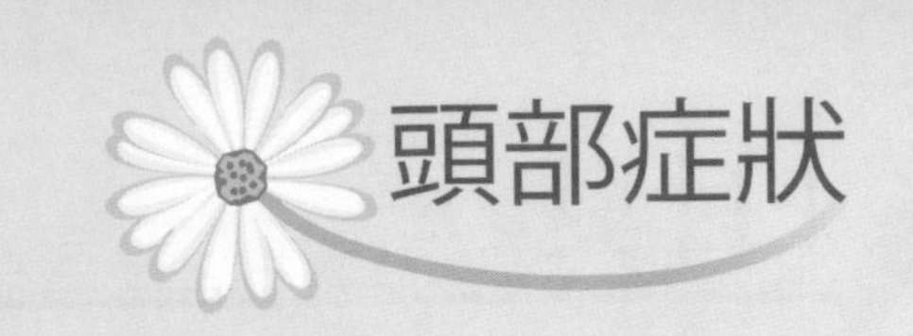

蘆根茶

蘆根30克。

用法：煎或沸水沖泡，代茶飲。

功效：清熱除煩止嘔。用於胃熱引起的口臭。

金盞花茶

金盞花適量。

用法：沸水涼至七八十度後沖泡。水太燙會把花朵沖爛，破壞營養成分。

功效：清熱解毒，預防和消除因熱毒內盛引起的口臭。

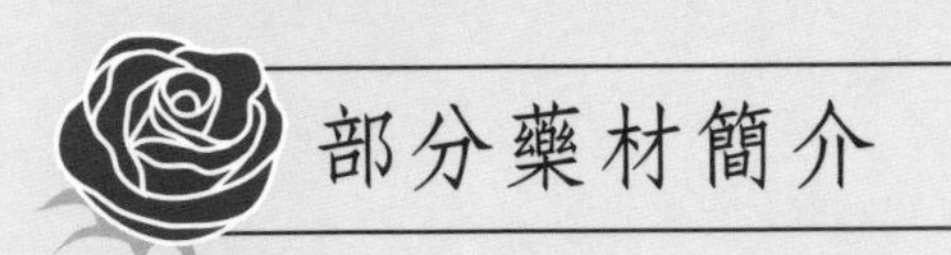

桂花、金盞花：見附錄一（第290、293頁）。

綠茶：見附錄三（第300頁）。

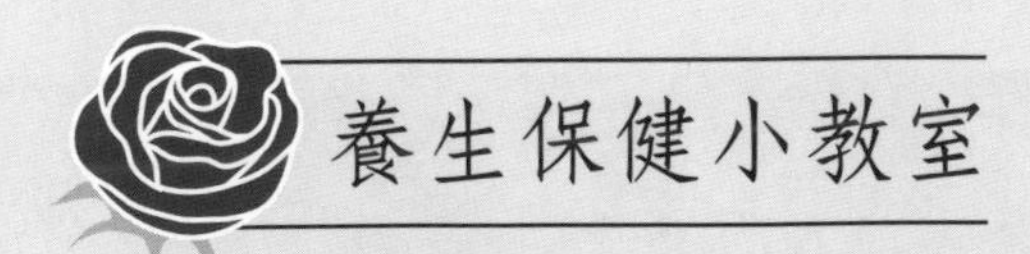

保持口氣清新

一、口臭者平時注意口腔清潔，定期潔牙，消除牙菌斑、軟垢、牙石，對改善口臭和預防牙周病都有益處。

二、內臟有火，有炎症，都會引起口臭，要注意清火、排毒、消炎。

三、辛辣刺激的食物，不消化的食物，都會引起口臭。多食水果蔬菜，保持腸道乾淨。

四、常備漱口水和口香糖，以備急需。

五、平時用淡鹽水漱口，茶水漱口，都有預防和消除口臭的作用。

冠心病

冠心病全稱是「冠狀動脈粥樣硬化性心臟病」，是一種最常見的心臟病，是指因冠狀動脈狹窄、供血不足而引起的心肌機能障礙和（或）器質性病變，故又稱缺血性心臟病（IHD）。症狀表現胸部壓榨性的疼痛，並可遷延至頸、頷、手臂、後背及胃部。多在活動時出現胸痛、胸悶，休息或含化硝酸甘油可緩解，多持續幾分鐘至十幾分鐘。發作的其他可能症狀有眩暈、氣促、出汗、寒顫、噁心及昏厥。嚴重患者可能因爲心力衰竭而死亡。

世界衛生組織對冠心病做了分類：1.無症狀性心肌缺血；2.心絞痛；3.心肌梗死；4.缺血性心肌病；5.猝死。冠心病病因至今尚未完全清楚，但認爲與高血壓、高脂血症、高黏血症、糖尿病、內分泌功能低下及年齡大等因素有關。40歲後冠心病發病率升高，女性絕經期前發病率低於男性，絕經期後與男性相等。高脂血症、高血壓、吸菸、飲酒、糖尿病、肥胖症等病症的人，不愛運動、習慣久坐的人，冠心病的發生和死亡危險性將翻一倍。其他還有遺傳、環境因素等。

藥方及注解

山楂益母茶

山楂30克，益母草10克，茶葉3克。

用法：沸水沖泡，代茶頻飲。

功效：活血通脈。用於冠心病，高脂血症。

丹參茶

丹參10克，綠茶3克。

用法：丹參研末，沸水沖泡，代茶頻飲。

功效：活血化瘀。用於冠心病的治療與預防。

乳香止痛茶

乳香10克、茶葉3克。

用法：共研細末，沸水沖泡，代茶頻飲。

功效：溫經止痛。用於冠心病心腹冷痛症。

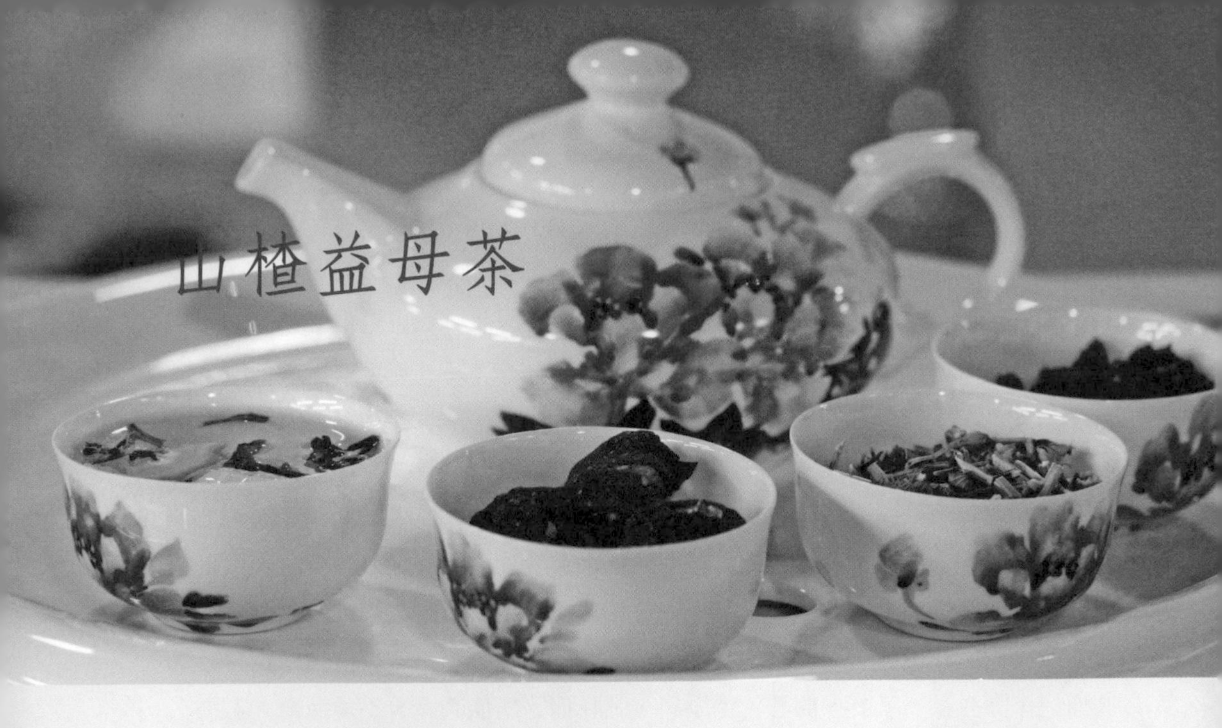

山楂益母茶

楂菊決明茶

菊花5克、生山楂10克、草決明30克。

用法：沸水沖泡，代茶頻飲。

功效：清熱平肝。用於冠心病、心絞痛、便秘。

銀杏葉茶

銀杏葉10克。

用法：沸水沖泡，代茶頻飲。

功效：益心斂肺。用於冠心病。

三根茶

老茶樹根、茜草根、余甘根各15克。

用法：上藥煎湯，每日1劑，頻頻飲服。

功效：活血利濕。用於冠心病屬血瘀有濕者。

柿葉山楂茶

柿葉、山楂各10克，茶葉3克。

用法：沸水沖泡，代茶頻飲。

功效：活血降脂。用於冠心病、高脂血症、高血壓。

紅丹茶

紅果片、丹參各10克，麥冬30克。

用法：沸水沖泡，代茶頻飲。

功效：活血化瘀。用於冠心病動脈硬化。

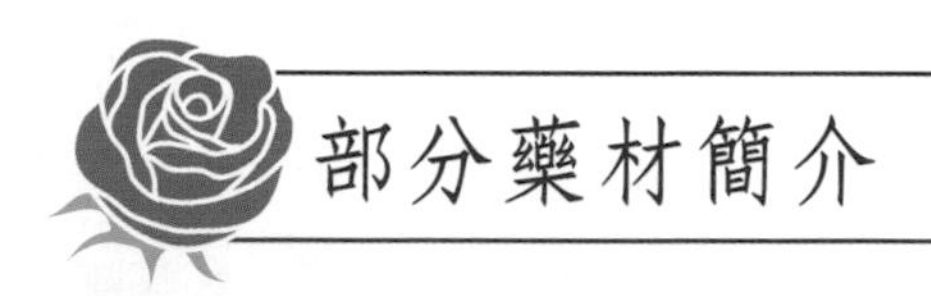

部分藥材簡介

丹參：見附錄二（第299頁）。

益母草：味辛苦性涼。活血、祛淤、生新、調經、消水。治療婦女月經不調、浮腫下水、胎漏難產、胞衣不下、產後血暈、淤血腹痛、崩中漏下、尿血、瀉血、癰腫瘡瘍、痢疾、痔疾。含有硒、錳等多種微量元素，能抗氧化、防衰老、益顏美容、抗衰防老。孕婦禁用。益母草能加重痛經，致產後宮縮痛。能導致過敏反應，出現皮膚發紅、胸悶心慌、呼吸加快。

乳香：味辛苦性溫。歸心、肝、脾經。活血、行氣、定痛、止痛、追毒。治淤阻氣滯的脘腹疼痛、風濕痹痛、癰瘡腫毒、跌打損傷、痛經、產後淤血刺痛。孕婦忌服。癰疽已潰不宜服，諸瘡膿多時不宜使用。胃弱者勿用。

銀杏葉：味甘苦澀性平。歸心、肺經。斂肺、平喘、活血、化瘀、止痛。用於肺虛咳喘、冠心病、心絞痛、高血脂、抗血凝等，對提高記憶力也有一定效果。銀杏葉雖能促進血液循環，預防心血管病，但不能同時服用其他治心血管藥物如阿斯匹林等。有實邪者忌用。吃多了會中毒，引發肌肉抽搐，瞳孔放大。孕婦與兒童更要謹慎。銀杏葉不能與茶葉和菊花一同泡飲。老年人在服用銀杏葉片時要適可而止，並注意定期檢測凝血情況，不要盲目長期服用。老年性血管硬化、血管變脆則不可長期服用，以免造成腦出血。

茜草根：味苦性寒。無毒。歸心、肝經。行血止血，通經活絡，止咳祛痰。治吐血、衄血、尿血、便血、血崩、經閉、風濕痹痛、跌打損傷、瘀滯腫痛、黃疸、

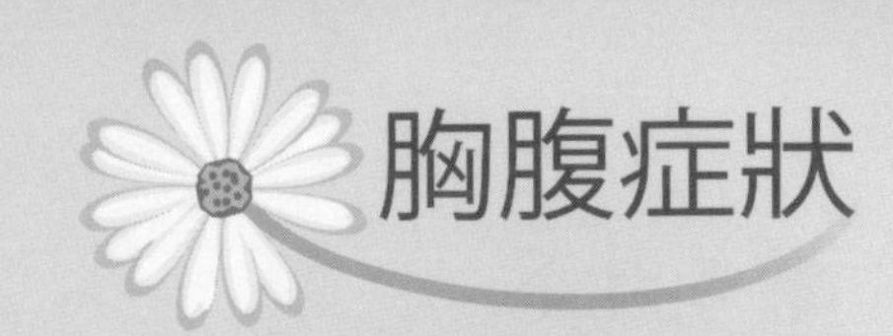

慢性氣管炎。茜草根有強壯作用，適用於小兒及孕婦、軟骨病。脾胃虛寒、氣虛不攝血、無瘀滯者忌服。雖見血證，若加泄瀉，飲食不進者勿服。精虛血少、陰虛火勝者俱禁用。

柿葉：味微甘苦性涼。無毒。清熱止咳，止血，生津。專入肺經。主治咳喘，肺氣脹，各種內出血。用於肺熱咳嗽、衄血、咯血、吐血、尿血、便血、崩漏、月經過多、紫斑、煩熱口渴等。還能美容、消退老年斑。柿葉茶不含茶鹼和咖啡鹼，晚上飲用可安神，提高睡眠品質。柿葉茶為弱酸性，飲時不要同飲咖啡或紅、綠茶等鹼性飲料。浸泡時間約需5分鐘。

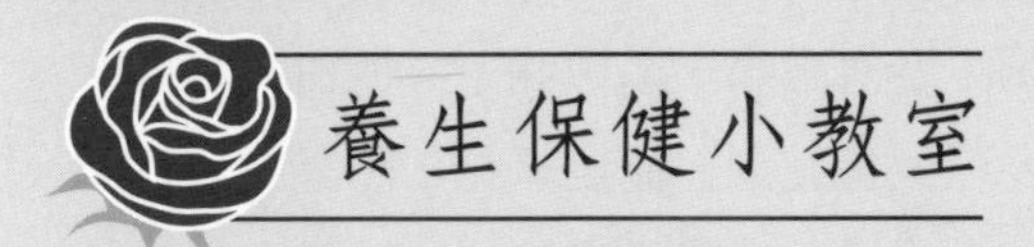

預防冠心病要牢記三招

冠心病的危險因素分為可控與不可控兩類。不可控因素主要有家族性，性別（男多於女）等。對此我們沒有什麼辦法；能做的是積極針對可控因素，從以下幾方面入手。

第一招：了解易患因素。男性在40歲後冠心病發病率升高，女性絕經期前發病率低於男性，絕經期後與男性相等，冠心病家族遺傳也是冠心病的危險因素。因此，這些人群定期體檢是很重要的，並且要預防高血壓、血脂異常和糖尿病的發生。一旦患有高血壓、血脂異常和糖尿病，除重視危險因素干預外，更要積極控制好血壓、血脂和血糖。

第二招：糾正九個危險因素。冠心病九個容易並可能被糾正的危險因素包括：血脂異常、高血壓、吸菸、糖尿病、腹型肥胖、缺乏運動、每日攝入的水果和蔬菜減少、大量飲酒和社會心理因素。

第三招：改善生活方式。20世紀60年代以前，美國冠心病的發病率和死亡率一度曾上升很快，但自此以後，冠心病發病率和殘廢率卻有大幅度的下降。究其原因，主要歸功於生活方式的改善，即減少膽固醇的攝入和控制吸菸等，從而降低了發生冠心病的危險因素。但在我國，隨著人們生活水準的提高，膳食結構的不合理、吸菸等易患因素的影響，使冠心病的發病率和殘廢率呈逐年上升的趨勢。

高膽固醇食物導致冠心病發病率明顯升高。加強體育鍛煉，經常運動可減少得心臟疾病的危險。精神壓力對冠心病的影響容易被人們所忽視，平時應尋求各種途徑來調解生活上的壓力。可以通過培養業餘愛好或運動來緩解日常生活中的緊張情緒。

有心絞痛等冠心病早期症狀的患者，應及時到醫院就診，明確診斷，一旦確診冠心病，就要堅持長期正規的治療。在生活方式改變的同時，控制危險因素，包括高血壓、脂代謝異常和高血糖，由醫生根據患者情況和危險度，分層、合理選用藥物進行治療。

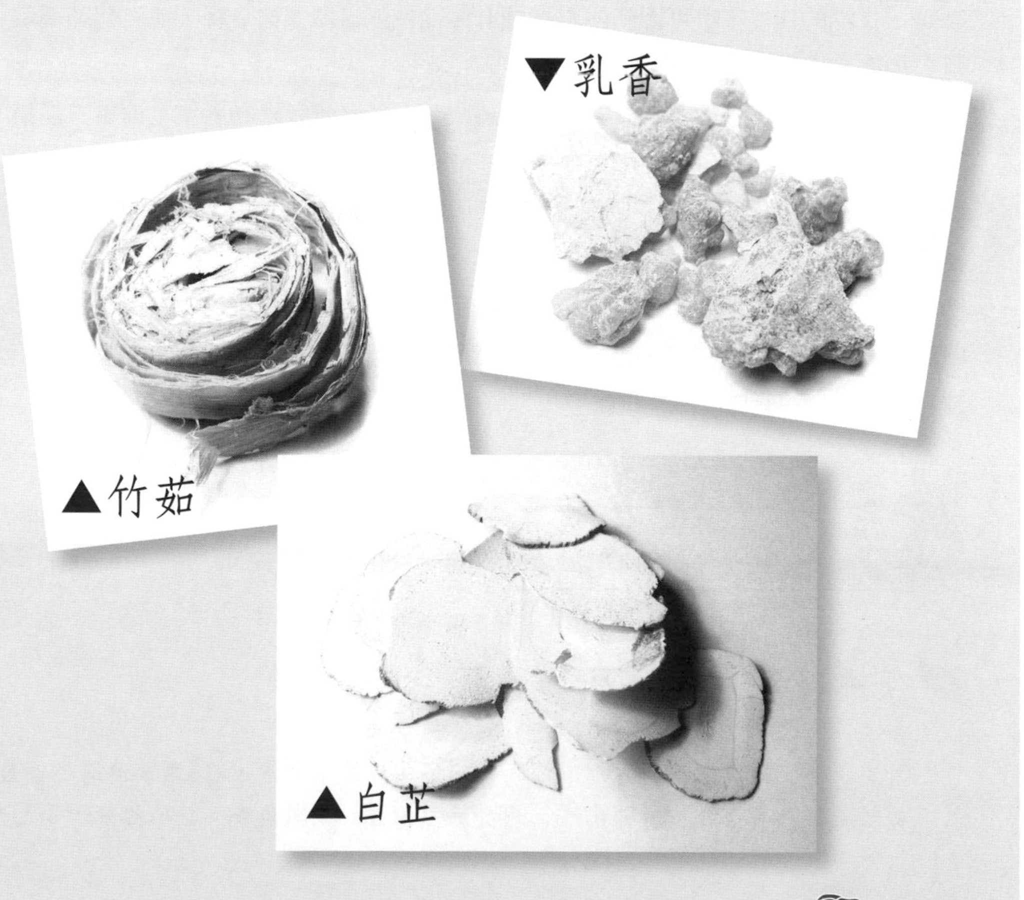
▼乳香
▲竹茹
▲白芷

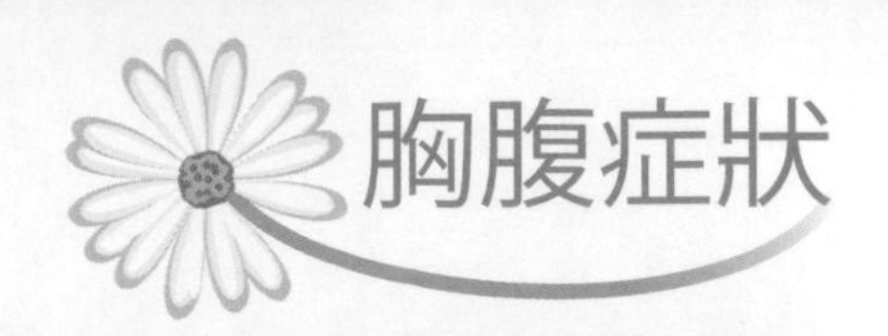

咳|嗽

咳嗽是呼吸系統疾病最常見的症狀，同時也是重要的防禦性（保護性）呼吸反射。咳嗽——突然、爆發性的呼氣運動——先出現短促而深的吸氣，然後聲門緊閉，並發生強烈的呼氣動作，使胸內壓和肺內壓均迅速上升。此後聲門突然開放，由於壓力差極大，肺泡內氣體以極高的速度噴出，將存在於氣道內的異物或分泌物排出體外。

一般來說，咳嗽是人體清除呼吸道內的分泌物或異物的保護性呼吸反射動作。所以咳嗽有其有利的一面，只有當長期劇烈咳嗽影響正常生活、工作時，才考慮治療。因爲長期、頻繁、劇烈咳嗽可導致呼吸道出血，甚至引起喉痛、音啞等。由於強烈的持續咳嗽可使胸內壓顯著上升，減少靜脈血的回流，可能對機體造成各種不利影響，如氣壓傷、暈厥、血管破裂、骨折、尿失禁及精神痛苦、暈厥等。長期的慢性咳嗽可因肺內壓持續升高而使肺組織彈性下降，並引起肺循環阻力加大，是形成肺氣腫和肺心病的重要原因。

清代乾隆的御醫徐靈胎針對咳嗽說過：「余以此證考求40餘年，而後方能措手。」意思是說，我研究咳嗽這個病40多年後，才敢試著開方子治治。雖有謙遜成分，也在一定程度說明了其難治性。咳嗽之所以難治，其中主要是因爲沒有認清其病因。

由於氣候變化、大氣汙染、抗生素濫用等，慢性咳嗽越來越多。引起慢性咳嗽的常見有慢性支氣管炎、慢性咽炎、感冒後咳嗽（也稱感染後咳嗽）、鼻後滴流綜合症、胃一食管反流及咳嗽變異型哮喘等。

藥方及注解

杏桃薑茶

杏仁15克、桃仁30克、生薑10克，冰糖適量。

用法：前三味藥搗爛，再加冰糖，入容器中以沸水沖泡，日1劑，連服半個月。

功效：驅性寒止渴，潤肺化痰。用於風寒感冒、咳嗽痰多、口淡無味，不思飲食。

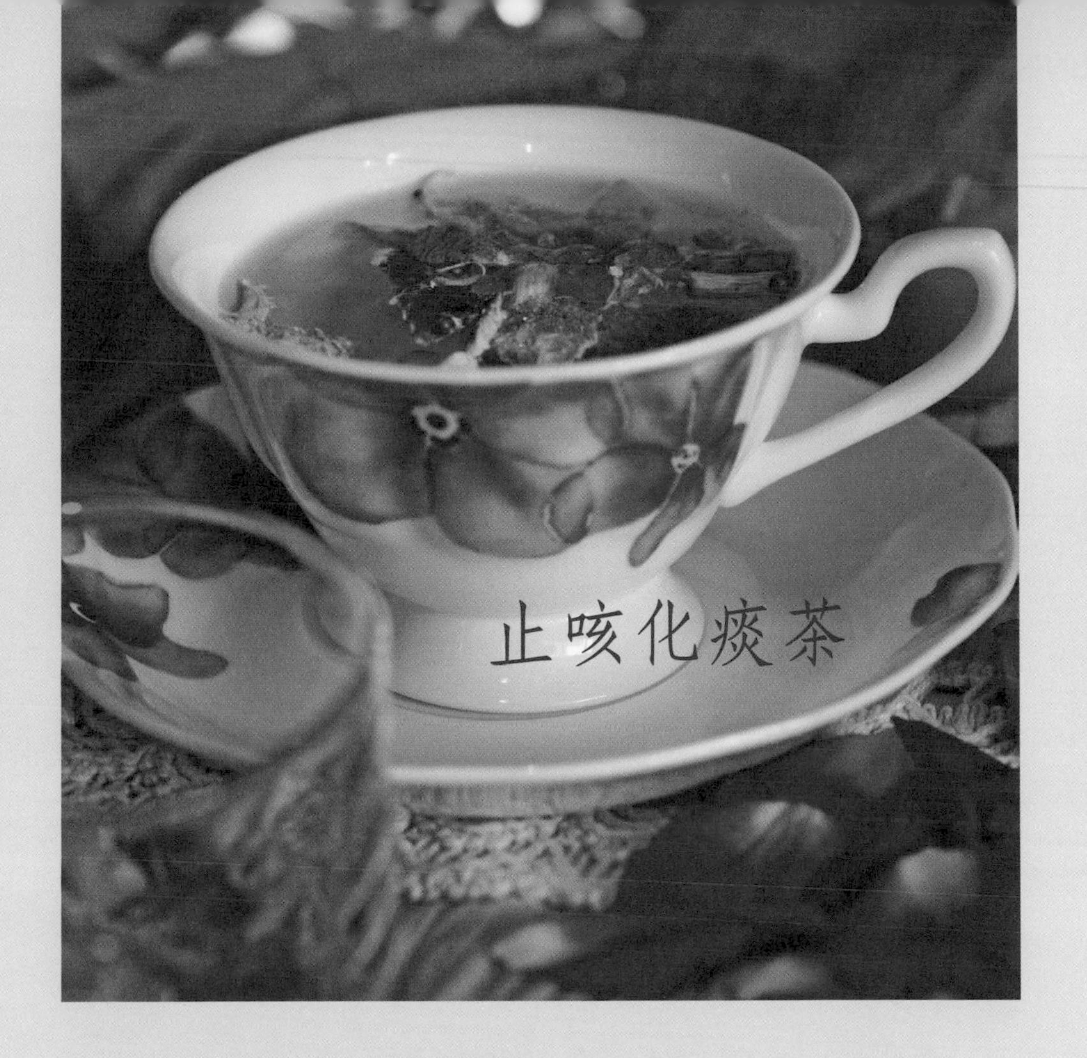

冬百糖茶

款冬花15克、百合60克，冰糖適量。

用法：以適量沸水沖泡之，15至20分鐘即可。日1劑，早晚各1次。

功效：滋陰養肺，潤燥止咳。適用於咽喉乾燥、久咳不癒、痰咳帶血者。

橘竹參棗茶

橘皮3克、大棗5克、竹茹8克、黨參10克、生薑3克、甘草3克。

用法：適量沸水沖泡，可反復沖泡2次。每日1劑，分上下午兩次飲服。

功效：清熱化痰，除煩止嘔。適用於肺熱咳嗽、咳痰黃稠，兼有肺脾虛之胃熱嘔吐、打嗝等症。

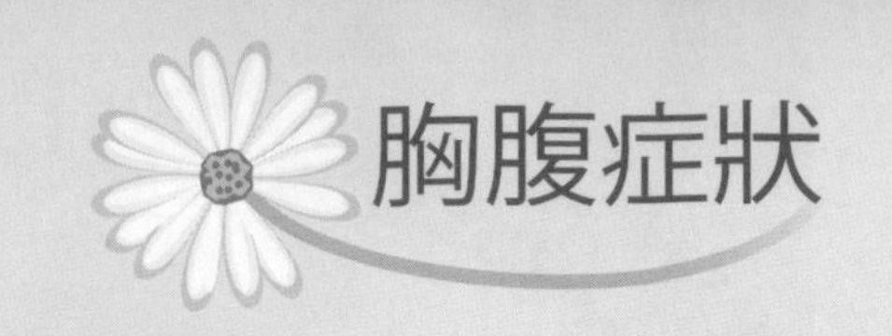

桑菊杏仁茶

桑葉10克、菊花6克、杏仁3克。

用法：以適量沸水沖泡10分鐘，日1劑，不拘時服。

功效：清熱潤肺，止咳平喘。適用於風熱、燥熱之咳嗽、咳喘。

麥冬茅根茶

茅根15克、麥冬20克，冰糖25克，綠茶5克。

用法：水煎代茶飲，日1劑。

功效：清熱生津，潤肺止咳。適用於肺胃熱證、見咽乾鼻燥、乾咳痰黏、煩躁不安。

膨大海茶

龍井1撮（3至5克）、膨大海6枚。

用法：將膨大海搗碎，加龍井沸水沖泡15至20分鐘，代茶頻飲，日1劑。

功效：清熱解毒，利咽止咳。適用於肺熱咳嗽、咽喉腫痛、聲音嘶啞等症。

參味蘇梗茶

五味子4克、人參4克、紫蘇梗3克，白砂糖適量。

用法：人參切薄片，蘇梗切碎，與五味子加沸水沖泡，蓋焖15分鐘，代茶頻飲。

功效：益氣斂肺，止咳平喘，理氣疏肝。用於久咳虛喘、津少口乾、自汗盜汗等症。

枇杷竹葉茶

枇杷葉、竹葉、蘆根各8克。

用法：上藥洗淨沸水沖泡10分鐘，去渣濾汁，趁熱加入適量白糖攪勻，日1劑。

功效：清熱生津，解表除煩。適用於肺胃熱邪引起的發熱咳嗽、咳痰黏稠、口渴津少等症。

潤肺止咳茶

玄參60克、麥冬60克、烏梅24克、桔梗3克、甘草15克、茶葉10克。

用法：上藥去雜質，乾燥後共研碎，混勻，每次取10克，以沸水沖泡15至20分鐘，日2次代茶飲。

功效：潤肺止咳，止咳化痰。適用於陰虛引起的燥咳痰少、咽喉不利等症。

川貝枇杷茶

枇杷葉5克、杏仁5克、桔梗3克、川貝母3克、薄荷3克、茶葉10克。

用法：枇杷葉刷去毛後切碎備用，杏仁去皮，取上藥適量沸水沖泡，蓋焖15分鐘，頻頻代茶飲，可加少量白糖調味。

功效：散寒宣肺，止咳化痰。適用於傷風咳嗽或急性支氣管炎，亦可用於咳嗽痰少色白、畏寒、頭痛、舌苔薄白等症。

紫蘇童參茶

紫蘇葉100克、紫蘇梗100克、太子參80克，茶葉50克。

用法：上藥研末成散劑，用紗布袋包，每包重6克，每次取1包，置容器中沸水沖泡之，悶15分鐘後，棄藥渣，加蜂蜜15克，代茶飲，早晚各1包。

功效：散寒清肺，消痰止咳。適用於慢性支氣管炎、冬春遇寒即發者。

芝麻杏仁茶

黑芝麻10克、杏仁8克，冰糖適量。

用法：黑芝麻小火烘乾，杏仁洗淨控水，一同搗爛，沸水沖泡，加冰糖。日1至2次。

功效：潤肺止咳。適用於肺陰不足之久咳少痰。

石斛麥冬茶

鮮石斛（或乾品減半）15克、麥冬10克。

用法：沸水沖泡，取汁代茶飲。

功效：滋陰養胃，清熱生津。適用於肺虛久咳、久熱不退、陰虛乾咳者。

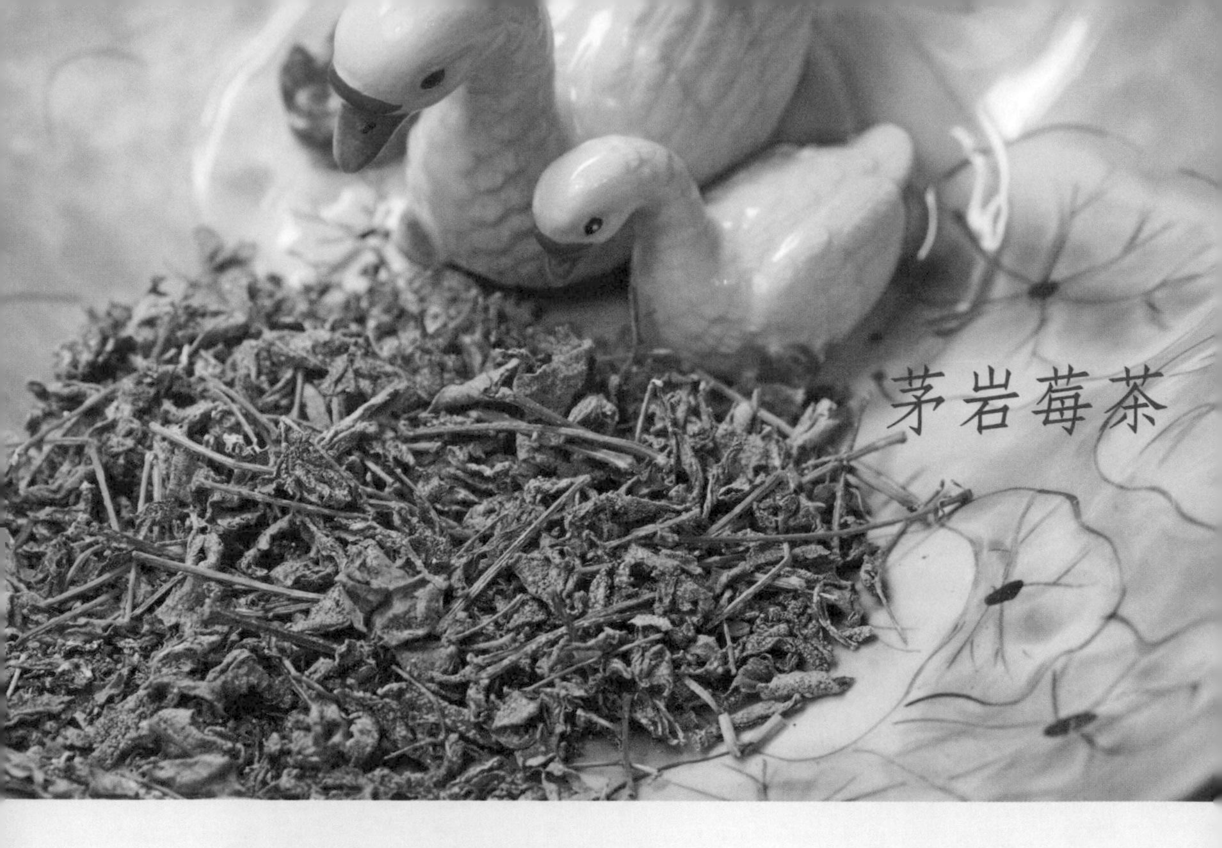

桑菊枇杷茶

蜜炙桑葉5克、菊花10克、枇杷葉5克。

用法：沸水沖泡代茶飲，日3至5次。

功效：清熱疏風，化痰止咳。適用於秋燥犯肺胃、症見發熱、微惡風寒、咽乾唇燥、咳嗽少痰等。可預防流感、流行性腦膜炎、日本腦炎、腮腺炎、水痘等症。

川貝生薑茶

川貝3克、生薑6克、茶葉3克、冰糖9克。

用法：川貝與冰糖研細末，生薑切絲，沸水沖泡代茶飲。

功效：化痰止咳，清熱散結，潤肺止咳。適用於內傷久咳、燥痰、熱痰。

百部生薑茶

百部、鮮生薑各適量。

用法：分別搗爛，各取5克左右，沸水沖泡15至20分鐘，酌加蜂蜜，日3次。

功效：散寒潤肺，降逆止咳，平喘。適用於風寒外感後久咳不癒及百日咳、慢性支氣管炎等症。可預防流行性感冒。

靈芝二參茶

靈芝10克、南沙參6克、北沙參6克、百合10克。

用法：沸水沖泡，代茶飲。

功效：補虛強身，鎮咳平喘。適用於慢性支氣管炎咳喘。

茅岩莓止咳茶

茅岩莓茶適量。

用法：沸水沖泡，不限時間次數飲用。

功效：殺菌抗炎、清熱解毒、鎮痛消腫、降脂降壓、潤喉止咳。用於咽炎、感冒引起的咳嗽。

木蝴蝶茶

木蝴蝶10克。

用法：沸水沖泡，代茶頻飲，每日1劑。

功效：潤肺止咳。用於咳嗽、喉痹等症。

止咳化痰茶

牡丹花10克、薄荷3克、蘆根、陳皮各15克。

用法：沸水沖泡，代茶頻飲，每日1劑。

功效：清熱潤肺，化痰止咳。

部分藥材簡介

款冬花：味辛性溫。無毒。歸心、肺經。潤肺下氣、化痰止嗽。治咳逆喘息、喉痹。肺火燔灼、肺氣焦滿者不可用。陰虛勞嗽禁用。

橘皮：味辛微苦性溫。歸脾、肺經。理氣調中，燥濕化痰。用於治療脾胃氣滯、脘腹脹滿、嘔吐，或濕濁中阻所致胸悶、納呆、便溏。陰津虧損、內有實熱者慎用。氣虛及陰虛燥咳不宜。

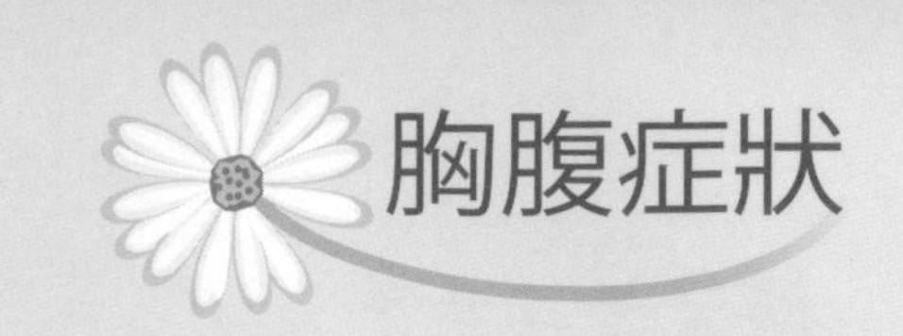

枇杷葉：味苦性微寒。歸肺、胃經。清肺止咳，降逆止嘔。主治肺熱咳嗽、氣逆喘急、胃熱嘔吐、噦逆。止咳宜炙用，止嘔宜生用。

百部：味甘苦性微溫。歸肺經。潤肺、下氣、止咳、殺蟲。內服用於新久咳嗽、肺癆咳嗽、百日咳。外用於頭蝨、體虱、蟯蟲病、陰部瘙癢。熱嗽、水虧火炎者禁用。

靈芝：自古以來就被認爲是吉祥、富貴、美好、長壽的象徵，有仙草、瑞草之稱，爲滋補強壯、固本扶正的珍貴中草藥。民間傳說靈芝有起死回生、長生不老的功效。味甘微苦性平。歸心、肺、肝、腎經。主治虛勞、咳嗽、氣喘、失眠、消化不良、惡性腫瘤等。對神經系統有抑制作用，對循環系統有降壓和加強心臟收縮力的作用，對呼吸系統有祛痰作用，還可護肝、抗菌、提高免疫力。

南沙參、北沙參：見附錄二「沙參」（第299頁）。

百合：味甘性微寒。歸心、肺經。清火、養陰、潤肺、清心、安神。用於陰虛久咳、痰中帶血、虛煩驚悸、失眠多夢、精神恍惚、肺結核低熱、盜汗、消瘦等症。百合爲藥食兼優的滋補佳品，四季可用，更宜秋季食用。食療上建議選擇新鮮百合爲佳。百合雖能補氣，亦傷肺氣，不宜多服。風寒咳嗽、虛寒出血、脾胃不佳者忌食。

茅岩莓：見附錄三「茅岩莓茶」（第303頁）。

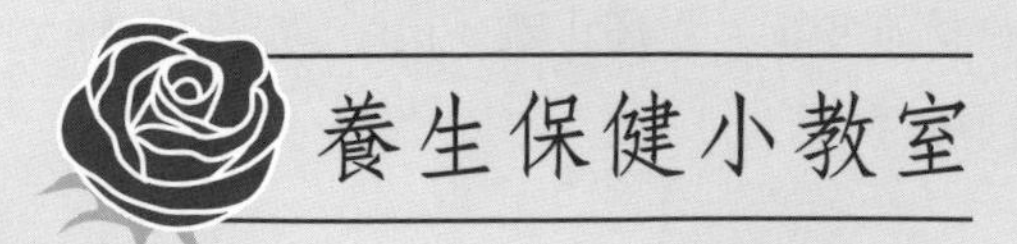

辨識慢性咳嗽的「路線圖」

許多人對於咳嗽常有兩個誤解：一是見咳必止，二是見咳歸肺。

首先，咳嗽是呼吸系統疾病最常見的症狀之一，同時也是重要的防禦性呼吸反射。從學術角度分類，急性咳嗽是指3周以內；亞急性咳嗽是3至8周；病程超過8周為慢性咳嗽。

其次，慢性咳嗽纏綿難癒而使用常規止咳治療效果不佳時，一般遵循這樣的思路：首先看胸部X片。如果胸片有陽性發現則分別進行對因（如消炎、抗癆、抗腫瘤等）治療或酌情進一步檢查；如胸片等檢查「陰性」，則應考慮到不一定是肺（呼吸系統）的問題。這一點雖是現代研究發現，其實古人早就說過了，《黃帝內經》有「五臟六腑皆令人咳，非獨肺也」的記載。常見情況有：

1. 因「熱」致咳：以乾咳為主要症狀或唯一症狀的咳嗽超過3周，常規治療仍不見效，而血常規、X線胸片等檢查無異常時，首先應考慮感冒後咳嗽（也稱感染後咳嗽）。其特點多是在發熱等急性期症狀消失後，咳嗽仍遷延不癒，經長期或反復應用抗生素治療仍不見好轉，患者多表現為刺激性乾咳或咳少量白色黏液痰。我們將這種外感熱病之後的咳嗽歸納為「因熱致咳」。

2. 因「鼻」致咳：鼻後滴流綜合症是另一種常見引起慢性咳嗽的疾病，現命名其為「上氣道咳嗽綜合症」。它的的特點是發作性或持續性咳嗽，以白天咳嗽為主，入睡後較少咳嗽；鼻後滴流和（或）咽後壁黏液附著感；有鼻炎、鼻竇炎、鼻息肉或慢性咽喉炎等病史；檢查發現咽後壁有黏液附著、鵝卵石樣觀。普通感冒引起咳嗽也可能是鼻後滴流刺激所致。普通感冒可被認為是一種鼻後滴流綜合症。由於普通感冒是人類最常見的疾病，故鼻後滴流綜合症是引起咳嗽最常見的原因之一。近年來隨著氣候變遷，空氣汙染加重，患者疊進感冒藥、濫用抗生素等，使本病發病日趨增多。給予撲爾敏麻黃素合劑或激素類滴鼻後咳嗽會減輕或消失。治療可參照上述因「熱」致咳的辨證原則。

3. 因「胃」致咳：胃—食管反流引起的咳嗽也極易被誤診，本病占慢性咳嗽的40%左右。常伴胃灼熱、反酸及胸痛、噁心等消化系統症狀。其機理不清，可能與咽、喉、氣管的咳嗽受體受反流物刺激有關。使用制酸劑或促胃腸動力藥或H2受體阻止劑、質子泵抑制劑可迅速減輕，但明顯改善需5個月。中醫治療可從疏肝理氣和胃角度入手。

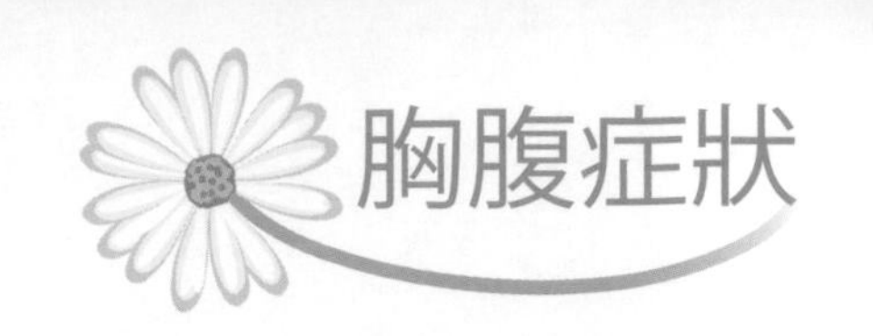

4. 因「喘」致咳：此「喘」非彼「喘」，具有喘的實質而無喘的表現。如果咳嗽超過2個月，則應考慮咳嗽變異型哮喘的可能。此病易誤診爲慢性支氣管炎，兩者均以咳嗽爲唯一或主要症狀，胸部X線檢查無明顯異常，且都有自行緩解期。前者常有蕁麻疹、皮膚濕疹、過敏性鼻炎等過敏性疾病。過敏原皮膚試驗常對一種或數種抗原呈陽性反應。其咳嗽性質不同，前者異常劇烈，持續不解，以陣發性痙攣性乾咳爲主，偶有少量黏痰，夜間或晨起發作，影響睡眠，冷空氣或運動誘發加重，抗炎、化痰止咳藥無效。支氣管激發試驗或舒張試驗陽性。根據咳嗽變異型哮喘的臨床表現，屬於中醫肺氣失宣、肺管不利、氣道攣急所引起，故治療當疏風宣肺，降氣緩急，常用炙麻黃、杏仁、蟬衣、地龍、紫菀、冬花等藥。

除上述情況外，還有其他幾種引起咳嗽的原因。不少間質性肺病（肺纖維化）在早期往往以乾咳爲主要症狀，這種情況下肺功能檢查有助於早期發現；藥物性引起的咳嗽常見於ACEI（開博通）、β-受體阻滯劑，發病率在15%左右。服藥後24H或數月後發生。女多於男。可能與提高咳嗽感受器的敏感性有關。停藥數日至4周後緩解；在除外這些因素後，可考慮心因性咳嗽，與緊張、焦慮、悲傷等負面情緒有關。其特點是乾咳，咳聲不響。易被講話打斷，夜間不咳。

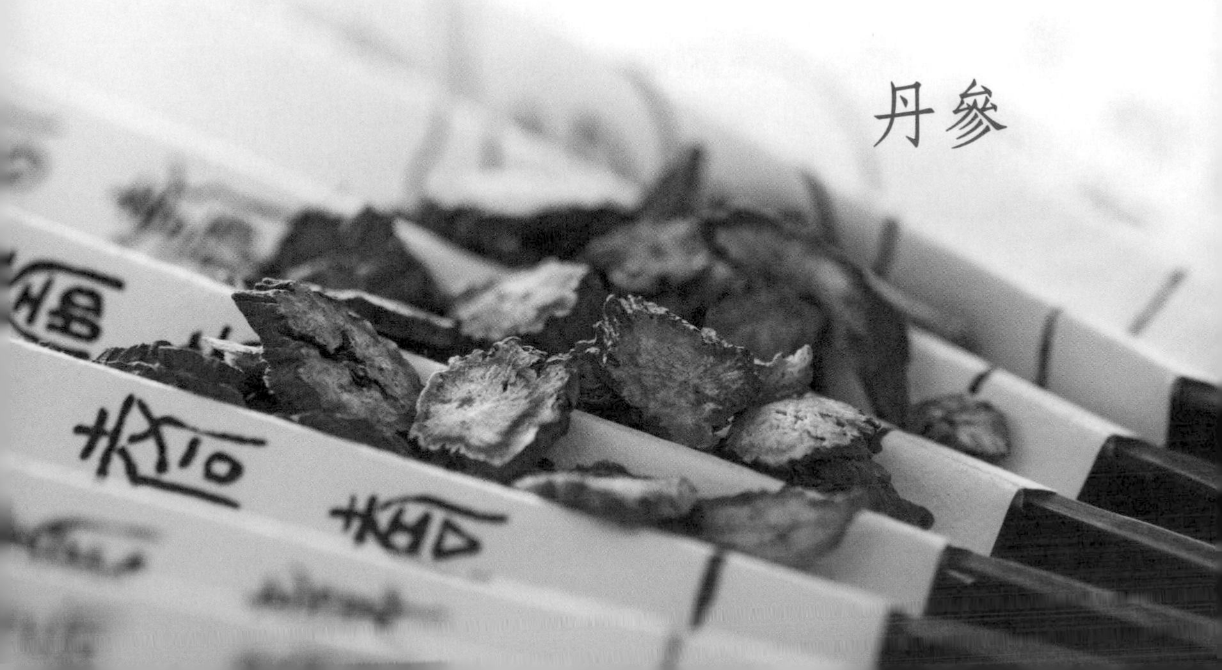

心|悸

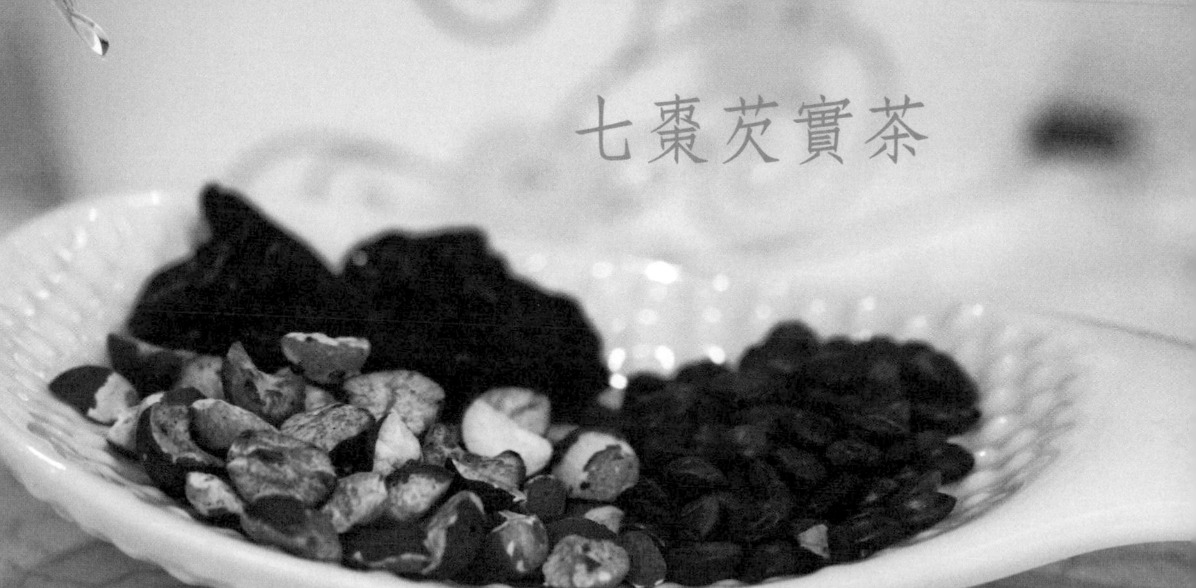

七棗芡實茶

心悸屬中醫學「驚悸」和「怔忡」的範疇，多因氣血虛弱、痰飲內停、氣滯血瘀等所致。心悸時心率可快可慢，心率可能失常也可能正常。心悸可見於多種疾病過程中，多與失眠、健忘、眩暈、耳鳴等並存，凡各種原因引起心臟搏動頻率、節律發生異常，均可導致心悸。

引起心悸的原因很多，大體可見於以下幾類疾病：

1. **心血管疾病：**常見於各種類型的心臟病，如心肌炎、心肌病、心包炎、心律失常及高血壓等。

2. **非心血管疾病：**常見於貧血、低血糖、大量失血、高熱、甲狀腺功能亢進症等疾病以及胸腔積液、氣胸、肺部炎症、肺不張、腹水、腸梗阻、腸脹氣等；還可見於應用腎上腺素、異丙腎上腺素、氨茶鹼、阿托品等藥物後出現的心悸。

3. **神經因素：**自主神經（植物神經）功能紊亂最爲常見，神經衰弱、更年期綜合症、驚恐或過度興奮、劇烈運動後均可出現心悸。

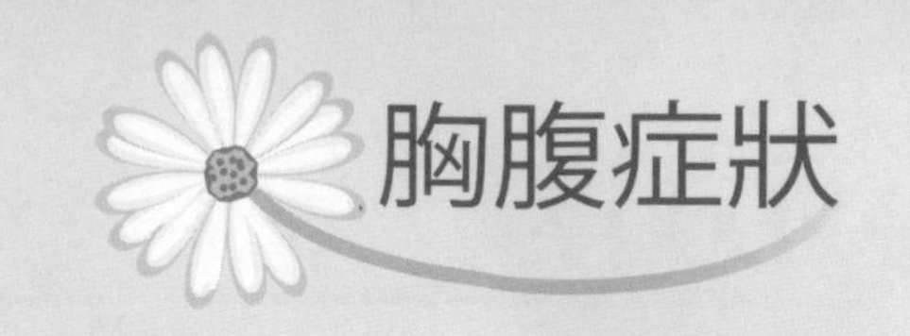

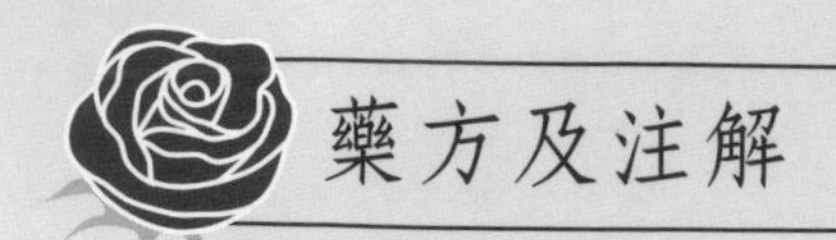

七棗芡實茶

龍眼肉、炒酸棗仁各10克，芡實12克。

用法：沸水沖泡15至20分鐘，取汁代茶飲。日1劑，連服15日為1療程。

功效：養血安神，益腎固精。適用於心悸、怔忡、失眠、神疲乏力等。

柏子仁茶

炒柏子仁15克。

用法：柏子仁揀淨雜質，除去外殼和種皮，搗碎。10至15克沸水沖泡代茶飲。

功效：養心安神，潤腸通便。適用於血虛不能養心所致的失眠多夢、心悸，及老年及產後血虛、腸燥、便秘等。

菖蒲茶

九節菖蒲3克，酸梅肉、大棗肉各2枚，赤砂糖適量。

用法：菖蒲切片，一起沸水沖泡，傾入茶杯，將杯蓋緊密，15分鐘後代茶飲。

功效：寧心定志。適用於平素心虛膽怯者、突受外驚導致驚恐心悸、失眠健忘、不思飲食等症。

茉莉花茶

茉莉花、石菖蒲、清茶各6克。

用法：上藥共研細末，沸水沖泡。每日1劑，頻頻飲服。

功效：順氣安神。用於心悸失眠、健忘等症。

菖龍安神茶

石菖蒲6克，龍骨15克。

用法：龍骨先煎10分鐘，加入石菖蒲再煎10分鐘。每日1劑，睡前飲服。

功效：寧心安神。用於心悸、失眠等症。

部分藥材簡介

炒酸棗仁：味甘酸性平。歸心、脾、肝、膽經。養肝，寧心，安神，斂汗。治虛煩不眠，驚悸怔忡，煩渴，虛汗。其他功效參見「炒棗仁」(第118頁)。

九節菖蒲：味辛性溫。歸心、肝、脾經。化痰開竅、安神、宣濕醒脾、解毒。主熱病神昏、癲癇、氣閉耳聾、多夢健忘、胸悶腹脹、食欲不振、風濕痹痛、癰疽、疥癬。陰虛陽亢、煩躁汗多、精滑者慎服。

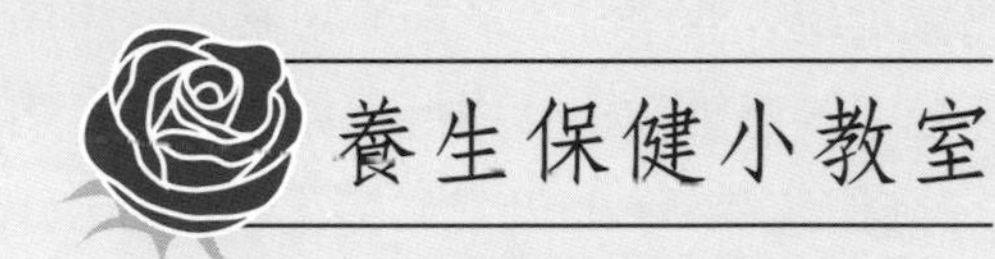

養生保健小教室

心悸的日常保健

一、心悸者應保持精神樂觀，情緒穩定。注意調節情志，防止喜怒等七情過極。

二、適當注意休息，少房事。

三、少進食含動物脂肪多的飲食，少進鹹、辣食物和酒、菸、濃茶、咖啡等。

四、適當參加體育鍛煉，如散步、太極拳、體操、氣功等，注意預防感冒等。

五、堅持治療，堅定信心。輕症可從事適當體力活動，以不覺勞累、不加重症狀爲度，避免劇烈活動。重症心悸應臥床休息，還應及早發現先兆症狀，做好急救準備。

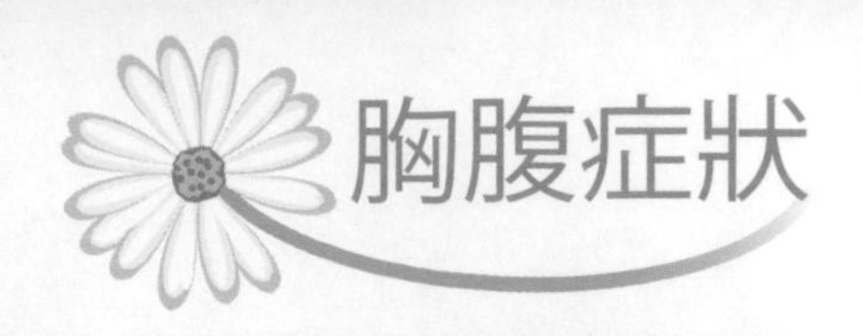

氣短(哮喘)

氣短是指呼吸比正常人短促，躁而帶粗，氣若有所窒，則語言不持續和呼吸勉強。氣短有虛實之分，虛多因肺、脾、腎虛所致；實多因痰飲阻滯肺氣引起。氣短最常見於支氣管哮喘（簡稱哮喘）。國外支氣管哮喘患病率，死亡率逐漸上升，全世界支氣管哮喘者約1億人，成為嚴重威脅人們健康的主要慢性疾病。中國大陸的哮喘發病率為1%，兒童達3%。

哮喘的根本原因是慢性氣道炎症。在易感者中此種炎症可引起反復發作的喘息、氣促、胸悶或咳嗽等症狀，多在夜間或淩晨發生。此類症狀常伴有廣泛而多變的呼氣流速受限，但可部分地自然緩解或經治療緩解。

哮喘誘因較多，包括各種吸入性抗原（如塵蟎、花粉、眞菌、動物毛屑、蟑螂排泄物等），非特異性吸入物（如二氧化硫、油漆、氨氣等），感染（如病毒、細菌、支原體或衣原體等引起的呼吸系統感染），食物性抗原（如魚、蝦蟹、蛋類、牛奶等），藥物（如心得安、阿斯匹林等）以及氣候變化、運動、妊娠等都可能是哮喘的誘發因素。

藥方及注解

平喘茶

麻黃3克、黃柏6克、白果10個（打碎），茶葉6克。

用法：水煎服用。每日1劑，分2次服。

功效：宣肺平喘。用於哮喘病。

僵蠶茶

白僵蠶、茶葉各10克。

用法：白僵蠶炒後研末，與茶葉混勻，沸水沖泡。每日1劑。

功效：祛風平喘。用於風痰咳喘症。

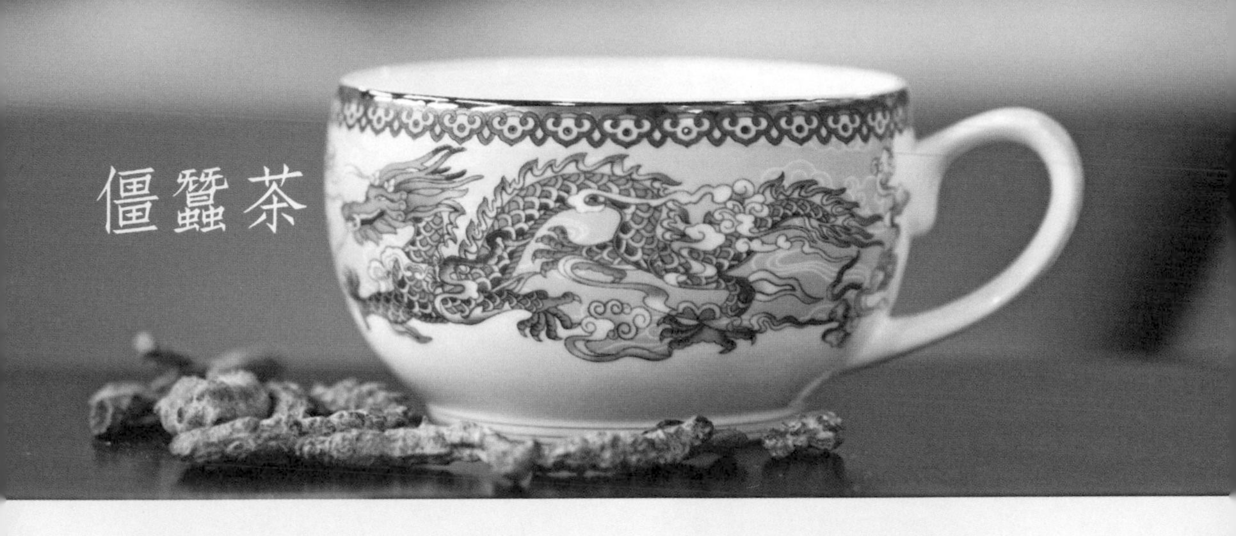

僵蠶茶

桑葉茶

經霜桑葉30克。

用法：水煎服用，代茶頻飲。

功效：祛風平喘。用於風痰咳喘症。

桃肉定喘茶

胡桃肉30克，雨前茶10克，煉蜜3勺。

用法：胡桃肉、茶葉研末，加入蜂蜜後沸水沖泡，頻頻飲服。

功效：潤肺平喘。用於喘病日久，口乾舌燥症。

部分藥材簡介

麻黃：味辛微苦性溫。歸肺、膀胱經。發汗散寒，宣肺平喘，利水消腫。發汗解表和利水消腫力強，多用於風寒表實症、胸悶喘咳、風水浮腫、風濕痹痛、陰疽、痰核。性溫偏潤，辛散發汗作用緩和，增強潤肺止咳之功，以宣肺平喘止咳力勝。多用於表症已解，氣喘咳嗽。麻黃絨作用緩和，適於老人、幼兒及虛弱之人風寒感冒。肺虛作喘、外感風熱、單臌脹、癰、癤等症均不可用。

黃柏：味苦性寒。歸腎、膀胱、大腸經。清熱燥濕，瀉火除蒸，解毒療瘡。主治濕熱瀉痢、黃疸、帶下、熱淋、腳氣、痿辟、骨蒸勞熱、盜汗、遺精、瘡瘍腫

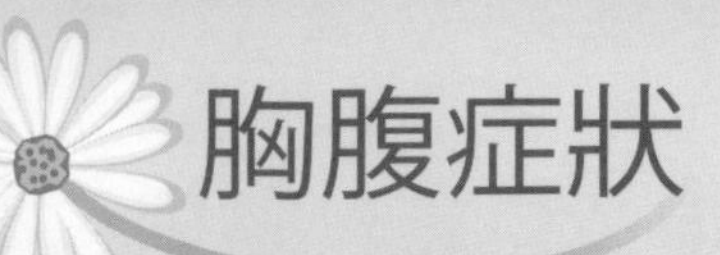

毒，濕疹瘙癢。黃柏清熱燥濕之力，與黃芩、黃
連相似，但以除下焦之濕熱爲佳。脾虛泄瀉，胃弱食少者忌服。

白果：銀杏的果實。味甘苦澀性平。有毒。入肺、腎經。斂肺定喘，止帶濁，縮小便。用於痰多喘咳、帶下白濁、遺尿尿頻。有一定毒性，甚至可以中毒致死。白果以色綠的胚最毒，小兒如吃五至十粒可導致中毒死亡。白果炒熟後毒性雖然減低，但也不能過多食用。五歲以下小兒禁吃白果。若發現白果中毒，可迅速用蛋清內服，或用生甘草60克煎服，用以解毒。解毒後最好送醫院檢查治療。

煉蜜：是一種中藥的製藥方法，加熱蜂蜜至滴入水中成丸而不散。蜂蜜具有較好的黏和作用，含有大量營養成分，有滋補、鎮咳、潤燥、解毒等作用。製成丸劑表面不易硬化，可塑性大，崩解緩慢，作用持久。爲了去除蜂蜜中的水分、雜質，殺死微生物，破壞酶類，以增加黏合力及保障製成的丸劑能久貯，生蜜使用前需要加熱煉製，根據煉製程度的不同分爲三種規格：即嫩蜜、中蜜（煉蜜）、老蜜。

嫩蜜：蜂蜜加熱至105℃～115℃，色澤無明顯變化，含水量在17％～20％，密度在1.35左右。

中蜜：爲嫩蜜繼續加熱到116℃～118℃，色澤淺黃，產有光澤的細泡，含水量在14％～16％，密度在1.37左右。

老蜜：是中蜜繼續加熱到119℃～122℃，含水量在10％以下，密度在1.40左右，變成棕紅色，鍋內出現紅棕色光澤的較大氣泡。

「情長氣短」鄧麗君

現如今40歲以上的人鮮有不知道鄧麗君的。上世紀80年代初，驀然從海峽彼岸飄來一縷縷曾被視為的「靡靡之音」——《何日君再來》、《路邊的野花不要採》、《綠島小夜曲》……一首首甜美的歌曲，不知撥動了多少少年人的心弦。作家王朔形容其聽後感是

「感到人性一面的蘇醒，一種結了殼的東西被軟化和溶解」。伴隨著這些沁人心脾的聲音，人們認識了相貌同樣嬌美的鄧麗君。漸漸地，隨著人們的「見多識廣」，她的歌聲由流行變得不再新鮮，身影也漸漸地淡出了人們的視野。然而，鄧麗君再次引起人們注意的時候是1995年，但方式卻是那麼得令人扼腕——42歲的她，死於哮喘發作。

1995年5月8日，鄧麗君下榻於泰國清邁湄賓酒店。泰國，一向是世界各地人士所喜愛的度假勝地。鄧麗君由於當時篤信佛教密宗，因此更多次前往清邁拜佛並希望取得開示。沒想到這個去慣的地方，卻讓她哮喘宿疾發作而陷入困境。鄧麗君當時是住在15樓的一間豪華王子套房。下午4時左右，鄧麗君氣喘突然發作，為了求生，她一直敲打門板求援，服務員聞聲後前往她住宿的1502號房察看。服務員發覺事態不對，看到鄧麗君幾乎喘不過氣來，因此眾人七手八腳地把她移到酒店咖啡座急救。當時鄧麗君在飯店房間中自備有急救器材，因此飯店服務生不但迅速進行了急救，還為她撫胸、按摩，但這一切都無濟於事。當時火速送往醫院，最終急救也失敗。一代巨星就此與歌迷永遠告別！

家人回憶說，5月5號鄧麗君還打電話回家，表示雖然在泰國發生多次氣喘的問題，但健康還沒有大問題。沒想到隔了幾天她就香消玉殞了。鄧家人初聞噩耗，對長期陪伴在鄧麗君身旁的情人保羅相當不諒解，認為他不但沒有照顧好鄧麗君，甚至也沒有把鄧麗君抗氣喘的藥帶在身旁。

鄧麗君在15歲那年曾經犯過一次氣喘，後來因為唱歌就很小心保養，但淡出藝壇的幾年，對身體不太注意，恐怕就因此釀成了悲劇。

如何避免因哮喘發作引起猝死？一方面，發作時爭分奪秒及時救治至關重要。另一方面，如何做到減少發作，這才是更為重要的。

哮喘長期管理的目標是：最少或沒有症狀，包括夜間症狀；最少的哮喘發作；沒有因急診去醫院看病；最低限度地需要快速緩解藥物β受體激動劑（如沙丁胺醇、沙美特羅等）；體力活動和運動不受限；肺功能接近正常；最少或沒有藥物副作用。

哮喘的控制是一個複合的指標，要達到這個目標需進行綜合性的措施。譬如說，如果屬於過敏性的，要注意環境的控制，如果有了症狀，應該及時用一些緩解症狀的藥物，但是最根本的要長期使用控制哮喘的藥物，也就是預防哮喘發作的藥物。具體如何選擇，首先要對病情進行一個正確的評估。根據不同狀態給予一些相應的治療措施，這樣就可以使患者不發或者少發。治療即使有效了，也要進一步地維持，有些病人可能需要一兩年，甚至三四年，有少數病人應該是終生使用的。

為什麼會造成這種令人遺憾的現狀？

通過規範的治療，絕大多數患者是可以控制住病情的。但實際情況是，全世界每年至少有10多萬人不必要地死於哮喘！在中國大陸，目前哮喘患者約1000萬，研究表明，經過一年的治療，通過對病人的規範化管理，大約80%的病人可以達到哮喘控制。但在現實生活中，亞太地區的調查以及歐洲的調查來看，只有不足5%的患者達到了哮喘的控制。研究的結果和現實的差距竟是如此之大！

◇◇◇

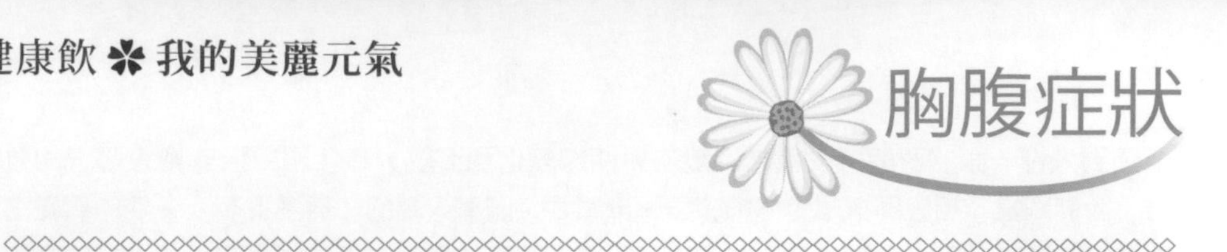

這種令人遺憾的現狀，其根本原因是對哮喘的本質認識不足。醫學研究證實，哮喘的發生根本在於氣道的炎症，這一理念的確立成為哮喘治療的里程碑。抗炎治療是指採用色甘酸鈉、抗組胺藥、吸入型糖皮質激素（如輔舒酮、必克酮、普米克等），針對的是變態反應性炎症，這與一般人理解的抗細菌性炎症的「抗炎」有著根本的不同。

臨床上還遇到不少患者因擔心激素的副作用而對長期使用心存顧忌。吸入激素也是激素，長期使用它會安全嗎？最長能夠用多長時間？

首先，吸入激素不管是成人也好，兒童也好，是治療哮喘的首選的抗炎的藥，在醫生的指導下使用應該是安全的。從上世紀80年代初開始，就已經開始應用，大量的病人使用到現在為止，應該講是安全的。

現在病人存在兩種情況：第一種是用量不足——害怕用就少吸。實際上，長期全身使用（包括靜脈和口服）激素的確會產生一些副作用，但吸入激素的副作用可以說是微乎其微。一方面是因為吸入的方式使藥物直接作用於氣道，進入血液循環的劑量極小，另一方面即使極少數（約2%至3%）出現副作用，也不同於全身用藥的副作用那樣嚴重，只是口腔潰瘍、聲音嘶啞、咽喉疼痛等輕微反應，況且只要注意用藥後漱口就能使之消失或減輕。第二種可能是用得太多——以為這個是平喘的藥，重複使用。殊不知，一部分的藥物也會通過消化道吸收，也會產生副反應。

哮喘緩解期的治療更為重要：

緩解期時，雖無症狀或症狀輕微，但氣道炎症和高反應性仍存在。所以現代哮喘的治療很重視緩解期治療。除堅持規律吸入激素外，患者注意避免激發因素。

一般防治措施如下：

一、室內經常保持空氣流通，有條件的可安裝空氣濾清器。家中避免塵土飛揚，避免使用羽絨被子，室內陳設力求簡潔，不鋪地毯，陳舊的羊毛地毯、合成纖維材質的地毯都會引起哮喘。

二、尋找誘發因素，並採取「BGTE」法（避、忌、替、移）應對。常見誘發因素有吸入變應原、有害粉塵、病毒、細菌、氣候變化（受寒）、飲食、精神等。其中主要是變應原、病毒、細菌感染。所以，一旦感冒必須及時到醫院治療。還要注意慎重選擇花草、不養寵物。

三、飲食方面，避免過鹹、過甜、辛辣、過冷。

四、適當進行耐寒鍛煉，如游泳、冷水浴面等，但要注意循序漸進。中午、下午由於空氣中飄散著各種變應原（花粉、黴菌）或刺激物（工業汙染物、汽車廢氣、冷乾空氣），所以必須外出時最好選在上午。

只有做到這些，哮喘患者才能避免鄧麗君這樣的悲劇重演。

嘔吐

胃內容物甚至膽汁、腸液通過食道反流到口腔，並吐出的反射性動作稱爲嘔吐。嘔吐一般分爲三個階段，即噁心、乾嘔和嘔吐，但有些嘔吐可無噁心或乾嘔的先兆。嘔吐還會伴有上腹部特殊不適感、頭暈、流涎、脈緩、血壓降低、迷走神經興奮症狀。嘔吐可將咽入胃內的有害物質吐出，是機體的一種防禦反射，有一定的保護作用，但大多數並非由此引起，頻繁而劇烈地嘔吐可引起脫水、電解質紊亂等併發症。

嘔吐一般分反射性、中樞性、前庭障礙性、神經官能性四大類。

1.反射性嘔吐可由消化系統疾病、急性中毒、呼吸系統疾病、泌尿系統疾病、婦科疾病、青光眼等引起。

2.中樞性嘔吐可由神經系統疾病、感染性疾病、內分泌與代謝紊亂以及藥物副作用、酒精、硫酸銅、鉛、有機磷等化學物質引起，還有神經性嘔吐。

3.前庭障礙性嘔吐可由迷路炎、美尼爾病、暈動病（暈車暈船等）、噪音、異味引起。

4.神經官能性嘔吐可由胃神經官能症、癔病等引起。

女性和神經敏感、情緒不穩定的人，嘔吐中樞興奮閾限較低，容易受各種外界刺激作用，而發生嘔吐。

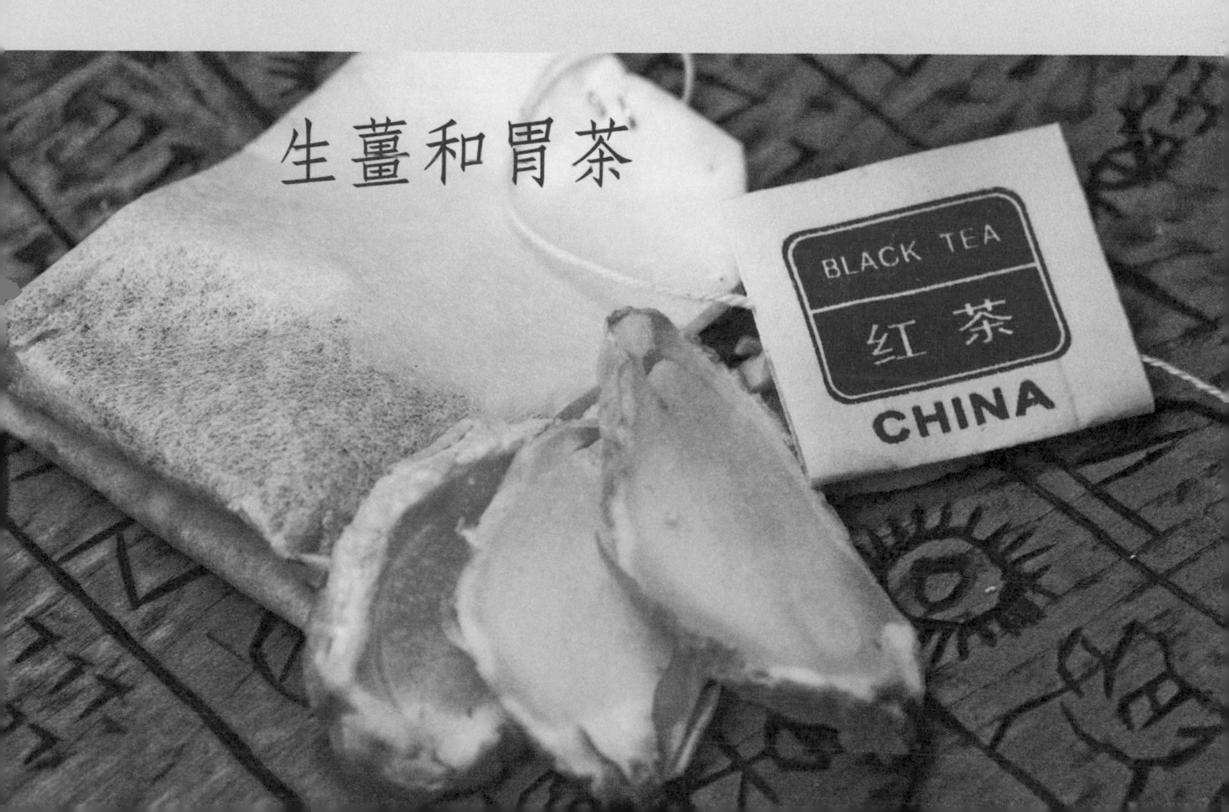

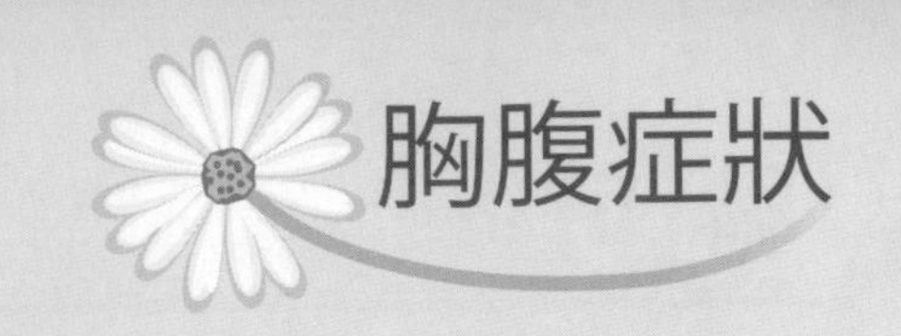

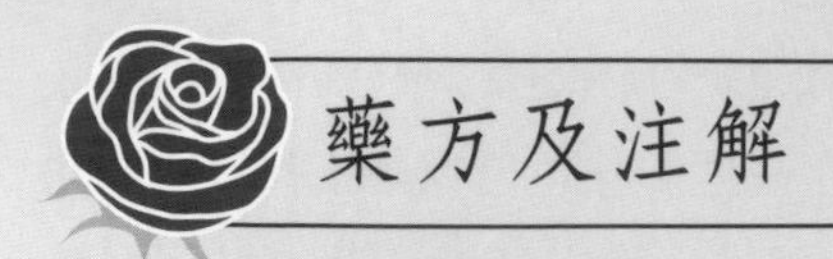

生薑和胃茶

生薑3片，紅茶3克。

用法：生薑切細絲，與紅茶共沸水沖泡。頻頻飲服。

功效：性溫中和胃。用於噁心、嘔吐。

蘿蔔葉茶

白蘿蔔葉60克。

用法：搗爛取汁，沸水沖泡，代茶頻飲。

功效：消食和胃。用於積食不化，脾胃不和引起的噁心、嘔吐之症。

烏硼三二一茶

烏梅3克，紅茶2克，硼砂1克。

用法：按上述比例沸水沖泡，頻頻飲服。

功效：辟穢降逆。用於嘔吐不止，適用於胃癌、食管癌入食困難者。

枇杷蘆根茶

枇杷葉、鮮蘆根各10克。

用法：煎湯去渣取汁，代茶頻飲。

功效：清熱和胃。用於胃熱引起的嘔吐。

麥芽山楂茶

炒麥芽10克，炒山楂片30克。

用法：煎湯去渣取汁，代茶頻飲。

功效：消食止嘔。用於傷食引起的嘔吐。

部分藥材簡介

白蘿蔔葉：味苦辛性平。歸肺、肝、脾經。清肺火、解毒生津、利肝臟。主治消渴、咽乾、胸悶、膈滿、肝氣鬱結等。也用於婦女乳房腫痛、乳汁不通、外治損傷瘀腫等症。蘿蔔葉如果老化，出現黃綠色，就不能再吃了。氣虛血弱者禁用。

硼砂：別名月石。味甘鹹性涼。歸肺、胃經。外用清熱解毒消腫防腐，內服清肺化痰。用於急性扁桃體炎、咽喉炎、咽喉腫痛、口舌生瘡、口腔炎、齒齦炎、中耳炎、目赤腫痛、汗斑，爲五官科疾患的常用藥。

硼砂對人體健康的危害性很大，連續攝取會在體內蓄積，急性中毒症狀爲嘔吐、腹瀉、紅斑、循環系統障礙、休克、昏迷等。過多的硼會引發多臟器的蓄積性中毒。硼砂的成人中毒劑量爲1至3克，成人致死量爲15克，嬰兒致死量爲2至3克。

炒麥芽：味甘性平。歸脾、胃經。行氣消食，健脾開胃，退乳消脹。用於食積不消、脘腹脹痛、脾虛食少、乳汁鬱積、乳房脹痛、婦女斷乳、生麥芽健脾和胃通乳。用於脾虛食少、乳汁鬱積。炒麥芽行氣消食回乳。用於食積不消、婦女斷乳。

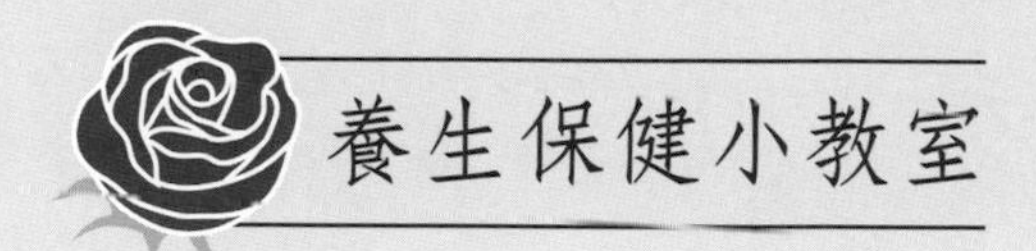

養生保健小教室

嘔吐的判別和救護

一、嘔吐的基本判別

1.噴射狀嘔吐伴頭痛、頸發硬、血壓高、昏迷、偏癱、失語，見於腦出血、腦梗塞。

2.噴射性嘔吐伴發熱、頭痛的可見於腦膜炎、腦炎。

3.嘔吐伴眩暈、眼震，常爲內耳眩暈症、小腦疾病。

4.嘔吐伴腹瀉，見於食物中毒、胃腸炎。

5.早晨發生嘔吐多見妊娠、中毒、胃炎。

6.飯後即吐無嘔吐動作，多見於神經官能症。

7.嘔吐伴腹痛，多見於腹部器官病變，但在尿毒症、糖尿病酮症酸中毒時也可出現。

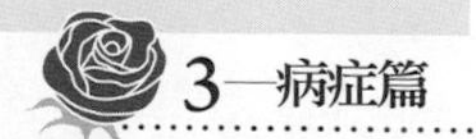

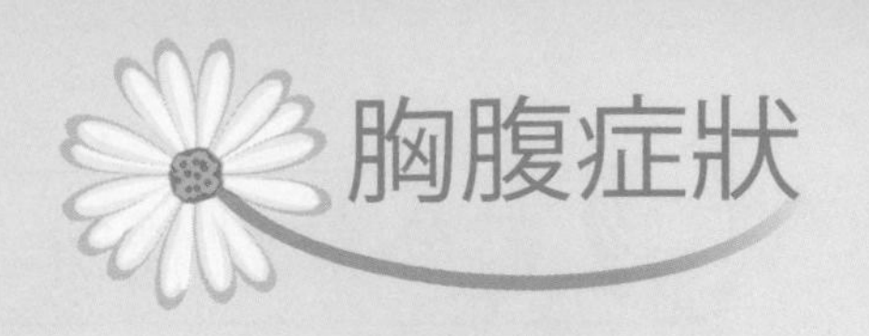

二、嘔吐的救護措施

1.嘔吐後禁食、禁飲水4至6小時，以防誤入氣管。嘔吐停止後逐漸進食。

2.昏迷病人頭側位，及時擦淨口腔內嘔吐物，禁止用毛巾堵住鼻、口腔。警惕嘔吐物嗆入氣管。

3.一般嘔吐可給予鎮靜藥、止吐藥治療，如安定、胃複安、阿托品、嗎丁啉等。

4.劇烈嘔吐者儘快送醫院檢查處理。

5.嘔吐後的飲食宜忌。

宜多食養陰生津的食物如小米、麥粉、雜糧製品；大豆、豇豆等製品；牛奶、雞蛋、瘦肉和魚肉，營養豐富而不生內熱；水果和蔬菜，特別是蘋果、甘蔗、香蕉、葡萄、山楂、烏梅、西瓜等維生素種類多的果類。

忌食煎、炸、烤、熏、油膩的食物；忌食辛辣食物，如辣椒、芥末、乾薑、胡椒，羊肉。要使胃腸得到休息，逐漸恢復正常功能。至少1至2周內忌食生冷、冰鎮及煎炸油膩、黏食等不易消化的食物。

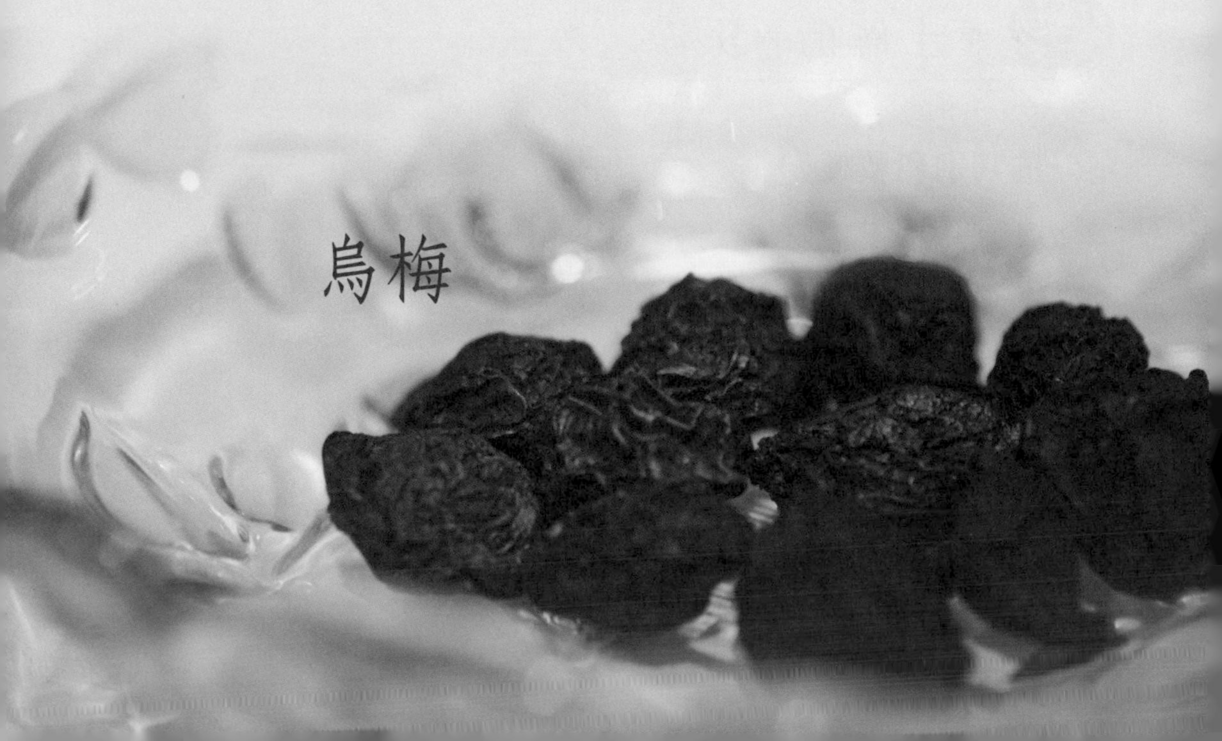

胃痛

由於脾胃受損，氣血不調引起胃脘部疼痛的病症，又稱胃脘痛。胃痛是常見症狀，急慢性胃炎，胃、十二指腸潰瘍病，胃神經官能症、胃黏膜脫垂、胃下垂、胰腺炎、膽囊炎及膽石症等都會引起胃痛。飲食不節、暴飲暴食、食無定時、生冷肥甘、過度緊張、飯後馬上工作、餐後運動、飲酒過多、吃辣過度、食物堅硬等都會造成胃痛。

胃痛發生的病機分爲虛實兩端，實症爲氣機阻滯，不通則痛；虛症爲胃腑失於溫煦或濡養，失養則痛。胃痛發生的原因也分爲兩類：一是由憂思惱怒，肝氣失調，橫逆犯胃所引起，治法以疏肝、理氣爲主。二是由脾不健運，胃失和降而導致，宜用溫通、補中等法，以恢復脾胃功能。胃痛不是「胃」這個器官出現了毛病，要注意區別。

藥方及注解

老薑茶

老薑100克，紅糖150克。

用法：生薑搗汁去渣，紅糖溶入，早晚各1次，2至3天服完。

功效：性溫中散寒。用於胃性寒疼痛症。

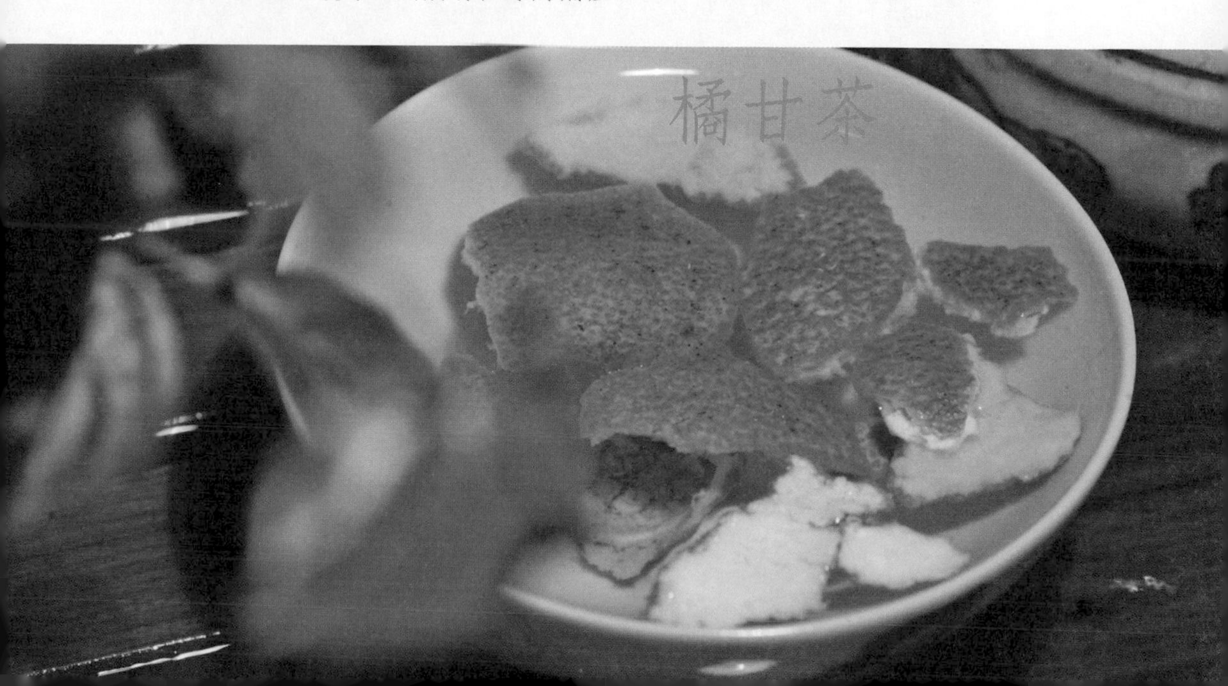

橘甘茶

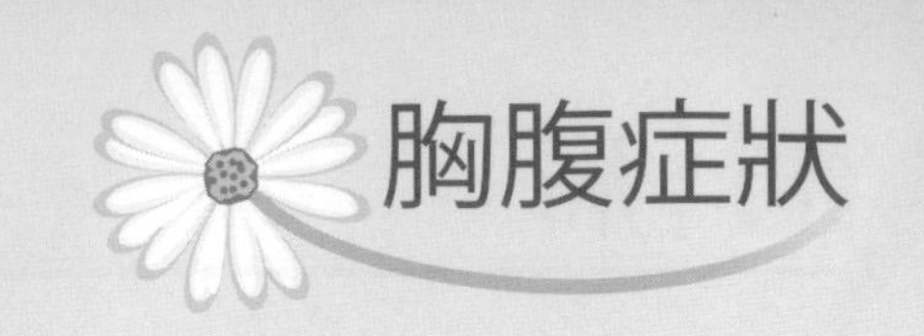

健胃茶

北沙參、化橘紅、白芍各6克，生甘草、玫瑰花、紅茶各3克。

用法：共研細末，沸水沖泡，代茶頻飲。

功效：理氣健胃。用於氣滯型胃痛。

橘甘茶

橘皮10克、甘草6克。

用法：搗碎後沸水沖泡，代茶頻飲。

功效：健脾理氣。用於胃痛、反酸症。

潰瘍茶

紅花5克，蜂蜜、紅糖酌量。

用法：紅花沸水沖泡後，調入蜂蜜、紅糖。頻頻熱飲。

功效：和胃止痛。用於消化性潰瘍的調養。

玫瑰佛手茶

玫瑰花、佛手各10克，玳玳花5克。

用法：沸水沖泡，代茶頻飲。

功效：理氣止痛。用於肝胃不和、脅肋脹痛之症。

部分藥材簡介

白芍: 味苦酸性涼。入肝、脾經。養血柔肝，緩中止痛，斂陰收汗。治胸腹脅肋疼痛、瀉痢腹痛、自汗盜汗、陰虛發熱、月經不調、崩漏、帶下。

紅花: 味辛性溫。歸心、肝經。活血通經、散淤止痛。用於經閉、痛經、惡露不行、症瘕痞塊、跌打損傷、瘡瘍腫痛。用紅花泡腳，適用各種靜脈曲張、末梢神經炎、血液循環不好、腿腳痲木或青紫等瘀血症。孕婦忌服。

玳玳花：略微有點苦，但香氣濃郁，聞之令人忘倦。玳玳花茶是美容茶，用作美容時適合單泡或和其他花卉同泡，不宜搭配茶葉，可加蜂蜜或糖。味甘微苦性平。疏肝和胃、理氣解鬱、破氣行痰、散積消痞。主治胸中痞悶、脘腹脹痛、嘔吐少食。清血，促進血液循環，適合脾胃失調而肥胖的人。治咳嗽、氣逆、胃脘作痛。孕婦不宜。

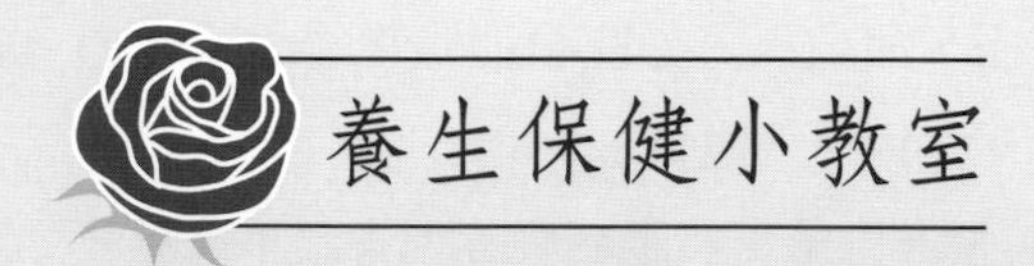

胃痛的緩解及注意事項

一、平時多食清淡、易消化的食物，少食肥甘油膩、刺激性強、堅硬粗糙的食物，過酸、過甜、過鹹、過苦、過辛都不好，不可使五味有所偏嗜。飲食宜軟、溫、暖。脾胃虛寒禁食生冷食物。肝鬱氣滯不要在生氣後馬上進食。

二、三餐有時，用餐有節，充分咀嚼，緩慢下嚥。暴飲暴食會加重胃的負擔，產生疼痛感。咀嚼不充分，不僅不足以刺激津液的產生，還導致食物難以消化。激烈運動之前和之後都不宜馬上吃東西。

三、按壓合谷（虎口）穴，有效止痛。揉捏小腿肚內側的足太陰脾經、足厥陰肝和足少陰腎經，可以緩解疼痛。必要時服用止痛片，也可以緩解急性症狀。

四、有時褲腰太緊、腹部受壓也會導致胃痛。解開褲腰帶、放鬆腹部、平躺休息一下，就有可能緩解疼痛。

五、晚上出現胃酸逆流的人，採用右側在上、左側在下的睡姿，並把頭部墊高，可避免胃酸逆流。

六、鼓漱及揉腹都是緩解胃痛的簡便方法。

以下這些性涼生冷的食品會使胃寒疼痛加劇，寒性胃痛忌食：

水果類：奇異果、甘蔗、西瓜、柿子（包括柿餅）、香蕉、梨、荸薺、甜瓜。

蔬菜類：蕁菜、茭白、苦瓜、綠豆、生番茄、竹筍、瓠子、生菜瓜、生萵苣、生蘿蔔、生藕、生黃瓜、生地瓜、蕹菜、蕺菜、地耳、豆腐、馬蘭頭。

海鮮類：蚌肉、蛤蜊、螺螄、蟹、海帶。

藥材類：麥門冬、金銀花、菊花、薄荷。

其他類：鴨蛋、冷茶、冷飲、冰鎮食品。

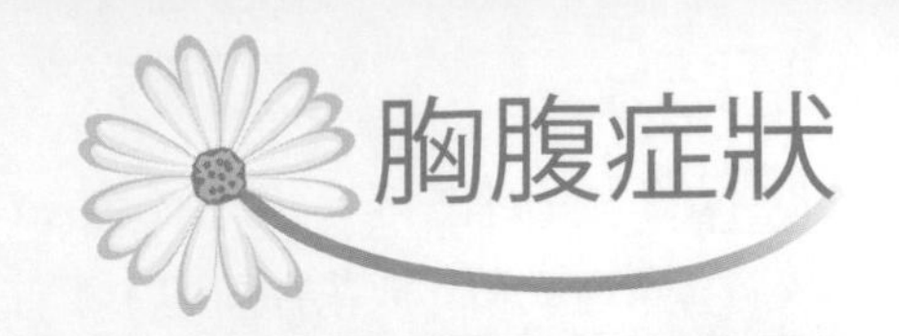

腹|痛

腹部疼痛是臍腹疼痛、小腹疼痛、少腹疼痛的統稱。大多數時候人分不清具體是哪裡疼，就說肚子疼。尤其是小孩子，經常說肚子疼。腹痛分爲急性與慢性兩類。包括炎症、腫瘤、出血、梗阻、穿孔、創傷及功能障礙等都會引起腹痛。當然有時候一個小小的原因也會引起腹痛，如生氣、如吃東西吃得過急或者過硬、受涼、吃了冷飲或者不乾淨的食物等，病因極爲複雜。

兒童腹痛常見的病因是蛔蟲症、腸系膜淋巴結炎與腸套疊等。青壯年多見潰瘍病、腸胃炎、胰腺炎。中老年則多膽囊炎、膽結石，此外還需注意胃腸道、肝癌與心肌梗塞的可能性。腎絞痛較多見於男性，而卵巢囊腫扭轉、黃體囊腫破裂則是婦女急腹症的常見病因，如爲育齡期婦女則宮外孕應予考慮。

而中醫辨證論治分爲：寒凝腹痛、熱結腹痛、虛寒腹痛、食積腹痛、氣滯腹痛、血瘀腹痛等。

藥方及注解

扁豆茶

白扁豆15個。

用法：搗汁後加水煮沸，代茶頻飲。

功效：行氣化濕，用於濕熱蘊結、脾胃不和引起的腹痛伴噁心嘔吐之症。

二核茶

荔枝核、橘核各10克，紅糖酌量。

用法：煎湯取汁後溶入紅糖，代茶頻飲。

功效：行氣散寒止痛。用於感受性寒邪引起的腹痛綿綿、喜熱喜按之症。

四物茶

茯苓、白芍各10克，白朮、炙甘草各6克。

用法：煎湯取汁，代茶頻飲，每日1劑。

功效：健脾和胃止痛。用於脾胃虛弱引起的腹痛、少食、便溏等症。

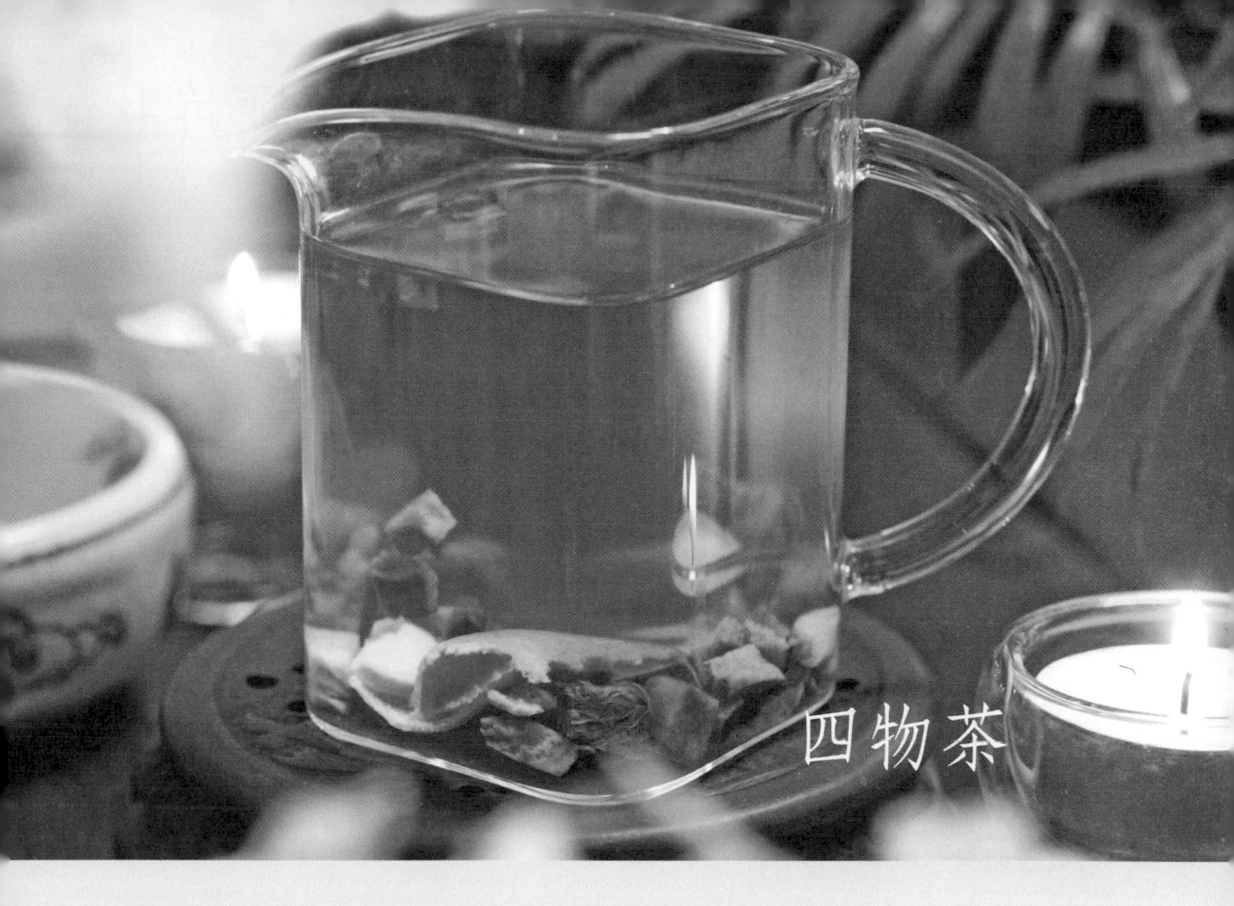

二仁茴歸茶

桃仁、郁李仁各10克，當歸尾5克，小茴香、藏紅花各1克。

用法：煎湯取汁，代茶頻飲，每日1劑。

功效：活血行氣止痛。用於血脈淤阻引起的腹痛脹滿、二便不通之症。

部分藥材簡介

荔枝核：我們知道荔枝肉可以入藥，一般情況下我們會把荔枝核丟棄，沒想到荔枝核也可入藥。荔枝核味甘微味苦性溫。行氣散結，祛性寒止痛。用於性寒疝腹痛、睾丸腫痛。

橘核：味苦性平。歸肝、腎經。理氣，止痛。治疝氣、睾丸腫痛、乳癰、腰痛、膀胱氣痛。

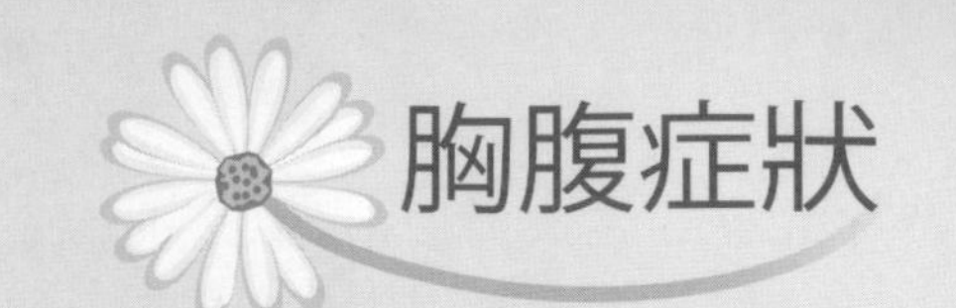

小茴香：爲茴香的乾燥成熟果實。味微甜辛性溫。歸肝、腎、脾、胃經。散寒止痛、理氣和胃、活血利氣。用於胸脅脘腹疼痛、少腹冷痛、食少吐瀉、經閉痛經、產後淤阻、跌撲腫痛、寒疝腹痛、睾丸偏墜、睾丸鞘膜積液。鹽小茴香暖腎散寒止痛。

鬱李仁：味辛苦甘性平。歸脾、大腸、小腸經。潤燥滑腸、下氣、利水。用於津枯腸燥、食積氣滯、腹脹便秘、水腫、腳氣、小便不利。孕婦愼用。

當歸尾：當歸分爲當歸頭、當歸中（身）、當歸尾，處方中寫當歸是指全當歸，而當歸尾就是當歸的尾部，當歸頭和當歸尾偏於活血、破血。當歸身偏於補血、養血；全當歸既可補血又可活血。當歸鬚偏於活血通絡。酒當歸（酒洗或酒炒）偏於行血活血。土炒當歸可用於血虛而又兼大便溏軟者。當歸炭用於止血。

藏紅花：見附錄一（第294頁）。

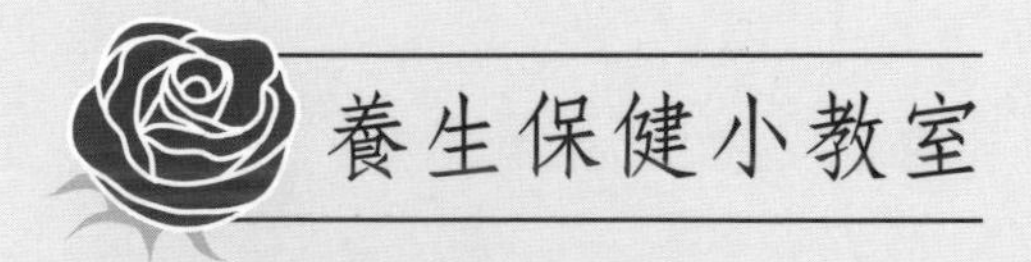

常見腹痛病因

一、胃、十二指潰瘍，胃炎，胃癌。

二、小腸及結腸疾病，常見的有腸梗阻、闌尾炎、腸炎、痢疾、腸道寄生蟲病。

三、膽道和胰腺疾病如膽囊炎、膽石症、胰腺炎、胰頭癌。

四、急慢性肝炎、肝癌。

五、腹膜炎，常繼發於胃腸穿孔，脾破裂。

六、胸部臟器引起腹痛，如大葉性肺炎早期，急性下壁心肌梗塞，常誤診爲腹腔臟器病變。

七、泌尿生殖器官疾病，如腎及輸尿管結石、宮外孕、輸卵管炎、卵巢囊腫蒂扭轉、急性膀胱炎、泌尿系感染、痛經等等。

八、全身疾病引起的腹痛，如糖尿病。

脅痛

脅指側胸部，爲腋以下至第十二肋骨部的統稱。脅痛是以一側或兩側脅肋部疼痛爲主要表現的病症。脅痛是肝膽疾病中常見的症狀，臨床有許多病症都是依據脅痛來判斷其爲肝病或系與肝膽有關的疾病。

古又稱脅肋痛、季肋痛或脅下痛。中醫認爲凡情志抑鬱、肝氣鬱結、淤血停著、肝膽濕熱、肝陰不足，或過食肥甘、嗜酒無度、或久病體虛、憂思勞倦，或跌撲外傷等，皆可導致脅痛。

藥方及注解

青麥茶

青皮、麥芽各10克、綠茶3克。

用法：青皮，麥芽煎湯，以湯泡茶，頻頻飲服。

功效：理氣開胃止痛。用於肝氣鬱滯引起的兩脅脹痛，食欲不振者。孕、乳期忌用。

玫瑰花茶

乾玫瑰花10克。

用法：沸水沖泡，代茶頻飲。

功效：行氣活血止痛。用於肝胃不和，胸脅脹痛之症。

佛手薑湯茶

佛手10克，生薑3片，白糖酌量。

用法：佛手、生薑煎湯取汁，溶入白糖，代茶頻飲。

功效：疏肝和胃。用於肝胃不和引起的脅脹作痛、胸脘憋悶、食欲不振等症。

二綠茶

綠茶、綠萼梅各6克。

用法：沸水沖泡，代茶頻飲。

功效：疏肝解鬱。用於肝氣不和、兩脅脹痛等症。

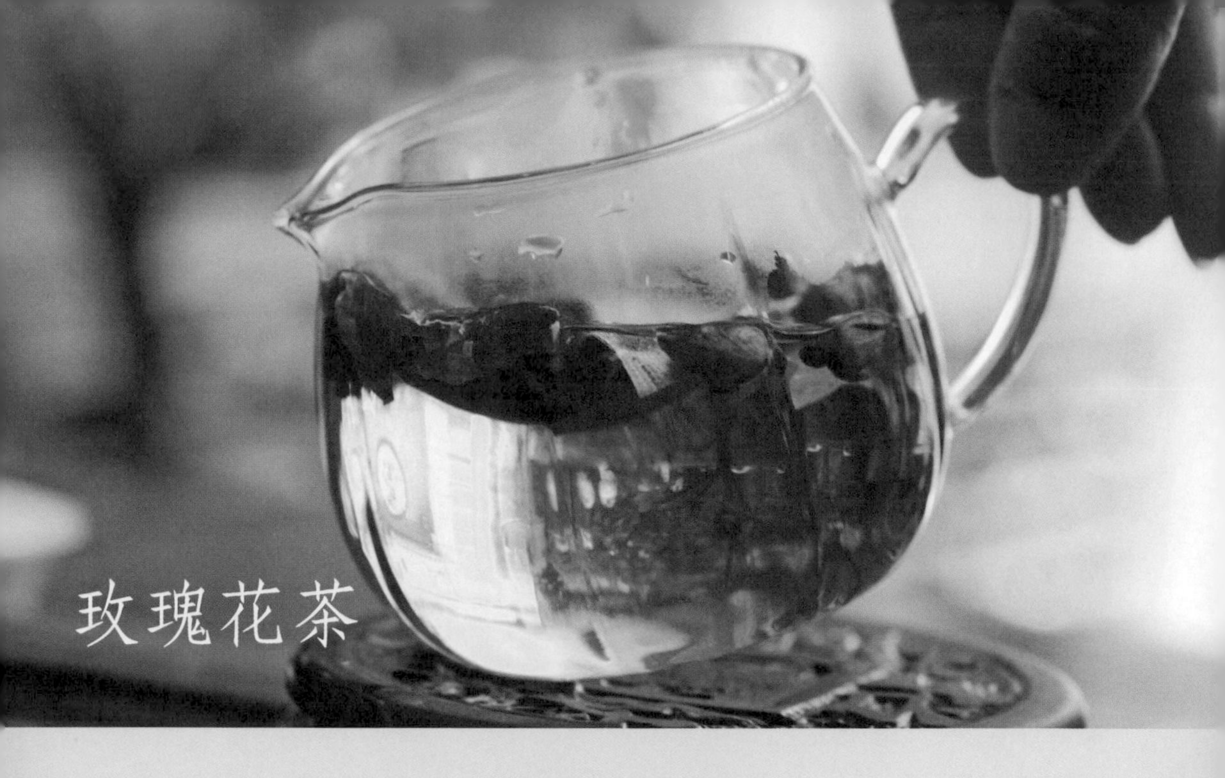

蘇木棗根茶

蘇木10克，酸棗根30克。

用法：煎湯飲服，每日1劑。

功效：行瘀散寒止痛。用於因內外傷淤血所致脅肋痛如刺之症。

桂枝茶

桂枝、枳殼各10克，生薑3片。

用法：煎湯飲服，每日1劑。

功效：溫經散寒止痛。用於兩脅冷痛之症。

平胃茶

竹茹、香附、建曲各10克，化橘紅、半夏各6克。

用法：煎湯飲服，每日1劑。

功效：理氣和胃止痛。用於痰濕阻滯引起的脅痛、胃收納功能呆滯等症。

素馨花茶

素馨花10克，冰糖適量。

用法：沸水泡服。

功效：疏肝理氣，適用於肝氣鬱結型脅痛。

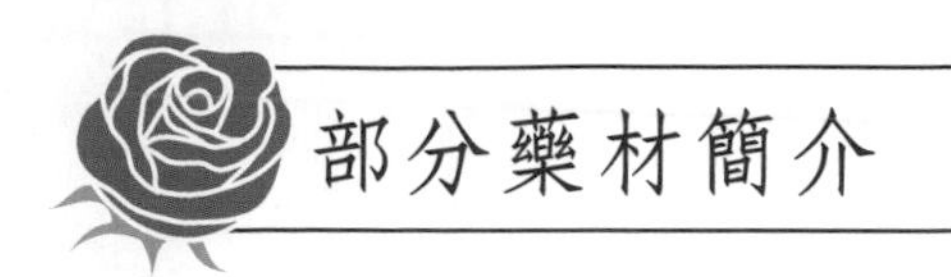

部分藥材簡介

蘇木：味甘鹹性平。歸心、肝、脾經。行血祛瘀，消腫止痛。用於經閉痛經、產後淤阻、胸腹刺痛、外傷腫痛。

香附：味辛微苦甘性平。入肝、三焦經。理氣解鬱，調經止痛。用於肝鬱氣滯，胸、脅、脘腹脹痛，消化不良，月經不調，經閉痛經，性寒疝腹痛，乳房脹痛。氣虛無滯、陰虛血熱者忌服。忌鐵器。

素馨花：味辛甘性平。舒肝解鬱、理氣止痛。用於肝鬱氣滯、脅肋脹痛、脾胃氣滯、脘腹脹痛、瀉痢腹痛。

養生保健小教室

脅痛的辨證治療和日常注意

一、脅痛的中醫辨證論治

1. 肝氣鬱結型：脅脹痛，走竄不定，每因情志而增減，胸悶氣短，噯氣頻作，苔薄脈弦。治療宜疏肝理氣。

2. 淤血停著型：脅肋刺前，痛有定處，脅下或見積塊。舌質紫暗，脈沉澀。治療宜祛瘀通絡。

3. 肝膽濕熱型：脅肋灼痛或絞痛，胸悶納呆，口乾口苦。惡嘔，或發熱，或黃疸。舌紅苔黃膩，脈弦滑數。治療宜清利濕熱。

4. 肝陰不足型：脅痛隱隱，遇勞加重，口乾咽燥，心中煩熱，頭暈目眩。舌紅少苔，脈弦細數。治療宜養陰柔肝。

二、脅痛的預防調護

1.保持心情舒暢，減少不良精神刺激。

2.注意休息，飲食切忌肥甘辛辣滋膩之品。

3.不提重物，少從事體力勞動。避免外傷撞擊。

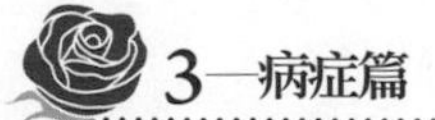

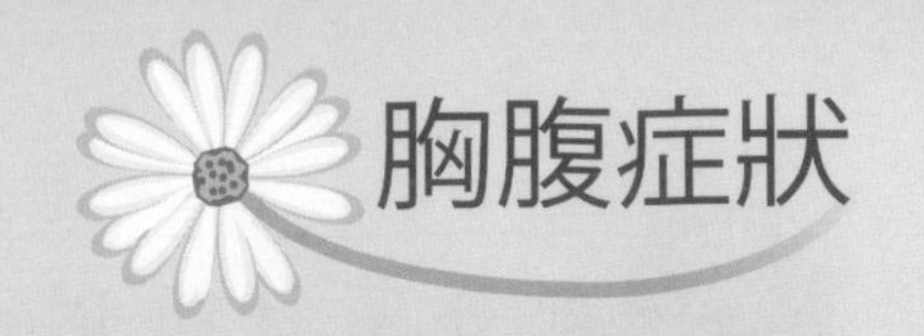

肝|炎

肝炎的原因可能不同，最常見是由病毒造成的肝炎，還有自身免疫造成的肝炎。酗酒也可導致肝炎。肝炎分急性肝炎和慢性肝炎。從程度上分爲輕度和重度肝炎。由病毒造成的肝炎按其病毒系列不同而分，常見的爲A、B、C、D、E五種類型。其中B肝、C肝的流行最廣泛、危害最嚴重，具有很強的慢性化傾向。

肝炎早期會出現食欲減退、消化功能差、進食後腹脹、沒有饑餓感、厭吃油膩食物，如果進食會引起噁心、嘔吐，活動後易感疲倦等症狀。繼而出現面色黯黑、黃褐、粗糙、唇色暗紫，眼白、皮膚黃染，肝區隱痛、肝區腫大，並出現蜘蛛痣和肝掌等。

藥方及注解

茵陳蒿茶

茵陳蒿、白芍各15克，大棗5枚，山梔子、柴胡各6克。

用法：煎湯飲服，每日1劑。

功效：清熱利濕。用於肝炎的預防。

大板護肝茶

大青葉、板藍根各15克，茶葉5克。

用法：煎湯飲服，每日1劑，分2次服。

功效：清熱利濕。用於急性肝炎。

茵車柳茶

車前子、茵陳各30克，鮮柳葉50克。

用法：煎湯飲服，每日1劑。

功效：清熱利膽退黃。用於急性黃疸型肝炎。

鬱金利肝茶

廣鬱金10克，炙甘草6克，綠茶2克，蜂蜜20克。

用法：煎湯飲服，每日1劑。

功效：疏肝化瘀。用於肝炎、脂肪肝、肝硬化、肝癌等病的輔助治療。

蛇甘茶

白花蛇舌草20克，甘草10克，綠茶3克。

用法：煎湯沖茶飲服，每日1劑。

功效：清熱解毒。用於肝炎、脂肪肝、肝硬化、肝癌等病的輔助治療。

三草降酶茶

金錢草、垂盆草、白花蛇舌草各30克。

用法：上述三草加沸水沖泡，頻頻飲服。

功效：肝功能損害，轉氨酶升高者。

黃花保肝茶

黃花菜、生甘草、五味子各10克，大棗5枚。

用法：沸水沖泡，代茶頻飲。

功效：清熱養血護肝。用於慢性肝炎的治療。

部分藥材簡介

鬱金：味辛苦性寒。歸肝、心、肺經。行氣化瘀、清心解鬱、利膽退黃。用於經閉痛經、胸腹脹痛、刺痛、熱病神昏、癲癇發狂、黃疸尿赤。陰虛失血及無氣滯血瘀者忌服。孕婦慎服。

茵陳蒿：味苦辛性涼。入肝、脾、膀胱經。無毒。清熱利濕。治濕熱黃疸，小便不利，風癢瘡疥。配梔子、大黃治陽黃；配附子、乾薑治陰黃。

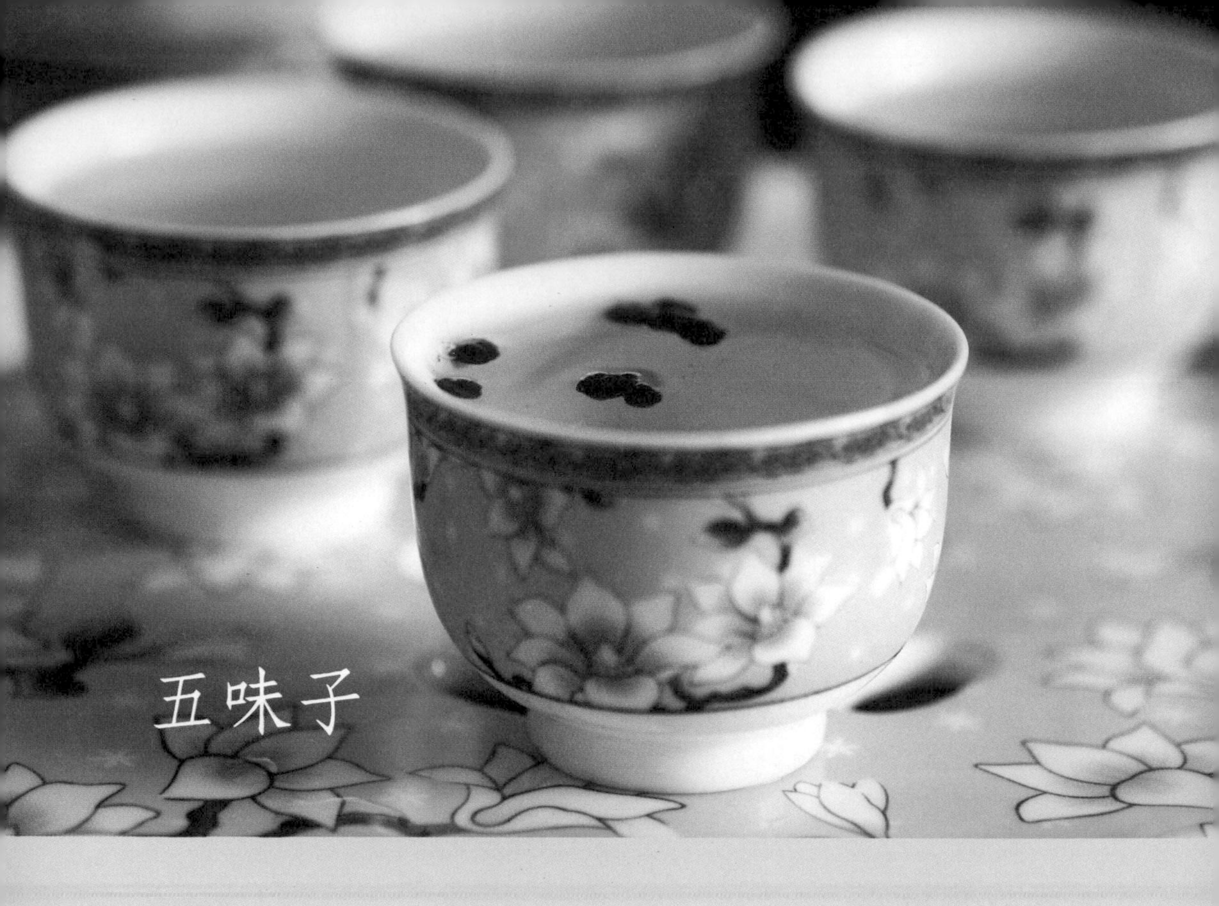

茵陳: 味苦辛性微寒。歸脾、胃、肝、膽經。清濕熱，退黃疸。用於濕熱黃疸、小便不利、風癢瘡疥、傳染性黃疸型肝炎。非因濕熱引起的發黃忌服。

白花蛇舌草: 味苦甘性寒。無毒。歸心、肝、脾、大腸經。清熱解毒、利濕。主治肺熱喘咳、咽喉腫痛、腸癰、癧腫瘡瘍、毒蛇咬傷、熱淋澀痛、水腫、痢疾、腸炎、濕熱黃疸、癌腫。尤其在許多治療癌症的處方中經常用到。孕婦慎用。

金錢草: 味甘微苦性涼。歸肝、膽、腎、膀胱經。利水通淋、清熱解毒、散瘀消腫。主治肝膽及泌尿系結石、熱淋、腎炎水腫、濕熱黃疸、瘡毒癰腫、毒蛇咬傷。

垂盆草: 味甘淡性涼。歸肝、膽、小腸經。清利濕熱，解毒。用於濕熱黃疸、小便不利、癰腫瘡瘍、帶狀皰疹、毒蛇咬傷、燙傷、燒傷，也是治療肝炎的有效藥物。

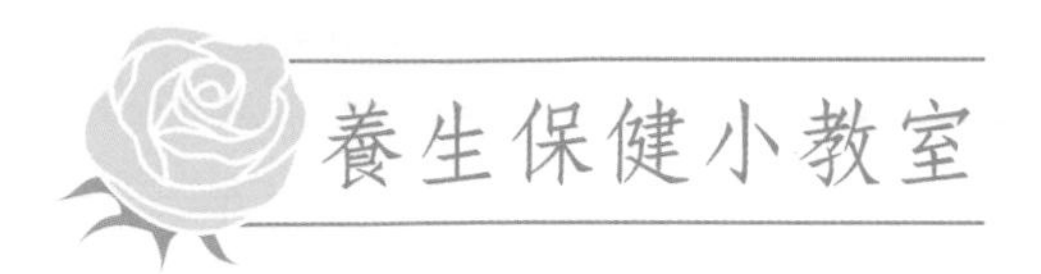

肝炎難治不難防

預防肝炎有以下幾項：

一、按照規定接種疫苗。

二、合理調配營養，堅持食療，平時多食牛奶、魚類、蜂蜜和蜂乳、雞蛋(每天不超過2個)、蘑菇等食物，注意補充微量元素，都有助於肝炎患者恢復，也有助於健康人群的預防。忌菸酒，少食油膩食物，避免便秘。肝炎患者少食罐頭食品、油炸及油煎食物、速食麵、香腸、味精、甜食、葵花子、松花蛋、醃製食物。不要爲了保健而濫吃補品。

三、注意起居習慣，注意個人衛生，毛巾、杯子、臉盆、刮鬍刀等都分開使用。

四、輸血也會傳染肝炎，是需要特別注意的。不去街頭穿耳孔、刺青等。

五、積極配合醫生治療，在醫生指導下用藥，定期複查肝功能。

另外，肝炎的傳播途徑有：母嬰垂直傳播，醫源性傳播（如手術刀、牙鑽、內視鏡、腹腔鏡等），家庭內密切接觸（如性接觸，同用牙刷、毛巾、茶杯、碗筷，病菌是通過破損黏膜進入體內，而不是通過皮膚），還有昆蟲叮咬傳播，經血傳播（輸入全血、血漿、血清或其他血製品）。如果皮膚沒有皮損，病菌是不會通過公共場所傳染，如在公共游泳池游泳，在飯店進餐，接觸錢幣等，是不會傳染肝炎的。

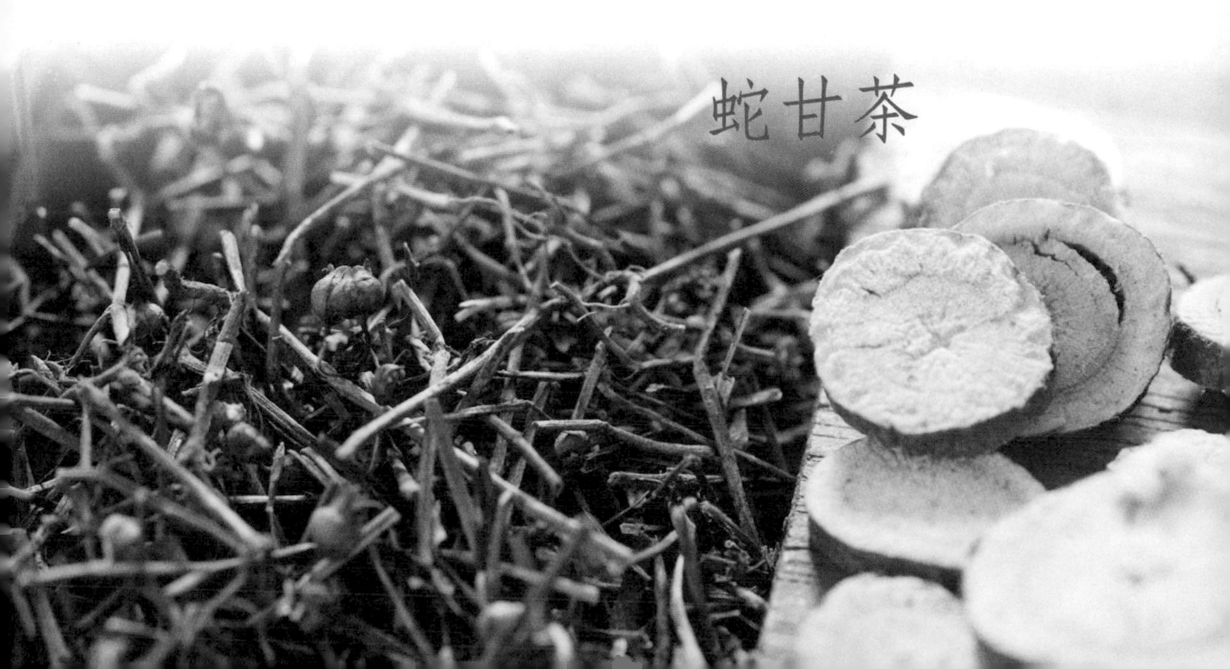

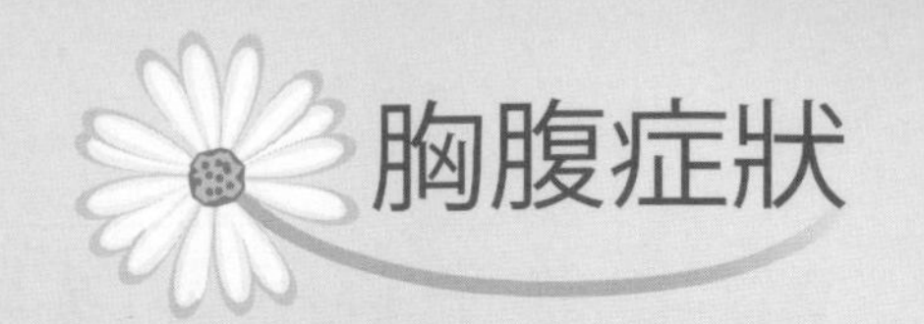

膽囊炎

膽囊炎是細菌性感染或化學性刺激（膽汁成分改變）引起的膽囊炎性病變，爲膽囊的常見病。在腹部外科中其發病率僅次於闌尾炎，多見於35至55歲的中年人，女性發病較男性爲多，尤多見於肥胖且多次妊娠的婦女。

膽囊炎分急性和慢性兩種。急性膽囊炎的症狀，主要有右上腹疼、噁心、嘔吐和發熱等。不少患者在進油膩晚餐後半夜發病，因高脂飲食能使膽囊收縮加強，平臥易於小膽石滑入並嵌頓膽囊管，可能突發右上腹持續性疼痛、陣發性加劇，可向右肩背放射。症狀明顯反而會引起關注。慢性膽囊炎是最常見的一種膽囊疾病，病人一般同時有膽結石，但無結石的慢性膽囊炎病人也不少見。有時是急性膽囊炎的後遺症。慢性膽囊炎的臨床表現大多不典型也不明顯，平時可能經常有右上腹部隱約疼痛、腹脹、噯氣、噁心、厭油膩食物等症狀，還以爲是消化不良。有的病人感右肩胛下、右季肋或右腰等處隱痛，在站立、運動及冷水浴後更爲明顯。這些症狀讓人聯想不到自己患了膽囊炎。

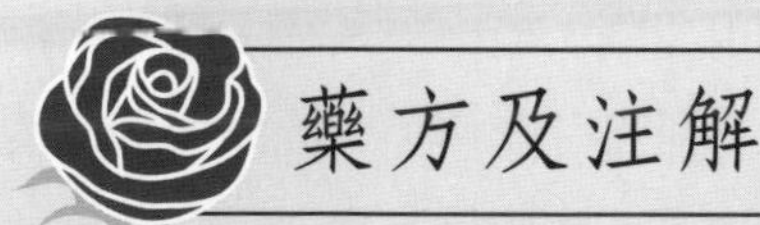

三草利膽茶

金錢草、敗醬草、茵陳各30克。

用法：煎湯取汁，酌加白糖，代茶頻飲，每日1劑。

功效：利膽止痛。用於慢性膽囊炎、膽石症。

消炎利膽茶

蒲公英、茵陳、玉米鬚各30克。

用法：煎湯取汁，酌加白糖，代茶頻飲，每日1劑。

功效：清熱利濕。用於膽囊炎。

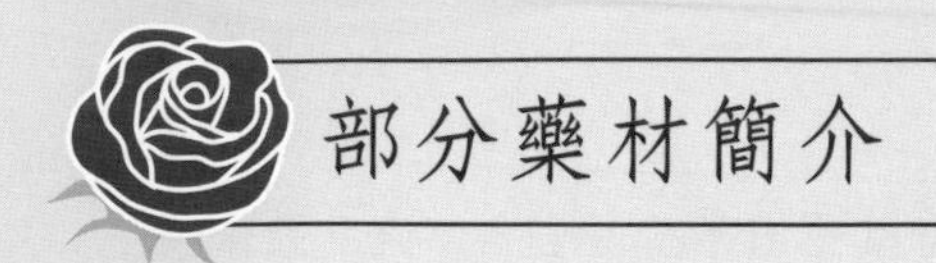

敗醬草: 味辛苦性涼。歸胃、大腸、肝經。清熱解毒，消癰排膿，活血行瘀。用於腸癰、闌尾炎、痢疾、腸炎、肝炎、眼結膜炎、產後淤血腹痛、癰腫疔瘡、實熱瘀滯所致的胸腹疼痛等症。久病脾胃虛弱者忌食用。

蒲公英: 味甘微苦性寒。歸肝、胃經。清熱解毒，消腫散結。主治上呼吸道感染，眼結膜炎，流行性腮腺炎，乳癰腫痛，胃炎，痢疾，肝炎，膽囊炎，急性闌尾炎，泌尿系感染，盆腔炎，癰癤疔瘡，咽炎，治急性乳腺炎，淋巴腺炎，瘰癧，疔毒瘡腫，急性結膜炎，感冒發熱，急性扁桃體炎，急性支氣管炎、尿路感染。陽虛外寒、脾胃虛弱者忌用。

玉米鬚: 味甘淡性平。歸腎、肝、膽經。無毒。質輕滲降、利尿消腫、平肝利膽。主治水腫、小便淋瀝、黃疸、膽囊炎、膽結石、高血壓、糖尿病、乳汁不通。

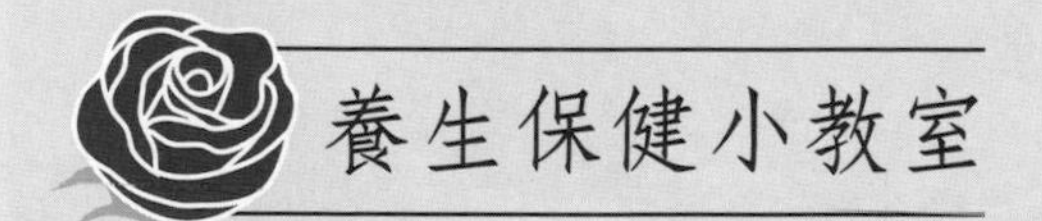

膽囊炎的治療和調理

膽囊炎有手術治療、非手術治療（綜合治療、中醫治療、飲食調理）等幾方面。治療由醫院來處理，而飲食調理則是自己在家中就可以做到的。飲食以清淡少渣易消化爲宜。

一、選擇魚、瘦肉、奶類、豆製品等含有優質蛋白質、膽固醇含量相對不太高的食物，控制動物肝、腎、腦或魚子等食品攝入。

二、新鮮蔬菜、水果的攝入。綠葉蔬菜可提供維生素和纖維素。優酪乳、山楂、糙米等食物也對病人有利。

三、減少動物性脂肪攝入，如肥肉、動物油脂，適量增加玉米油、葵花子油、花生油、豆油等植物油攝入比例。

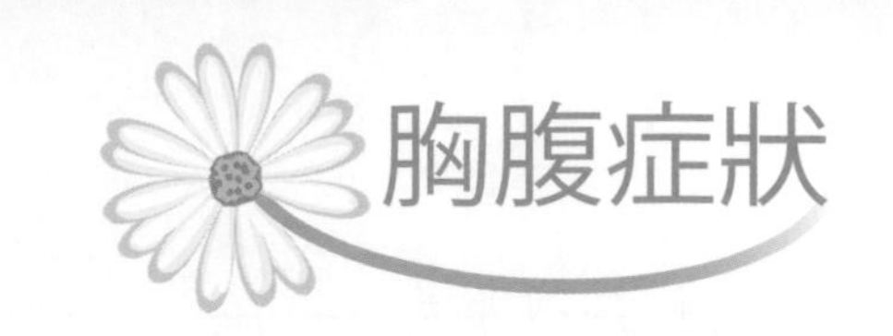

四、忌食雞蛋，鴨蛋、鵝蛋、鵪鶉蛋等都不可多食。忌食羊肉、雞肉。忌食辣椒、洋蔥、蘿蔔、咖喱、芥菜。忌酒、咖啡、濃茶。

五、忌少餐多量，應少量多餐，並多飲湯水，以利膽汁的分泌和排出。

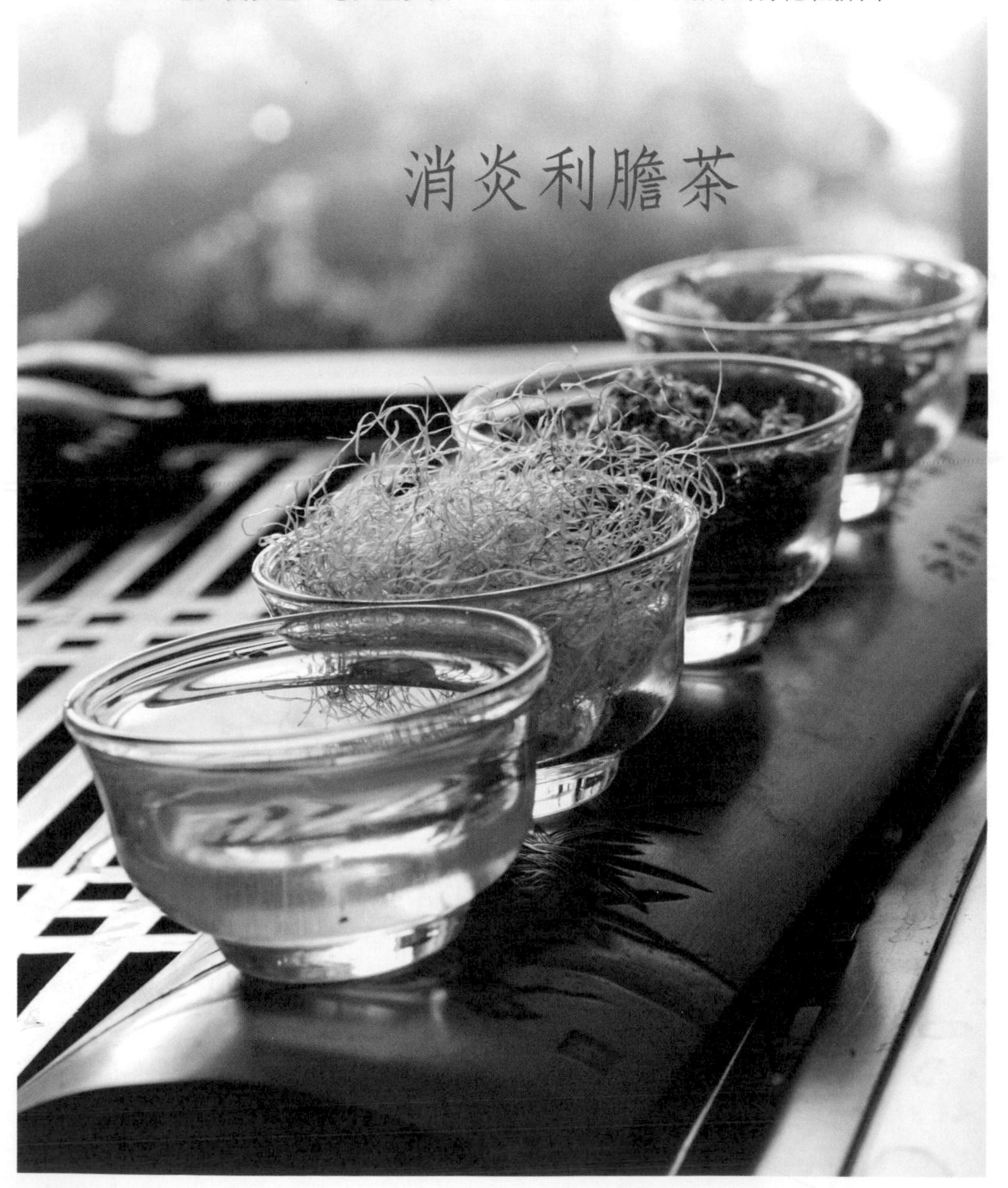

消炎利膽茶

腹脹

腹部脹大或脹滿不適。可以是一種主觀上的感覺，感到腹部的一部分或全腹部脹滿，通常伴有嘔吐、腹瀉、噯氣、便秘、肛門排氣增加、發熱等相關症狀；也可以是一種客觀檢查所見，發現腹部一部分或全腹部膨隆。

腹脹是一種常見的消化系統症狀，引起腹脹的原因主要有胃腸道脹氣、各種原因所致的腹水、腹腔腫瘤等。中醫認爲脾胃損傷、情志不暢、肝氣鬱結、氣機失調、濕熱蘊結、中寒等都可引起腹脹。嬰幼兒、孕婦、老年人都容易出現腹脹現象。腹脹影響呼吸，影響血液循環，導致人體水電解質失衡、毒素吸收，也是很有危害的。

藥方及注解

李子茶

鮮李子100克，綠茶3克，蜂蜜30克。

用法：煎湯取汁，代茶頻飲，每日1劑。

功效：清熱利濕散結。用於肝硬化引起的腹水、腹脹。

枳朮茶

白朮15克、枳實30克。

用法：煎湯取汁，代茶頻飲，每日1劑。

功效：行氣消脹。用於氣滯腹脹之症。

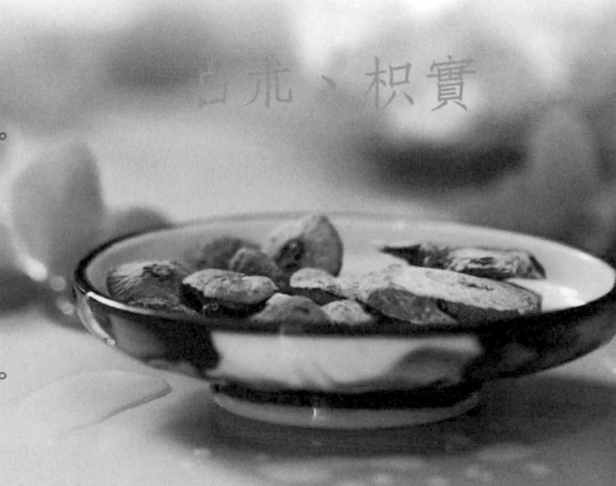

消脹茶

木瓜、萊菔子各15克。

用法：煎湯取汁，代茶頻飲，每日1劑。

功效：行氣消脹。用於氣滯腹脹。

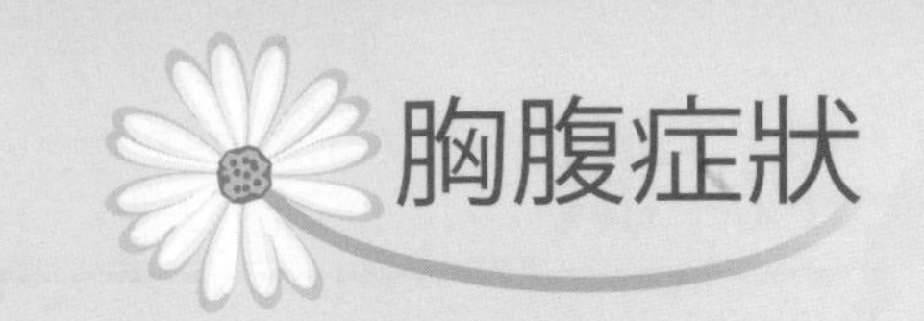

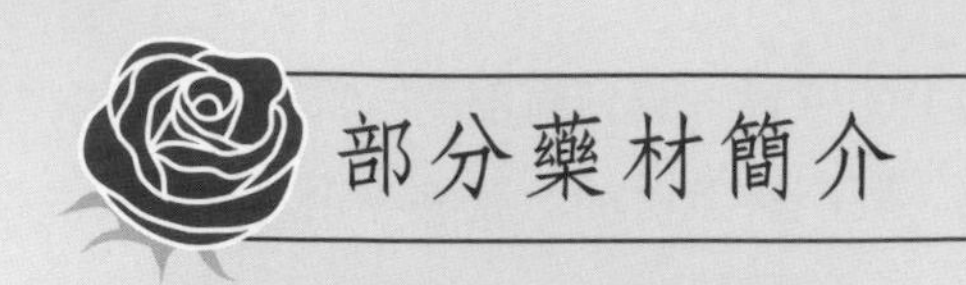

萊菔子：爲蘿蔔的成熟種子。味辛甘性平。歸肺、脾、胃經。消食除脹、降氣化痰。用於飲食停滯、脘腹脹痛、大便秘結、積滯瀉痢、痰壅喘咳。能消食除脹，功效顯著。臨床慣用於治療實（食、濕、積滯）症。然而萊菔子並非僅僅是消食除脹，對虛症用之，獲效亦佳，因其性和平，其氣味又不峻，無偏勝之弊，不可囿於「沖牆倒壁」之說，有破氣之嫌（實則是平氣之有餘），而棄之不用。氣虛無食積、痰滯者愼用。不宜與人參同用。

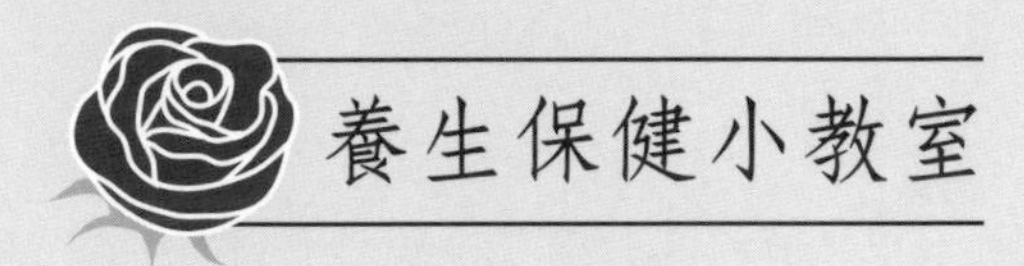

腹脹的日常調理

一、學會「避免」腹脹

1.吃東西要細嚼慢嚥，讓事物在口腔裡儘量咀嚼，不僅有利於消化吸收，還不會導致腸胃過於勞累，出現因消化不良而產生的腹脹。

2.一口不要吃得太多，一次不要吃得太撐。少食多餐。

3.少喝碳酸飲料，最好不要用吸管喝飲料，少吃口香糖。這些習慣都會無形中增加氣體的攝入，導致腹內氣體過多。

4.少吃含有果糖、山梨醇（糖）的食物或甜點，它們都是產氣的元兇。

5.少食高纖維食物，土豆、麵食、豆類、捲心菜、花菜、洋蔥等都容易在腸胃內部製造氣體，從而導致腹脹的出現。番薯、糯米、菱角、栗子、芋頭、蓮子、龍眼、砂糖、黃芪、羊肉、雞蛋、大棗、人參、黃精、韭菜、大蒜、辣椒、白朮、甘草等食品和藥物都會造成腹脹。平時容易腹脹的人不要吃這些東西。豆類食品本身產生氣體，最易造成腹脹，一定要煮熟燉爛再吃，太硬的豆子不好消化。

6.少食過硬的食物，如太硬的米飯、炒飯、麵餅，都不容易消化，在胃裡聚集時間過長而產生氣體。有些食物對有些人群會產生脹氣，要根據自身經驗避開某種特定食物。

7.飯後走一走，洗洗碗，做點家務，散個步，如果飯後馬上工作或者窩在沙發裡看電視，最容易產生腹脹。邊吃邊走的習慣也容易造成腹脹，有些上班族爲了趕時間，早上買上早點就趕路，連冷空氣和汙染物一起吃進肚子，就容易腹脹甚至腹痛。

8.某些特殊藥物也會造成脹氣，如某些瀉藥、減肥藥，如果因爲服用這些藥物而出現腹脹不適，應馬上和醫生溝通，更換其他藥物。

二、學會「處理」脹氣

出現問題不可怕，可怕的是不會處理問題。要學會在腹脹後的自我「解救」。

1.腹脹後經常想排氣，也就是我們通常所說的「放屁」，人不放屁還得了？當然當眾放屁總是有那麼點不好意思，可以暫時迴避人群，一定要釋放出來，千萬不要憋著。

2.腹脹難消時，可用薄荷油塗抹肚臍周圍，以消除脹氣。

3.平時備一點薄荷茶、柑橘茶，腹脹時來上一杯，緩和腸胃脹氣。

4.揉肚子可以減輕腹脹的不適感。順時針揉完逆時針揉，揉的時候可能排排氣，腹脹感就會減輕或消失。經常揉肚子是個好習慣，而且不受時間地點的限制。還有一個簡單動作：將身體平躺，膝蓋彎曲，雙手環抱小腿，將大腿儘量貼近肚子。這個動作有效幫助排氣，防止胃中氣體堆積，每晚睡前做一次，保護腸胃。

5.保持舒暢情緒。焦躁、憂慮、悲傷、沮喪、抑鬱等不良情緒也可能導致消化功能減弱，或刺激胃部造成過多胃酸，使胃內氣體過多，造成腹脹加劇。

6.鍛煉身體。每天堅持1小時左右的適量運動，有助於克服不良情緒，幫助消化系統和排泄系統正常運行。

7.適度補充纖維食物。高纖維食物會導致腹脹，但是在攝入高脂肪食物後，纖維食物會幫助高脂肪食物的消化，以減輕腹脹。

8.腹脹有時是在提醒我們，要注意某些疾患，腹脹可能是先兆，或是症狀之一，包括過敏性腸炎、潰瘍性結腸炎、膀胱瘤、肝病等。如果腹脹感較明顯，時間較長，用了各種辦法都不能徹底緩解，應去醫院檢查，看看有沒有疾病。

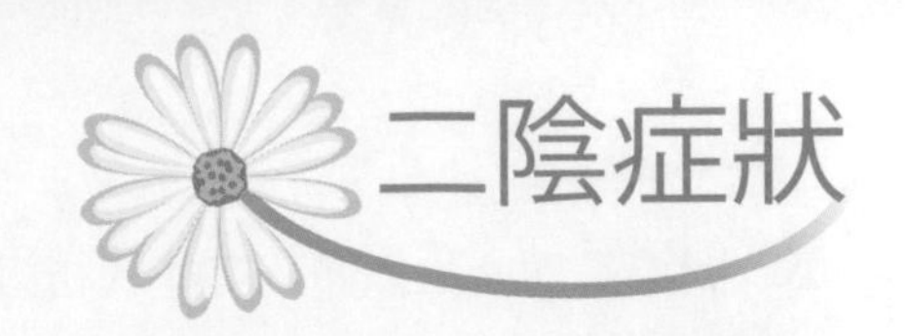

腹|瀉

腹瀉就是我們平時說的拉肚子，糞便稀薄，排便次數增加的表現，是多種類似症狀的統稱。腹瀉不是一種獨立的疾病，而是很多疾病的一個共同表現，它同時可伴有嘔吐、發熱、腹痛、腹脹、黏液便、血便等症狀。伴有發熱、腹痛、嘔吐等常提示急性感染；伴大便帶血、貧血、消瘦等需警惕腸癌；伴腹脹、食欲差等需警惕肝癌；伴水樣便則需警惕霍亂弧菌感染。此外，腹瀉還可引起脫水、營養不良，表現為皮膚乾燥、眼球下陷、舌乾燥、皮膚皺褶。

腹瀉常伴有排便急迫感、肛門不適、失禁等症狀。腹瀉分急性和慢性兩類。急性腹瀉發病急劇，病程在2至3周之內。慢性腹瀉指病程在兩個月以上或間歇期在2至4周內的復發性腹瀉。細菌感染、病毒感染、食物中毒、消化不良、腹背著涼、外出旅遊等都會引起急性腹瀉。慢性腹瀉的病因比急性腹瀉更為複雜。

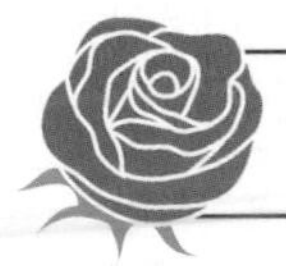

藥方及注解

止瀉茶

金銀花、玫瑰花、陳皮各6克，茉莉花、甘草各3克。

用法：沸水沖泡，代茶頻飲，每日1劑。

功效：清熱解毒止痛。用於急慢性腸炎引起的腹瀉。

三花茶

紅茶、銀花各10克，玫瑰花、黃連各6克。

用法：煎湯取汁，代茶頻飲。

功效：清熱解毒止痛。用於急慢性腸炎引起的腹瀉。

石榴葉茶

石榴葉60克，生薑3片，食鹽30克。

用法：煎湯取汁，代茶頻飲。

功效：性溫中止瀉。用於感受性寒邪引起的腹瀉。

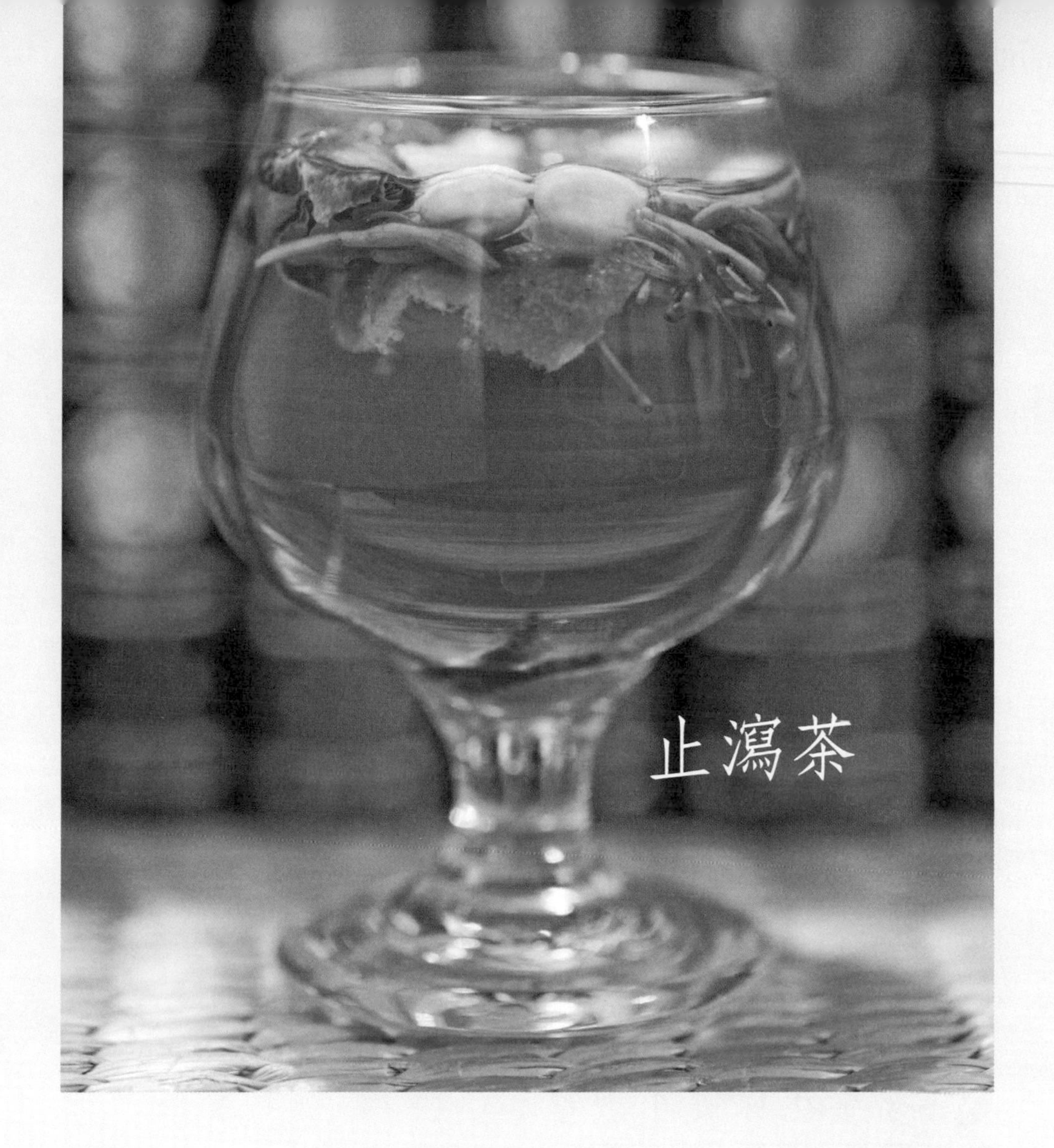

柚薑止瀉茶

老柚殼10克，生薑3片，細茶葉3克。

用法：煎湯取汁，代茶頻飲。

功效：性溫中止瀉。用於腹中冷痛，腹瀉水樣便之症。

粳米薑茶

粳米30克，生薑3片，茶葉3克。

用法：煎湯取汁，代茶頻飲。

功效：健脾利濕。用於慢性腸炎久泄不止者。

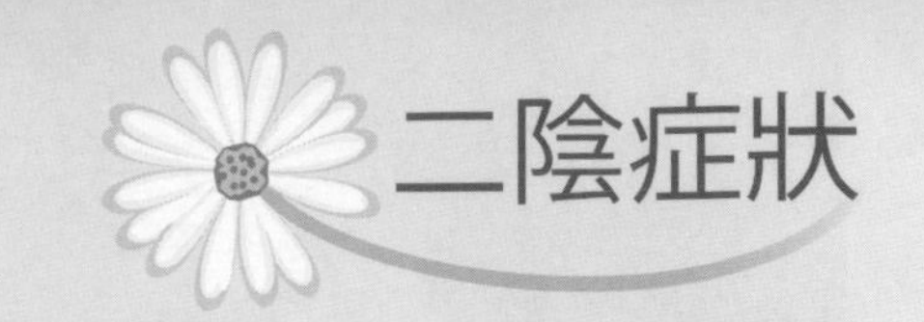

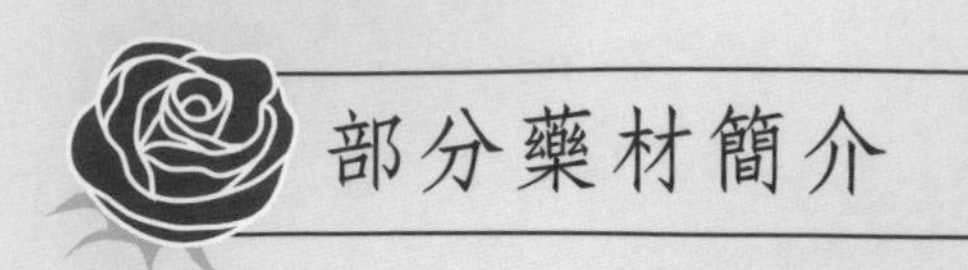

黃連：味苦性寒。歸心、脾、胃、肝、膽、大腸經。清熱燥濕，瀉火解毒。用於濕熱痞滿、嘔吐呑酸、瀉痢、黃疸、高熱神昏、心火亢盛、心煩不寐、血熱吐衄、目赤、牙痛、消渴、癰腫疔瘡、外治濕疹、濕瘡、耳道流膿。脾胃虛寒者忌用。苦燥傷津，陰虛津傷者慎用。胃虛嘔惡，脾虛泄瀉，五更腎瀉，均應慎服。

粳米：味甘性平。歸脾、胃經。具有補中益氣、平和五臟、止煩渴、止泄、壯筋骨、通血脈、益精強志、好顏色之功。主治瀉痢、胃氣不足、口乾渴、嘔吐、諸虛百損等。適宜體虛、高熱之人，久病初癒，婦女產後，老年人，嬰幼兒，消化力減弱者。糖尿病不宜多食。

老柚殼：柚皮即柚殼，味辛苦甘性溫。化痰、止咳、理氣、止痛。有抗炎作用。服避孕藥的女性忌食柚子，忌飲柚子汁。柚子性寒，脾虛泄瀉的人吃了會腹瀉，身體虛寒的人不宜多吃。高血壓患者服藥禁吃柚子。柚子中含有大量的鉀，腎病患者要在醫生指導下服用。

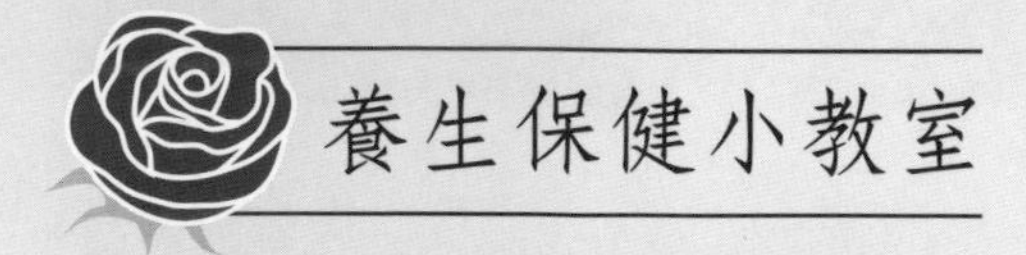

拉肚子了怎麼辦？

一、腹瀉的調養

無論是嬰幼兒、成年人還是老年人，都會出現腹瀉。腹瀉後不能禁食，而是要合理補充水分，這樣才能有效地減輕腹瀉症狀。

1.腹瀉後脫水過多，應及時補充水分。淡鹽水，糖水，都可以。

2.病情緩解後，可食用細軟少油的米湯、稀粥、麵以及淡茶水、果汁等易於消化吸收的食品，同時補充熱量和維生素。只要是少油膩、少渣、高蛋白、高熱能、高維生素的半流質食物都可以。慢性腹瀉由於拖的時間長，易造成體內多種營養素缺乏，而使腸道處於病變之中，因此補充營養要精心配製。

3.少吃多餐，可食蒸蛋、肉泥、魚、麵條、菜泥、蘋果、香蕉等食物，隔夜食物最好在患病期間不要吃，如果一定要吃，也要煮沸消毒後再吃。

4.一些粗質通便的蔬菜和易使腸脹氣的豆類不宜吃。

5.注意腹部保暖，不要受涼。

二、腹瀉期間及恢復期間的可選食物

蔬菜類：蔬菜嫩葉、菜泥、馬鈴薯、冬瓜、黃瓜、莧菜、油菜、香菜。（單蔬菜要少食。）

水果類：香蕉、葡萄、西瓜、橘子、經過濾的果汁。

肉類：雞、魚、牛肉、嫩豬肉、動物內臟、蛋。

五穀、根莖類：大米及其製品、麵粉及其製品。

其他：鹽、糖、蜂蜜、茶、豆漿、豆花、米。

補充維生素、鐵等。

三、腹瀉期間及恢復期間的限制食物

蔬菜類：薺菜、韭菜、芹菜、洋蔥、絲瓜、青椒、毛豆、生菜、榨菜、金針菜、四季豆、苦瓜。

水果類：芭樂、梨、鳳梨、楊桃、柿餅、生冷瓜果。

肉類：經油煎、油炸的肉類、蛋、火腿、香腸、醃肥肉。

五穀、根莖類：黑麵包、麩皮麵包、玉米、糙米飯、芋頭等。

其他：含粗纖維的核果、乾果、烈酒、油煎炸食物、過甜糕點、果凍。

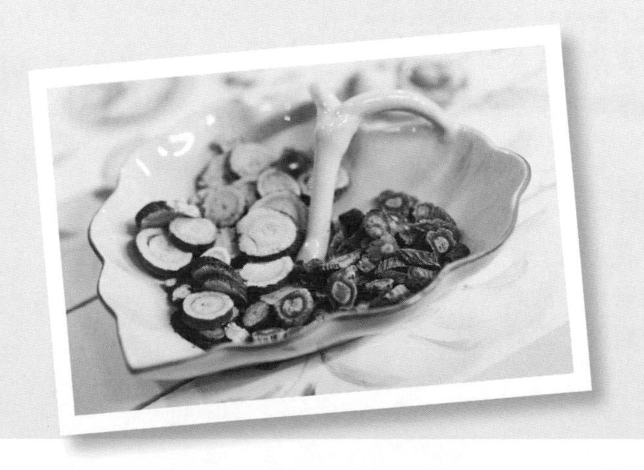

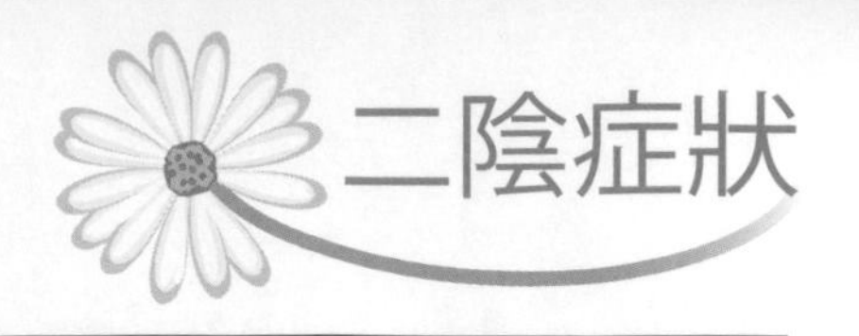

痢|疾

痢疾古稱腸辟、滯下。爲急性腸道傳染病之一。主要症狀有發熱、腹痛、大便膿血。若感染疫毒，發病急劇，伴突然高熱，神昏、驚厥者，爲疫毒痢。痢疾初起，先見腹痛，繼而下痢，日夜數次至數十次不等。多發於夏秋季節，由濕熱之邪，內傷脾胃，致脾失健運，胃失消導，更挾積滯，醞釀腸道而成。

按照病程分爲急性菌痢和遷延性菌痢。按不同病因、症候（包括症情輕重以及下痢之色），大致有暑痢、濕熱痢、風痢、疫痢、氣痢、毒痢、熱痢、寒痢、噤口痢、久痢、休息痢、奇恒痢、赤痢、白痢、赤白痢、五色痢等多種。中醫所說之痢疾，等同於現代醫學的痢疾，也包括阿米巴痢、潰瘍性結腸炎、過敏性結腸炎及其他一些腸道感染、中毒等引致的腸道傳化、吸收功能失調的疾病。

藥方及注解

三汁茶

生薑汁、蜂蜜、白蘿蔔汁按1：2：3比例配。

用法：榨汁後兑入蜂蜜，加熱溫服，每日3次，每次1杯。

功效：清熱利濕。用於紅白痢疾。

治痢速效茶

馬齒莧60克，白糖15克，茶葉6克。

用法：煎湯取汁，代茶頻飲。

功效：清熱解毒。用於細菌性痢疾。

山楂止痢茶

生、熟山楂各30克，紅糖、白糖各15克，茶葉、生薑各6克。

用法：煎湯取汁，兑入糖，代茶頻飲。

功效：消滯利濕。用於濕熱痢疾之症。

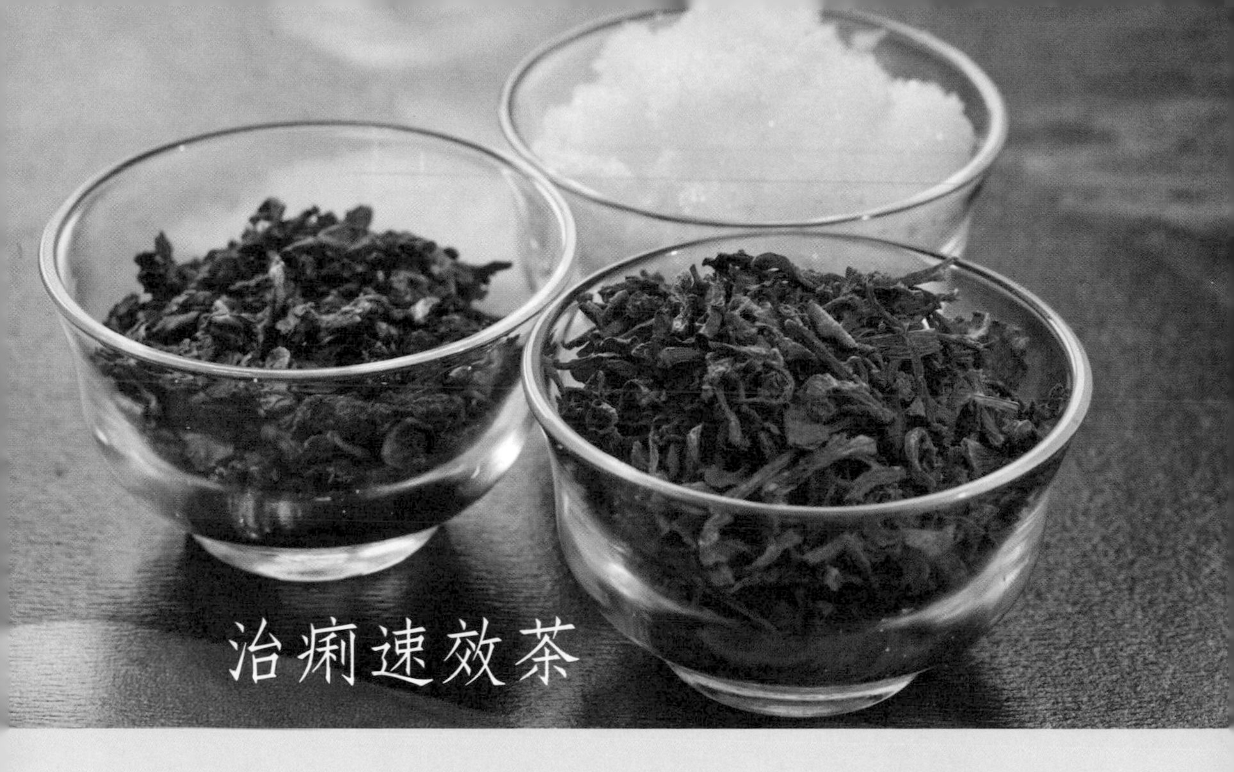

仙梅止瀉茶

仙鶴草、烏梅各10克，陳茶葉6克。

用法：煎湯取汁，代茶頻飲。

功效：清熱利濕。用於下利膿血之症。

山木止瀉茶

炒山楂30克，木香6克，紅茶、食糖各15克。

用法：煎湯取汁，代茶頻飲。

功效：理氣消食和胃。用於細菌性痢疾。

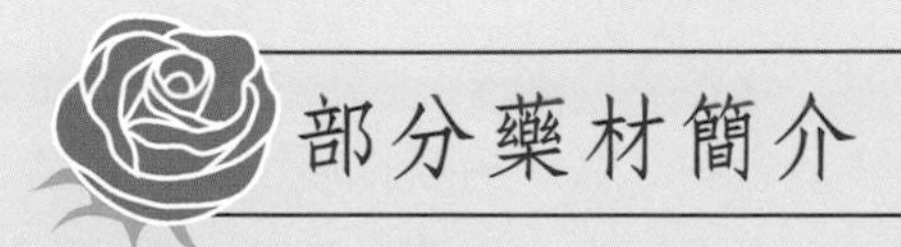

木香：分爲雲木香和川木香。味辛苦性溫。歸脾、胃、大腸、三焦、膽經。行氣止痛、健脾消食。用於胸脘脹痛、瀉痢後重、食積不消、不思飲食。川木香用於脘腹脹痛，腸鳴腹瀉，裡急後重（即感覺頻有便意，實際無便），兩脅不舒，肝膽疼痛。煨木香實腸止瀉，用於泄瀉腹痛。陰虛津液不足者愼服。

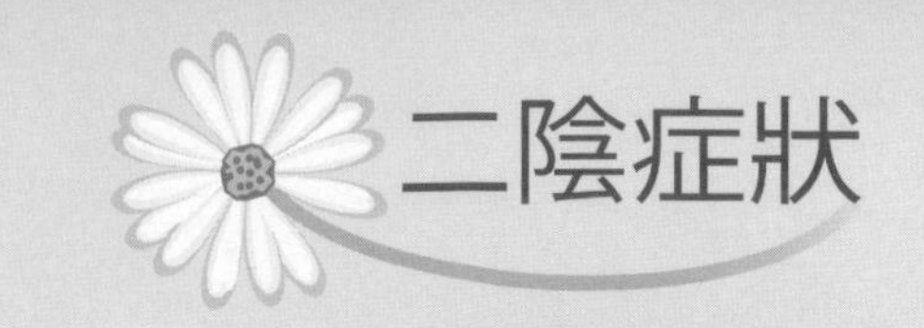

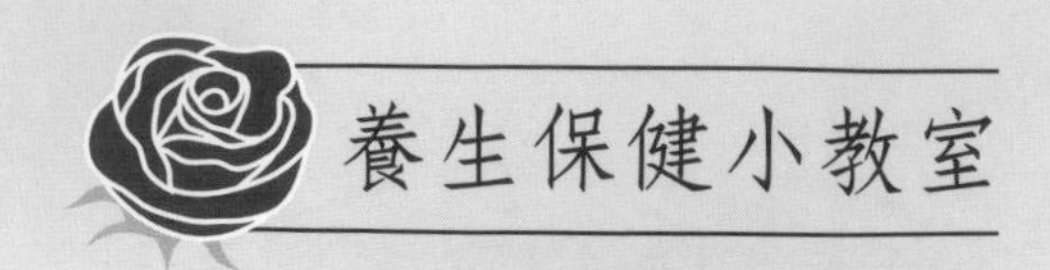

痢疾的中醫辨證治療和預防

一、痢疾的中醫辨證治療

1. **濕熱型**：濕熱侵入腸胃，氣血阻滯，不通則痛，故腹痛，裡急後重；濕熱郁滯於大腸，經絡受損，故下痢赤白膿血；苔黃膩、脈滑數為濕熱之象。治療以清熱化濕、調氣行血為主。

2. **寒濕型**：寒濕侵及腸胃，氣血淤滯，腑氣通降不利，腹痛脹滿，裡急後重；寒邪所致，故喜溫暖；寒濕之邪交阻大腸，經絡受損，則下痢白多赤少或純白凍；舌淡、苔白膩、脈濡緩為寒濕之象。治療以溫化寒濕、行氣和血為主。

3. **疫毒型**：疫毒之邪傷人最速，故發病急驟，疫毒熏灼腸道，耗傷氣血，經脈受損，故下痢鮮紫膿血；疫毒之氣甚於濕熱之邪，故腹痛裡急後重較劇；毒盛於裡，助熱傷津，故壯熱煩渴；舌紅絳、苔黃燥、脈滑數為疫毒內熱熾盛之徵。治療以清熱涼血解毒為主。這種類型需要配合西醫對症療法，以緩燃眉之急。

4. **陰虛型**：邪滯腸間，陰血不足，故痢下膿血黏稠；舌紅絳少苔、脈細數為陰血虧耗之徵。治療以養陰清熱、和血止痛為主。

5. **虛寒型**：脾虛中寒，寒濕留滯腸中，故下痢稀薄帶有白凍；脾胃虛弱故食少神疲，四肢不溫；日久及腎，腎陽虛衰，關門不固，故腰酸怕冷，滑脫不禁；舌淡苔白、脈沉細弱均為虛寒之象。治療以溫補脾腎、收澀固脫為主。

6. **休息痢型**：此類病人多有痢疾史，表現為時發時止、終年不癒。下痢日久，正虛邪戀，寒熱夾雜，腸胃傳導失司，故纏綿難癒，時發時止；濕熱留戀不去，病根未除，故感受外邪或飲食不當而誘發，發則腹痛裡急，大便夾黏液或見赤色，苔膩不化，脈濡或虛數為濕熱未盡、正氣虛弱之徵。治療以溫中清、調氣化滯為主。根據病情選用曲池、合谷、足三里、上下巨虛、神闕、下脘、天樞、大腸俞、脾俞等穴位針灸或按摩。

二、預防痢疾應做到

1. **避免食物型傳播**：痢疾桿菌在蔬菜、瓜果、醃菜中能生存1至2周，可在葡萄、黃瓜、涼粉、番茄等瓜果蔬菜食品上繁殖。生冷食物、不潔瓜果都可引起菌痢發生。帶菌的廚師和帶有痢疾桿菌汙染的食品做涼拌冷食，都可引起菌痢暴發。所以出門在外最好不吃生食、冷食，在家中吃這樣的食品，一定要清洗乾淨，最好用開水燙過消毒殺菌。

2. **避免水型傳播：**痢疾桿菌汙染水源可引起暴發流行。病人與帶菌者的糞便處理不當，水源保護不好，被糞便汙染的天然水、井水、自來水未經消毒飲用，常是引起菌痢暴發的根源。在家中要注意廁所衛生，經常爲馬桶消毒。飲用水要注意衛生，最好每天喝新鮮燒開的水，不要喝保存很久的死水。

3. **避免生活接觸型傳播：**用手接觸桌椅、玩具、門把手、公共汽車扶手等汙染品，均可被痢疾桿菌污染。如果馬上抓食品，或小孩吸吮手指，就會把細菌送入口中而致病。要勤洗手，洗手要用洗手液或香皂，最好反復清洗兩三遍。

4. **避免蒼蠅傳播：**蒼蠅既吃糞便又吃人類的食物，極易造成食物汙染，不少地區觀察到痢疾的流行與蒼蠅消長期一致。要注意滅蠅。食品要注意保存收納。

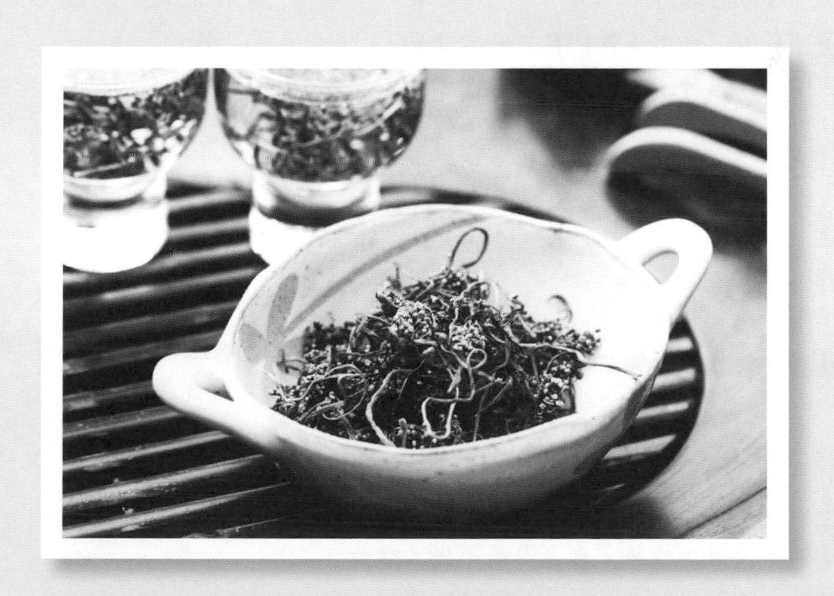

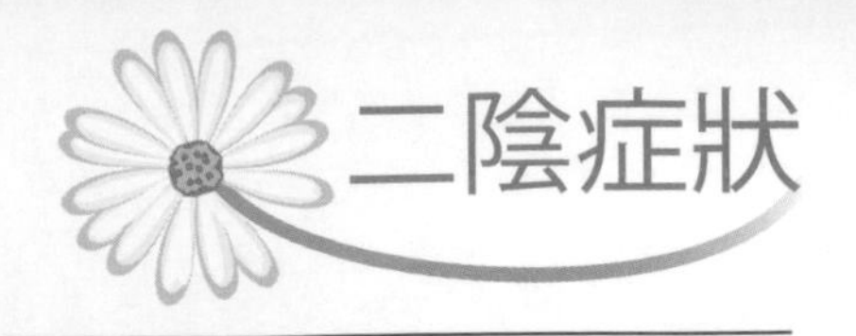

便|秘

中醫認為，便秘主要由燥熱內結、氣機鬱滯、津液不足和脾腎虛寒所引起。便秘是多種疾病的一種症狀，而不是一種病。對不同的病人來說，便秘有不同的含義。造成便秘的原因很多，因為個體的排便習慣差異、因為攝取的食物種類差異、因為生活習慣差異、環境因素、精神狀態等，都是造成排便秘的原因。

很多人認為便秘是小病，不值得為此去醫院，經常是隨便買點瀉藥吃，認為解決問題就行了。其實便秘給人體健康帶來的危害是不可忽視的。長期便秘及嚴重便秘，應及時到醫院就醫，查找引起便秘的原因，以免延誤原發病的診治，並能及時、正確、有效地解決便秘的痛苦。在不明原應的情況下，切勿濫用瀉藥，最好多喝水，多吃水果，少坐多走，活動活動，看看是不是能減輕便秘症狀。

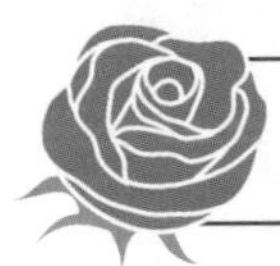

藥方及注解

決明蓯蓉茶

決明子30克，肉蓯蓉10克，蜂蜜適量。

用法：沸水沖泡，加入適量蜂蜜，代茶頻飲。

功效：潤腸通便。用於習慣性便秘。

黃豆皮茶

黃豆皮60克。

用法：碾碎煎湯，去渣取汁，代茶頻飲。

功效：健脾潤燥。用於大便秘結不通。

將軍茶

生大黃3克，白糖酌量。

用法：沸水沖泡後，加入白糖，代茶頻飲。

功效：通腑瀉熱。用於胃腸燥熱之便秘。

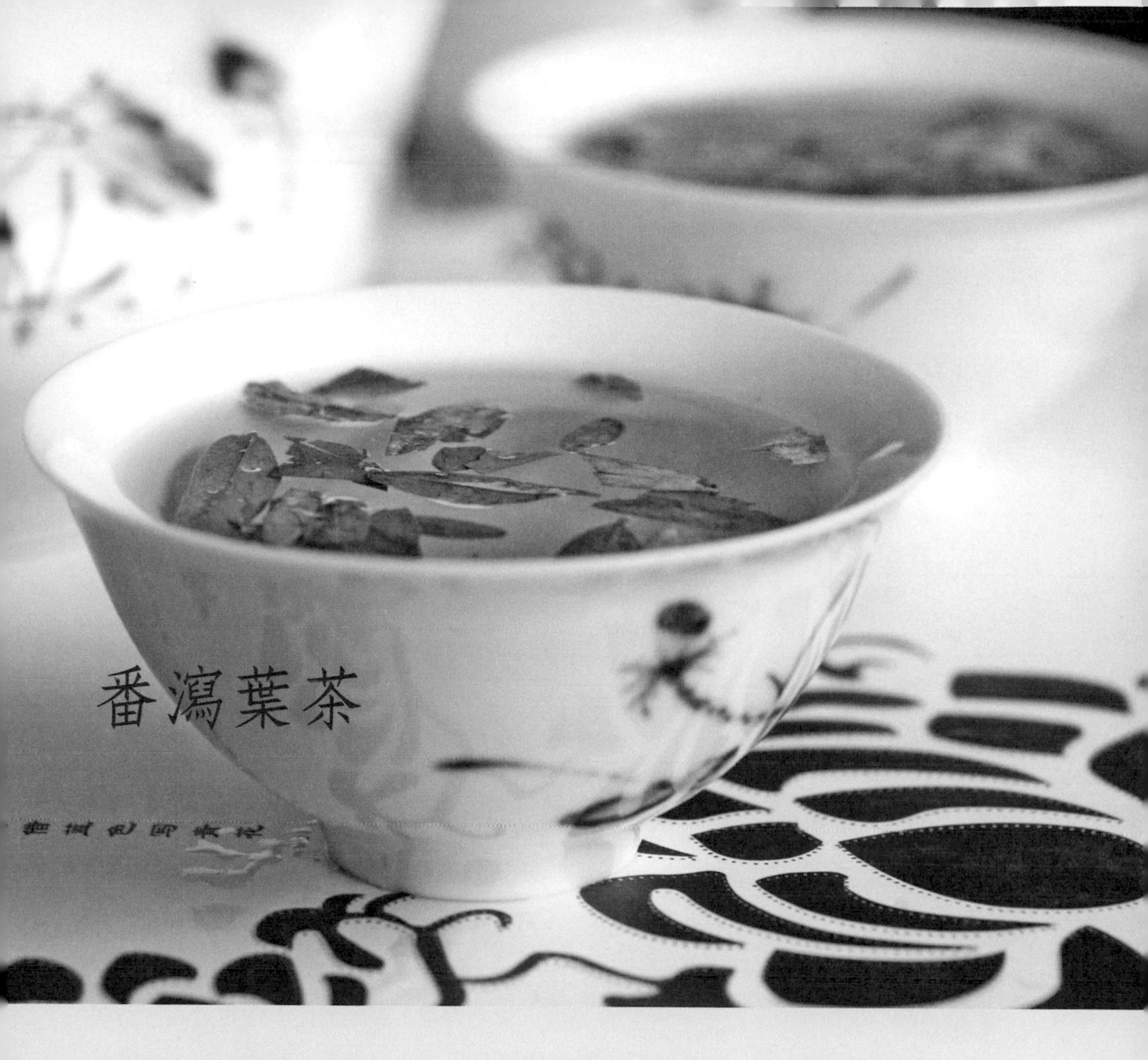

番瀉葉茶

香蜜茶

蜂蜜60克、香油30毫升。

用法：將香油與蜂蜜共兑，沸水沖調。每日早、晚各1次。

功效：潤腸通便。用於習慣性便秘。

四仁通便茶

炒杏仁、松子仁各10克，大麻子仁、柏子仁各20克。

用法：搗碎後沸水沖泡，代茶頻飲。

功效：潤燥通便。用於老年陰虛津虧便秘。

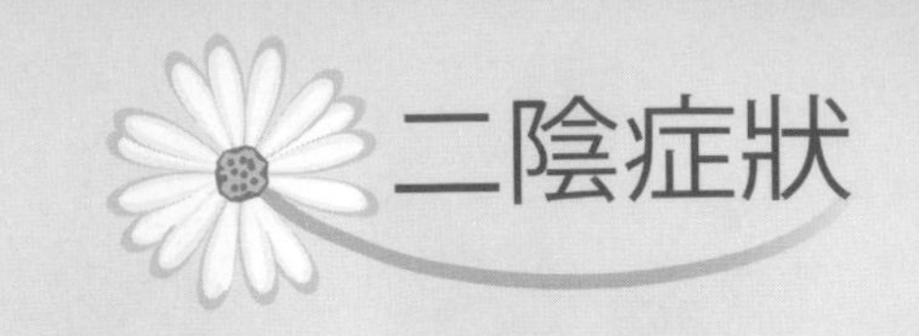

柏仁蜜茶

柏子仁30克，蜂蜜適量。

用法：柏子仁煎湯後兌入蜂蜜，代茶飲用。

功效：潤腸通便，用於陰虛便秘。

番瀉葉茶

番瀉葉3至15克。

用法：沸水沖泡，代茶頻飲。

功效：瀉熱導滯。用於熱結便秘、積滯腹脹之症。

部分藥材簡介

麻仁：味甘性平。歸脾、胃、大腸經。潤燥、滑腸、通淋、活血。治腸燥便秘、消渴、熱淋、風痹、痢疾、月經不調、疥瘡、癬癩。適合痔瘡性便秘。大便一旦通暢，能促進痔瘡癒合，防止痔瘡復發。

柏子仁：味甘性平。歸心、腎、大腸經。養心安神，潤腸通便，香氣透心，體潤滋血。用於虛煩不眠、心悸怔忡、腸燥便秘等症。心神失養，驚悸恍惚，心慌，失眠，遺精，盜汗者宜食。老年人慢性便秘者宜食。便溏、痰多者不宜用。

番瀉葉：味甘苦性寒。有小毒。歸大腸經。瀉熱行滯，通便，利水。用於熱結積滯、便秘腹痛、水腫脹滿。脾胃虛弱者不宜服用。番瀉葉性寒，瀉下的同時可傷正氣，體虛津虧而長期便秘者不宜用此。一般用於緩瀉從小量開始（3至6克），以後可酌情。用量過大可致噁心、嘔吐、腹痛、腹瀉，並可見頭暈、行走不穩、面部麻木等。婦女哺乳期、月經期及孕婦忌用。

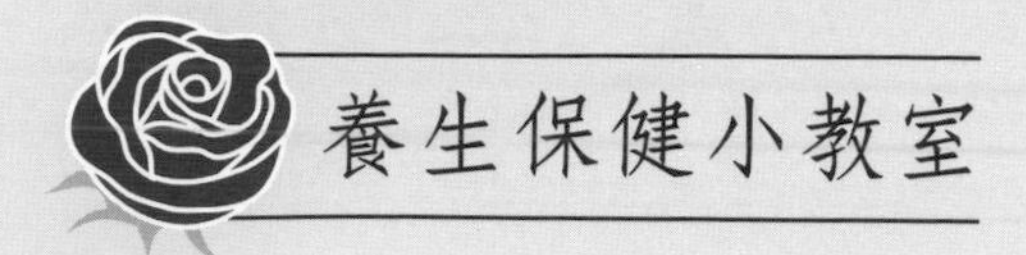

便秘的預防

長期便秘一定要首先排除疾病原因，如果因疾病引起的便秘，要首先治療原發病。在生活中也有一定的方法預防便秘。

一、食：糞便主要是食物消化吸收後產生的垃圾，通過飲食調節可以防治便秘，簡單易行。不要盲目節食，過少食量不能刺激腸蠕動，於是不能使糞便正常通行和排出體外。所攝取的飲食中須有適量的纖維素。飲食不要過於精細，要適當吃粗糧。每天要吃蔬菜、水果，早晚空腹吃蘋果或每餐前吃香蕉，都可以改善便秘情況。有意多食含脂肪多的食品，如核桃仁、花生米、芝麻、菜籽油、花生油等，它們都有良好的通便作用。禁食刺激食物，如辣椒、咖哩等。

二、飲：要足量飲水，充足的水分利於腸內容物的通過。晨起空腹飲一杯淡鹽水或蜂蜜水，配合腹部按摩或轉腰，讓水在腸胃振動加強通便作用。全天都應多飲開水以助潤腸通便。禁飲烈酒、濃茶、咖啡等。

三、動：久坐不動易引起便秘。進行適當體育活動，加強鍛煉。仰臥起坐、屈腿、深蹲起立、騎自行車等都能加強腹部運動，促進胃腸蠕動，有助於促進排便。

四、規律：養成屬於自己的排便規律，有人習慣早上起床後排便，有人習慣晚上睡覺前排便，這都沒關係，只要自己舒服、習慣就好。對於便秘的人，每晚睡前按摩腹部，順時針50圈，逆時針50圈，刺激腸胃蠕動，逐漸養成定時排便的習慣。

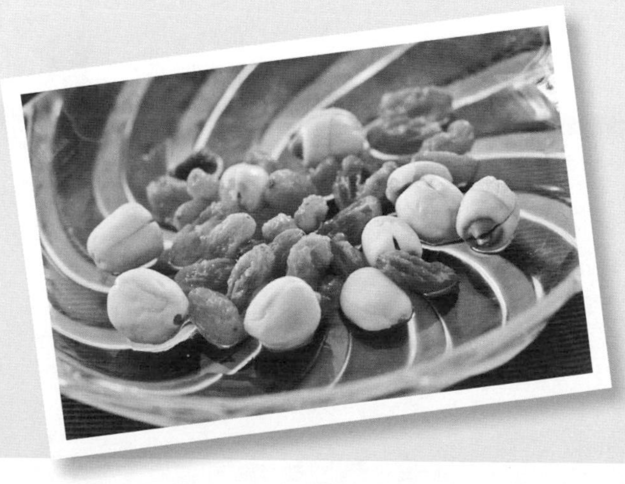

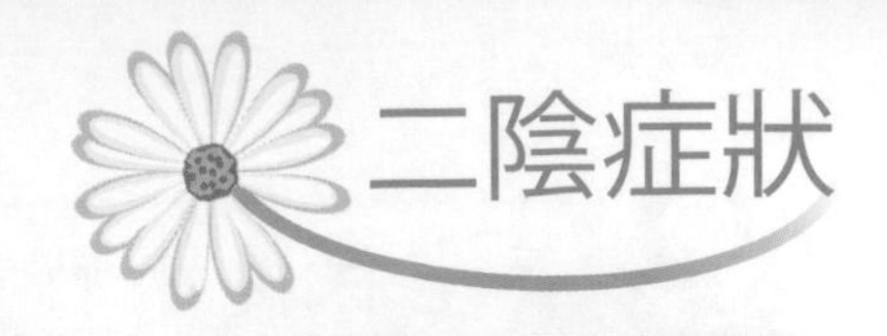

陽痿

陽痿是指在有性欲要求時，陰莖不能勃起或勃起不堅，或者雖然有勃起但無法達到一定的硬度，因而妨礙性交或不能完成性交。陰莖完全不能勃起者稱爲完全性陽痿。陰莖雖能勃起但不具有性交需要的足夠硬度者稱爲不完全性陽痿。引起陽痿的原因很多，除少數生殖系統的器質性病變引起外，大多數是心理性和體質性的，50歲以上的男子出現陽痿，多數是生理性的退行性變化。

藥方及注解

人參茶

人參6克，茶葉3克。

用法：加水煎湯，每日1劑，分2次服。

功效：補元益氣。用於氣陰不足引起的陽痿、早洩。

淫羊藿茶

淫羊藿20克。

用法：沸水沖泡，代茶頻飲。

功效：補腎壯陽。用於腎陽虛引起的陽痿、早洩。

核藕茶

核桃仁300克，藕粉100克，白糖100克。

用法：核桃仁文火炒焦後研末，與藕粉、白糖混勻備用。每次取2至3勺，沸水沖服，每日2次。

功效：益腎壯陽。用於陽痿、早洩。

人參▼

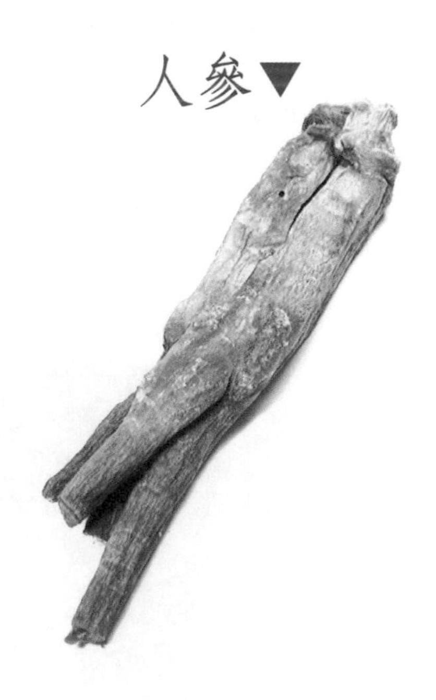

部分藥材簡介

淫羊藿：味辛甘性溫。歸肝、腎經。補腎陽，強筋骨，祛風濕。用於陽痿遺精，筋骨痿軟，風濕痹痛，麻木拘攣，更年期高血壓。適宜陽痿、宮冷不孕、陽虛性高血壓、更年期症人群。陰虛火旺陽強易舉者禁服。

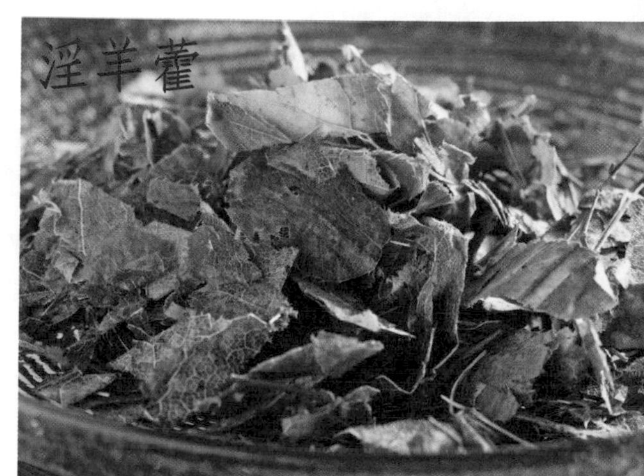

養生保健小教室

做個「硬」漢

一本雜誌上說，男人「硬」是眞道理，一是說要事業有成，在社會上「硬」；二是說要生動威猛，在床上「硬」。做男人不容易啊。

作爲男性，偶爾一兩次性交不成功，不能稱爲陽痿，新婚性交不成功、外出換了新環境性交不成功，這些都不應該引起男性自卑情緒，給自己扣一頂「陽痿」的帽子。妻子也應體諒丈夫的偶爾失敗，不能冷嘲熱諷，認爲這樣就是陽痿。

導致陽痿的原因很多：

1.性活動頻繁，或過度手淫。

2.長期早洩。早洩令男子自信心、自尊心受到極大打擊。

3.偶然失敗，造成心理陰影。

4.工作生活壓力太大。

5.體質虛弱。

6.肥胖因素導致陽痿。

性是需要學習和溝通的，需要雙方彼此的吸引、尊重、配合。通過醫療技術、通過心理調節，通過情感重建，男性朋友完全可以糾正錯誤性反應模式，重建正常性生理反射，做一個眞正有實力的「硬」男人。

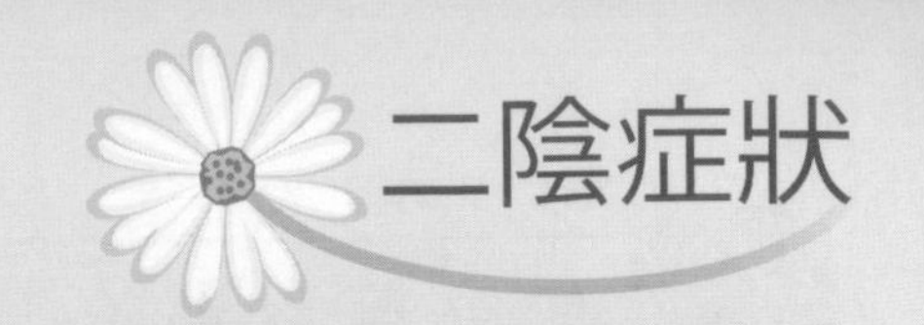

不|孕|症

有很多夫婦結婚多年，沒有採取避孕措施，有正常的性生活，很想要孩子，可是就是一直沒有孩子。一般把婚後同居2年以上未採取任何避孕措施而女方未懷孕，稱爲不孕症。這類夫婦思想壓力很大，想做父母的心情很急迫。以前總把不孕的責任歸結到女性身上，認爲沒有孩子就是女性的生理問題，但事實上，已婚夫婦發生不孕者有15%，其中男性不孕症的發病率占30%。

不孕的原因較多。生育的基本條件是具有正常的性功能、擁有能與卵子結合的正常精子。因此，無論是性器官解剖或生理缺陷，還是下丘腦一垂體一性腺軸調節障礙，都可以導致不孕。男性不孕分爲性功能障礙和性功能正常兩類，前者如陽痿、早洩、不射精和逆行射精都可引起男性不孕。後者依據精液分析結果可進一步分爲無精子症、少精子症、弱精子症、精子無力症和精子數正常性不孕。男性長期接觸放射性物質、高溫及毒物等，都會引起女方不孕。

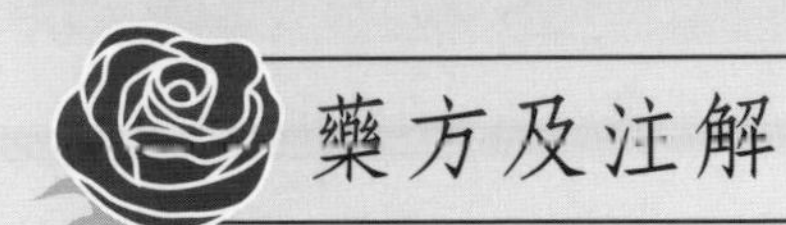

藥方及注解

五子衍宗茶

菟絲子、枸杞子各300克，覆盆子150克，車前子、五味子各60克。

用法：上藥共研細末，每次取10克，每日2次，沸水沖泡服用。

功效：補腎益精。用於不孕症。

蜂蜜飲茶

蜂蜜酌量，鮮雞蛋黃1枚，維生素C泡劑1片。

用法：維生素C溶於水後，兑入蜂蜜、蛋黃調勻，代茶頻飲。

功效：滋腎益精。用於精子缺乏症。

鹿菟螵蛸茶

鹿茸6克，菟絲子10克，桑螵蛸6克。

用法：共研細末，沸水沖泡，代茶頻飲。

功效：補腎助陽。用於腎陽虛引起的不孕症。

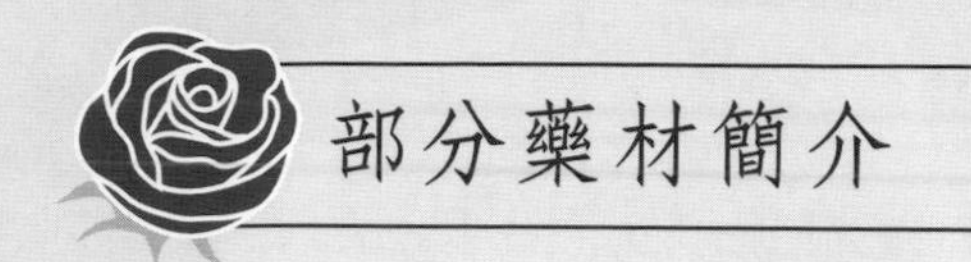

菟絲子：炒菟絲子補腎、益精，安胎功效增強。鹽菟絲子又名鹽水炒菟絲子，引藥走下，增強補腎養肝功效。味甘性溫。歸肝、腎、脾經。補腎益精、養肝明目、固胎止泄、固精縮尿。陰虛火旺者忌用。

覆盆子：是一種味道酸甜的水果。味甘酸性平。歸肝、腎經。無毒。補肝腎，縮小便，助陽，固精，明目。治陽痿、早洩、遺精、滑精、溲數、遺溺、虛勞、目暗、宮冷不孕、帶下清稀、鬚髮早白。適宜肝虧虛者、陽痿者、遺精者、不孕者、小便頻繁者、視物不清者。腎虛火旺、小便短赤者、懷孕初期婦女慎服。

鹿茸：梅花鹿和馬鹿的雄鹿的嫩角沒有長成硬骨時，帶茸毛，含血液，叫作鹿茸。是貴重中藥。味甘鹹性溫。入腎經。補精髓，助腎陽，強筋健骨。主治腎虛、頭暈、耳聾、目暗、陽痿、遺精、腰膝痿弱、虛寒帶下及久病虛損等症。
服用鹿茸宜從小量開始，緩緩增加，不宜驟用大量，以免陽升風動，頭暈目赤，或助火動血，而致鼻衄。陰虛陽亢，血分有熱，胃火盛或肺有痰熱，以及外感熱病者，均應忌服。所含激素類物質刺激胃腸道黏膜，引起胃腸道反應。表現爲：上腹疼痛、噁心、出冷汗，嚴重時可引起上消化道出血。還可引起過敏、面色蒼白、心慌、氣短、胸悶、大汗淋漓、休克而死。

桑螵蛸：爲螳螂科昆蟲大刀螂、小刀螂、巨斧螳螂、華北刀螂的乾燥卵鞘。分別習稱「團螵蛸」「長螵蛸」及「黑螵蛸」。味甘鹹性平。歸肝、腎經。益腎固精，縮尿，止濁。用於遺精滑精、遺尿尿頻、小便白濁。

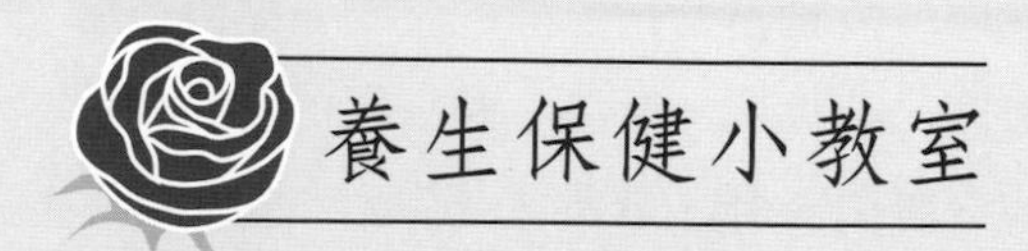

告別不孕症，提早做父母

不孕症除染色體異常等原因外，與日常生活中的一些因素也密切相關，因此應該引起重視：

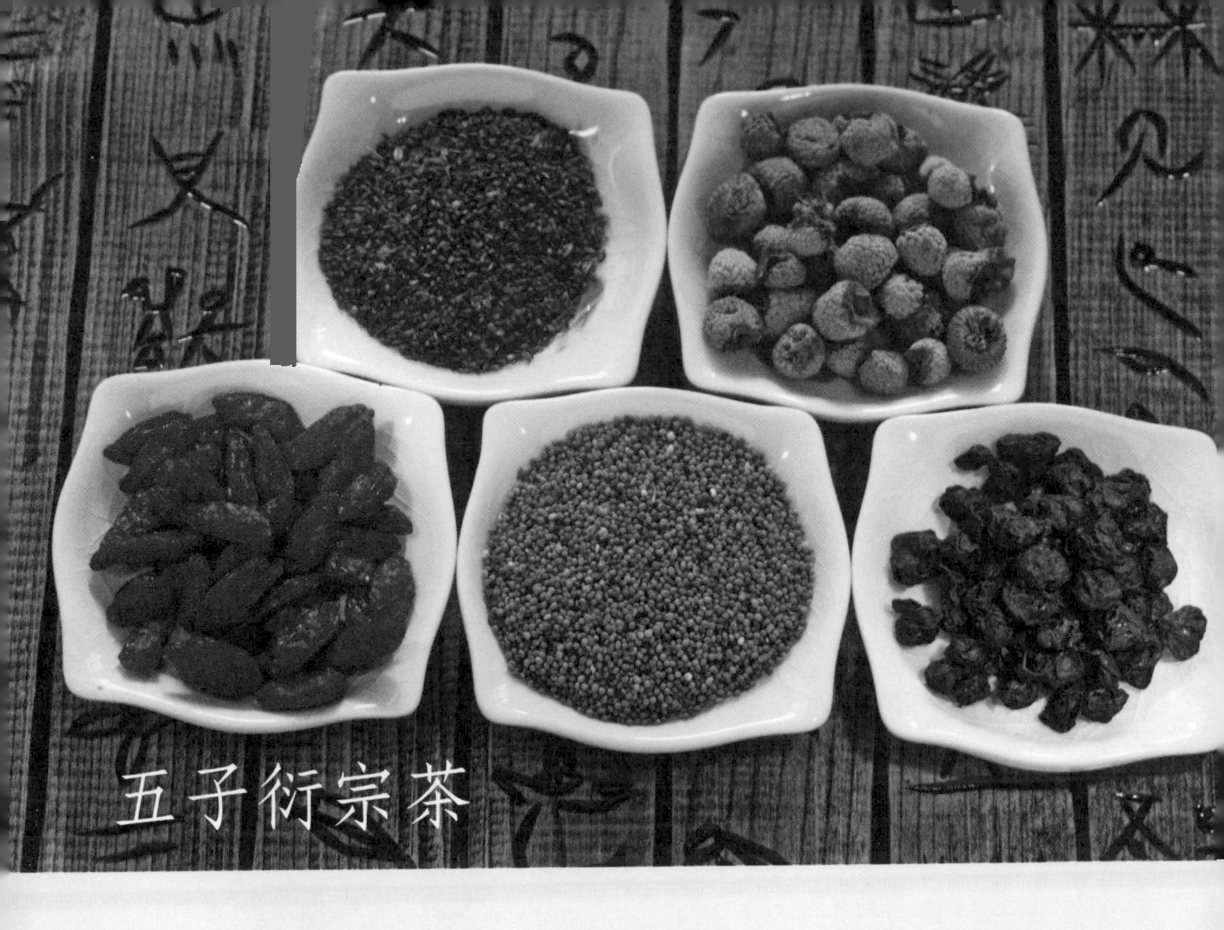

一、不孕與工作環境有密切關係，如果想要孩子，要儘量遠離高輻射、高溫、高毒性的工作環境。

二、不孕與生活習慣有密切關係，長期騎自行車、長期穿過緊的牛仔褲、過緊的內褲，長期泡熱水澡等，高溫環境導致睾丸溫度過高，對精子成活不利。另外飲酒抽菸，都會降低精子存活品質。

三、不孕與飲食有密切關係，平時要多食肝、腎、腸、肚、心等動物內臟，攝入膽固醇，膽固醇是合成性激素的重要原料，動物內臟中還含有腎上腺皮質激素和性激素，能促進精原細胞的分裂與成熟。多食富含精氨酸的食物如鱔魚、鯰魚、泥鰍、海參、墨魚、章魚、蠶蛹、雞肉、凍豆腐、紫菜、豌豆等，有助於精子的形成和品質的改善。多食牡蠣、牛肉、雞肉、肝、蛋黃、花生米、豬肉等含鋅食品，鋅是人體必不可缺的微量元素，對男子生殖系統的正常結構和功能維持有重要作用。多食蝦皮、鹹蛋、乳類、蛋黃、大豆、海帶、芝麻醬等含鈣食品，鈣離子能刺激精子成熟，改善男子生殖能力。

四、不孕還與家族性遺傳有關。

性|欲|低|下

性生活不和諧的婚姻令男女雙方都非常痛苦。中國古話說：夫妻沒有隔夜仇，床頭打架床尾和，可見性生活在婚姻中的位置非常重要。但是持續地或反復地對性生活的欲望不足或完全缺乏，就是性欲低下。性欲低下分爲完全性性欲低下和境遇性性欲低下。大多數完全性性欲低下者每月僅性生活一次或不足一次，但在配偶要求性生活時可被動服從；境遇性性欲低下只是在某一特定環境或某一特定性伴侶的情況下發生。

性欲低下男性女性都有。不排除女性在被動接受性生活時達到性喚起和獲得性快感的可能性。西醫認爲精神心理因素、功能性因素、器質性因素、年齡因素、藥物因素都會導致性欲低下。而中醫認爲與人體脾腎陽虛、命門火衰有密切關係。

藥方及注解

茱萸益智茶

山茱萸、益智仁各10克，黨參、白朮各15克。

用法：煎湯取汁，每日1劑，分2次服用。

功效：性溫補脾腎。用於脾腎兩虛引起的性欲低下。

杞子綠茶

枸杞子10克，綠茶3克。

用法：沸水沖泡，代茶頻飲。

功效：滋腎益肝。用於肝腎陰虛引起的性欲低下，腰腿酸軟等症。

雙蜂雙汁茶

蜂皇漿、蜂蜜酌量，芹菜汁、蘿蔔汁各200毫升。

用法：三品相兑備用。加水沖服。

功效：補腎健脾。用於脾腎兩虛引起的性欲低下、畏寒肢冷、腹脹等症。

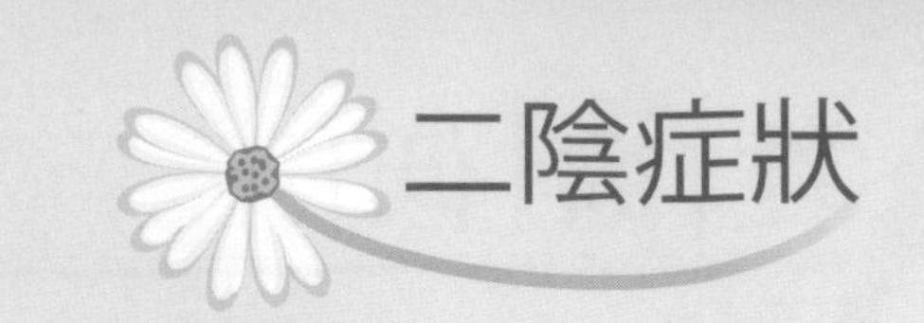

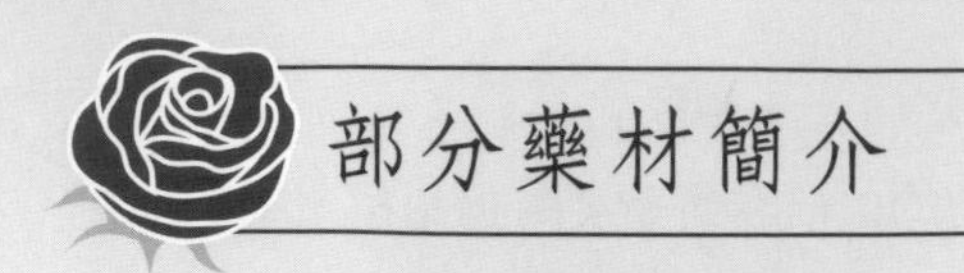

山茱萸: 味酸澀性微溫。歸肝、腎經。補益肝腎，澀精固脫。用於眩暈耳鳴、腰膝酸痛、陽痿遺精、遺尿尿頻、崩漏帶下、大汗虛脫、內熱消渴。凡命門火熾、強陽不痿、素有濕熱、小便淋澀者忌服。

蜂王漿: 蜂王漿含高蛋白、維生素B類、乙醯膽鹼等。味甘酸性平。歸脾、肝、腎經。滋補強壯、益肝健脾。祛斑祛皺、滋潤皮膚的女性。適宜體質虛弱、多病、精力不足、容易疲勞的上班一族，適宜老年人。早餐前30分鐘到1小時、晚上入睡前30分鐘左右，空腹時食用，早晚各一次。放入口中含服，慢慢咽下，使人體充分吸收。不可用熱開水沖服，大量營養成分遇熱損失，也不能用茶水沖服。平時需要低溫貯存，最好放在冰箱裡。濕熱瀉痢者禁服，孕婦慎服。10歲以下兒童不宜飲用。蜂王漿性屬熱，上火的人或身體火性大的人要注意適量食用。

芹菜汁: 含有豐富的蛋白質和大量纖維素，清熱、健胃、利尿、降血壓、鎮靜、止血、涼血、調經。主治便秘、血熱妄行型無排卵功能失調性子宮出血（症見陰道出血量多，不能止，血色深紅，質地黏稠有塊，口乾便秘，心煩易怒），尿路感染、前列腺炎可經常食用。芹菜不宜久煎、久炒。忌與醋同食，易損牙齒。不宜與黃瓜同食。慢性腹瀉者、血虛病人不宜多食。芹菜有一定殺精作用，想要孩子的男性少吃。

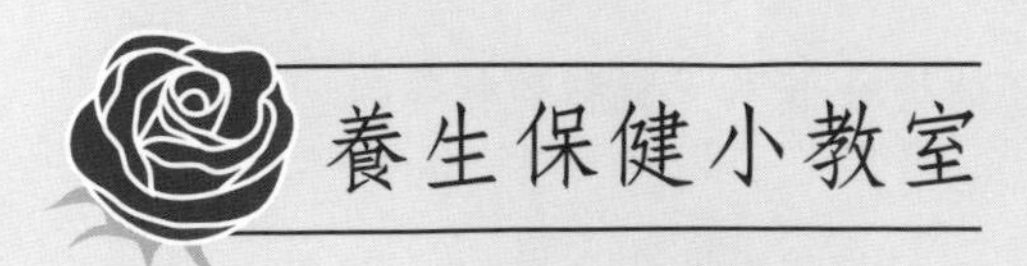

性欲低下的程度和改善

性欲抑制在臨床上常見，表現從一開始就對性行為不感興趣或對性生活接受能力降低，根據程度分為4級：

Ⅰ級：性欲較正常情況減退，但可接受配偶性要求。

Ⅱ級：性欲原本正常，但在某一階段或特定環境下才出現減退。

Ⅲ級：性欲一貫低下，每月性生活不足兩次，或雖然超過這一標準，但屬於在配偶壓力之下被動服從。

Ⅳ級：性欲一貫低下，中斷性活動達6個月之久。

《美國醫學雜誌》研究發現，只需要簡單地改變生活方式，就可以預防和緩解性欲低下的問題：

一、保持充足睡眠。多項研究證實，良好、充分的睡眠可提高性能力。睡得好，人體各系統的反應功能也會更加靈敏。當大腦接收到性刺激後，會積極予以回饋。

二、飲食平衡。健康的飲食習慣會改善血管狀況，從而提高向生殖器官供血的能力。此外，均衡的營養能降低男性膽固醇水準，減緩動脈硬化，改善性欲低下的問題。

三、堅持運動。良好的身體狀態是性生活的重要保證，但在選擇運動項目時也頗有講究，比如騎自行車就不值得推薦。無論男女，長時間騎自行車都會嚴重壓迫會陰部。對男性來說，可能誘發勃起功能障礙；對女性來說，可能出現會陰部麻木，對性愛的感受也會大幅下降。而慢跑、散步等都是不錯的選擇，適合大多數人。

四、慎重使用藥物。不少藥物如抗抑鬱藥、利尿劑、降膽固醇藥和消炎藥，都會影響性欲和性表現。在使用時應該密切關注自己的性生活是否規律、是否令對方滿意，如果出現問題，應及時與醫生商量，選擇其他藥物進行治療，爭取將藥物對性能力的影響降到最低。

五、控制血壓。男性血壓偏高，容易出現高血壓和動脈硬化，對勃起功能和性反應都有很大影響。

六、戒菸戒酒。嗜菸嗜酒都可能麻木大腦中樞神經，對各種外界刺激的反應會明顯減緩。表現在性生活上，就是對性刺激反應遲鈍，或是出現其他性功能障礙，如男性早洩、女性性高潮推遲等。

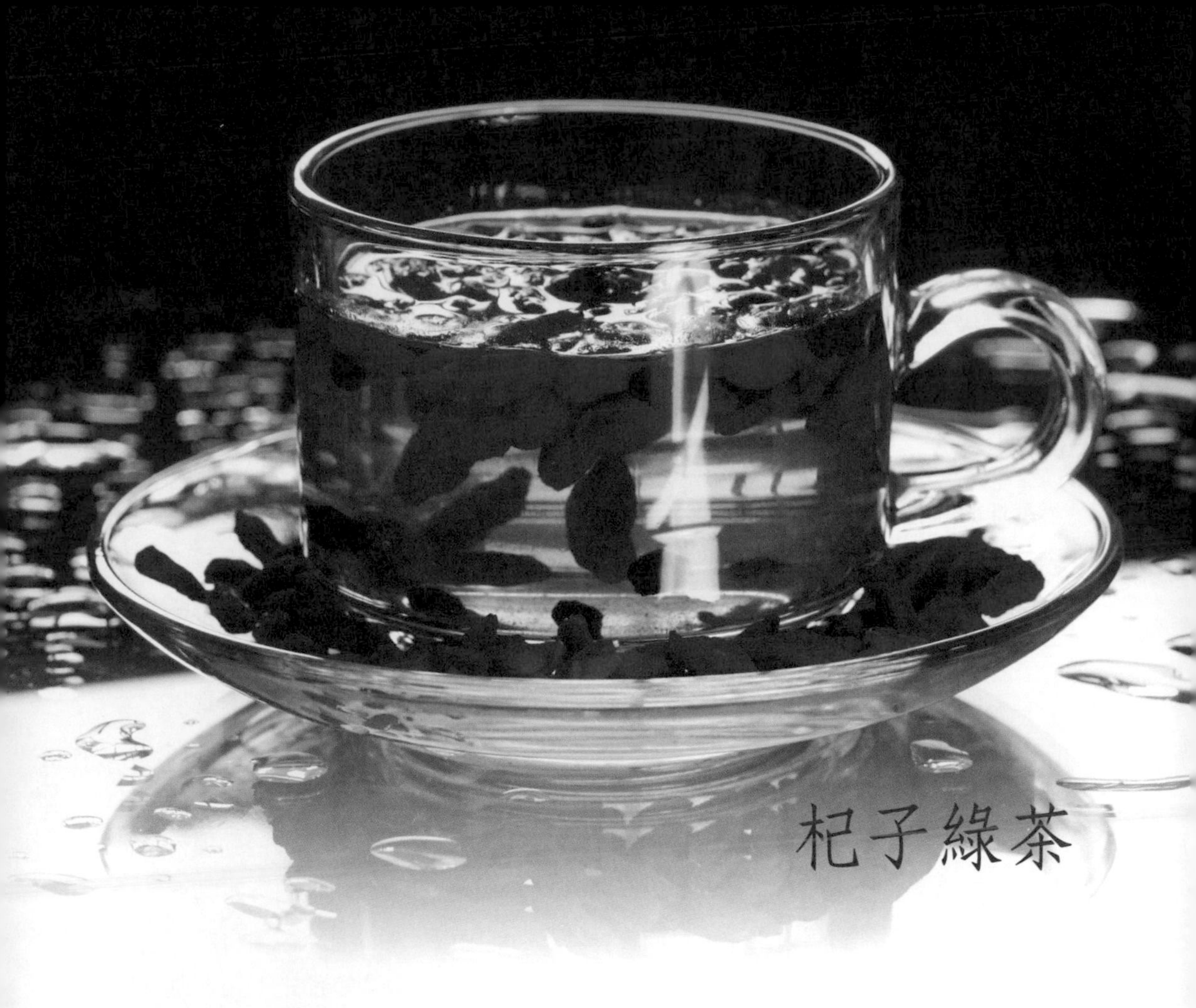

杞子綠茶

七、經常評估兩性關係。性欲低下和夫妻關係有很大關聯，比如兩人缺乏溝通，使彼此從肉體到心靈都疏遠。建議夫妻雙方要定期坐下來，好好聊聊彼此的感受，重溫愛情的甜美。有很多人不遵守婚姻的紀律，出現婚外性行為、一夜情等，都會影響夫妻之間的性關係。

八、心理健康。精神上的創傷會造成性欲低下，在年輕人中比較普遍。緊張、焦慮、沮喪、壓力、恐懼、過去的不良性經歷，都會降低人們對性愛的美好預期，甚至導致性欲低下，嚴重時排斥性生活。一旦發現自己有上述心理問題，應及時向心理治療師、性治療師求助。

腎炎

腎炎和其他臟器的炎症不同，肺炎、腸炎等是細菌和病原微生物直接損傷組織器官，導致局部炎症反應。而腎炎是一種免疫性疾病，是免疫介導的炎性反應，是不同的抗原微生物感染人體後，產生不同的抗體，結合成不同的免疫複合物，沉積在腎臟的不同部位，造成的病理損傷，形成不同的腎炎類型。

腎炎種類很多。根據最初發病原因可分爲原發性腎小球腎炎、繼發性腎小球腎炎。急性腎炎、慢性腎炎、腎病綜合症、IgA腎炎等是原發性腎炎。紫癜性腎炎、狼瘡性腎炎、糖尿病腎病、高血壓腎病等稱爲繼發性腎炎。中醫藥治療腎炎多屬實症。根據辨證可分爲風寒、風熱、濕熱，分別予以宣肺利尿，涼血解毒等療法。不可溫補。

藥方及注解

石葦茶

石葦30至60克。

用法：沸水沖泡，每日1劑，代茶頻飲。

功效：清熱利濕。用於腎炎蛋白尿。

茅根茶

白茅根15克，茶葉5克。

用法：煎湯取汁，每日1劑，代茶頻飲。

功效：清熱解毒，涼血止血。用於腎炎水腫、血尿等症。

米鬚小豆茶

玉米鬚、西瓜皮、赤小豆、荸薺梗各30至60克。

用法：煎湯取汁，每日1劑，代茶頻飲。

功效：消腫利尿。用於腎炎水腫。

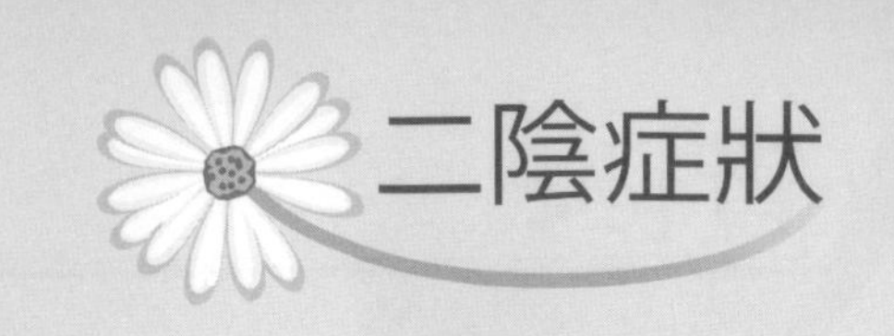

蓮子紅糖茶

蓮子50克，紅糖30克，茶葉3克。

用法：煎湯取汁，每日1劑，代茶頻飲。

功效：健脾養心益腎。用於腎炎水腫兼見淤血症。

益腎茶

黃芪30克，丹參、山楂各10克。

用法：煎湯取汁，每日1劑，代茶頻飲。

功效：益氣活血。用於輕度腎功能不全。

桑菊綠豆茶

桑白皮、白菊花各10克，綠豆60克。

用法：煎湯取汁，每日1劑，代茶頻飲。

功效：清肺利尿消腫。用於小兒腎炎急性期水腫。

部分藥材簡介

石葦：味苦甘性涼。歸肺、膀胱經。利水通淋、清肺泄熱。治淋痛、尿血、尿路結石、腎炎、崩漏、痢疾、肺熱咳嗽、慢性氣管炎、金瘡、癰疽。陰虛及無濕熱者忌。

白茅根：味甘性寒。歸肺、胃、小腸經。清熱、利尿、涼血、止血。治熱病煩渴，吐血、衄血、肺熱喘急、胃熱噦逆、淋病、小便不利、水腫、黃疸。脾胃虛寒，尿多不渴者忌服。

赤小豆：味甘酸性平。歸心、小腸經。利水消腫、解毒排膿。用於水腫脹滿、腳氣浮腫、黃疸尿赤、風濕熱痹、癰腫瘡毒、腸癰腹痛。蛇咬者百日內忌之。

荸薺梗：味苦性平。化濕熱，利小便，清熱通淋。治小便不利、打嗝。

養生保健小教室

腎炎患者的調養

一、起居調養：一是愼衣被，防風寒，避免感冒；二是避免過度勞累，過度勞累也會加重病情。

二、飲食調養：輕症患者合併血漿蛋白降低時，可適當吃一些高蛋白食物，如魚類、肉類、蛋類、奶類、豆及豆製品等，同時應多吃新鮮蔬菜水果。重症患者合併尿毒症時，不應吃高蛋白食物，以免加重病情。浮腫明顯者可多食蘿蔔、冬瓜、赤豆、西瓜、黑豆、絲瓜等有利尿作用的食物。兼見血尿者，可食蓮藕、白菜根、花生、茄子等有止血作用的食物。伴高血壓者，可食芹菜、菠菜、木耳、黃豆芽、綠豆芽、鮮玉米等有降血壓作用的食物。腎炎無論病情輕重，都應少食或不食含鹽食物，以免水鈉瀦留，加重水腫。避免吃刺激性食物，戒菸戒酒，烈性酒更應禁忌。

三、藥物調理：中藥材中的玉米鬚、車前子、黃芪、大棗、大黃等適合腎炎患者，但須對症用藥。

四、針灸調養：取穴三焦俞、腎俞、水分、氣海、復溜等，急性者加肺俞、列缺、合谷、風池、大椎；慢性者加脾俞、中脘、足三里、陰陵泉。上述穴位，每選3至7穴，急性者用瀉法，慢性者用補法，且均可酌情施灸，間日1次，10次爲1療程。也可用耳針療法：取腎、脾、膀胱爲主穴，水腫明顯者加交感、神門等，有高血壓者加神門、皮質下、內分泌。可留針0.5至1小時，每日1次，7次爲1療程。療程間隔3至5天。

五、推拿調養：俯臥，在膀胱經和督脈上施行手法，每一手法由3遍增至5遍，多用輕緩的補法。也可做搓腰動作，還可在腎俞、氣海俞、大腸俞、小腸俞、腰俞、腰眼、命門等用力按揉，以酸脹爲度。仰臥位時，在腹部氣海、關元等穴揉摩，以局部發熱爲度。

除了生活中的調養外，專業的治療應由醫生進行，或由懂醫的家人進行。對於腎炎患者特別是慢性腎炎患者而言，治療是一個長期的過程，需要堅持，更需要保持樂觀積極的心態，調養情志，建立信心。

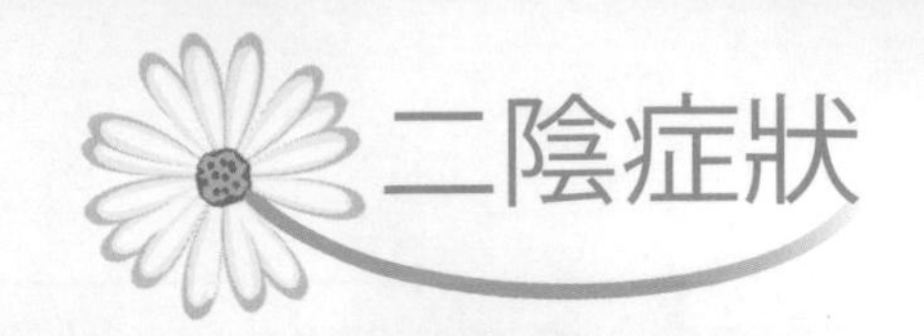

泌|尿|系|結|石

泌尿系結石是泌尿系的常見病。結石可見於腎、膀胱、輸尿管和尿道的任何部位，以腎結石、輸尿管結石爲常見。因結石所在部位不同，所以症狀也不盡相同。腎與輸尿管結石的典型表現爲腎絞痛與血尿，在結石引起絞痛發作以前，病人沒有任何感覺，由於某種誘因，如劇烈運動、勞動、長途乘車等，突然出現一側腰部劇烈的絞痛，並向下腹及會陰部放射，伴有腹脹、噁心、嘔吐、程度不同的血尿。膀胱結石主要表現爲排尿困難和排尿疼痛。

藥方及注解

二金茶

金錢草30克、海金砂15克。

用法：煎湯取汁，每日1劑，代茶頻飲。

功效：清熱通淋。用於泌尿系結石及膽囊結石，有利於排出體內細小結石。

荸薺內金茶

荸薺100克、雞內金30克。

用法：煎湯取汁，每日1劑，代茶頻飲。

功效：清熱化石。用於泌尿系結石表現為小便灼痛、尿中帶血或夾有沙石之症。

核桃茶

核桃仁、白糖各60克。

用法：煎湯取汁，每日1劑，代茶頻飲。

功效：消石通淋。用於泌尿系結石。

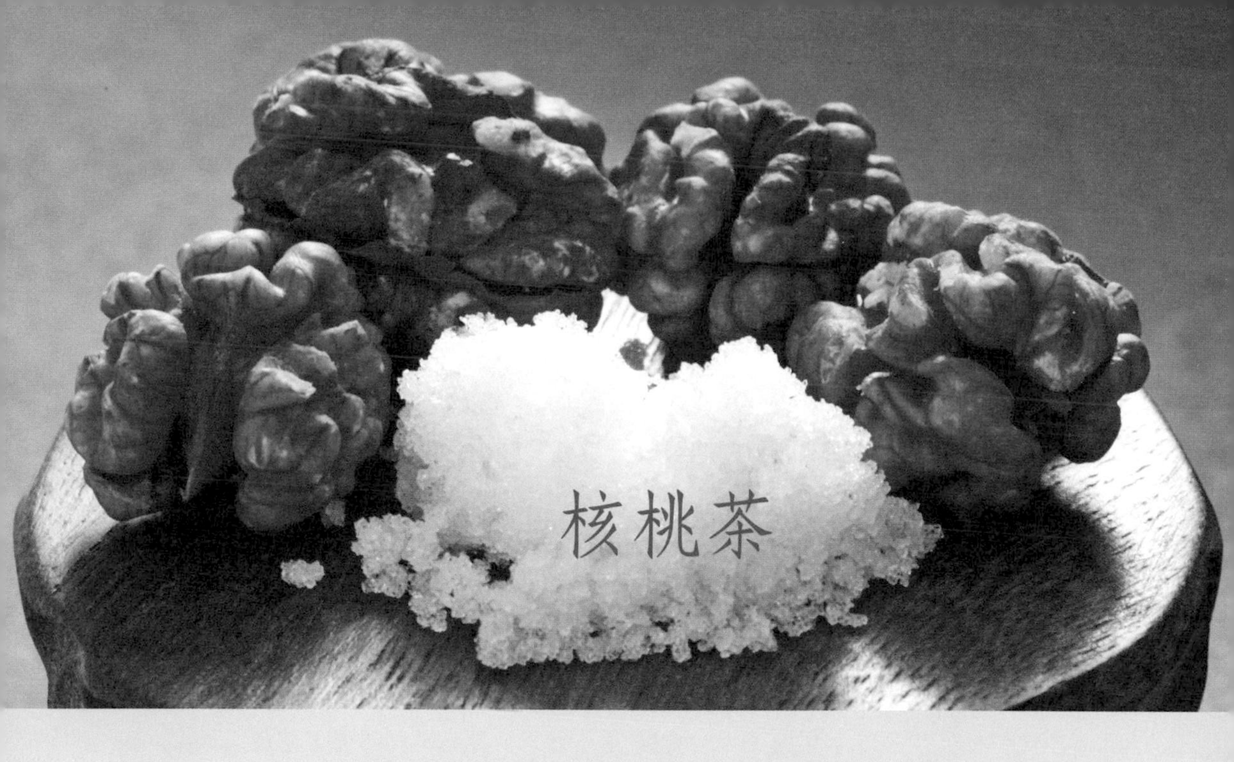

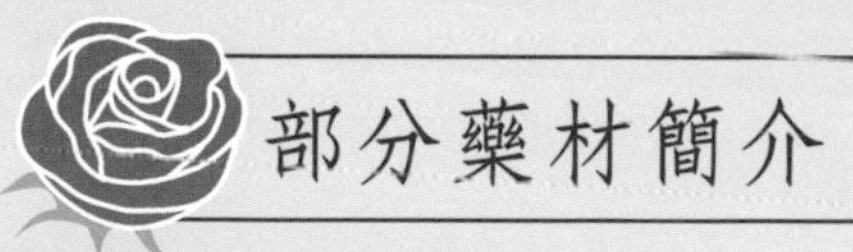

海金砂：味甘性寒。歸膀胱，小腸經。清利濕熱，通淋止痛。用於熱淋、砂淋、血淋、膏淋、尿道澀痛。

荸薺：味甘性寒。清熱瀉火、生津、涼血解毒、利尿通便、化濕祛痰、消食除脹。最宜用於發燒的人。清熱止渴，利濕化痰，降血壓。用於熱病傷津煩渴、咽喉腫痛、口腔炎、濕熱黃疸、高血壓病、小便不利、痲疹、肺熱咳嗽、矽肺、痔瘡出血。而荸薺地上全草味苦性寒。清熱利尿。用於打嗝、小便不利。荸薺屬於生冷食物，對脾腎虛寒和有血淤的人來說不宜。

雞內金：有些小孩消化不良，許多有經驗的老人就會給孩子服雞內金。雞內金是指家雞的砂囊內壁，是雞的消化器官，用於研磨食物，爲傳統中藥之一。味甘性寒。歸脾、胃、小腸、膀胱經。消食健胃，澀精止遺。用於消化不良、遺精盜汗等症，效果極佳，故而以「金」命名。還能用來治食積脹滿、嘔吐反胃、瀉痢、疳積、消渴、遺尿、喉痹乳蛾、牙疳口瘡。

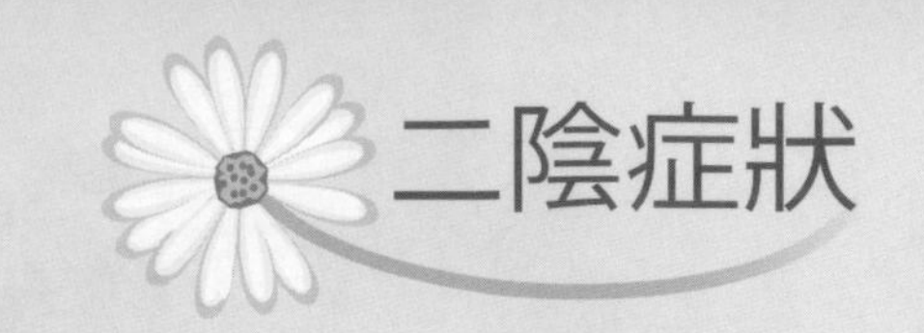

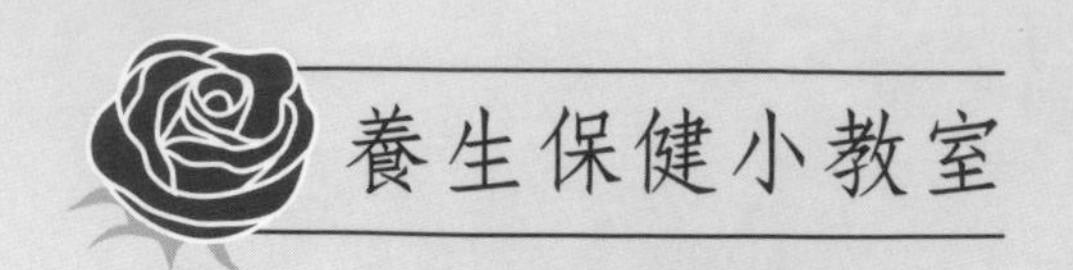

結石的預防

一、生活方式預防

1.大量飲水：降低尿道內結石成分濃度，減少其沉澱成石機會，也可促進小結石（小於1公分）排出。保持每日尿量2000毫升～3000毫升以上，使尿液呈無色或淡黃色。避免飲用含礦物質較多的硬水。還可飲果汁、淡茶及其他飲料。不要喝酒、濃茶、濃咖啡。

2.鼓勵運動：運動有助於小結石排出，特別是跑跳運動。

3.合理飲食：限制高膽固醇食物（動物內臟、蛋黃、海鮮等）；限制鈣攝入（乳製品）；多吃水果蔬菜。少食豌豆、菠菜、番茄、馬鈴薯、草莓、油菜、海帶、核桃甜菜、巧克力、代乳粉、芝麻醬、醃帶魚等含草酸、鈣高的食品。同時注意飲食規律，忌暴飲暴食。

二、預防結石小驗方

1.麥麩或米糠：每次10克，每天2次口服。主要成分是植酸，在腸道內與鈣結合排出體外。長期服用無不良反應，且可治療便秘。

2.決明子：每天10至30克煎湯代茶飲，可降低膽固醇，通利大小便。

3.玉米鬚：每天30至60克煎湯代茶飲，可降脂、降糖，利膽、利尿。

4.地膚子飲：地膚子30克，金錢草30克，海金砂10克，甘草6克，水煎分2次服，預防尿路結石復發。

袁世凱死於「瘋狂的石頭」

袁世凱（1859年9月16日～1916年6月6日）在中國近代史上可謂是舉足輕重的人物。他當過清朝的軍機大臣，當過中華民國的大總統，也過了一把「中華帝國洪憲皇帝」的癮。上溯甲午戰爭，下迄北洋軍閥混戰，以及貫穿其間的義和團運動、八國聯軍侵華、戊戌維新、辛亥革命等一系列重大歷史事件，無不與他息息相關。

縱觀袁氏一生，嚴重的迷信思想對其影響很深。從某種意義上來說，迷信思想助長了他的野心，也註定了他可悲的命運。他相信八字說他的命「貴不可言」，風水先生算出他河南項城老家的墳地「一邊是龍，一邊是鳳。龍鳳相配，必出帝王」。從1915年12月稱帝，至次年元宵節開始出現精神不振、食欲減退、徹夜失眠、小便困難、周身臃腫，他僅僅在皇帝的寶座上待了83天，就被迫取消了帝制，在四面楚歌、衆叛親離的情形下一命嗚呼了，可算是過把癮就死的經典範例。

拋開其他因素，如果單純從醫學角度而言，袁世凱本不至於死得這麼快。這同樣與其迷信思想有關。導致死亡的直接原因是尿毒症，而其尿毒症則是膀胱、輸尿管結石的併發症。對於這種結石，無論是當時還是現在，簡單有效的方法就是手術取石以解除梗阻。泌尿系統結石本身並不可怕，至少不至於很快死亡，而其引起的併發症——腎絞痛、尿路梗阻、腎積水、感染等後果卻是嚴重的。尿路結石引發的梗阻多數情況下為不全梗阻，當結石完全阻塞尿道時，即會導致梗阻上端積水，從而引起腎功能損害以至尿毒症。從小受傳統文化思想影響，身體髮膚受之父母，袁世凱十分排斥手術。患病後雖然請到當時京城四大名醫之一的肖龍友等，依然未能阻止病情的惡化。

結石是如何形成的？在人體內本身就存在礦化現象，正常的礦化是骨髓和牙齒的形成過程；另有一種異常的礦化，結石就是此類異常的一種表現。形成結石的原因是多方面的。外界原因是熱帶氣候，造成多汗、尿濃縮，多光照、維生素D形成旺盛；內在原因主要是人的營養狀況。高糖、高蛋白飲食增加了機體的酸負荷。攝入過量的動物蛋白和乳製品，能顯著增加尿鈣、尿草酸和尿酸含量，最終形成結石。

了解這個道理後再來「關心」一下袁世凱的生活，就能推斷出他患尿路結石的必然性。首先，他一生在不斷地「置辦」女人，正式娶了一妻九妾，其中有兩個還是煙花從良的。即使出使朝鮮期間也沒閒著，一口氣納了三個妾，還不算不時傳出的「揚州丫頭」之類的緋聞。婚生子女就有32個。過度的性生活造成前列腺增生，為下尿路結石的存在「奠定」了解剖基礎。其次，他的生活方式刻板單一，從飲食起居到穿戴裝束幾乎一成不變。單就飲食而言，他是個名副其實的「大胃王」。十幾歲時曾與人打賭，一次吃下10個饅頭、20個雞蛋而被刮目相看。成年後每頓早餐光雞蛋就10個，還經常一把一把地將人參鹿茸之類補品往嘴裡塞。這還不夠，長期雇兩個奶媽吸食人奶。如此長年累月的生活方式，結石這個「魂」不附體才怪。

臨終之前，袁世凱這位短命的山寨版的「洪憲皇帝」（未辦登基大典、未帶皇冠、未穿龍袍）似是有所醒悟與悔意，一句「萬方有罪，在予一人」，認命的他扛起了所有問題，也留給後人無限的猜想。

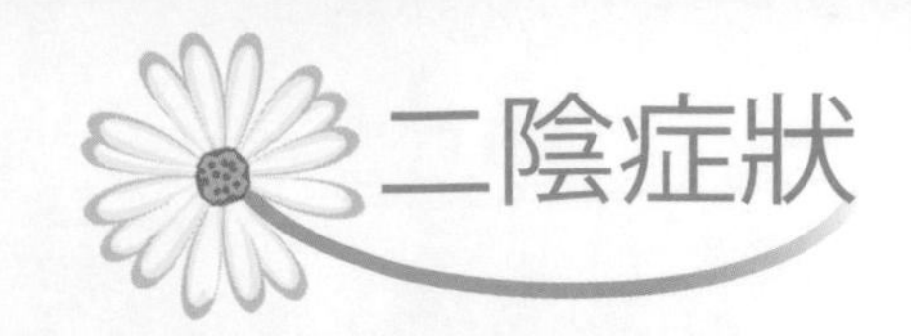

前|列|腺|炎

前列腺炎是指前列腺特異性和非特異感染所致的炎症，從而引起的全身或局部症狀。可分爲非特異性細菌性前列腺炎、特發性細菌性前列腺炎（又稱前列腺病）、特異性前列腺炎（由淋球菌、結核菌、眞菌、寄生蟲等引起）、非特異性肉芽腫性前列腺炎、其他病原體（如病毒、支原體、衣原體等）引起的前列腺炎、前列腺充血和前列腺痛。

按照病程可分爲急性前列腺炎和慢性前列腺炎。急性前列腺炎可有惡寒、發熱、乏力等全身症狀；局部症狀是會陰或恥骨上區域有重壓感，久坐或排便時加重，且向腰部、下腹、背部及大腿等處放射，若有小膿腫形成，疼痛加劇而不能排便；尿道症狀爲排尿時有燒灼感、尿急、尿頻，可伴有排尿終末血尿或尿道膿性分泌物；直腸症狀爲直腸脹滿、便急和排便感，大便時尿道口可流出白色分泌物。

慢性前列腺炎分爲細菌性前列腺炎和前列腺病。慢性細菌性前列腺炎常由急性前列腺炎轉變而來；前列腺病常由病毒感染、泌尿系結石、前列腺慢性充血等引起。性交中斷、性生活頻繁、慢性便秘均是前列腺充血的原因。

藥方及注解

利尿清茶

五月艾根莖30克，鳳尾草、白茅根各15克，蜂蜜酌量。

用法：煎湯取汁（蜂蜜後兑入），每日1劑，代茶頻飲。

功效：清熱利濕。用於前列腺炎尿頻、尿急者。

益母茶

益母草子、茶葉各10克。

用法：沸水沖泡，代茶頻飲，每日1至2劑。

功效：活血利濕。用於前列腺炎小便混濁、疼痛者。

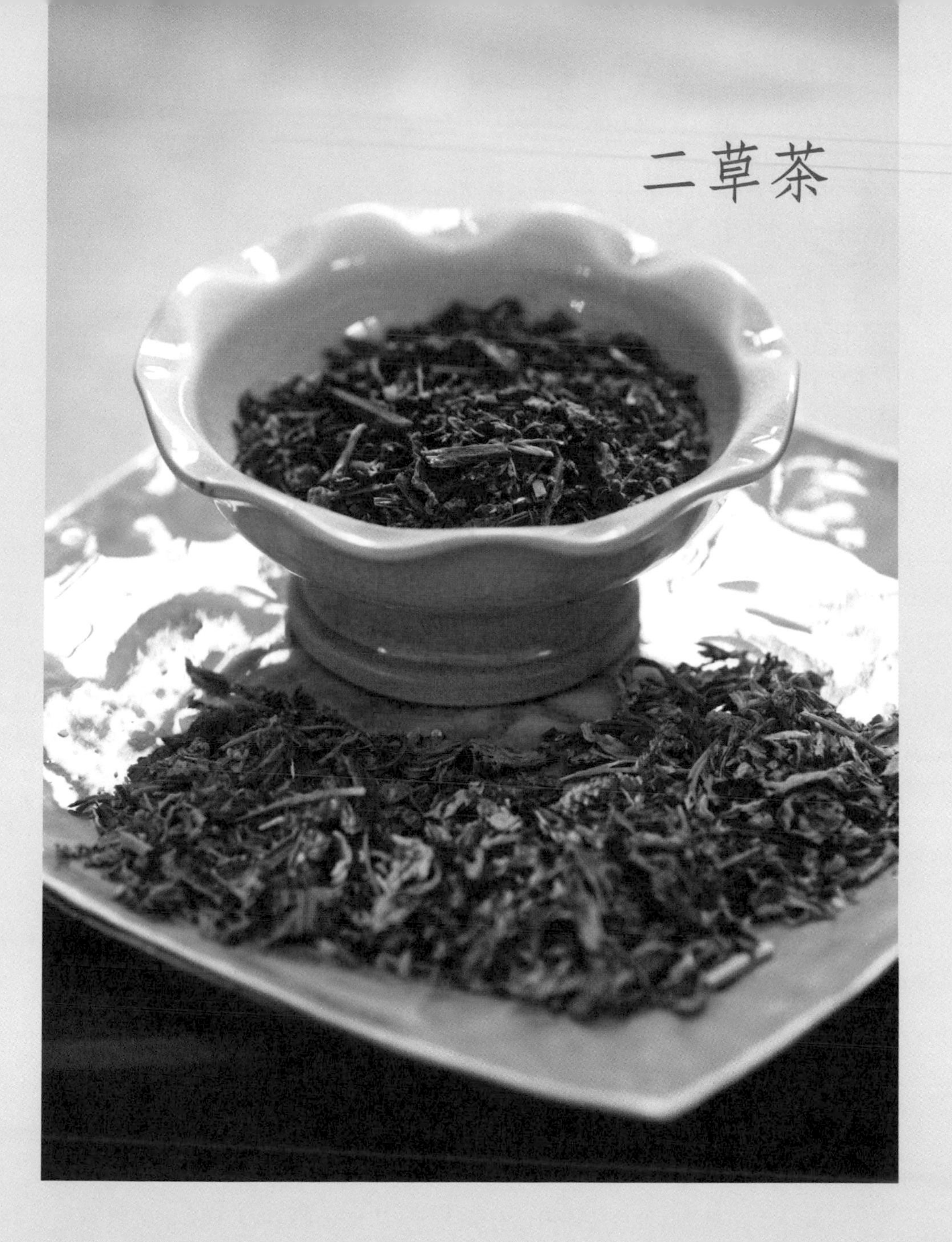

二草茶

旱蓮草、車前草各30克。

用法：煎湯取汁，每日1劑，代茶頻飲。

功效：清熱涼血。用於前列腺炎尿中帶血者。

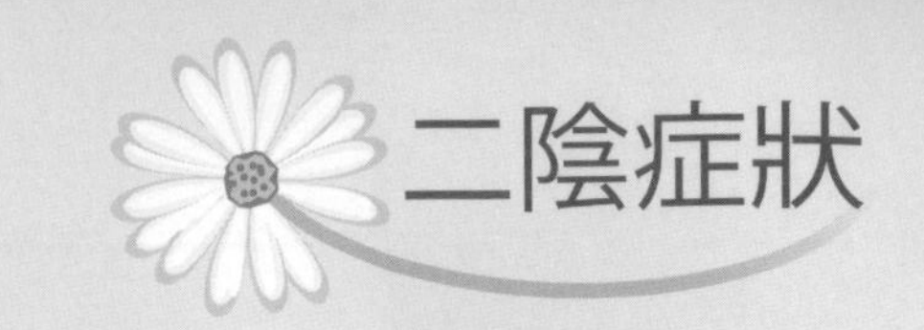

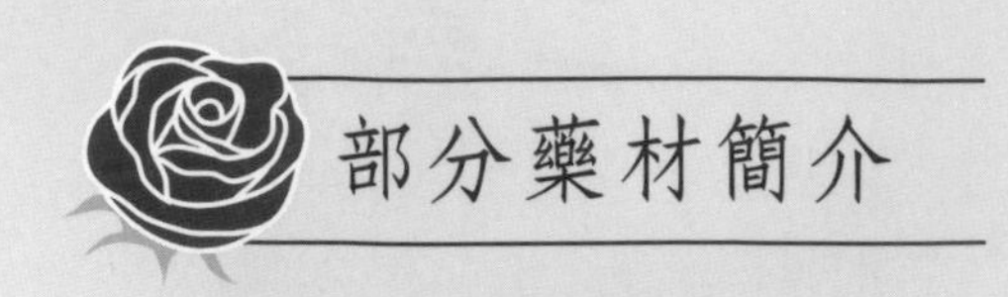

五月艾根莖：味辛微苦性微溫。歸脾、肝、腎經。祛風消腫、止痛止癢、調經止血。用於偏頭痛、月經不調、崩漏下血、風濕痹痛、瘧疾、痛腫、疥癬、皮膚瘙癢。

鳳尾草：民間多用於治痢疾和止瀉。味淡苦性寒。歸腎、胃經。清熱利濕、涼血止血、消腫解毒。治黃疸型肝炎、腸炎、菌痢、淋濁、帶下、吐血、衄血、便血、尿血、扁桃體炎、腮腺炎、癰腫瘡毒、濕疹。

旱蓮草：味甘酸性涼。歸肝、腎經。涼血、止血、補腎、益陰。治吐血、咳血、衄血、尿血、便血、血痢、刀傷出血、鬚髮早白、白喉、淋濁、帶下、陰部濕癢。胃弱便溏、腎氣虛寒者禁用。

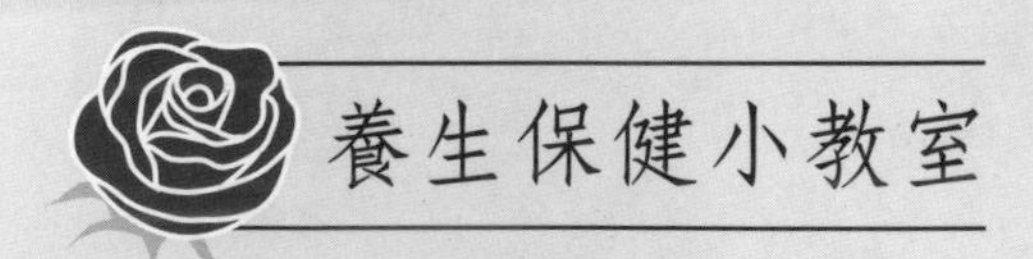

前列腺保護注意事項

1.記住「八多八少」：少菸多茶，少酒多水，少糖多果，少肉多菜，少鹽多醋，少怒多笑，少藥多練，少車多步。

2.包皮過長要及早做包皮環切手術，防止細菌藏匿並經尿道逆行進入前列腺。

3.及時清除身體其他部位的慢性感染病灶，防止細菌從血液進入前列腺。

4.及時排尿，不要久憋。憋尿可使尿液反流進入前列腺。

5.不久坐，不長時間騎自行車，以免前列腺血流不暢。

西醫治療、中醫治療包括針灸治療都可以很好地治療前列腺炎，男性朋友應加強信心，積極治療。

痔瘡

從根本上說，痔瘡是由於地球引力作用而產生的，或者說，它是人類由爬行改爲直立後的必然代價。因爲爬行動物不會患痔瘡。人體直腸末端黏膜下和肛管皮膚下靜脈叢發生擴張和屈曲所形成的柔軟靜脈團，稱爲痔，又名痔瘡。是一種慢性疾病。男女老少均可得病，有「十人九痔」之說。

醫學所指痔瘡包括內痔、外痔、混合痔。內痔：表面由黏膜覆蓋，位於齒線上方，由痔內靜脈叢形成，常見於左側正中、右前及右後三處，常有便血及脫垂史。外痔：表面由皮膚覆蓋，位於齒線下方，由痔外靜脈叢形成，常見的有血栓性外痔、結締組織外痔（皮垂）、靜脈曲張性外痔及炎性外痔。混合痔：兼有內外痔雙重特徵，以直腸黏膜及皮膚脫出、墜脹、疼痛、反復感染爲主要症狀。

藥方及注解

槐葉茶

嫩槐葉15克、茶葉3克。

用法：沸水沖泡，每日1劑，代茶頻飲。

功效：清熱止血。用於痔瘡便血者。

劉寄奴茶

劉寄奴、茶葉各依口味適量。

用法：沸水沖泡，代茶頻飲。

功效：涼血止血。用於痔瘡出血。

二黑茶

黑木耳60克、黑芝麻15克。

用法：二者分別炒後，煎湯取汁，每日1劑，代茶頻飲。

功效：止血通便。用於痔瘡便血。

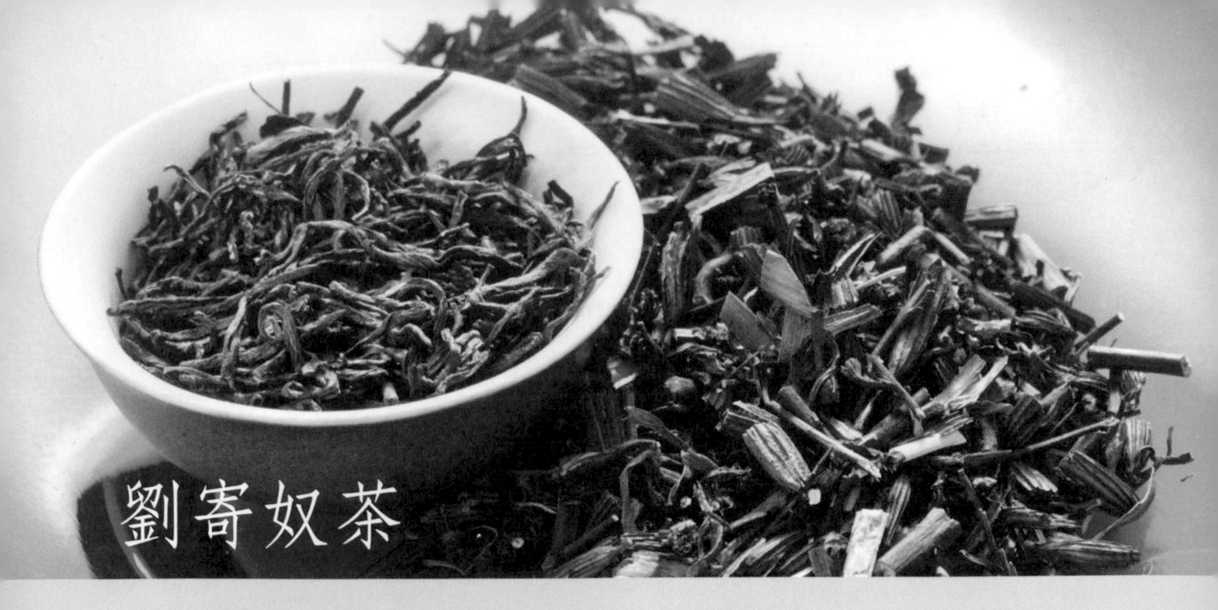

劉寄奴茶

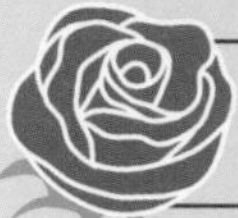

部分藥材簡介

槐葉：槐樹的葉子。我們知道槐花可以食用，可以入藥。味苦性平。歸肝、胃經。清肝瀉火、涼血解毒、燥濕殺蟲。主小兒驚癇、壯熱、腸風、尿血、痔瘡、濕疹、疥癬、癰瘡疔腫。

劉寄奴：味苦性溫。歸心、脾經。無毒。破血通經，斂瘡消腫。治經閉症瘕、胸腹脹痛、產後血瘀、跌打損傷、金瘡出血、癰毒焮腫。氣血虛弱，脾虛作泄者忌服。

養生保健小教室

痔瘡的早期症狀、危害及預防

一、痔瘡的十大早期症狀

1.便血；2.疼痛；3.便時有物脫出；4.肛門瘙癢；5.墜脹不適；6.流膿；7.有分泌物；8.便秘；9.便頻；10.有異物感。

在出現這些現象時及早發現，排除隱患，才能遠離疾病困擾。

二、痔瘡帶來很大危害

1. 引發肛腸疾病：痔瘡會引發如肛裂、肛瘺等肛腸類疾病。導致治療難度加大，恢復時間加長。

2. **引起脫垂、嵌頓甚至壞死**：內痔分爲Ⅰ、Ⅱ、Ⅲ期。一般Ⅰ期內痔發展時間較長，症狀較輕，如不及時治療，發展至Ⅱ期時，疼痛加重，由Ⅱ期發展到Ⅲ期，時間非常短，症狀明顯加重，如致壞死，後果非常嚴重。

3. **長期便血導致貧血**：便血是痔瘡的主要症狀，隨著失血量增加，會出現面色蒼白、乏力、頭昏、虛弱、記憶力下降、眼花、耳鳴、久坐久蹲後突然站起可致虛脫或昏厥、食欲下降、腹脹下腹浮腫等嚴重的貧血症狀。還有一種由痔核黏膜糜爛引起的貧血。由於內痔大多伴有痔核黏膜糜爛，糜爛較重而部位正好有小動脈時，大便時會形成噴射狀出血，且量多，極易引起貧血。若黏膜糜爛較重，加上長期大便乾燥，反復擦傷糜爛之黏膜，引起慢性出血，日久也能引起貧血。

4. **容易引發婦科炎症**：由於肛門和陰道接近，痔瘡出血或發炎往往會導致病菌大量繁殖，不愼進入陰道，引發各種陰道炎、尿道炎、膀胱炎、附件炎等婦科炎症。

5. **導致肛周長期濕疹**：由於痔塊脫出及括約肌鬆弛，黏液流出肛外刺激皮膚，而導致皮膚瘙癢和肛門濕疹。嚴重時甚至偶有蔓延至臀部、會陰及陰蒂，局部可出現紅疹、紅斑、糜爛、滲出、結痂、脫屑。病程長，肛門周圍皮膚常增厚，顏色灰白或暗紅、粗糙，以致發生皸裂、滲出、瘙癢、反復發作，並發病時間長。

6. **容易患上抑鬱症**：痔瘡長在私密部位，很多病人羞於啓齒，延誤了病情不說，還把憂思囤積在內心深處，成了不能說的秘密。長久以往久引發了心理障礙。

三、痔瘡患者的宜忌

1.食物應質地柔軟，易於消化。宜食用富含纖維素的食物如：新鮮蔬菜、水果、銀耳、海帶等，宜攝取具有潤腸作用的食物如：梨、香蕉、菠菜、蜂蜜、芝麻油及其他植物油、動物油等，以保證大便通暢，不造成便秘。宜選用偏涼性的食物如：黃瓜、苦瓜、冬瓜、西瓜、藕、筍、芹菜、菠菜、萵苣、茭白、蕹菜、茄子、絲瓜、蘑菇、鴨蛋、鴨肉等，以免加重而導致便血。久治不癒、長期出血、體虛者，宜適當選擇滋補食品如桂圓、紅棗、蓮子、百合、牛奶、芝麻、蜂蜜、核桃等。禁食辛辣刺激、燥熱、油膩、煎炸熏烤及熱性食品如：羊肉、生蒜、生蔥、辣椒等。應禁菸、禁酒。

2.體育鍛煉防治痔瘡：體育鍛煉有益於血液循環，調和人體氣血，促進胃腸蠕動，改善盆腔充血，防止大便秘結，預防痔瘡。

3.司機、久坐電腦前的工作人員，孕婦等特殊人群，每天做幾次提肛動作，很有好處。老年人散步、甩手、呼吸相結合，能很好地預防痔瘡。

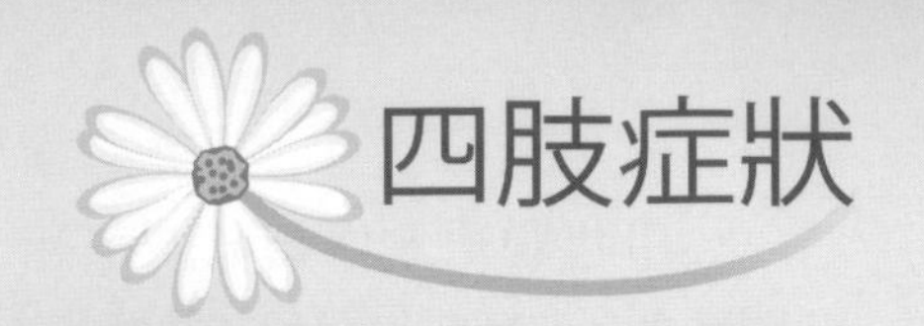

關|節|痛

關節痛是一個症狀。由關節本身或全身性病變引起，臨床上表現較多。按中醫辨證分爲風重、濕重、寒重、風濕、寒濕五種類型。

輕者因疼痛影響活動與睡眠，重者嚴重影響勞動與生活料理。引起關節痛的疾病，多侵犯、累及或損傷到膝、髖、肩、肘、腕、踝關節，也有影響到指、趾關節的，無論哪個關節受累，均給病者帶來疼痛之苦。

藥方及注解

木瓜茶

木瓜15克、南五加10克、炙甘草6克。

用法：煎湯取汁，每日1劑，代茶頻飲。

功效：舒筋活絡。用於濕邪引起的關節疼痛不利之症。

僵薑茶

白僵蠶、高良薑各10克，綠茶3克。

用法：共研細末，沸水沖泡，每日1劑，代茶頻飲。

功效：散寒止痛。用於性寒邪引起的關節疼痛，遇濕冷加重之症。

石楠茶

石楠葉10克。

用法：沸水沖泡，代茶頻飲。

功效：疏風通絡。用於風邪侵襲引起的關節疼痛之症。

槐桃壯骨茶

槐子、核桃肉、芝麻、細茶葉各20克。

用法：煎湯取汁，每日1劑，代茶頻飲。

功效：祛風止痛。用於風濕、類風濕性關節炎。

木仙茶

川木瓜、仙靈脾、豨薟草各15克，甘草10克。

用法：煎湯取汁，每日1劑，代茶頻飲。

功效：舒筋通絡。用於四肢關節風濕痹痛、麻木等症。

苡米防風茶

薏苡仁30克、防風10克。

用法：煎湯取汁，每日1劑，代茶頻飲。

功效：祛風除濕。用於風濕之邪侵襲關節經絡引起的肢節沉重、熱腫、疼痛之症。

部分藥材簡介

木瓜：味酸性溫。歸肝、脾經。平肝舒筋，和胃化濕。用於濕痹拘攣、腰膝關節酸重疼痛、吐瀉轉筋、腳氣水腫。

南五加：五加皮有「南五加」和「北五加」之分。南五加為五加科植物細柱五加的根皮，北五加為蘿藦科植物紅柳的根皮。味辛苦性溫。歸肝、腎經。祛風濕、補肝腎、強筋骨、活血脈。適用於風寒濕痹、腰膝疼痛、筋骨癱軟、體虛乏力、跌打損傷、骨折、水腫、腳氣、陰下濕癢、小兒行遲等。陰虛火旺者慎服。

石楠葉：味辛苦性平。有小毒。祛風、通絡、益腎。用於風溫痹痛、腰背酸痛、足膝無力、偏頭痛。祛風補腎。用於風濕筋骨痛、陽痿遺精。

仙靈脾：即淫羊藿，參見「淫羊藿」（第261頁）。

豨薟草：味苦性寒。歸肝、腎經。祛除風濕，強健筋骨，清熱解毒。治四肢麻木、筋骨疼痛、腰膝無力、瘧疾、急性肝炎、高血壓病、疔瘡腫毒、外傷出血。凡患四肢麻痹，骨間疼腰膝無力，由於外因風濕者，生用，不宜熟；內因屬肝腎兩虛，陰血不足者，不宜生用。

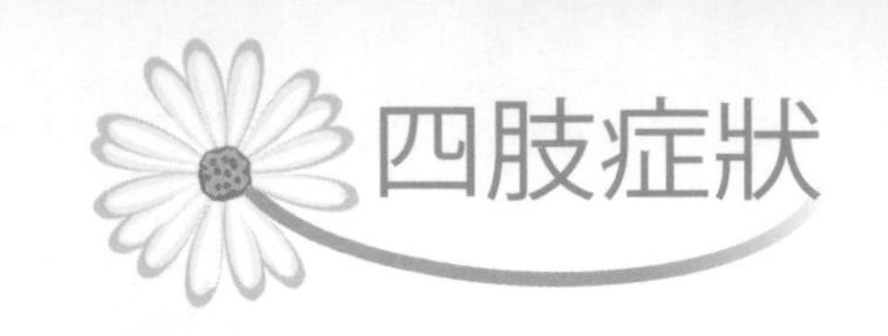

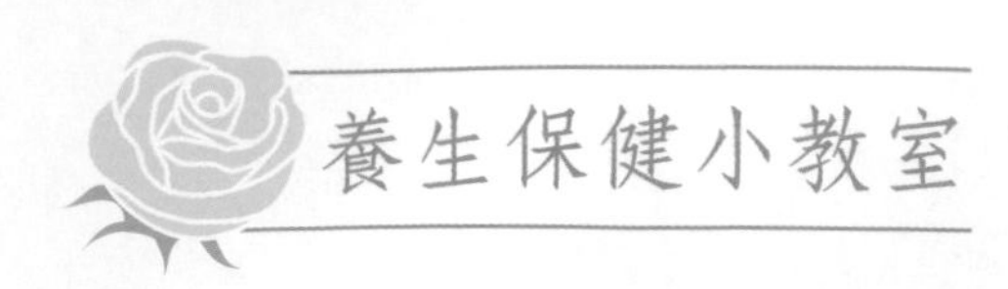

關節痛的預防保健

一、加強鍛煉，增強體質：廣播體操、保健體操、氣功、太極拳、散步等都是適合的運動項目。堅持鍛煉，身體強壯，抗病能力強，減少患病幾率。抗禦風寒濕邪侵襲的能力比不鍛煉的人強。

二、注意環境和氣候的變化：日常生活要避免風寒濕邪的侵襲。春季萬物萌發，易患類風濕性關節炎；夏季暑熱，人容易貪涼；秋季氣候乾燥，秋風送爽，天氣轉涼，要防止風寒侵襲；冬季寒風刺骨，要注意保暖。一年四季要防止受寒、受潮、淋雨，關節處要注意保暖，不穿濕衣、濕鞋、濕襪等。

三、起居有常，勞逸結合：過強的勞動強度會加速關節的磨損，有些類風濕性關節炎患者，病情基本控制後，不顧自己正處於恢復期，再次投入到緊張、勞累狀態，導致病情加重或復發。另外要注意居住地的乾燥和通風，潮濕、封閉的環境，不利於身體健康。不要睡在風口，不要睡在水泥地等地面上。

四、心理健康，情緒正常：有一些外部疾病其實是由內因引起的，由於精神受刺激、過度悲傷、心情壓抑等誘發關節痛。有些人患病之後更是不能很好地控制情緒，調節心態，情緒的波動使病情加重。保持正常心理狀態，學會面對和接受現實，對維持機體正常免疫功能是非常重要的。

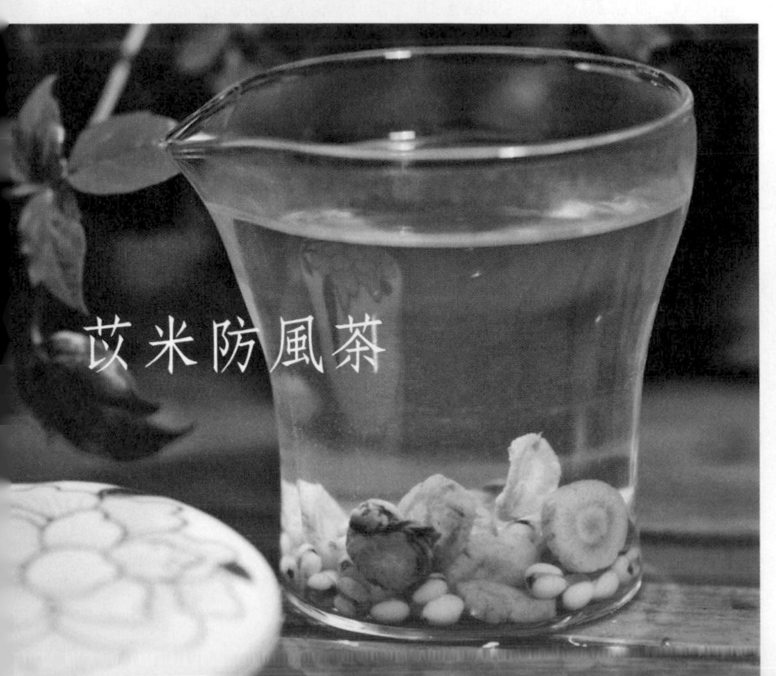

五、預防感染，控制疾患：有些類風濕性關節炎是在患了扁桃體炎、咽喉炎、鼻竇炎、慢性膽囊炎、齲齒等感染性疾病之後而發病的。預防感染和控制體內感染病灶是很重要的。

急性炎症一般於2至4周消退，不留後遺症，但常反復發作。若風濕活動影響心臟，則可發生心肌炎，甚至遺留心臟瓣膜病變。

腰|腿|痛

以腰部和腿部疼痛爲主要症狀的傷科病症。泛指腰背痛、臀部痛、腿痛、腿腳酸軟麻木，或這幾個部位同時疼痛，其發病率僅次於感冒。中醫認爲與腎虛、風邪入侵有密切關係。造成腰腿痛的病因比較複雜，先天性、外傷、身體機能退變、內臟疾病、心理因素都可造成或表現爲腰腿痛。

損傷：骨折與脫位、韌帶勞損、腰肌勞損、腰椎間盤突出症、腰椎滑脫、臀挫傷等。

退變：腰椎骨關節炎、小關節紊亂、骨質疏鬆、腰椎管狹窄、黃韌帶肥厚、內臟下垂等。

炎症：脊柱結核、化膿性骨髓炎、強直性脊柱炎、類風濕性關節炎、血管炎、神經炎、脊髓炎、消化性潰瘍、胰腺炎、尿路結石等。

腫瘤：轉移癌、血管瘤、骨巨細胞瘤、脊索瘤、脊髓及神經根腫瘤、胰腺癌、盆腔腫瘤等。

發育及姿勢異常：隱性脊椎裂、脊柱側凸、後凸脊膜膨出、血管畸形、遊走腎等。輕者腰痛，經休息後可緩解，再遇輕度外傷或感受寒濕仍可復發或加重；重者腰痛，並向大腿後側及小腿後外側及腳外側放射疼痛，轉動、咳嗽、噴嚏時加劇，腰肌痙攣，出現側彎。

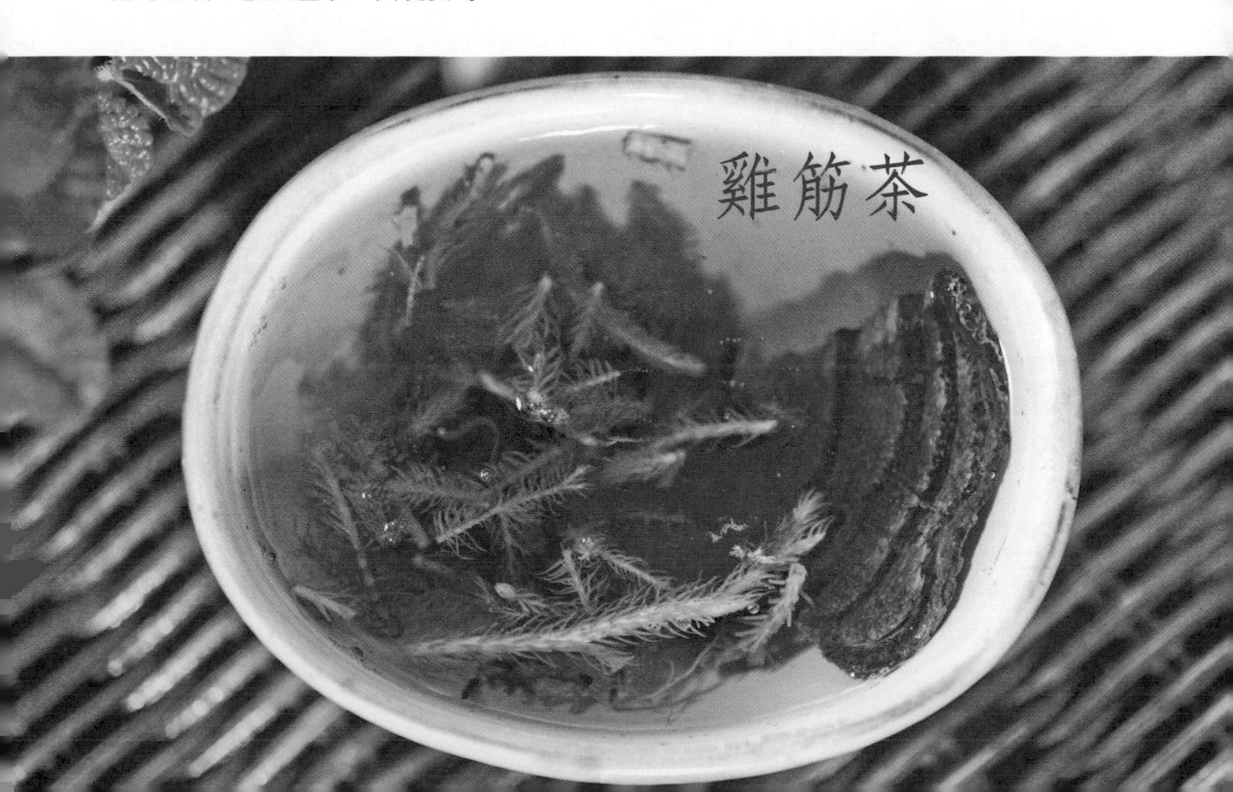

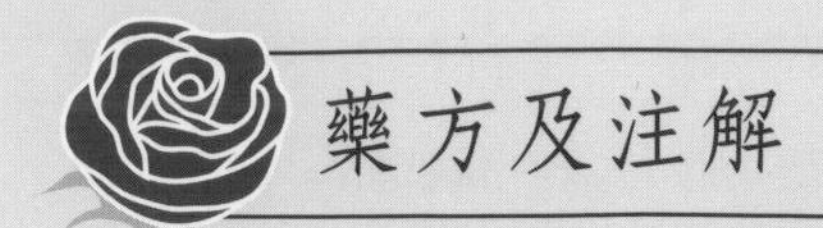

雞筋茶

雞血藤、伸筋草各15克。

用法：煎湯取汁，每日1劑，代茶頻飲。

功效：散寒活血。用於風寒濕邪引起的腰腿疼痛。

骨狗茶

骨碎補30克、狗脊、桂枝各15克。

用法：煎湯取汁，每日1劑，代茶頻飲。

功效：祛風通絡。用於性寒濕之邪引起的腰腿疼痛。

三子養腎茶

女貞子、旱蓮草、枸杞子30克，白菊花10克。

用法：煎湯取汁，每日1劑，代茶頻飲。

功效：補腎益精。用於腎虛腰痛、下肢酸軟、耳鳴頭暈等症。

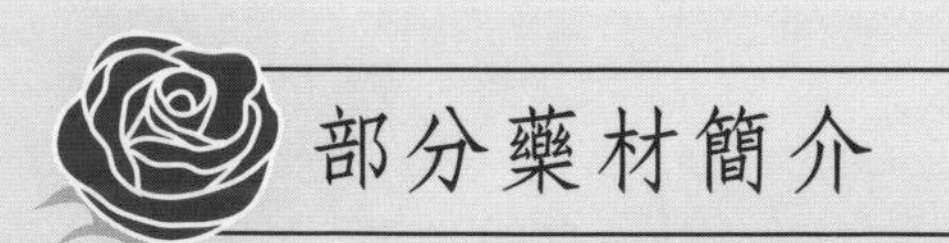

雞血藤：藤和根供藥用。味苦甘性溫。歸肝、腎經。散氣、補血、活血、通絡。用於月經不調、血虛萎黃、麻木癱瘓、風濕痹痛。陰虛火亢者愼用。

伸筋草：味微苦辛性溫。歸肝、脾、腎經。祛風除濕，舒筋活絡。用於關節酸痛、屈伸不利。孕婦及出血過多者忌服。

骨碎補：爲槲蕨的乾燥根莖。味苦性溫。歸腎、肝經。補腎強骨、續傷止痛。用於腎虛腰痛、耳鳴耳聾、牙齒鬆動、跌撲閃挫、筋骨折傷。外治斑禿、白癜風。陰虛及無淤血者愼服。

狗脊：叫「狗脊」但是和狗沒關係，是植物金毛狗脊的乾燥根莖。味苦甘性溫。歸肝、腎經。祛風濕，補肝腎，強腰膝。主治風濕痹痛、腰膝酸軟、下肢無力、尿頻、遺尿、白帶過多。外敷金瘡止血。腎虛有熱，小便不利或短澀黃赤，口苦舌乾者慎服。

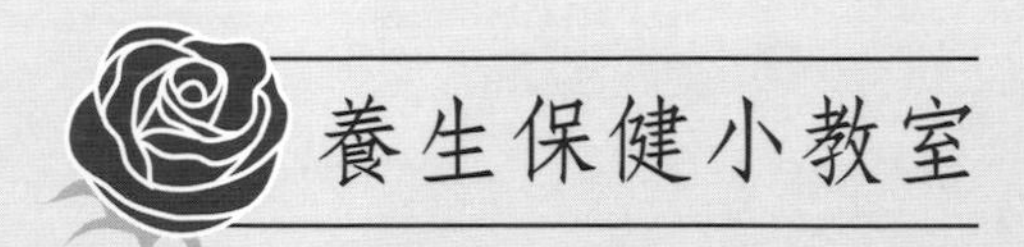

讓腰腿少受疼痛困擾

一、不宜久坐：司機以及在電腦前工作的上班族容易患腰腿痛，坐一會兒之後應該起來活動活動。

二、儘量避免外傷害：外傷造成的腰腿痛，如果不是造成了骨折，一般人是不會太在意的，因為不在意，就不會好好休養。如果當時沒有徹底根治和療養好，很容易留下後遺症，每當天氣轉涼或潮濕時，那些曾經受過傷的部位會有痛感或拉抻感，就是受傷時沒有徹底恢復造成的。老年人走路時滑一跤，也是很危險的。

三、平時多捶捶腰腿：有一種木質或橡膠質地的小皮捶，中老年人很喜歡，坐著看電視的時候，散步的時候，都可以輕輕地捶一捶，促進血液循環，疏通經絡，是最便宜的居家保健方式。

四、補充鈣及微量元素：中年之後人體鈣質流失逐漸嚴重，出現骨質疏鬆，於是腿開始酸疼。「人老先老腿」，如果感覺到腿有些不對勁，就要引起注意了。

五、避免過度勞累，搬運過重的重物：搬運過重的物體很容易閃到腰，就是腰扭了，這一扭可是非常嚴重的，會留下病根，造成腰肌勞損。還有些人長期超負荷體力勞動，勞動強度過大，休息不足，腰腿部肌肉組織沒有足夠的恢復時間，這些都會使人提前腰腿疼。

六、避免潮濕寒冷侵入身體：有些女性年輕時愛美，常年穿著單薄，露著腰腹，露著膝蓋，長此以往造成冷空氣入侵體內，寒氣聚集，到中年就會出現腰腿疼現象。要保護好腰腹和關節，以免受涼造成腰腿疼。

4 附錄篇

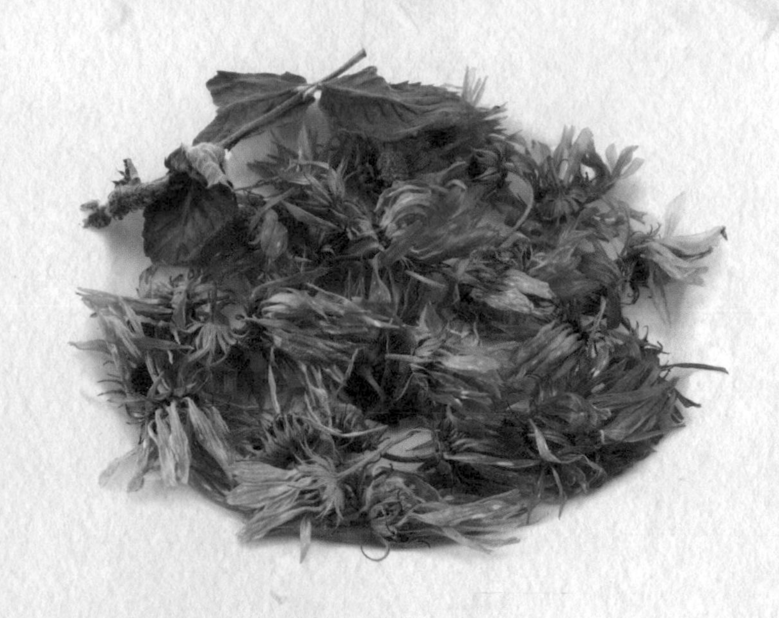

- 本書涉及的花
- 本書涉及的參
- 本書涉及的茶
- 藥食同源的形成
- 藥食同源的品種
- 食療物種品類

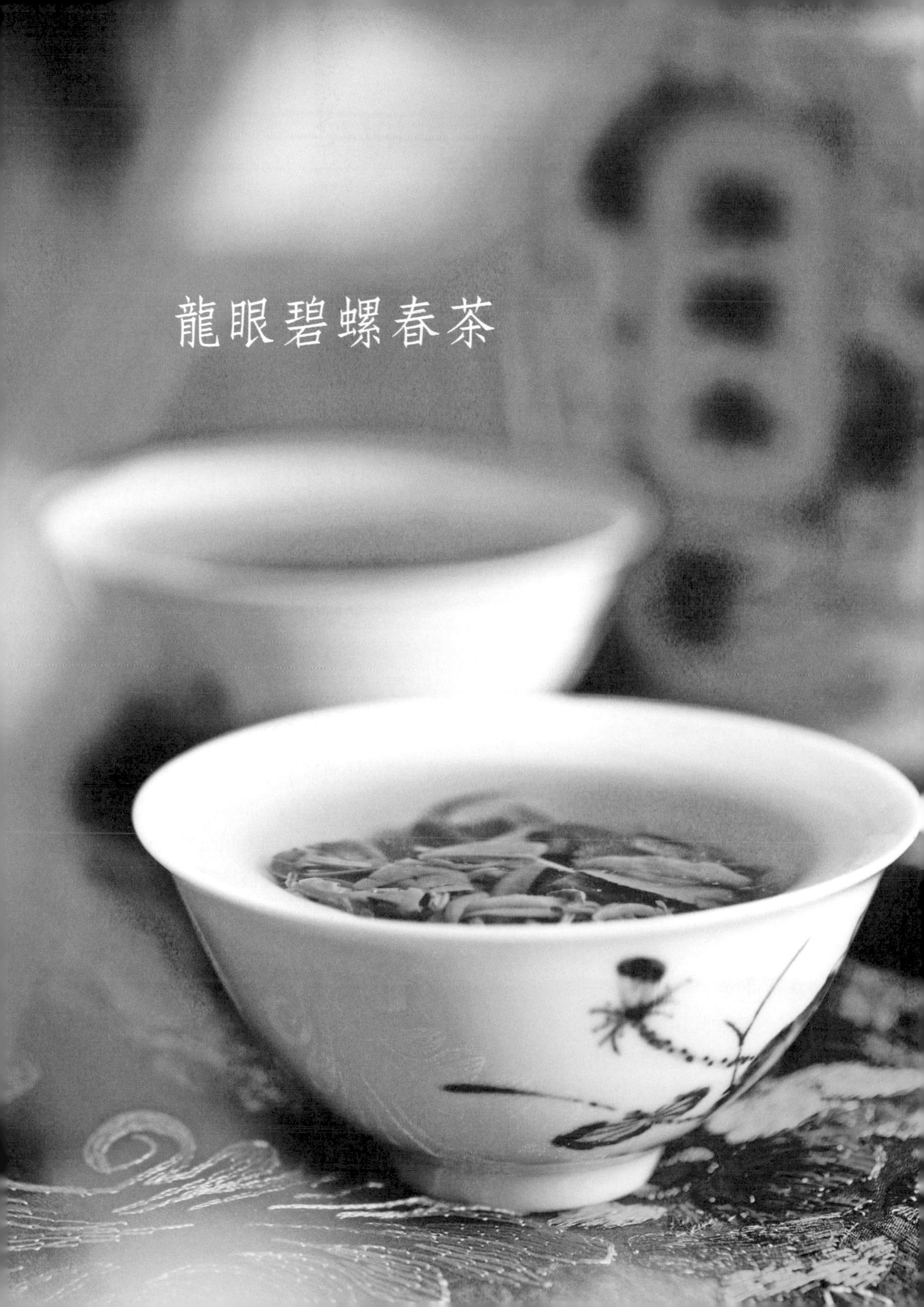
龍眼碧螺春茶

附錄一 |本書涉及的花

桂花：說到桂花，就不能不讓人聯想到嫦娥奔月、吳剛伐桂的神話，月中的宮殿，宮中的仙境，美麗的嫦娥，勤勞的吳剛，可愛的玉兔，多麼令人神往的畫面。正因如此，桂花樹成了「仙樹」，而桂花則被稱爲「天香」。桂花又名月桂、木犀、七里香、九里香。韓子蒼詩：「月中有客曾分種，世上無花敢鬥香」。李清照稱桂花樹「自是花中第一流」。桂花的香氣是其他花卉無法比擬的。自漢代至魏晉南北朝時期，桂花成爲名貴花木與上等貢品。桂花按顏色分爲金桂（金黃色，味最香）、銀桂（白色，味道次於金桂）、丹桂（橙黃至朱紅色，味道淡）。還有一種四季開花的四季桂，但幾乎無香，不入藥。桂花味辛性溫。散寒破結、化痰止咳。用於牙痛、咳喘痰多、經閉腹痛。在南方，糯米桂花藕是著名的小吃，幾乎家家都做。

桃花：「桃之夭夭，灼灼其華」，桃花的美麗和妖豔是春天裡一道誘人的風景；「桃花依舊笑春風」「人面桃花相映紅」，看似寫花，實則是寫對佳人的愛戀和思念。桃花不僅入詩歌，入繪畫，更可入食入藥，是養顏佳品。桃花味甘辛性微溫。入心、肺、大腸經。利水，活血，通便。治水腫、積滯、痰飲、腳氣、大小便不利、閉經。桃花活血止痛的功能顯著，化瘀美膚效果非常好。因爲大小便不通暢，腸道裡堆積大量毒素，所以面部容易出現各種斑點，而飲用桃花水後，很快就能順暢排便，將體內毒素迅速清出，使人神清氣爽，同時顏面色斑減少，暗黃減少，從而提亮肌膚光澤。桃花有減肥功效，能將體內垃圾排出，瘦身效果極佳。腹瀉的人不宜飲用。

茉莉花：「一卉能熏一室香」，茉莉花雖淡雅沒有驚豔的姿色，但香氣卻是其他花卉無法比擬的。玫瑰的甜、梅花的馨、蘭花的幽、玉蘭的清，在茉莉花身上都兼而有之。長久以來用於製作茉莉花茶、提煉香料等，日常使用的香皂、精油、香水、化妝品裡，也許都有茉莉花的香味。茉莉花味辛甘性溫。歸脾、胃經。清熱解表、化濕和中、理氣開鬱。具有辛、甘、涼、開鬱辟穢的作用。主治下痢腹痛，目赤腫痛，瘡瘍腫毒等病症。用於脾胃濕濁不化，少食脘悶，腹瀉或下痢腹痛。茉莉花所含揮發油性物質，具有行氣止痛、解鬱散結的作用，可緩解胸腹脹痛、下痢、裡急後重等病狀，爲止痛佳品。茉莉花對多種細菌有抑制作用，內服外用，可治療目赤、瘡瘍、皮膚潰爛等炎性病症。火熱內盛、燥結便秘者愼食。

玫瑰花：玫瑰長久以來象徵著美麗和愛情。「玫瑰非奇卉也，然可食可佩。」玫瑰對於女人，是養生養顏的奇珍異品。平時常用它來泡水喝有很多好處，尤其是月經期間情緒不佳、臉色黯淡，甚至是痛經等症狀，都可以得到一定的緩解。玫瑰花瓣、根均作藥用，入藥多用紫玫瑰。入藥以氣味芳香濃郁、朵大、瓣厚、色紫，鮮豔者爲佳。據說楊貴妃沐浴的華清池長年浸泡著鮮嫩的玫瑰花蕾，並睡在玫瑰床上。所以她一直保持肌膚柔嫩光澤，成爲盛唐第一美女。玫瑰花味甘微苦性溫。入肝、脾、胃經。理氣活血、調經止痛、行氣解鬱。常用於胸脅胃脘脹痛，經前乳房脹痛，損傷瘀阻疼痛，消化不良，月經不調等。

飲用的玫瑰一般選用花蕾。盛開的玫瑰花瓣可以用來泡澡，也是芳香解鬱的好辦法。適宜皮膚粗糙、貧血、體質虛弱者。陰虛有火者勿服。玫瑰花可提取高級香料玫瑰油，玫瑰油價值比黃金還要昂貴，故玫瑰有「金花」之稱。玫瑰中有一種「藍色妖姬」，是情人節那天最受歡迎、價格最昂貴的禮物。

月季花：花中皇后。月季花種類主要有食用玫瑰、藤本月季、大花香水月季（切花月季）、豐花月季（聚花月季）、微型月季、樹狀月季、壯花月季、灌木月季、地被月季等。顏色品種有白色、黃色、紅色、藍色、黑紅色、綠色、橙色、粉色。花可提取香料。根、葉、花均可入藥。活血消腫、消炎解毒。味甘性溫。入肝經。活血調經、消腫解毒。由於月季花的祛瘀、行氣、止痛作用明顯，常被用於治療月經不調、痛經等病症。常飲月季花，活血美容，青春長駐。月季與鵝肉同食損傷脾胃。與兔肉、柿子同食導致腹瀉。不宜與甲魚、鯉魚、豆漿、茶同食。

白菊花：古人稱之謂「千葉玉玲瓏」。又名甘菊、杭菊、杭白菊、茶菊、藥菊。「甘菊性甘溫，久服最有益」，「黃白兩種，白者爲勝」。《神農本草經》把菊花列爲上品，稱爲「君」。白菊花、根、葉均可入藥。白菊可代茶，其色、香、味不亞於龍井茶。經常服用，能增強毛細血管抵抗力，抑制毛細血管的通性，起到抗炎強身作用。白菊花是解暑的清涼飲料，與枸杞一起服用可以明目。

白菊花代表高尚，是被選來獻給四世紀中葉的羅馬教皇——聖馬克的花。在歷代教皇中，這位教皇被公認是最具有高貴氣質的人。凡是受到這種花祝福的人，擁有超凡脫俗的高貴情操。只是這份脫俗的氣質，往往被誤認爲是高傲，讓人不敢接近。而在中國，送白菊花表示哀悼。

白梅花：「驛外斷橋邊，寂寞開無主。已是黃昏獨自愁，更著風和雨。無意苦爭春，一任群芳妒。零落成泥碾作塵，只有香如故。」這首陸游的《卜運算元‧詠梅》，原來是描寫白梅花的。「最是回眸一笑人間無顏色。」白梅花在詩歌中的地位居然如此之高。白梅花別名綠萼梅、綠梅花。爲梅花的花蕾。藥用以白梅花爲主，紅梅花較少使用。味酸澀性平。無毒。歸肝、肺二經。升陽氣、解毒、生津、開胃、散郁、舒肝、和胃、化痰。治梅核氣、肝胃氣痛、食欲不振、頭暈、瘰鬁、痰熱壅滯、暑熱煩燥、瘰鬁結核、癰疽腫毒。

槐花：也稱槐蕊，花蕾稱爲槐米。花5瓣，以黃色或黃白色多見，也有紫紅色。盛夏時，一串串槐花綴滿樹枝，空氣中彌漫著淡淡清香，沁人心脾。白居易在《秋日》中寫道：「嫋嫋秋風多，槐花半成實。」又在《秋涼閑臥》中寫道：「薄暮宅門前，槐花深一寸。」可見槐花對於詩人的影響之深。

槐花味苦性微寒。歸肝、大腸經。富含維生素和多種礦物質。用於醫療的槐花均指黑槐，即笨槐，不是洋槐。洋槐不入中藥。槐花入血斂降、涼血止血、清肝瀉火、清熱解毒、涼血潤肺、降血壓、預防中風。主治腸風便血，痔血，血痢，尿血，血淋，崩漏，吐血，衄血，肝火頭痛，目赤腫痛，喉痹，失音，癰疽瘡瘍。涼血止血宜炒用，清肝瀉火宜生用。可與夏枯草、菊花、黃芩等同用，煎水飲，以增清肝瀉火明目之效。槐花較甜，糖尿病人不要多吃。粉蒸槐花不易消化，消化系統不好的人，尤其是中老年人不宜過量食用。過敏性體質慎食。

金銀花：金銀花爲忍冬的乾燥花蕾或帶初開的花。忍冬花初開爲白色，後轉爲黃色，得名金銀花。金銀花味甘性寒。無毒。歸肺、胃經。氣芳香。未成毒則散，已成毒則消，將死者可生，已壞者可轉。甘寒清熱而不傷胃，芳香透達又可祛邪，自古被譽爲清熱解毒的良藥。既宣散風熱，還清解血毒，清肝明目、涼血消暑，生津止渴、防病抗癌、減肥降脂、降壓，提高人體免疫力，用於各種熱性病，如身熱、發疹、發斑、熱毒瘡癰、咽喉腫痛等症。金銀花是抗「非典」中成藥中首選的一味。我國自古以來，民間就有這樣一個習慣：在炎夏到來之際，給兒童喝幾次金銀花茶，用以預防夏季熱癤的發生；在盛夏酷暑之際，喝金銀花茶能預防中暑、腸炎、痢疾等症。

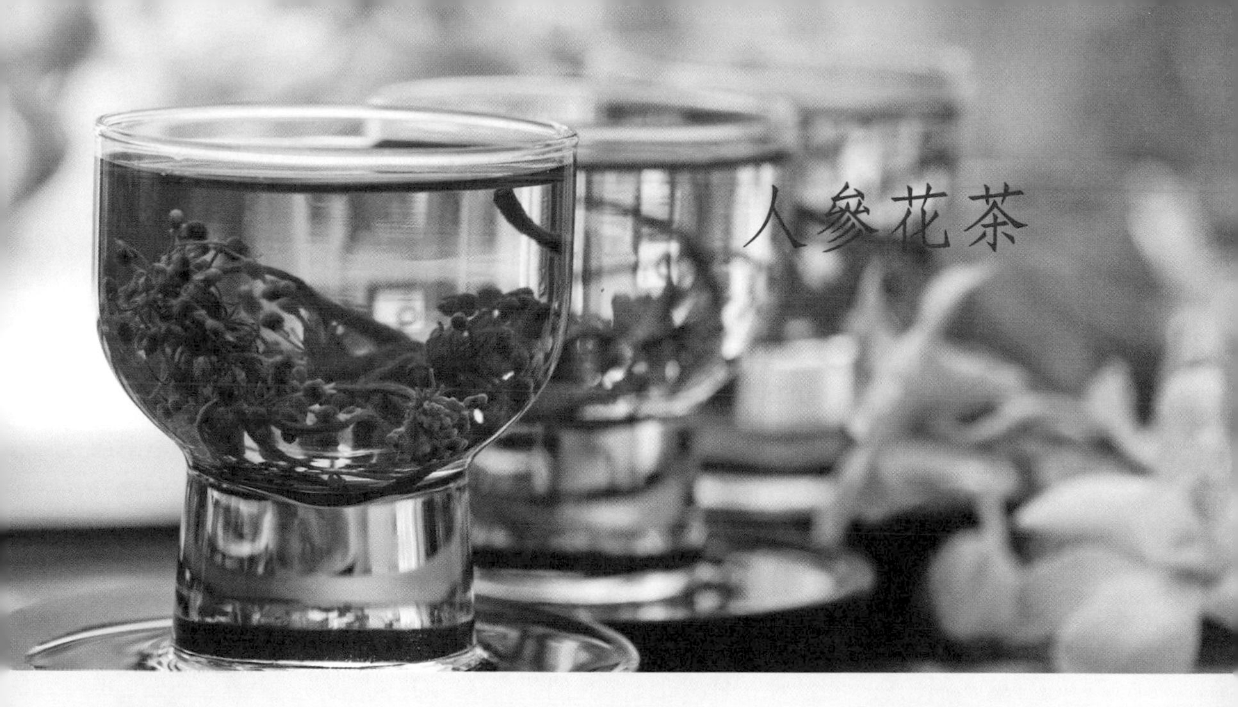

人參花茶

金盞花：又名金盞菊。有黃、橙、橙紅、白等色，也有重瓣、卷瓣和綠心、深紫色花心等栽培品種。金盞菊富含多種維生素，尤其是維生素A和維生素C；幾乎各部位都可以食用；其花瓣有美容之功能，花含類胡蘿蔔素、番茄烴、蝴蝶梅黃素、玉紅黃質、揮發油、樹脂、黏液質、蘋果酸等。根含苦味質，山金東二醇；種子含甘油酯、蠟醇和生物鹼。放入洗髮精裡可以使得頭髮顏色變淡。

味淡性平。歸、胃、大腸經。花、葉有消炎、抗菌作用，花還可涼血、止血。根能行氣活血。新鮮的花瓣可以放在沙拉裡吃。金盞花有超強的癒合能力，殺菌收斂傷口，治理發炎，暗瘡，毛孔粗大，防止疤痕的產生、修護疤痕的功效。能鎮定肌膚，改善敏感性膚質。能滋潤乾燥唇部，促進皮膚新陳代謝。尤其針對乾燥的肌膚，有高度的滋潤效果。

金盞菊適合單泡，適宜搭配綠茶。感冒時飲用金盞花茶，有助於退燒，清涼降火氣。還具有鎮痙攣、促進消化的功效，對消化系統潰瘍的患者極適合。此外，還能促進血液循環，幫助女性生理期間擁有清爽自由的心情。也可緩和酒精中毒，故也有益補肝的功效。金盞花還有一個別名，叫做「家庭主婦的時鐘」。而花語代表「一絲不苟」。因為它固定在早晨的某個時間開花，在晚上的某個時間閉合，是一種相當守時的花。凡是受到這種花祝福而生的人，個性嚴謹、一絲不苟。

金蓮花：常見黃、橙、紅色。具藥用功能，可清熱解毒，主治扁桃體炎、咽炎、上感、中耳炎等。傳說遼金時代最著名的女人蕭太后經常沖泡金蓮花飲用，因而皮膚白皙，直至中年以後依然青春靚麗。

味苦性涼。歸肺、大腸經。清熱解毒。用於急、慢性扁桃體炎，急性中耳炎，急性鼓膜炎，急性結膜炎，急性淋巴管炎等。有一定毒性，一次不要沖泡太多。最好在醫生指導下飲用。須忌食菸酒、辛辣、油膩食物。

合歡花：兩兩相對，是夫妻好合、永遠恩愛的象徵。合歡樹被奉爲澳大利亞的國樹，合歡花被定爲澳大利亞國花。每年9月，澳大利亞到處都盛開著金黃色的合歡花，香飄四方，景色宜人。味甘淡性平。氣微香。歸心、脾經。以身乾色黃、無泥染、花不碎者爲佳。合歡花有寧神作用，養心、開胃、理氣、解鬱，主要是治鬱結胸悶、失眠、健忘、眼疾、神經衰弱等。

芙蓉鮮花：四川成都被稱爲「蓉城」，就是因爲開滿了芙蓉花。芙蓉豔麗無比，一日三變，晨粉白、晝淺紅、暮深紅，是其他花卉沒有的獨特魅力。芙蓉「拒霜」的獨特性格也令人敬仰，它盛開於農曆九至十一月，百花凋謝，獨它傲霜綻放。白居易詩曰：「莫怕秋無伴愁物，水蓮花盡木蓮開」。蘇東坡讚美它：「喚作拒霜猶未稱，看來卻是最宜霜」。屈原流放常德曾流連於芙蓉花叢，他在《九歌》中寫道：「采薜荔兮水中，搴芙蓉兮木末。」看詩人們如此歌頌芙蓉，不僅心馳神往起來。芙蓉渾身是寶，花、花萼、葉皆可入藥。味辛微苦性涼。歸肺、心、肝經。花萼入藥，清熱涼血、幫助消化、利尿消腫、養血活血、養顏美容、消除宿醉。適用於熱癤、瘡癰、乳癰及肺熱咳嗽、肺癰、吐血、目赤腫痛、白帶、腹瀉、腹痛、癰腫、瘡癤、毒蛇咬傷、水火燙傷、跌打損傷等病症；又可用於血熱引起的崩漏，常與蓮蓬殼配合同用。

藏紅花：又稱番紅花、西紅花。名爲紅花，其實有白、紫、橙等色，花朵優雅，花香特異。主要藥用部分爲花中小小的柱頭，因此十分珍貴。味甘性平。鎮靜、祛痰、解痙、活血化瘀、涼血解毒、散鬱安神、止痛。用於胃病、調經、痲疹、發熱、黃膽、肝脾腫大等。也用於憂思鬱結、胸膈痞悶、吐血、傷寒發狂、驚怖恍惚、婦女經閉、血滯月經不調、產後惡露不盡、瘀血作痛、痲疹、跌打損傷等。

丁香花：味辛性溫，具有溫中降逆、溫腎助陽、芳香健胃、驅風散寒、鎮痛鎮痙、止吐等功效，可治胃腹冷痛，打嗝，嘔吐，慢性消化不良，子宮痛，疝痛等疾病。含有揮發油、香夾蘭醛等成分，丁香油爲牙科用以治療牙痛時常用藥品。

附錄二 本書涉及的參

人參：（含高麗參、大陸參、東洋參）

人參被稱爲「百草之王」，爲五加科植物的乾燥根，馳名中外的滋補珍品，被列爲國家珍稀瀕危保護植物。「人參、貂皮、鹿茸」爲著名的東北三寶。人參從加工手段上分爲白參、水參、生乾人參、太極參、紅參。白參、水參是指直接採收未經處理的人參；生乾人參指以水清洗過即乾燥的人參；太極參指以水煮過並乾燥的人參；紅參指經蒸煮過再曬乾的人參。

人參味甘微苦性平微溫。歸脾、肺經。對人體有「補五臟、安精神、定魂魄、止驚悸、明目開心益智」功效。大補元氣，複脈固脫，補脾益肺，生津止渴，安神益智。主治勞傷虛損、食少、倦怠、反胃吐食、大便滑泄、虛咳喘促、自汗暴脫、驚悸、健忘、眩暈頭痛、陽痿、尿頻、消渴、婦女崩漏、小兒慢驚及久虛不復，一切氣血津液不足之證。人參不僅入藥，還被添加進各種美容品、護膚品、洗髮用品中。

關於服用人參的講究：

1.不需要補氣的人不用服人參：如沒有氣虛的病症而服用人參，是沒有必要的。體質壯實並無虛弱現象的人，不用進服補藥。無論是紅參或生曬參，在食用過程中一定要循序漸進、不可過量服食。

2.服用人參注意季節：一般秋冬季節天氣涼爽，進食人參比較適宜；夏季天氣炎熱，不宜食用人參。

3.服用人參忌吃各種蘿蔔，如紅蘿蔔、白蘿蔔、綠蘿蔔。人參主要功能是大補元氣，蘿蔔「下大氣」，一個大補，一個大下，正好抵消。服用人參後還忌飲茶，茶中的某些成分會使人參的作用受損。忌吃各種海味。

4.實症、熱症而正氣不虛者忌服。

5.反藜蘆、畏五靈脂、惡皀莢，應忌同用。

6.人參怕五金：無論是煎服、燉服、沖泡，都忌用五金炊具，最好用紫砂、陶瓷、玻璃等。

高麗參：產於韓國。依形色又可分爲水參、白參及紅參。剛採自參田、尙未經過曬乾過程的即爲水參，不過由於保存不易，因此除了產地外很難見到；其次爲白參，它是以四至六年生的水參爲原料，剝皮後以太陽光或熱風自然曬乾而成，色澤呈微白的黃色；最後爲紅參，它是將水參熱蒸後烘乾而成，水分含量低於百分之十四，組織較硬，呈黃褐色，可長期保存。高麗參一般生長四至六年收割，其中又以六年根的品質最優，超過六年品質便會走下坡。

高麗參在臨床上常用來治療一般虛弱症狀，諸如：包括：貧血、糖尿病、肝病、性機能障礙、高血壓和動脈粥樣硬化症、神經衰弱、精神病、胃潰瘍、年老體弱、強壯劑、反復感冒、慢性泄瀉、慢性腎炎、急性呼吸功能不全、哮喘、乙醇中毒、久瀉脫肛等。此外，因高麗參的量多質優，所以吸引不少學者進行研究，目前已發現高麗參裡至少含有三十四種皀，由此可知高麗參確實具有卓越的藥理效能。

大陸參: 有東北的吉林、遼東、黑龍江，與河北、湖北、雲南、四川等七省產參。其中，白參以吉林、遼東所產最佳，紅參以長白山新開河流域所產最好。除了以上七省產參外，在人跡罕至的深山僻野中，亦偶可發現珍貴的野山參（尤其在中國東北，如長白山、吉林等地），因爲罕有，野山參的價格甚爲昂貴。野山參與高麗參不同，高麗參的黃金期爲六年，過了六年則走下坡，而野山參則是越陳越値錢。通常野山參的生長期，可由幾十年到一兩百年不等，最長甚至可達五百年以上。野山參在市場極其罕見，消費者不要被矇騙。

東洋參: 日本所產的人參即爲東洋參，它是由原產於中國東北或韓國的種子栽培而得。不過因遠離了原先自然的生長環境，東洋參功效較弱，相對便宜。

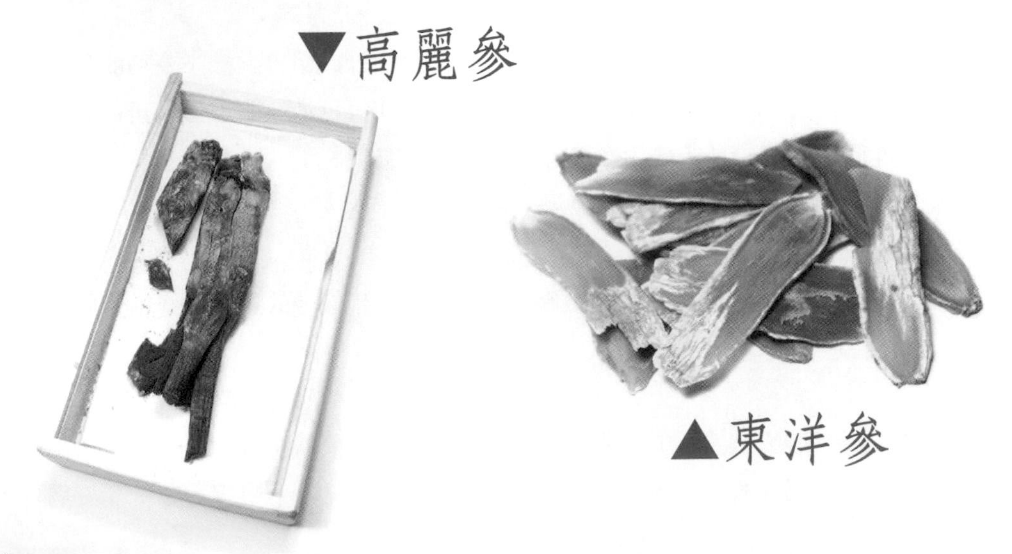

▼高麗參

▲東洋參

西洋參：（粉光參、花旗參、巴參）

早在清康熙33年《補圖本草備要》和清乾隆30年《本草綱要拾遺》中已有西洋參藥性的記載。西洋參味苦微甘，性涼。歸心、肺、腎經。補氣養陰，清熱生津，益肺陰，清虛火，生津止渴。用於氣虛陰虧、內熱、咳喘痰血、虛熱煩倦、消渴、口燥咽乾。改善心肌功能、抗缺血、抗心律失常、抗休克、抗動脈硬化、抗缺氧、抗疲勞、耐高溫、耐寒、耐饑渴、促進造血、鎮靜、降血糖、增強免疫力。

西洋參在臺灣俗稱巴參，主產於美國、加拿大等地，又因爲美國威斯康辛州所出產的參質優量多，所以亦稱爲花旗參。西洋參按生長的環境，又可分爲爲野生、半野生及人工栽植三種，其中野生和半野生洋參均不多見，市面上常見的大多爲人工栽植品。

西洋參亦屬於五加科植物人參屬，其主要有效成份和人參大致相同，西洋參亦含有豐富的人參皀。目前已知西洋參至少含有十七種人參皀，雖然其皀種類僅有人參的一半，不過它的總皀含量豐富，因此具有與人參不同的藥理，臨床上人參並無法取代。新鮮或品質好的西洋參都略帶香氣，不會有受潮的霉味或泥土味。好西洋參以條勻、色白、起粉、質硬、體輕、表面細紋橫密集且呈環狀，含口中能生津者爲佳，建議以較堅硬並較老者爲優選。

值得一提的是，在眾多參中，只有西洋參性涼，所以最適合熱氣，也就是夏季時食用，同時亦較適合燥熱、年青、菸酒過多的人。西洋參能益氣降火、解酒清熱、提神健脾開胃，因此很適合工作太忙、睡眠不足的人使用。西洋參的藥性與人參有相似之處，但並不相同。人參提氣助火，西洋參滋陰降火。因此，凡有肺陰不足之咳嗽喘促，胃燥津傷的咽乾口渴，最適宜用之。日常生活中感覺有虛煩燥火，喉疼失音，納呆（食欲差）倦怠，菸酒過多，特別是夏季治理小孩虛熱、煩躁、食欲不振，西洋參最合適。陰虛體質宜食。

西洋參最好在空腹時服用，此時胃部吸收力較好，更易顯現效果。

關於西洋參的禁忌：

1.中陽不足或衰微，及胃濕濁者（易腹瀉者）忌用。

2.服用西洋參時不要飲茶：茶葉中含有多量鞣酸，會破壞西洋參中的有效成分，須在服用西洋參2至3日後才能喝茶。

3.不要吃蘿蔔。

4.警惕不良反應：有的人服西洋參後出現畏寒、體溫下降、食欲不振、腹痛腹瀉；也有人發生痛經和經期延遲；還有人發生過敏反應，上下肢呈現散在大小不等的水泡，瘙癢異常，停藥後，水泡可自行吸收消退。

5.使用時不可使用鐵器或火炒。

太子參：用於補虛藥、補氣藥。太子參本應是石竹科草本植物孩兒參的塊根，但現在商品普遍用石竹科植物異葉假繁縷的塊根代替，雖有滋補功用，但其力較薄。味甘微苦性微溫。無毒。歸心、脾、肺經。補益脾肺，益氣生津。治肺虛咳嗽，脾虛食少，心悸，怔忡，水腫，消渴，精神疲乏。用於脾氣虛弱，胃陰不足，食少體倦，口渴舌乾；肺虛燥咳，咽乾痰黏；氣陰不足，心悸失眠。

配麥冬，補肺、潤肺、養陰，用治肺陰虧虛的肺虛咳嗽最宜。

配黃芪，補益之效大增，常用治勞倦乏力爲效。

配白朮，共奏補脾肺之功。同治虛勞，勞倦乏力者。

黨參：黨參味甘性平。黨參並非屬於五加科植物，而是屬於桔梗科。黨參按產地不同可分爲西黨參、東黨參和潞黨參三種，其根體外型長且大，不似人參具有人型。黨參補中益氣、生津養血，臨床上常用於肺虛咳喘、語言無力、脾虛倦怠乏力、氣虛實邪、氣急喘促、脾虛食少、血虛津傷、頭暈、面目浮腫、久病失血、氣血兩虧、久瀉脫肛等症狀。爲了保健，平時也可以適當服用黨參，提神益智、減輕疲勞、改善消化吸收、加強新陳代謝、加強脂肪代謝等。

玄參：玄參即元參。味甘苦鹹性寒。在參裡面味最苦，屬玄參科植物，並不具有人參的功效，因此只是空具「參」名，實際上與參的作用並不同。入肺、胃、腎經。玄參涼血、滋陰、降火、清熱、解毒，主治發燒煩渴、自汗盜汗、便秘、吐血、鼻血、咽喉炎、肺結核。也用於熱病傷陰、舌絳煩渴、溫毒發斑、津傷便秘、骨蒸勞嗽、目赤、咽痛、瘰鬁、白喉、癰腫瘡毒，斑疹、口渴煩熱、便秘及咽喉腫痛等，既清熱瀉火，又滋養津液，因而熱毒實症、陰虛內熱、虛火上升而出現咽喉腫痛（如慢性咽炎）均可使用，是喉科的重要用藥。玄參還可以降血壓和降血糖，常用來治療高血壓和糖尿病。玄參苦瀉滑腸，並不宜長期服用。

沙參: 沙參味甘性涼。按產地可分爲北沙參與南沙參，屬傘型科植物，不具人參功效。沙參養陰清肺、潤燥生津，因此常用於體虛者的慢性咳嗽（如乾咳、久咳、痰少、津液不足等），爲治療肺結核或慢性支氣管炎的重要用藥。

北沙參生於海邊沙灘，或爲栽培。味甘甜性微寒，入肺、脾經。是臨床常用的滋陰藥，養陰清肺，祛痰止咳。主治肺燥乾咳、熱病傷津、口渴等症。風寒作嗽及肺胃虛寒者忌服。

南沙參始載於東漢《神農本草經》，列爲上品，並記述有「主積血驚氣，除寒熱，補中益肺氣。」的功用。味甘性微寒。歸肺、胃經。養陰清肺，化痰益氣。用於肺熱燥咳、陰虛勞嗽、乾咳痰黏、氣陰不足、煩熱口乾。風寒作嗽者忌服，不宜與藜蘆同用。臟腑無實熱，肺虛寒客之作泄者，勿服。惡防己，反藜蘆。

丹參: 處方中寫丹參、赤參、紫丹參均指生丹參，爲原藥潤透切片入藥。炒丹參爲丹參片用文火炒至深黃色，略見焦斑，取出攤晾，而後入藥。酒丹參又名酒炒丹參，爲丹參片用黃酒淋灑，悶透，文火微妙入藥，增強活血之功。醋丹參又名醋炒丹參，爲丹參片用米醋淋灑，微悶，文火微炒入藥，增強止痛之功。丹參炭爲丹參片用武火炒至焦黑，存性，清水滅盡火星。取出晾乾，然後入藥，偏於止血。鱉血丹參又名鱉血拌丹參。爲丹參片用適量鱉血拌勻，晾乾後入藥。偏於養血。

丹參屬唇形科植物，與沙參、玄參一樣皆只是徒具「參」名，卻不具人參功效。丹參味苦性微寒。歸心、肝經。活血、化瘀、調經、涼血、消腫、清心除煩，養血安神。主治月經不調、經閉痛經、症瘕積聚、胸腹刺痛、熱痹疼痛、瘡瘍腫痛、心煩不眠、肝脾腫大、心絞痛。

古時中醫認爲：一味丹參，功同四物，能補血活血。丹參養血的效果微弱，不過活血、化瘀的效果甚強，因此臨床上，廣泛用於冠心病、心肌梗塞、肝脾腫大或肝硬化。丹參可引起過敏反應，表現爲全身皮膚瘙癢，皮疹，蕁麻疹，有的還伴見胸悶憋氣，呼吸困難，甚則惡寒，頭暈，噁心嘔吐，煩躁不安，隨即面色蒼白，肢冷汗出，血壓下降，乃至昏厥休克等。個別患者會出現胃痛、食欲減少、口咽乾燥、噁心嘔吐、與丹參能抑制消化液的分泌有關。宜停藥，並可口服胃舒平，普魯苯辛等藥，重者可皮下注射阿托品。丹參具有活血功效，有出血性疾病者須慎服。

附錄三 ｜本書涉及的茶

茶的分類非常複雜，按照產地、按照加工工藝，都有不同的分類方法。目前大家比較熟悉的是將中國茶分爲綠茶、紅茶、白茶、黃茶、烏龍茶（即青茶）、黑茶六大類。

綠茶名茶：中國目前已知的綠茶有70多種。日照綠茶、西湖龍井、峨眉雪芽、黃山毛峰、洞庭碧螺春、廬山雲霧、漢家劉氏茶、信陽毛尖、竹葉青茶、六安瓜片、顧渚紫筍、江山綠牡丹、太平猴魁、慧明茶、老竹大方、恩施玉露、蒙頂甘露、劍春茶、休寧松夢等。

綠茶色澤鮮綠、口感清新，沖泡後賞心悅目。綠茶是由茶樹新葉未經發酵，經殺青、揉擰、乾燥等典型工藝加工而成，沖泡後茶湯較多保存鮮茶葉的綠色主調。綠茶據傳發源於湖北省赤壁市。相傳劉玄一爲天下第一個做綠茶的人，朱元璋成爲天下第一個推廣綠茶的人，羊樓洞成爲天下最早做綠茶的地方。

綠茶較多保留了鮮葉內的天然物質。其中茶多酚、咖啡鹼保留鮮葉的85%以上，葉綠素保留50%左右，維生素損失較少，從而形成了「清湯綠葉，滋味收斂性強」的特點。綠茶中保留的天然成分對防衰老、防癌、抗癌、殺菌、消炎等均有特殊效果，爲其他茶類所不及。綠茶沖泡時不要使用剛剛沸騰的開水，最好涼至七八十度再沖泡，以免破壞營養成分。

紅茶名茶：紅茶又稱全發酵茶，以適宜製作本品的茶樹新芽葉爲原料，經萎調、揉撚(切)、發酵、乾燥等典型工藝精製而成。乾茶色澤和沖泡的茶湯均以紅色爲主調，所以名爲紅茶。紅茶在加工過程中發生了以茶多酚酶促氧化爲中心的化學反應，鮮葉中的化學成分變化較大，茶多酚減少90%以上，產生了茶黃素、茶紅素等新成分。香氣物質從鮮葉中的50多種增至300多種，一部分咖啡鹼、兒茶素和茶黃素絡合成滋味鮮美的絡合物，從而形成了紅茶、紅湯、紅葉和香甜味醇的品質特徵。紅茶分爲小種紅茶、工夫紅茶、紅碎茶。紅茶殺菌消炎，和牛奶一起飲用還養胃，保護胃黏膜。紅茶不宜冷飲。

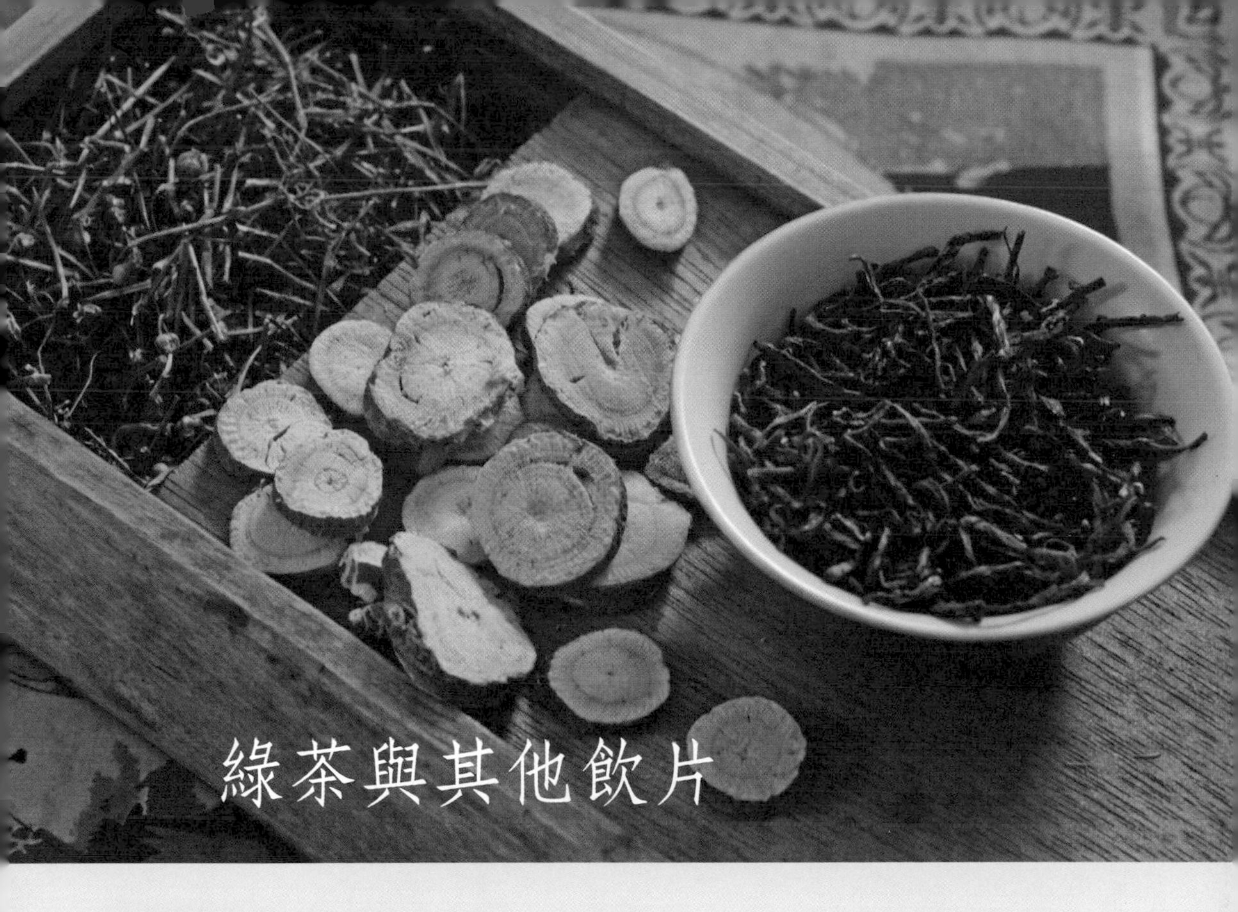

綠茶與其他飲片

白茶名茶：白茶特點是「乾茶色白、湯色杏黃」，味甜醇。白茶又稱微發酵茶，生產已有200年左右的歷史，由福鼎縣首創。「福鼎大白茶」茶芽葉披滿白茸毛，是白茶中的極品。白茶採摘細嫩、葉背多白茸毛的芽葉，加工時不炒不揉，曬乾或用文火烘乾，使白茸毛完整保留，呈現柔和的白色。白茶毫色銀白，素有「綠妝素裹」之美感，芽頭肥壯，湯色黃亮，滋味鮮醇，葉底嫩勻。「白毫銀針」全是披滿白色茸毛的芽尖，形狀挺直如針，在眾多茶葉中，它是外形最優雅者之一。白茶有藥理作用。性清涼，具有退熱降火的功效。

黃茶名茶：黃茶又稱輕發酵茶，品質特點是「黃葉黃湯」，這是製茶過程中進行渥堆悶黃的結果。黃茶分為黃芽茶、黃小茶和黃大茶三類。

黃芽茶葉細嫩，顯毫，香味鮮醇。由於品種不同，在茶片選擇、加工工藝上有相當大的區別。湖南省岳陽洞庭湖君山的「君山銀針」茶採用的全是肥壯的芽頭，工藝精細，分殺青、攤放、初烘、複攤、初包、複烘、再攤放、複包、乾燥、分級等十道工序。著名的黃芽茶品種有湖南岳陽的君山銀針、四川名山的蒙頂黃芽、安徽霍山的霍山黃芽、浙江德清的莫乾黃芽等。

黃小茶：著名品種有湖南寧鄉的溈山毛尖、湖南岳陽的北港毛尖、湖北的遠安鹿苑、浙江的平陽黃湯等。

黃大茶：著名品種有安徽的霍山黃大茶、廣東的大葉青等。

烏龍名茶：烏龍茶亦稱青茶、半發酵茶。茶葉經過萎凋、搖青、半發酵、烘焙等工序。安溪是烏龍茶的著名茶鄉。烏龍茶綜合了綠茶和紅茶的製法，其品質介於綠茶和紅茶之間，既有紅茶濃鮮味，又有綠茶清芬香，並有「綠葉紅鑲邊」的美譽。品嘗後齒頰留香，回味甘鮮。烏龍茶的藥理作用，突出表現在分解脂肪、減肥健美等方面。在日本被稱之爲「美容茶」、「健美茶」。商業上習慣根據產區不同分爲：閩北烏龍、閩南烏龍、廣東烏龍、臺灣烏龍等亞類。

黑茶名茶：黑茶屬於後發酵茶，以製成緊壓茶邊銷爲主，主要產於湖南、湖北、四川、雲南、廣西等地。黑茶採用較粗老的原料，經過殺青、揉撚、渥堆、乾燥四個初製工序加工而成。渥堆是決定黑茶品質的關鍵工序，渥堆時間的長短、程度的輕重，會使成品茶的品質風格有明顯差別。

普洱茶：普洱茶有利尿、排毒、抗輻射等功效。普洱茶中含有一種叫兒茶素的物質，可以起到美容潤膚的功效。頭一天喝剩的普洱茶水不要倒掉，隔夜後，用一份蜂蜜兌兩份茶水，攪拌均勻後拍打在臉上，手上，身體上。拍打的方法是五指併攏不要留縫隙，適當用力拍打肌膚，「拍打」可以有效擴張肌膚的毛細血管，使營養成分更容易被肌膚吸收。然後不要擦掉，留在皮膚上。你會發現，肌膚變得光滑細膩，富有彈性，細小皺紋都不見了，而且膚色會變白變亮。普洱茶能殺菌消炎，經常用茶水拍臉還能防止長痘痘，修復曬傷的皮膚，油性皮膚尤其適合適合用普洱茶水來美容。喝普洱茶只要堅持，就能又減肥又美容，一舉兩得，何樂不爲？

花茶：花茶不是按照顏色來分類的茶，所以不能放在任何一個類別裡。花茶又稱熏花茶、香花茶、香片，爲我國獨特的一個茶葉品類。由精製茶坯與具有香氣的鮮花拌和，通過一定加工方法，促使茶葉吸附鮮花的芬芳香氣而成。按所用鮮花的劃分，花茶又分爲茉莉花茶、白蘭花茶、珠蘭花茶、玳玳花茶及桂花、玫瑰、柚花等花茶。一般以烘青綠茶爲茶坯，因其組織結構疏鬆，吸香性強，茶味清純，用以窨花，無火味奪花香之患，能使茶香花香融爲一體。外形條索緊結勻整，色澤黃綠尚潤、內質香氣鮮靈濃郁，具有明顯的鮮花香氣，湯色淺黃明亮，葉底細嫩勻亮。

茅岩莓茶：茅岩莓被稱爲「土家神茶」，唯獨生長在湖南張家界原始森林，海拔1500公尺以上的紅砂岩中，其生長環境、水、空氣、土質等不受任何汙染，且不能受過多的陽光照射。屬純天然有機茶。表面有一層白色蛋白質，不知道的人以爲是茶葉霉變了，其實是很好的天然植物蛋白。茅岩莓又名藤茶、苦甘露、婺源雪菊、山甜茶、眉茶、白茶、龍鬚茶、土家甘露神茶。是目前發現的所有植物中黃酮含量最高的，被稱爲「黃酮之王」。黃酮廣泛存在於植物中，是許多中草藥的有效成分，具有殺菌抗炎、清熱解毒、鎮痛消腫、降脂降壓、潤喉止咳、提高人體免疫力等功能。茅岩莓茶就是採用這種純天然野生植物茅岩莓，採用土家傳統製茶方法結合現代科學製茶工藝精製加工而成。具有消炎殺菌、降血脂、軟化血管、抑制血小板聚集、抗血栓、抗腫瘤、調節腸胃、對神經系統疾病效果明顯。

茅岩莓的全面功效是任何茶葉無法比擬的。普通茶隔夜不能喝，易變餿，而茅岩莓的活性黃酮能殺滅細菌，沏泡一星期仍可飲用。喝中西藥不能用普通茶送服，茶葉解藥性，用茅岩莓茶送服不但不解藥性，且可輔助中西藥發揮更好的效果。神奇的茅岩莓還有「三降」功能，即降血黏、降血壓、降血糖；還有「三抗」功能，即抗血栓、抗腫瘤、抗衰老。還有「三調節」功能，即調節血脂、調節免疫、調節腸胃。說茅岩莓是「上帝的恩賜」，是「本草綱目」遺漏的珍品，一點不過。

巧用茅岩莓

A.內服

1.咽炎：濃茶溫服、大口喝、慢慢咽。

2.感冒：加量熱服，每天飲茶水2000至3000毫升，會緩解症狀。

3.牙痛：濃茶溫服、口含3分鐘慢咽，反復幾次可止痛。

4.胃寒：茶葉4克、薑絲5克、加水200毫升煎服，每日3次。

5.便秘：清早空腹溫服200至300毫升濃茶。

6.風濕：茶葉40克，加入500克50度以上白酒，浸泡15天後內服，外擦。

7.解酒：酒前喝300毫升濃茶，可護肝保胃，酒後飲用有助清肝醒酒。

8.防暑：冷藏茶水，可防暑降溫。

9.失眠：睡前1小時喝200至300毫升濃茶，可提高睡眠品質。

10.三高：飯前半小時喝200至300毫升濃茶，有助疏通血管。

11.煮粥：茶水煲粥，清香爽口，營養豐富。

12.前列腺炎：濃茶溫服，每次200至300毫升，每日4至6次。

13.美容養顏：補充水分，滋潤肌膚，使皮膚變得更有彈性、有光澤。

14.抗衰老：常年飲用，提高免疫力。

15.哮喘：用2克左右浸泡過的茶末、一隻雞蛋、加鹽少許、煎成餅，再加水少許煮一分鐘後即可食用，每日食用一次，可緩解症狀。

16.包餃子：將少量泡過的茶末加入餃子餡中，清香可口、營養豐富。

B.外用

1.頭屑：12克左右煮水洗頭。

2.袪痘：每次8克加水1000毫升煮3分鐘洗臉，另加內服，效果好。

3.袪斑：將泡過的碎茶末敷於老年斑、雀斑處，數月可淡化。

4.眼疾、視力模糊：茶葉4克，用開水泡3分鐘，敷眼10分鐘，每天2至3次。

5.鼻炎：少量開水泡3分鐘，擠汁液入鼻，另加內服。

6.蚊叮：用濃茶抹擦，可止癢、消腫。

7.皮膚病：皮膚過敏、皮炎、濕症、糖尿病皮膚瘙癢每天擦洗3至5次，快速止癢，一周逐漸好轉。

8.腳氣：每次8克加水1000毫升煮3分鐘，泡腳10分鐘，快速止癢殺菌，袪腳臭。泡過的茶葉不要丟棄可以再利用。沒有腳氣也可用來泡腳，收集20克泡過的茅岩莓放在開水中煮3分鐘，用茶水洗腳，可去死皮、防腳乾、腳裂。

C.其他

1.填枕頭：將泡過的茶葉收集、曬乾，做成枕心，益神健腦、改善睡眠、緩解頭暈。

2.做花肥：將茶末撒進花盆或煮水澆花，可做花肥。

附錄四 藥食同源的形成

唐代《黃帝內經太素》一書中寫道：「空腹食之爲食物，患者食之爲藥物」，這是「藥食同源」的最初思想反映。有些東西只能用來治病，就稱爲藥物；有些東西只能作飲食，就稱爲飲食物。但其中的大部分東西，既有治病的作用，又當作飲食之用，就叫做藥食兩用。

藥食同源是說中藥與食物是同時起源的。《淮南子·修務訓》說：「神農嘗百草之滋味，水泉之甘苦，令民知所避就。當此之時，一日而遇七十毒。」可見神農時代藥與食不分，無毒者可就，有毒者當避。隨著生活經驗的不斷積累，人們的認識也逐步提高，藥食也開始有了分化。在使用火後，人們開始食熟食。在食與藥開始分化的同時，食療與藥療也逐漸區分。

《內經》對食療有非常豐富的論述。如「大毒治病，十去其六；常毒治病，十去其七；小毒治病，十去其八；無毒治病，十去其九；穀肉果菜，食養盡之，無使過之，傷其正也」，這可稱爲最早的食療原則。

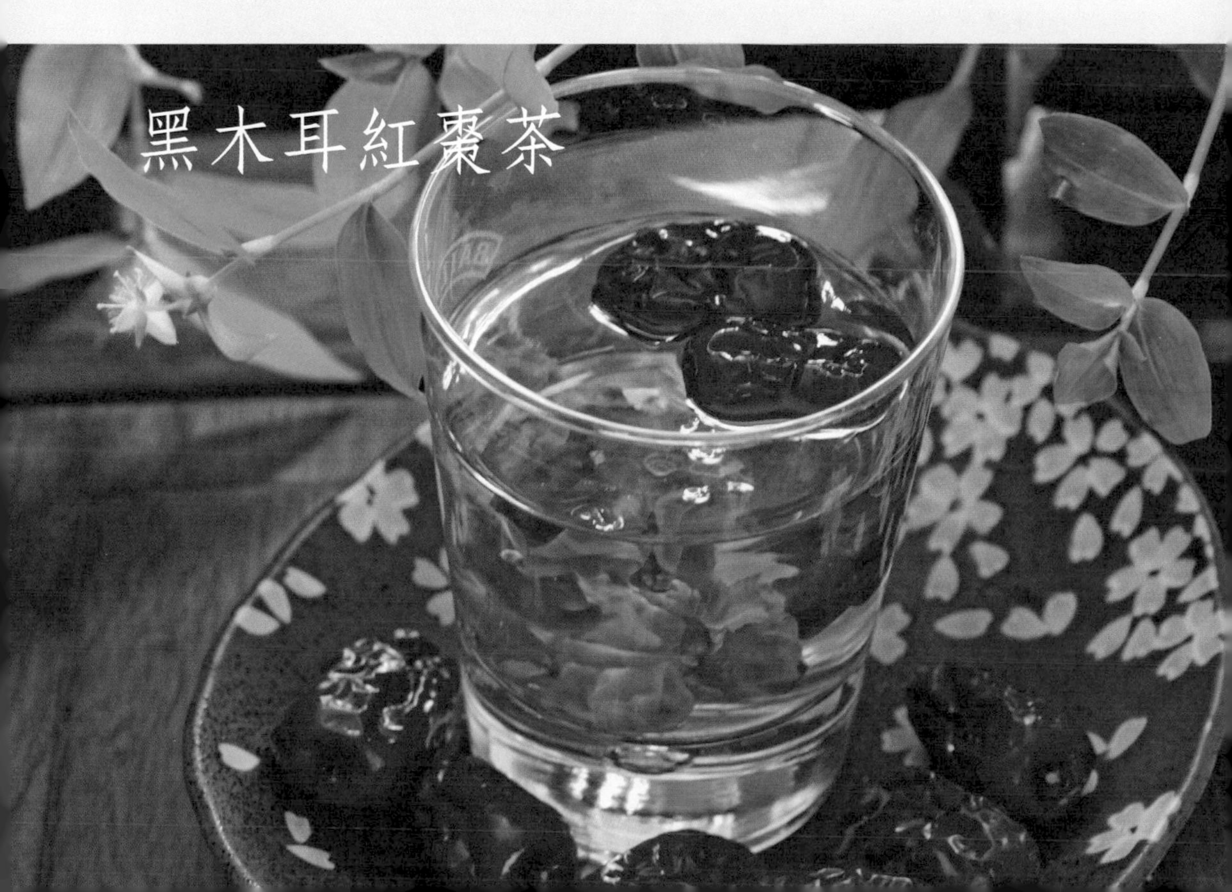

在中醫藥學的傳統之中，論藥與食的關係是既有同處，亦有異處。但從發展過程來看，遠古時代是同源的，後經幾千年的發展，藥食分化，若再往今後的前景看，也可能返璞歸眞，以食爲藥，以食代藥。

中醫治病最主要的手段是中藥和針灸。中藥多屬天然藥物，包括植物、動物和礦物，而可供人類飲食的食物，同樣來源於自然界的動物、植物及部分礦物質，因此，中藥和食物的來源是相同的。比如橘子、粳米、赤小豆、龍眼肉、山楂、烏梅、核桃、杏仁、飴糖、花椒、小茴香、桂皮、砂仁、南瓜子、蜂蜜等等，它們既屬於中藥，有良好的治病療效，又是大家經常吃的富有營養的可口食品。由於它們都有治病功能，所以藥物和食物的界限不是十分清楚。

「藥食同源」又稱爲「醫食同源」，這一理論認爲：許多食物既是食物也是藥物，食物和藥物一樣能夠防治疾病。在原始社會，人們在尋找食物的過程中發現了各種食物和藥物的性味和功效，認識到許多食物可以藥用，許多藥物也可以食用，兩者之間很難嚴格區分。這就是「藥食同源」理論的基礎，也是食物療法的基礎。

中醫藥學還有一種中藥的概念是：所有的動植物、礦物質等也都是屬於中藥的範疇，中藥是一個非常大的藥物概念。凡是中藥，都可以食用，只不過是一個用量上的差異而已，也就是說：毒性作用大的食用量小，而毒性作用小的食用量大。因此嚴格地說，在中醫藥中，藥物和食物是不分的，是相對而言的：藥物也是食物，而食物也是藥物；食物的副作用小，而藥物的副作用大。這就是「藥食同源」的另一種含義。

中藥的治療藥效強，也就是人們常說的「藥勁大」，用藥正確時，效果突出，而用藥不當時，容易出現較明顯的副作用；而食物的治療效果不及中藥那樣突出和迅速，配食不當，也不至於立刻產生不良的結果。但不可忽視的是，藥物雖然作用強但一般不會經常吃，食物雖然作用弱但天天都離不了。我們的日常飲食，除供應必需的營養物質外，還會因食物的性能作用或多或少的對身體平衡和生理功能產生有利或不利的影響，日積月累，從量變到質變，這種影響作用就變得非常明顯。從這個意義上講，它們並不亞於中藥的作用。因此正確合理地調配飲食，堅持下去，會起到藥物所不能達到的效果。

附錄五 藥食同源的品種

一、既是食品又是藥品的物品名單

丁香、八角茴香、刀豆、小茴香、小薊、山藥、山楂、馬齒莧、烏梢蛇、烏梅、木瓜、火麻仁、代代花、玉竹、甘草、白芷、白果、白扁豆、白扁豆花、龍眼肉（桂圓）、決明子、百合、肉豆蔻、肉桂、余甘子、佛手、杏仁（甜、苦）、沙棘、牡蠣、芡實、花椒、赤小豆、阿膠、雞內金、麥芽、昆布、棗（大棗、酸棗、黑棗）、羅漢果、郁李仁、金銀花、青果、魚腥草、薑（生薑、乾薑）、枳椇子、枸杞子、梔子、砂仁、膨大海、茯苓、香櫞、香薷、桃仁、桑葉、桑椹、橘紅、桔梗、益智仁、荷葉、萊菔子、蓮子、高良薑、淡竹葉、淡豆豉、菊花、菊苣、黃芥子、黃精、紫蘇、紫蘇籽、葛根、黑芝麻、黑胡椒、槐米、槐花、蒲公英、蜂蜜、榧子、酸棗仁、鮮白茅根、鮮蘆根、蝮蛇、橘皮、薄荷、薏苡仁、薤白、覆盆子、藿香。

二、可用於保健食品的物品名單

人參、人參葉、人參果、三七、土茯苓、大薊、女貞子、山茱萸、川牛膝、川貝母、川芎、馬鹿胎、馬鹿茸、馬鹿骨、丹參、五加皮、五味子、升麻、天門冬、天麻、太子參、巴戟天、木香、木賊、牛蒡子、牛蒡根、車前子、車前草、北沙參、平貝母、玄參、生地黃、生何首烏、白及、白朮、白芍、白豆蔻、石決明、石斛（需提供可使用證明）、地骨皮、當歸、竹茹、紅花、紅景天、西洋參、吳茱萸、懷牛膝、杜仲、杜仲葉、沙苑子、牡丹皮、蘆薈、蒼術、補骨脂、訶子、赤芍、遠志、麥門冬、龜甲、佩蘭、側柏葉、制大黃、制何首烏、刺五加、刺玫果、澤蘭、澤瀉、玫瑰花、玫瑰茄、知母、羅布麻、苦丁茶、金蕎麥、金櫻子、青皮、厚朴、厚樸花、薑黃、枳殼、枳實、柏子仁、珍珠、絞股藍、胡蘆巴、茜草、蓽茇、韭菜子、首烏藤、香附、骨碎補、黨參、桑白皮、桑枝、浙貝母、益母草、積雪草、淫羊藿、菟絲子、野菊花、銀杏葉、黃芪、湖北貝母、番瀉葉、蛤蚧、越橘、槐實、蒲黃、蒺藜、蜂膠、酸角、墨旱蓮、熟大黃、熟地黃、鱉甲。

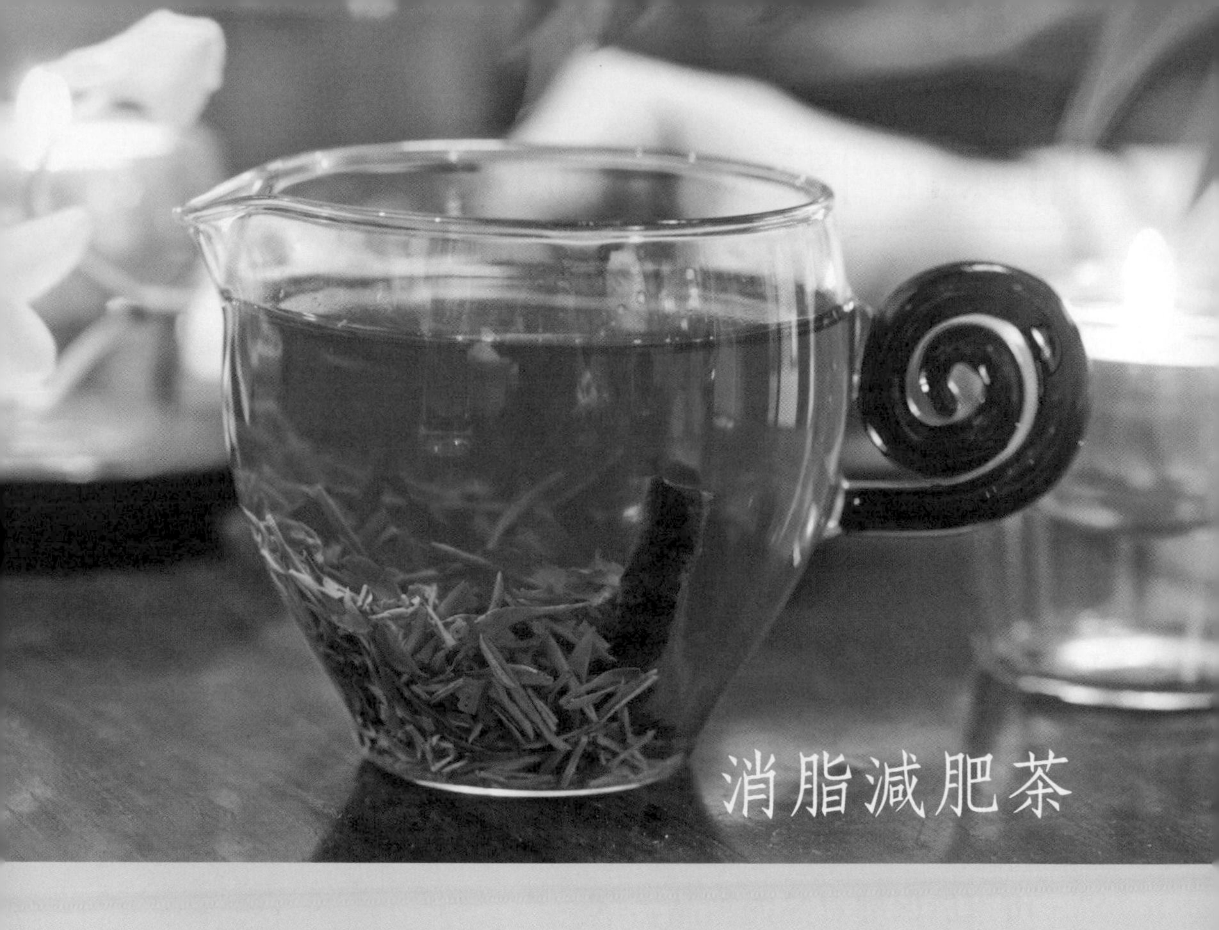

三、保健食品禁用物品名單

八角蓮、八里麻、千金子、土青木香、山莨菪、川烏、廣防己、馬桑葉、馬錢子、六角蓮、天仙子、巴豆、水銀、長春花、甘遂、生天南星、生半夏、生白附子、生狼毒、白降丹、石蒜、關木通、農吉痢、夾竹桃、朱砂、米殼（罌粟殼）、紅升丹、紅豆杉、紅茴香、紅粉、羊角拗、羊躑躅、麗江山慈姑、京大戟、昆明山海棠、河豚、鬧羊花、青娘蟲、魚藤、洋地黃、洋金花、牽牛子、砒石（白砒、紅砒、砒霜）、草烏、香加皮（杠柳皮）、駱駝蓬、鬼臼、莽草、鐵棒槌、鈴蘭、雪上一枝蒿、黃花夾竹桃、斑蝥、硫磺、雄黃、雷公藤、顛茄、藜蘆、蟾酥。

附錄六 |食療物種品類

一、蔬菜類

1. 莖類

馬鈴薯: 爲茄科植物馬薯的塊莖，可當成主食亦可當成蔬菜。味甘性平，益氣健脾，消炎解毒。適用於治療十二指腸潰瘍，慢性胃痛，習慣性便秘和皮膚濕疹等症。用以治療胃，十二指腸潰瘍，慢性胃痛，習慣性便秘，噁心反胃和皮膚濕疹等症。含有豐富的澱粉，蛋白質，磷，鐵，無機鹽，多種維生素等營養成分。食用馬鈴薯時需注意馬鈴薯中含有龍葵素，平時含量極微，一旦發芽，芽眼、芽根和變綠潰爛的部分，龍葵素含量則急劇增高，產生有毒的生物鹼，造成人體中毒，發芽和潰爛的馬鈴薯不能食用。

番薯: 味美適口，產量極高。味甘性平，補脾胃，養心神，消瘡腫，可用於痢疾，濕熱，黃疸症，遺精，淋毒，血虛，月經失調，酒積熱瀉，小兒疳積之治療。在民間，常用利用甘薯治療濕疹，毒蟲叮咬，夜盲等症。番薯含有豐富的糖，蛋白質，無機鹽，脂肪，維生素A，維生素C，胡蘿蔔素等營養成分。番薯品種很多，一般可區分爲食用根莖部及食用莖葉部兩種。食用時需注意甘薯在胃中會產酸，因此胃潰瘍及胃酸過多的人不宜食用。有過敏體質的人生食甘薯後，可能會引起皮膚潮紅，出疹瘙癢，噁心嘔吐，腹痛腹瀉，嚴重的發燒，甚至昏迷等全身症狀，因此過敏體質的人需注意。帶有黑斑的甘薯含有毒素，可使人中毒，這種病毒是高溫蒸，煮，烤均不易破壞，誤吃生熟黑斑甘薯後，中毒病症爲：噁心、嘔吐、腹瀉等，嚴重者體溫升高，甚至死亡。

大蒜: 爲百合科植物大蒜的鱗莖。味辛性溫，具有下氣，消穀，除風，破冷，解毒，散癰等功效，可用以治療腹瀉，吐血，水腫等疾病。大蒜素具有殺菌、抗癌作用；蒜辣素刺激胃液分泌，增進食欲，幫助消化；大蒜油能降低血脂，對預防和治療心血管病是有益的。大蒜含有蛋白質，脂肪，糖，維生素B，維生素C和鈣，磷，鐵等礦物質之營養成分。食用大蒜時需注意全身發熱，晚上睡不好的人

（尤其更年期障礙明顯的婦女，大手術後或大量失血的人）以及目、口、齒、喉、舌諸熱病後均忌食。胃潰瘍及十二指腸潰瘍病或慢性胃炎的人最好不吃，因大蒜可刺激胃黏膜，使胃酸增多。食用後，若覺得胃部發熱，口渴則表示已經服用過量，應減少服用量或乾脆不吃。

2. 葉菜類

小白菜: 味甘性平，微寒，清熱解煩，利尿解毒，可用以治療便秘，消化道潰瘍出血等疾病，內含礦物質能夠促進骨骼的發育，加速人體的新陳代謝和增強機體的造血功能，胡蘿蔔素，菸鹼酸等營養成分是維持生命活動的重要物質，大量的粗纖維可促進腸壁蠕動，幫助消化，保持大便通暢。所含營養成分除了有礦物質、胡蘿蔔素、菸鹼酸外，還有豐富的維生素、糖、蛋白質、脂肪等成分。小白菜性微寒，所以脾胃虛弱、大便溏薄者不宜多食。不宜冷食，而炒、煮時間不宜過長，以免損失營養。

甘藍菜: 又稱高麗菜，台語叫玻璃菜。味甘性平，益脾和胃，緩急止痛，可治療上腹脹氣疼痛，嗜睡，脘腹拘急疼痛等疾病。含有豐富的維生素、糖等成分，其中維生素A最多，並含有少量維生素K_1、維生素U、氯、碘等成分，尤其維生素K_1及維生素U是抗潰瘍因數，因此常食用甘藍對輕微潰瘍或十二指腸潰瘍，有紓解作用，適合任何體質長期食用。另含有一些硫化物的化學物質，是十字花科蔬菜的特殊成分，具有防癌作用。甘藍菜、胡蘿蔔、花椰菜並稱爲「防癌三劍客」。

二、水果類

芭樂: 目前芭樂栽培品種以梨仔拔、泰國拔、二十世紀拔、水晶拔、珍珠拔等品質較優。味甘澀性平，具有收斂止瀉，消炎止血效用。芭樂的葉、果實可治急、慢性腸炎、痢疾、小兒消化不良，也是糖尿病人的輔助治療食品；鮮葉外用可治跌打扭傷、外傷出血、瓣瘡久不癒合。芭樂含有豐富的維生素，糖，氨基酸等成分。習慣性便秘、產後便秘及病後體虛便秘者，不可服用。

枇杷: 古稱無夏扇，又稱盧桔，因葉形似琵琶而得名。味甘微酸性涼，具有鎮咳祛痰、潤肺生津、和胃降逆效用，可用於支氣管炎、聲音嘶啞、口渴咽乾、乾嘔少食等疾病。枇杷含有豐富的糖，維生素B、維生素C、脂肪、蛋白質、鈉、鉀、鐵、磷等成分。脾虛腹瀉者不宜服食，枇杷核仁含有劇毒的氫氰酸，誤食會中毒。

三、乾果類

栗子：味甘性溫，具有補腎，強筋骨，活血功能，可以治療脾虛泄瀉、腰膝酸軟、腹瀉、便血等疾病。含有豐富的蛋白質、脂肪、澱粉、碳水化合物及維生素等成分。栗子鮮品、乾品均可食用。可生食、炒食、煮食，或作菜餚、羹、湯、粥、糕點等的配料，或炒存性研末服，磨成栗子粉可做糕點，也可以煮栗子糊。多食易造成消化不良，脾虛濕盛者不宜食用。

落花生：味甘性平，有健脾和胃，潤肺化痰，滋養調氣，清咽等功效，可用於燥咳、反胃、腳氣等疾病。所含不飽和脂肪酸具有降低膽固醇和潤潔細膩肌膚的功用。含有卵磷質和腦磷脂，是神經系統所需的重要物質，可使人不健忘。花生衣中有較多維生素B_1、維生素B_2，對眼病、口唇炎等症均有療效。含有豐富的蛋白質、脂肪、核黃素、卵磷脂、多種維生素及鈣、磷、鐵等微量元素。潮濕發霉的花生米中易產生黃麴黴毒素，能致肝癌。花生含蛋白質和脂肪較多，一次不能吃過多，特別是發熱、胃腸虛弱及大便溏稀泄瀉的人更不宜多吃。

四、肉類

1. 家禽類

雞肉：雞肉爲雉科動物家雞的肉，是一般民眾食用最多的肉類之一，雞品種非常多，一般區分成肉雞、土雞等。味甘性平，具有補養，健脾胃，強筋骨等功效，適於年老體弱、久病體虛、肺結核、陽痿、胃下垂等症，其他如胃弱、腹瀉下痢、糖尿病、產後少乳等都可用雞肉溫補，有利於恢復健康。雞肉含豐富的蛋白質、維生素等，是高蛋白質低脂肪的肉品。維生素B_{12}可維持神經系統健康，消除煩躁不安。雞中的烏骨雞治療功用較強，很受大眾歡迎。

鴨肉：味甘性寒，有滋養身體，益氣養神，調胃和中的作用。滋陰補虛、利尿消腫，對於低燒不退、虛弱少食、大便乾燥、水腫不消者尤有補益。鴨肉包括蛋白質、脂肪、碳水化合物、鈣、鐵、維生素B_1、維生素B_2、糖類等成分。鴨肉性寒涼，因受寒引起的胃脘痛、腹瀉、腰疼、經痛等症均不宜食鴨肉；陽虛脾弱、外感未清者也應忌食。

2. 家畜類

豬肉：爲豬科動物豬的肉，性味甘鹹平，具有潤腸胃，生津液，補腎氣，解熱毒之功效，豬肉中含有豐富的營養，熱量大，蛋白質，脂肪豐富，還含有各種維生素及微量元素，因此具有長肌肉，潤皮膚的作用，並能使毛髮光澤。豬肉是中國菜的重要原料，可以做出幾百種不同款式的菜餚，是一般民眾喜愛的食品。但豬肉含脂肪及膽固醇過高，動脈硬化，冠心病，年老體弱者不宜多食。

牛肉：爲牛科動物黃牛或水牛的肉。味甘性溫，營養豐富，有補中益氣，健脾養胃，強筋健骨的功效。牛肉低脂肪，脂肪含量比豬肉低5倍，膽固醇含量低，蛋白質含量比豬肉高一倍。氨基酸豐富全面，維生素、微量元素也豐富，強身健體功效顯著，對高血壓、冠心病也較爲安全，爲較理想的健身食品。患有疥瘡濕疹、搔癢者宜愼食。

3. 魚類

鯉魚：爲鯉魚科動物。味甘性溫，具有安胎，通乳，除濕，利水功效。可治小便不利、水腫脹滿、咳逆氣喘上氣、黃疸煩渴、妊娠水腫、胎氣不安、乳汁不通等。含有豐富的蛋白質，脂肪的含量較多，礦物質、維生素群豐富，是一種不易上升膽固醇的健康食品。一般作湯淡食或配上某些中藥同服效果更佳。鯉魚易有寄生蟲寄生故不宜生食，患有疥瘡濕疹、搔癢者不宜食用。

鰻魚：爲鰻鱺科動物鰻鱺或海鰻的肉。味甘性平，有滋補、補虛損的功能。含有豐富的蛋白質、鈣質、不飽和脂肪酸、維生素A、維生素E、EPA和DHA等營養素，能提供生活所需的營養。還含有豐富的礦物質和維生素。其中DHA有助於改善眼睛視力（如夜盲病及弱視）、增強學習力、增強記憶力、促進腦力提升，並有預防早產的功效；EPA有預防心肌梗塞、預防腦血管栓塞、預防動脈硬化等功能。維生素群具有抗老化，使氣色粉嫩，保持青春外貌，可加速灼燙傷的恢復，供給體內氧氣，使身體有耐久力，減輕疲勞。鈣質可增強骨質，預防骨質疏鬆症。膠原蛋白可修補肌膚皺紋，增加皮膚彈性，延遲老化，養顏美容，滋補養生。

4. 甲殼類

蝦：是甲殼綱十足目長尾亞目長臂蝦科，對蝦科或龍蝦科動物，海水及淡水中均有，種類繁多，常見及經濟價值較高的有對蝦、毛蝦、白蝦、米蝦、沼蝦及龍蝦等。味甘鹹性溫，具有補腎壯陽、通乳、解毒功能，常用來治療腎虛陽痿、衰弱體虛以及各種瘡癬潰破等症。含有豐富的蛋白質、維生素、微量元素及煙酸等各種人體所需的營養成分，蛋白質及維生素A及磷、鈣等含量最爲豐富。蝦皮有鎮靜作用，常用來治療神經衰弱諸症。海米通乳作用較強，而蝦米富含大量磷，鈣對小兒，孕婦尤有補益。患有疥瘡濕疹、搔癢者宜愼食。

蟹：有淡水產及海產之分。味鹹性寒，具有清熱、散血、續斷傷等功能，對筋骨損傷、疥癬、漆瘡、燙傷等都有治療作用。螃蟹味道鮮美，營養豐富，是高蛋白補品，含有豐富的維生素A及鈣、磷、鐵等元素。外感寒邪未除之咳嗽、便瀉、脾胃寒虛或曾患中風者忌用。高蛋白過敏體質忌食。

五、糧食類

稻：禾本科稻屬植物。依品種分爲粳稻、秈稻及爪哇稻三類；依米質特性區分爲粳米、秈米及糯米。秈稻所生產之米稱爲秈米，粳稻所生產之米稱爲粳米，糯稻所生產之米稱爲糯米。後來出現了更多米種，如紅米、烏米、茶米等。味甘平性微溫，有補中益氣、補肺氣、養胃津的功效，可用於治療消渴、尿多、自汗、泄瀉等症。米的營養價值相當完整均衡，富含蛋白質、脂肪、維生素B、礦物質、纖維等成分。米糠中含有0.7%至3%的脂肪，可提煉米糠油，胚芽含豐富的醣，是提供熱量的主要來源。糯米較黏，不易消化，脾胃虛弱、消化不良者不宜多食。

我的健康飲·我的美麗元氣

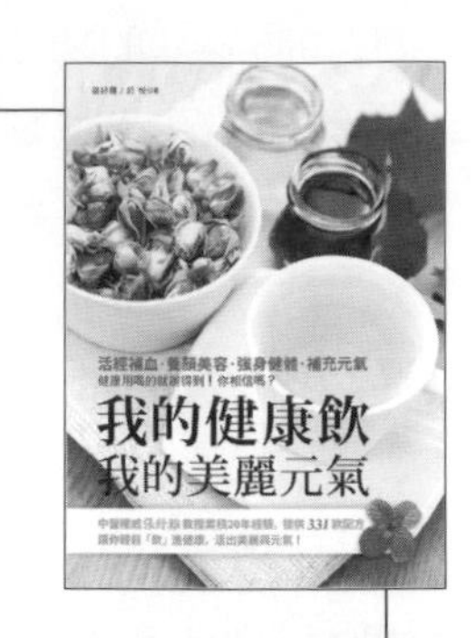

作　　者　張紓難、於 悅
攝　　影　朱 丹

發 行 人　林敬彬
主　　編　楊安瑜
編　　輯　陳佩君
美術編排　劉秋筑
封面設計　劉秋筑

出　　版　大都會文化事業有限公司　行政院新聞局北市業字第89號
發　　行　大都會文化事業有限公司
110台北市信義區基隆路一段432號4樓之9
讀者服務專線：(02)27235216
讀者服務傳真：(02)27235220
電子郵件信箱：metro@ms21.hinet.net
網　　址：www.metrobook.com.tw

郵政劃撥　14050529 大都會文化事業有限公司
出版日期　2012年4月初版一刷
定　　價　350元
I S B N　978-986-6152-37-5
書　　號　Health⁺37

First published in Taiwan in 2012 by
Metropolitan Culture Enterprise Co., Ltd.
4F-9, Double Hero Bldg., 432, Keelung Rd., Sec. 1,
Taipei 110, Taiwan
Tel:+886-2-2723-5216 Fax:+886-2-2723-5220
Web-site:www.metrobook.com.tw
E-mail:metro@ms21.hinet.net

◎本書由武漢大學出版社授權繁體字版之出版、發行。
◎本書如有缺頁、破損、裝訂錯誤，請寄回本公司更換。

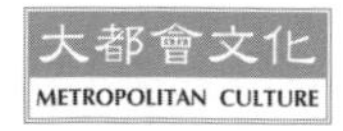

國家圖書館出版品預行編目資料

我的健康飲·我的美麗元氣 /張紓難、於悅 著.-- 初版.
-- 臺北市 :大都會文化發行, 2012.04
面 ; 公分. -- (Health⁺ ;37)

ISBN 978-986-6152-37-5（平裝）

1. 中醫 2. 養生

413.21　　101001231

大都會文化　讀者服務卡

書名：**我的健康飲・我的美麗元氣**

謝謝您選擇了這本書！期待您的支持與建議，讓我們能有更多聯繫與互動的機會。
日後您將可不定期收到本公司的新書資訊及特惠活動訊息。

A. 您在何時購得本書：______年______月______日

B. 您在何處購得本書：____________書店，位於____________(市、縣)

C. 您從哪裡得知本書的消息：
1.□書店　2.□報章雜誌　3.□電台活動　4.□網路資訊
5.□書籤宣傳品等　6.□親友介紹　7.□書評　8.□其他

D. 您購買本書的動機：（可複選）
1.□對主題或內容感興趣　2.□工作需要　3.□生活需要
4.□自我進修　5.□內容為流行熱門話題　6.□其他

E. 您最喜歡本書的：（可複選）
1.□內容題材　2.□字體大小　3.□翻譯文筆　4.□封面　5.□編排方式　6.□其他

F. 您認為本書的封面：1.□非常出色　2.□普通　3.□毫不起眼　4.□其他

G. 您認為本書的編排：1.□非常出色　2.□普通　3.□毫不起眼　4.□其他

H. 您通常以哪些方式購書：（可複選）
1.□逛書店　2.□書展　3.□劃撥郵購　4.□團體訂購　5.□網路購書　6.□其他

I. 您希望我們出版哪類書籍：（可複選）
1.□旅遊　2.□流行文化　3.□生活休閒　4.□美容保養　5.□散文小品
6.□科學新知　7.□藝術音樂　8.□致富理財　9.□工商企管　10.□科幻推理
11.□史地類　12.□勵志傳記　13.□電影小說　14.□語言學習（_____語）
15.□幽默諧趣　16.□其他

J. 您對本書(系)的建議：

K. 您對本出版社的建議：

讀者小檔案

姓名：　　　　性別：□男　□女　生日：　　年　　月　　日

年齡：1.□20歲以下 2.□21—30歲 3.□31—50歲 4.□51歲以上

職業：1.□學生 2.□軍公教 3.□大眾傳播 4.□服務業 5.□金融業 6.□製造業
7.□資訊業 8.□自由業 9.□家管 10.□退休 11.□其他

學歷：□國小或以下 □國中 □高中／高職 □大學／大專 □研究所以上

通訊地址：________________

電話：(H)____________(O)____________傳真：____________

行動電話：____________ Eail：____________

◎謝謝您購買本書，也歡迎您加入我們的會員，請上大都會文化網站 www.metrobook.com.tw 登錄您的資料，您將會不定期收到最新圖書優惠資訊及電子報。

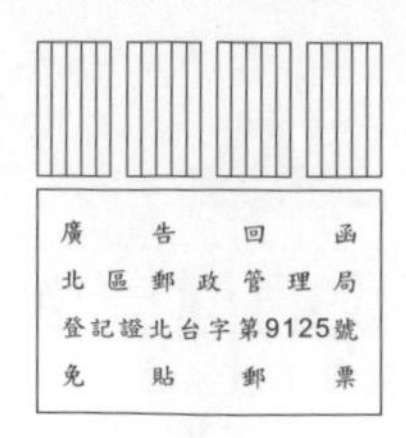

大都會文化事業有限公司

讀 者 服 務 部　　收

11051台北市基隆路一段432號4樓之9

寄回這張服務卡〔免貼郵票〕

您可以：

◎不定期收到最新出版訊息

◎參加各項回饋優惠活

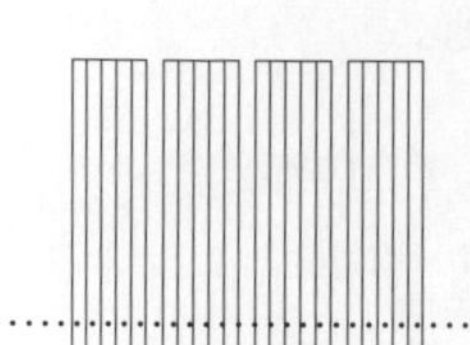

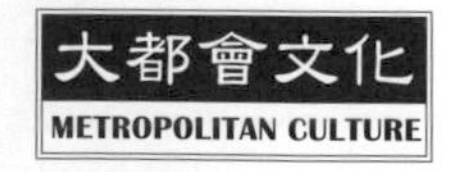

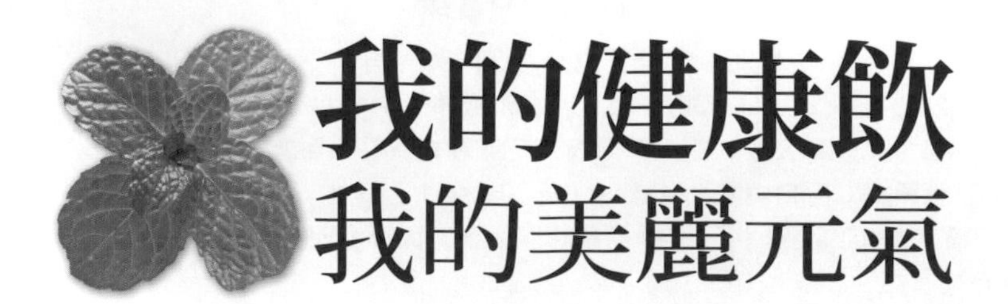

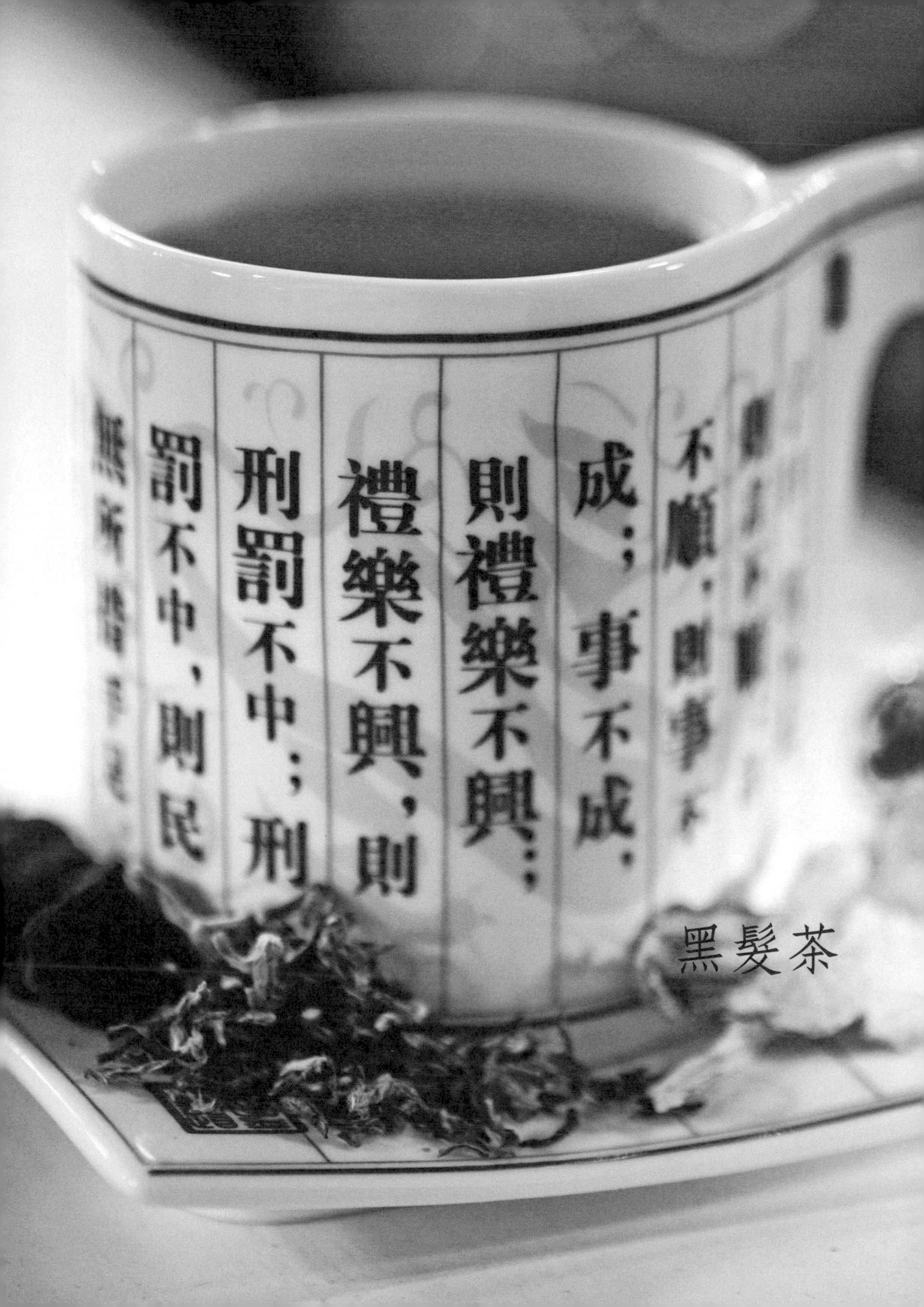

黑髮茶

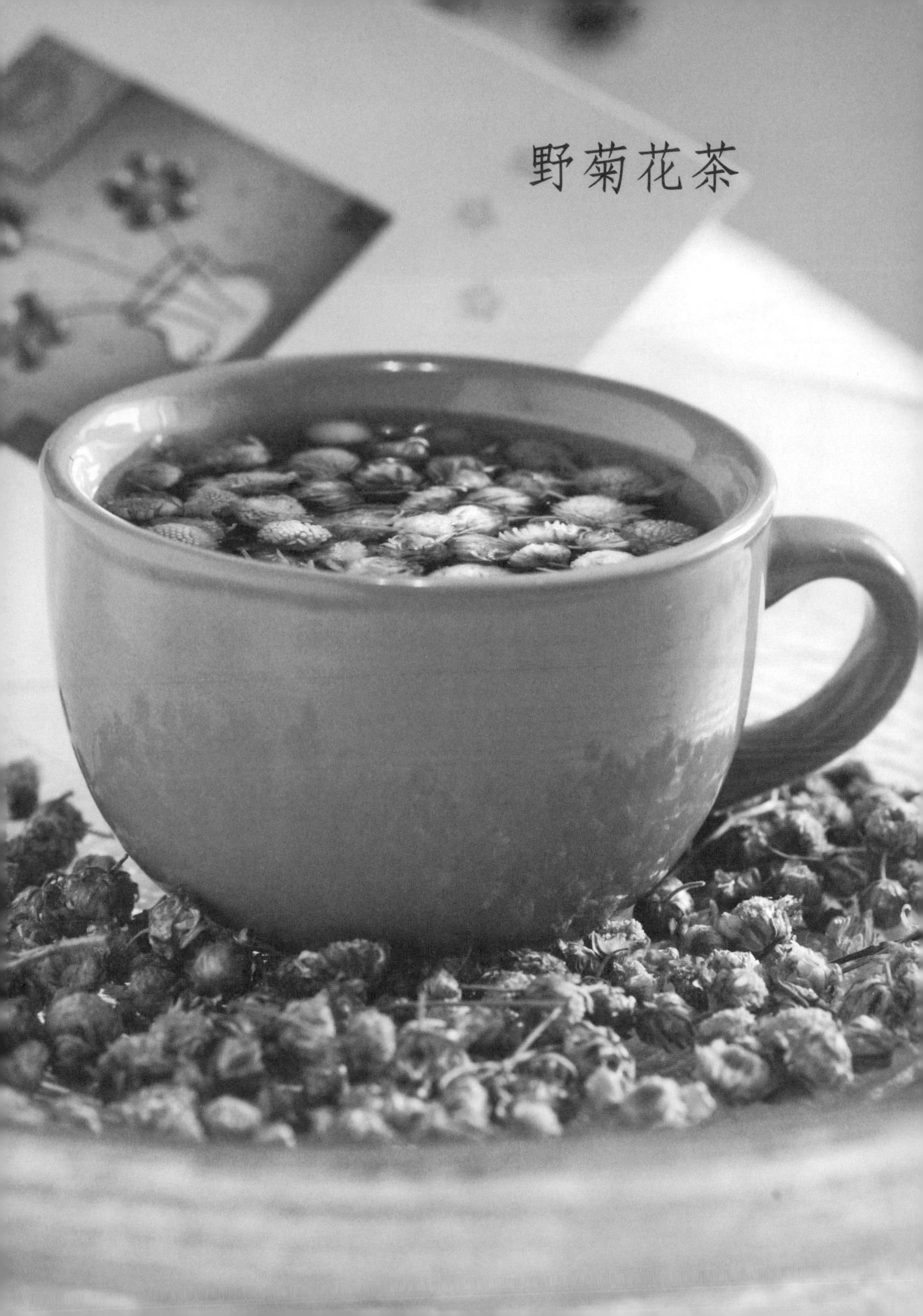
野菊花茶

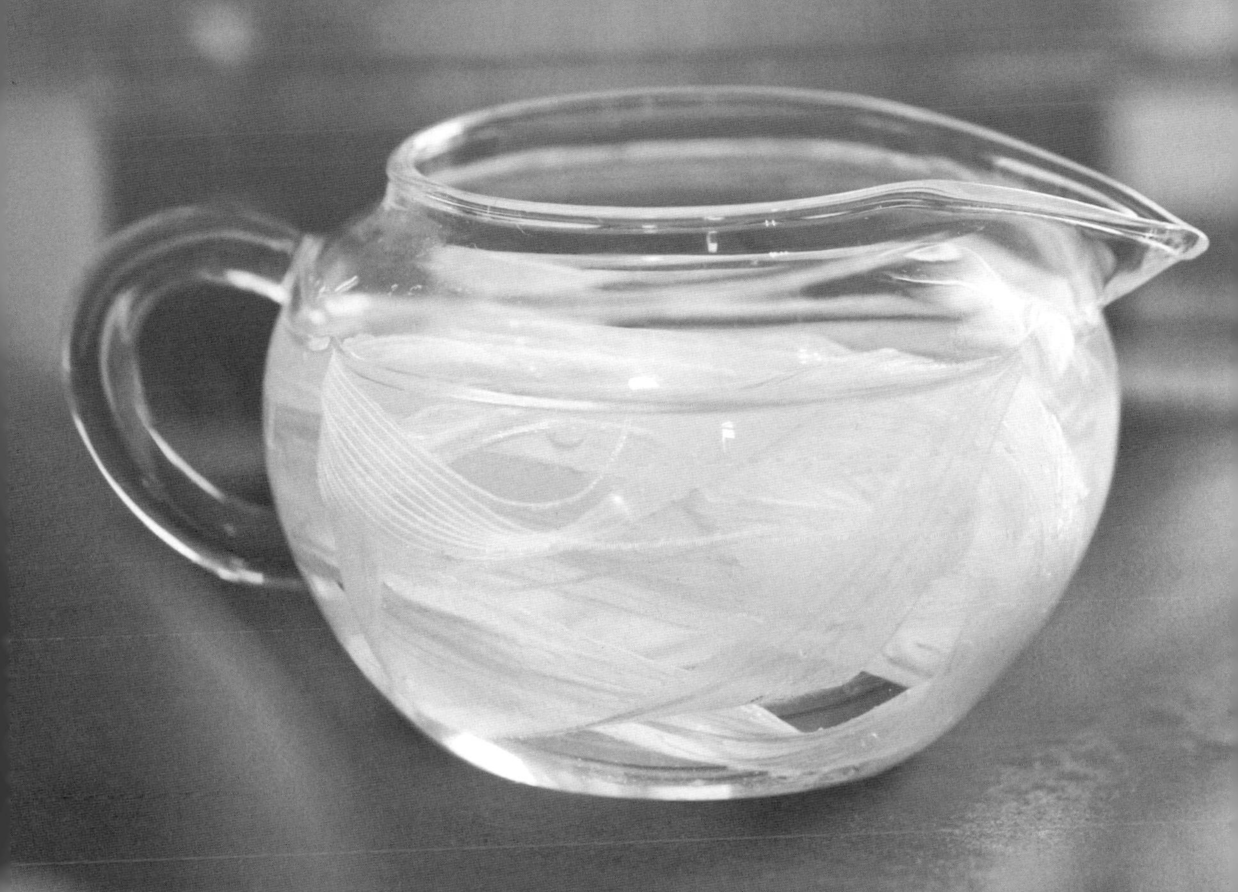

玉米嫩衣茶

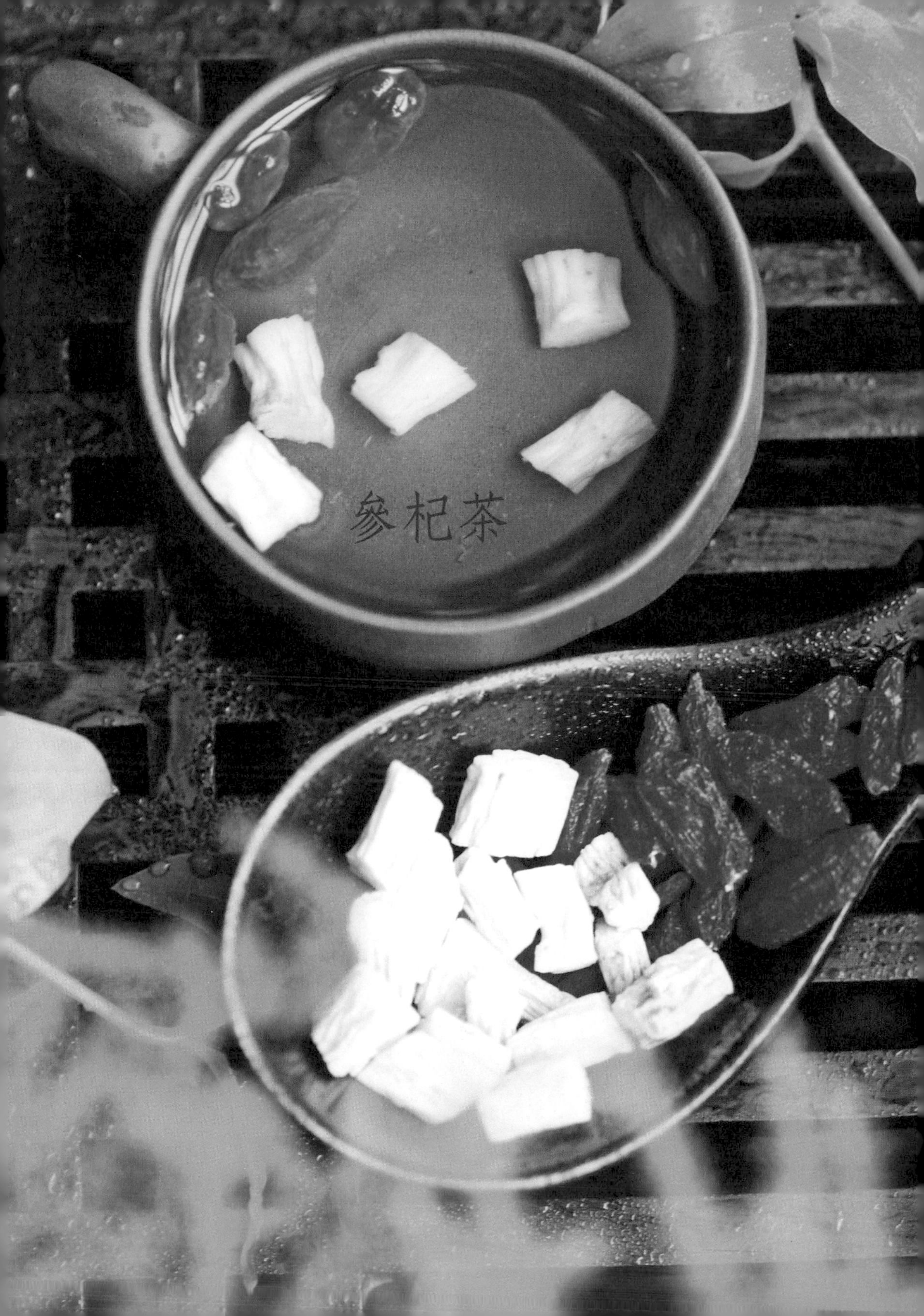
參杞茶